数字引导式
显微修复学

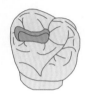

Digital Guided
Micro Prosthodontics

华西"手把手"学好美学种植功能修复案析丛书

第三册

数字引导式
显微修复学

Digital Guided Micro Prosthodontics

编 著 于海洋

人民卫生出版社

·北京·

图书在版编目（CIP）数据

数字引导式显微修复学 / 于海洋编著 . —北京：
人民卫生出版社，2023.11
ISBN 978-7-117-35076-1

Ⅰ. ①数… Ⅱ. ①于… Ⅲ. ①口腔外科手术–显微外
科学–修复术 Ⅳ. ①R782.05

中国国家版本馆 CIP 数据核字（2023）第 141237 号

| 人卫智网 | www.ipmph.com | 医学教育、学术、考试、健康，购书智慧智能综合服务平台 |
| 人卫官网 | www.pmph.com | 人卫官方资讯发布平台 |

数字引导式显微修复学

Shuzi Yindaoshi Xianwei Xiufuxue

编　　著：于海洋
出版发行：人民卫生出版社（中继线 010-59780011）
地　　址：北京市朝阳区潘家园南里 19 号
邮　　编：100021
E - mail：pmph @ pmph.com
购书热线：010-59787592　010-59787584　010-65264830
印　　刷：北京盛通印刷股份有限公司
经　　销：新华书店
开　　本：889×1194　1/16　印张：36
字　　数：899 千字
版　　次：2023 年 11 月第 1 版
印　　次：2023 年 12 月第 1 次印刷
标准书号：ISBN 978-7-117-35076-1
定　　价：398.00 元

打击盗版举报电话：010-59787491　E-mail：WQ @ pmph.com
质量问题联系电话：010-59787234　E-mail：zhiliang @ pmph.com
数字融合服务电话：4001118166　E-mail：zengzhi @ pmph.com

主编简介

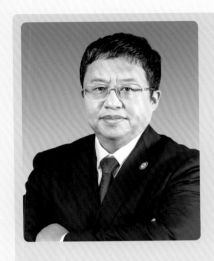

于海洋，二级教授、主任医师、博士生导师、一级临床专家。擅长显微微创美学修复、复杂牙种植修复，以及疑难义齿修复等。

现任中华口腔医学会口腔修复学专委会候任主任委员；四川大学口腔医学技术专业负责人，四川大学华西口腔医院口腔修复国家临床重点专科负责人；四川省口腔修复专委会主任委员；国际牙医学院院士；教育部新世纪优秀人才，四川省突出贡献专家、万人计划天府名师、大美医者、四川省卫生健康领军人才。担任《华西口腔医学杂志》*Bone Research* 副主编。曾任第二届教育部高等学校口腔医学专业教学指导委员会秘书长，四川大学华西口腔医学院副院长，中华口腔医学会口腔医学教育、口腔修复工艺学及口腔修复学等多个专委会的副主任委员等。

先后主持国家及省部级项目 30 余项，主笔国家及行业标准 8 项；《口腔修复学》国家精品资源共享课负责人；第一授权人获国家专利 31 项，转化实施 10 项；研究成果获教育部自然科学奖一等奖、教学成果获国家教学成果奖二等奖。主编规划教材《口腔固定修复学》《口腔医学美学》及其他专著等 16 部。基于自主 TRS 理论 - 技术 - 应用的全链条创新，发明了"数字定深孔牙体显微预备术""美学修复数字线面关系分析方法""实测引导植入术""RPD 专家设计系统"等多项临床技术方法，已成功应用于口腔临床。转化生产的 HX-6 微创刻度钨钢车针、e-Clasp 美学支架、OMS2355 立式手术显微镜、RD-designer 及虚拟修复分析设计软件、TRS 种植与备牙导板及 HX 实测引导尺等多个专利产品已广泛应用于口腔临床。多年来在全国各地开展相关讲座和系列高级实操课程，深受广大同道们的认可及好评。

刘 序

口腔微创医疗,旨在使用尽可能少或小损伤的口腔医疗方法与技术完成口腔治疗,具有创伤较小、损伤小、恢复快,保留健康口腔组织,保护牙体、牙髓、牙周、血管等组织结构,减少口腔治疗后并发症等优点,是口腔医学的重要发展方向。随着口腔显微镜的迅速发展,显微放大的视野辅助已极大地提升了牙体牙髓病学中显微根管治疗等微创精细操作的临床诊疗水平。口腔修复领域的牙体预备、排龈及修复体粘接,目前多数是在目测的视野下实施的,同样需要微创精细操作。口腔显微镜与数字化修复结合的数字口腔显微修复,能显著提升口腔修复的微创精准医疗效果。

当下国内外缺少相关系统专业性的著作供专业人员学习参考,于海洋教授及其团队在数字显微技术应用于口腔修复领域方面,做了大量的临床与研究工作,取得了可喜的成果,在此基础上编著完成的《数字引导式显微修复学》即将出版发行。这是于海洋教授从事数字口腔显微修复临床和研究工作的经验结晶,作为口腔修复同行,我十分愿意为其新作作序。该书依托口腔疾病研究国家重点实验室和口腔修复国家临床重点专科平台,积累了大量的口腔显微修复临床资料,全书共5篇、16章,从各个方面对数字口腔显微修复做了系统的阐述,结合数字引导技术与显微修复技术两个方面,详细地向广大口腔医师介绍了一种全新的数字口腔显微精准临床修复技术。书中不仅有对这项临床技术的清晰讲解,还有精美的病例插图,生动地展示了数字口腔显微修复的独到精准之处,是开展数字口腔显微修复的重要参考书,适用于各级医师学习,以指导开展数字口腔显微修复技术的临床工作。

于海洋教授从事口腔修复医教研工作30余年,是知名的口腔修复专家,具有丰富的口腔数字化种植美学修复经验。《数字引导式显微修复学》的出版,将他和他的团队在临床工作的思考和经验进行总结,奉献给广大读者,为我国蓬勃发展的口腔修复事业添砖加瓦。感谢于海洋教授及其团队在口腔修复领域的不懈努力、刻苦钻研、进取创新,也期待其在口腔修复学专业理论和实用技术方面有新的突破,取得更多的学术成就,为中国的口腔修复学事业做出更大的贡献。

中华口腔医学会第五届副会长
中国人民解放军总医院原口腔医学中心主任
刘洪臣
2023 年 9 月于北京

范 序

显微镜成功进入我的专业领域已经 40 多年了。随着手术显微镜的发展与普及，根管治疗早已全面迈入显微时代。根管显微镜的直视放大视野、更加明亮集中的术中光源及优异的人体工程学设计，极大地促进了显微根管治疗技术的发展，显著地提高了根管治疗的成功率。

在西方，与牙体修复学存在交叉内容的口腔固定修复学中运用显微镜时，因其与根管治疗时的无水喷溅、视野相对固定等特点不同，故在修复牙体预备中使用口腔显微镜困难重重。但在微创和牙体保存的时代大背景下，仍然有越来越多的口腔修复医师开始尝试显微镜下的口腔修复临床技术。引入和普及使用显微镜，将有力提高口腔微创精准修复的效果，这也是微创牙体修复技术的发展趋势。特别是根管显微镜普及后，几乎每个门诊都有可以使用的手术显微镜了，客观条件上，也使显微修复诊疗成为可能。然而，许多口腔修复医师还缺少系统的显微修复学习提升的机会和途径，导致从业者显微修复医疗技术良莠不齐，很难掌握显微镜在修复操作中的便利和优势。

我的"显微镜"好友——四川大学华西口腔医学院口腔修复国家临床重点专科负责人于海洋教授，30 多年来一直专心于口腔显微修复学理论和临床实践，在全球范围内独树一帜，不断突破各种条件限制，在长期临床实践中逐步摸索探究显微修复的临床实操技巧，总结了一套简单完备的目标修复体空间（target restorative space，TRS）实用修复理论和显微修复临床操作方法，易学易用。美学区的不少显微实操时间已经跟"裸眼"熟练操作的时间近似，显微实操的便利性已经逐渐显现出来。我与于教授因显微镜结缘，一道做显微技术装备的研发攻关，他的显微临床实践，对我的启发也很大。

值得一提的是，这本显微修复专著还从数字化角度，构建了热点数字修复的新方案和新实践，如三维打印导板引导下的牙体预备术等，图文并茂地展示了华西口腔 TRS 相关修复空间理论与实操技巧，结合典型病例分析，首次全新翔实地介绍了数字口腔显微修复的实战流程和技巧。这套创新的技术方案流程，囊括了固定修复的全部临床路径：从术前目标修复体空间分析设计、目标修复体空间导板制作，到术中导板引导下的显微精准牙体预备及精准粘接修复等全程数字显微镜下精准操作要点。通过长时间的修复后疗效验证展示，有力地证明了显微修复效果的长期有效性，值得大家学习推广应用。

　　大众喜欢的热门口腔固定修复疗效的长期稳定有效，历来是所有口腔医师的终极目标。相信本书的出版可以为同道们进行显微镜下的精准临床操作带来实质性的帮助和有益的借鉴，希望显微镜被更多的口腔专业医师所喜爱和使用。

武汉大学口腔医院教授

范　兵

2023 年 9 月

自　序

1609 年，伽利略首次使用自制的粗糙望远镜仰望浩瀚的星空，他的伟大发明推动了后面天文望远镜、射电望远镜等的发展；1665 年，英国科学家罗伯特·胡克用显微镜俯视观察微小的植物软木塞组织，发现该组织由许多规则的"小室"组成，并把"小室"命名为细胞。随着能够发现并观察细小细胞的显微镜在医学中的普及应用，显微尺度下的生物医学得以发展，从而推动了医学的进步，使得医师有能力造福更多的患者。

回望口腔医学领域的发展历程，我们会发现 30 多年来，显微镜的应用推动了牙体牙髓病学中显微根管治疗水平的提升，这既让口腔医师看到了更清楚的根管系统，也使患者得到了前所未有的临床疗效。根管治疗的空前成功，也让口腔显微镜有了个小有名气的名字——"根管显微镜"。其实，显微镜也同样适用于口腔临床诊疗的其他方面。

显微镜用于口腔修复学的时间虽然晚了点，但是同样也给口腔修复医师打开了一扇未来之窗——更精细的操作、更清晰的视野、更可预见的疗效。这完全契合我们坚持的"基于牙体保存、活髓保护、牙周健康及功能和谐的微创修复"理念。但是不同于成熟的显微根管治疗，口腔修复诊疗中采用显微镜下操作更具有挑战性，即口腔修复医师需要使用更大的视野、更深的景深、更准确的颜色还原的显微镜，还要考虑如何防止水雾、如何实现快速多牙位转换等问题。因此，这些年有的口腔医师说显微修复太麻烦，或者干脆说显微修复是噱头。从口腔修复学的历史来看，这些观点也不无道理。同时，这些现象也再次说明了口腔显微修复学的推广发展是有难度的。总体而言，口腔显微修复学发展得不是很快，也不是很顺利。

以显微修复发展中面临的问题为导向，来分析到底有什么困难在阻碍其推广发展呢？

我认为第一个障碍，就是以"临床经验主导"的临床端认知改变不到位。显微视野下的诊治与"裸眼"下的诊治是有区别的。一方面，在显微镜下继续实施"裸眼"下的、临床经验主导的临床技术操作，其实很难体现显微视野下操作的优势，也不是真正意义上的显微修复。另一方面，"裸眼"下积累的成功经验也无法支持显微镜下的口腔修复学。此外，我们还要正确认识和解决口腔显微修复学实践中的五大困难。

1. 术者从直视下操作到镜下（或者屏幕上）操作转变的困难。
2. 患者体位与术者体位在两个视野下转变的困难。
3. 从单支点向多支点转变的困难。
4. 医护间心领神会的四手操作配合的困难。
5. 牙体预备的引导方式、方法等向真正的显微技术升级的困难。

第二大障碍，就是口腔修复临床中数值要求的问题——口腔修复实操多步体积转移中的数值要求与数量关系。口腔修复学中有很多数值要求，从实操看最小可以精确到百微米级。目前在口腔修复序列治疗中，临床路径从印模到模型，再从牙体预备获得修复体空间到临时或最终修复体的呈现……在口腔修复重建的多步体积转移中，步步都有误差。而误差经过一定程度的叠加累积，在后续步骤中就必须依靠医师的经验来消除其影响。从本质上看，当前的主流实操大多是以"经验类比"为逻辑基础的，缺乏真正依靠数字引导的精密逻辑基础，这也导致很难做到序列步骤的准确转移与一一对应。此外，还有一个更重要的问题，即口腔修复学中现有的数值要求是否是正确的、必需的。如何在临床路径序列步骤中，进一步做到依靠数字关系来引导一一对应的体积转移，而不是依靠模糊的"经验"？

无论如何评价口腔显微修复学，绝大多数专家都是认可其最终疗效的。尤其是近10年，美学修复、粘接修复及显微镜技术本身的快速发展和普及，使得口腔显微修复学的完善成熟成为可能。因为有了根管显微镜30多年的普及；因为有了更大倍率、更深景深且更便宜的显微设备；因为有了更长目距的手术显微镜，我们口腔修复医师才能很容易远离水雾的干扰，将修复的要素看得更清楚。即便是在显微镜下用"裸眼"的修复技术，口腔修复医师也因为看得更清楚，而有效地降低了部分并发症的发生。更重要的是，随着视觉尺度的放大化、显微化，口腔修复技术真正从"裸眼"升级到了放大的、显微的视野，促使精度可达 0.1mm 的显微定深孔精准牙体预备技术等显微尺度下的口腔修复技术，真正诞生了。现在，越来越多的口腔修复医师逐渐接受了显微修复技术，尤其是美学区的显微操作，口腔固定修复学逐渐进入了显微时代，而口腔修复学正在发生着不可阻挡的变革。

　　说起口腔显微修复学，总要提及美学修复。那么，美学修复为什么会成为显微修复发展的切入点呢？

　　相较于后牙区的诊治，前牙区显微镜下操作除了更便利外，还因其涉及的美学是大家都比较重视的，所以口腔医学领域相关的亚专业都比较红火。从患者需求的角度来看，尽管临床上多见的是患者后牙的疾病，如牙周病、牙体牙髓病等，但是由于病变没有波及前牙，故患者往往没有积极就诊的愿望，然而一旦发生了美学问题，患者会立刻前来就诊，而且希望马上快速解决问题，甚至是只解决前牙的美学问题。面对这种情况，相关问题就会接踵而至，例如：

　　1. 牙体牙髓、牙周组织的健康基础如何保证？如何使粉白美学长期稳定有效？

　　2. 菌斑等因素不控制或控制不好，可危及基牙和未修复牙，增加患者牙龋坏的风险。

　　3. 患者咬合等功能的失代偿，可影响前牙最终的美学修复效果等。

　　所以，随着美学修复需求的日益增长，口腔医师需要具备更扎实的跨学科知识和技能储备，而体积更小的显微镜可以使操作看得更清楚、病变发现得更早，因此成为了口腔医师能够先人一步的成功利器。

　　美学修复本身是口腔诊疗的难点、热点，但也不应把美学修复泛滥化。美观是口颌系统众多功能的一种，不能把美学修复与功能修复简单地放到各自的对立面上。美观与咀嚼、言语等功能都是口颌系统主要功能的一部分。另一方面，广义上的美学修复，大多是仿真修复，是按照天然牙固有的轮廓、颜色等标准制作最终的修复体，采用的标准和规范也是各种口腔治疗的标准配置，不是美学修复独有的。狭义上的美学修复，则更多地聚焦于个性化，甚至是不同于标准轮廓、颜色等的修复体制作，采用的是个性化的美学的原理、技术流程及临床对策。因此，不要把美学修复泛滥化，常规美学修复大多是遵循天然牙正常解剖特征的仿真修复。

　　另外，在修复临床实践中，我们也会看到因过度的美学修复，而忽视正常的咀嚼、言语功能，忽视牙周组织的健康、牙体组织的保存、活髓的保护等。为了获得短期的美学效果，通过"裸眼"凭借临床经验任意切割牙体组织，为了短期美观使用过深的龈下边缘等，这些不良操作使一些患者和医师付出了巨大的"美的代价"。

　　我执业的专业理想是用最小的代价使患者获得长期稳定的疗效。在过去近30年的修复临床实践中，我们华西口腔修复团队认真分析相关病例，实践操作经历了从"裸眼"到放大镜再到显微镜的升级，显微镜下的操作从最初的被动尝试到逐步喜欢，甚至到离不开。我们团队依托口腔疾病研究国家重点实验室和口腔修复国家临床重点专科平台，专研口腔显微修复学，已经积累了一定的显微修复临床资料。通过多年的积累，我们提出了一些显微尺度下适宜推广的口腔修复技术，比如显微定深孔精准牙体预备技术、目标修复体空间（target restorative space，TRS）导板技术、修复空间及植入位点的实测实量术等。现在已有越来越多的医师学会了使用这些实用技术，他们的学习周期变短，临床操作越来越熟练，而且对牙体保存、活髓和牙周保护的效果明显。显微修复的临床操作也并非都会花很多时间,尤其是在美学区,显微修复的操作用时已经越来越短,已可以与"裸眼"操作用时相当,这受到了受训医师和接受治疗的患者的好评。

这几年,我们相继举办了30余场显微备牙实操班,尤其是在"2018年国际口腔显微医学大会"上,我有幸举办了首届显微修复实操班,介绍了当前我们对牙体预备的新认知和新技术,如显微定深孔精准牙体预备技术、切割面设计、肩台提升技术和TRS导板技术等。相信这些显微修复的多项技术将使今后的固定修复学有更多的可能、更新的面貌!

尽管这些年有了一定的积累,但是4年前人民卫生出版社邀请我写这本书时,我还是纠结了很久……从梳理已有的病例,到提炼、放弃、挣扎,再到尝试、提炼,最终没有放弃。其间这些问题使我思忖良久,究竟如何让牙体预备从临床经验主导变成可控的数字引导,并使之简单而可预期?为什么备牙需要用导板等?原本2年前交了一次稿,但没过几天我又将其要了回来,是想再次完善书稿的理论逻辑,甚至是再次进行病例验证。总之,最好的工作成果似乎永远在路上。

感谢团队一直以来的相互支持和鼓励!

衷心感谢我所指导的口腔修复临床研究生李俊颖、罗天、陈端婧、赵雨薇、高静、李怡源、王美洁、范琳等,是他们多年来认真地参与临床各项工作,尤其是认真地进行书稿、图片等的分类整理工作,才使本书得以出版。

衷心感谢岳莉主任技师,董博、杨兴强、任薇技师,以及我指导的口腔医学技术研究生刘春煦、余嘉怡、梅子彧、鲁雨晴等对本书的有力支持。

衷心感谢多年来苏州速迈、秦皇岛爱迪特、天津彩立方、江苏高峰、北京巴登等公司企业的专利技术合作,使我们的系列专利如修复用手术显微镜及修复配件、虚拟修复软件、刻度车针、TRS 导板等成功转化上市，使我们提出的 TRS 理论、研发的系列显微修复技术成为现实。衷心感谢成都口口、广西靖佳、成都登特、深圳康泰健等义齿加工合作伙伴的认可和长期合作。

衷心感谢人民卫生出版社对本书的大力支持。

由于本人水平所限，本书难免存在疏漏之处，敬请斧正！

于海洋

2023 年 9 月于华西坝

目　录

第一章　概述　1

▼

第一节　口腔显微医学的发展和要求　　3

一、不同水平的视觉基础带来不同水平的认识高度　　3

二、口腔显微医学的发展　　4

第二节　口腔显微学的多学科运用　　4

一、口腔医学各学科临床实际需要的数量关系尺度　　4

二、显微镜与牙体牙髓病学　　5

三、显微镜在牙周病学、口腔种植学中的应用　　5

四、显微镜与口腔修复学　　5

五、显微镜与口腔医学技术　　6

六、显微镜与教学、科研、临床技能实操培训　　6

第三节　口腔显微修复学的发展和优势　　6

一、"裸眼"时代的口腔修复并发症多与视野不清相关　　6

二、为什么需要口腔显微修复　　7

三、数字口腔显微修复学与微创牙科的关系　　8

第一篇　口腔显微修复学分析设计与临床前准备

第二章　目标修复体空间的理论与实践　13

▼

第一节　目标修复体空间的定义与分类　14

　　一、定义　14

　　二、分类　14

第二节　目标修复体空间理论在口腔修复学中的意义　18

　　一、TRS 在美学修复学中的意义　18

　　二、TRS 在种植外科中的意义　22

第三节　TRS 导板的分类与制造　22

　　一、TRS 导板的分类　22

　　二、透明牙科膜片 TRS 导板　24

　　三、三维打印的树脂或金属的 TRS 导板　24

　　四、牙体预备与种植植入手术二合一的 TRS 导板　25

第四节　目标修复体空间导板在临床前分析设计的应用　26

　　一、TRS 导板在前牙美学修复中的应用　26

　　二、TRS 导板在口颌系统功能重建中的应用　28

　　三、TRS 导板在二次修复中的应用　29

　　四、TRS 导板在牙种植中的应用　30

第五节　小结与展望　30

第三章　口腔修复显微设备与辅助器械　33

▼

第一节　口腔显微镜的基本结构和工作原理　34

　　一、口腔显微镜的定义　34

　　二、口腔显微镜的分类　34

　　三、口腔操作显微镜的基本结构　38

第二节　口腔显微修复过程中的辅助器械　45

　　一、物镜环形闪光灯 / 双头闪光灯装置　45

二、舌腭侧反光镜及支架 　45

三、可变光阑 　46

四、显微牙釉质凿 　47

第三节　显微镜的基本操作流程及实操要点 　47

一、口腔操作显微镜的调整设置与注意事项 　47

二、口腔操作显微镜的基本操作 　48

第四节　小结与展望 　51

第四章　口腔显微修复治疗的体位与显微视野 　53

第一节　口腔显微技术与人体工程学 　54

一、人体工程学的定义 　54

二、口腔显微技术与人体工程学的联系 　54

三、人体工程学建议 　54

第二节　口腔显微操作体位 　55

一、基于人体工程学的口腔显微治疗操作体位 　55

二、错误的口腔显微操作体位 　56

第三节　各分区牙位的显微视野 　57

一、上颌前牙区的显微视野 　57

二、上颌后牙区的显微视野 　59

三、下颌前牙区的显微视野 　61

四、下颌后牙区的显微视野 　61

第四节　口腔显微修复学实践的各面与点评 　63

一、使用显微镜可延长口腔修复医师的职业寿命并提高临床效果 　63

二、显微不等于微创 　65

三、口腔显微镜在口腔修复教学中的应用 　65

四、口腔显微修复实践教学的"五个关键点" 　65

五、口腔显微修复的教学实践需要取得共识 　68

第五节　小结与展望 　69

第二篇　数字口腔显微修复学的序列关键临床技术

第五章　口腔显微修复中的疼痛管理与舒适化治疗　73
▼

第一节　局麻药及麻醉方式的选择　74

一、局麻药的选择　74

二、麻醉方式的决策选择　75

三、麻醉剂量的计算　78

四、镇静　80

第二节　临床操作流程　81

一、麻醉前评估与准备　81

二、麻醉实施　83

三、局麻并发症及注意事项　84

第三节　牙体预备后的疼痛管理　87

一、原理与机制　87

二、牙体预备后的疼痛控制　87

第四节　牙种植术后的疼痛管理　88

一、原理与机制　88

二、牙种植术后疼痛的影响因素　88

三、牙种植术后的疼痛控制　89

第五节　小结与展望　90

第六章　口腔显微修复术区隔离——实用橡皮障技术　93
▼

第一节　橡皮障及辅助工具　94

一、橡皮障的组成　94

二、辅助器械和材料　96

第二节　橡皮障基础技术　96

一、橡皮障的安装技术　97

二、橡皮障安装过程的注意事项　101

第三节　橡皮障在特殊情况下的运用　102

一、龈沟液或唾液微漏　102

二、牙体组织大面积缺损或牙冠固位力差　102

三、烤瓷牙、全瓷牙的隔离　102

四、隔离固定桥体　102

五、牙颈部缺损　102

六、全身情况较差、老年患者　102

第四节　小结与展望　102

第七章　数字引导的显微牙体预备技术概述　105

第一节　牙体预备数量的考量　106

一、生物学因素　108

二、生物力学因素　109

三、修复体美学因素及功能因素　109

第二节　牙体预备形态的控制　110

一、预备体轴面形态的质量要求　110

二、预备体边缘位置与形态的控制　112

第三节　牙体预备的工具选择　114

一、牙体切削车针的种类及选择　114

二、牙科手机与马达的种类及选择　118

第四节　TRS 导板在牙体预备中的应用　120

一、根据导板用途分类　120

二、根据导板制作工艺分类　122

第五节　现有显微牙体预备技术的分类与特点　125

一、显微定位沟牙体预备技术　125

二、显微定深孔精准牙体预备技术　127

第六节　高精度牙预备体肩台的临床路径和预备方法　128

一、"三定三选三步"车针引导的精准肩台预备法则之"三定"　129

二、"三定三选三步"车针引导的精准肩台预备法则之"三选"　130

三、"三定三选三步"车针引导的精准肩台预备法则之"三步"　130

第七节　小结与展望　131

第八章　数字化印模技术　133

第一节　数字化印模的分类及特点　134
　　一、数字化印模的分类　134
　　二、数字化印模的特点　138
第二节　口内数字化扫描系统的操作流程　139
　　一、口内数字化扫描系统的安装与校准　139
　　二、口内数字化扫描软件基本界面介绍　139
　　三、口内数字化扫描软件中的案例管理　139
　　四、口内数字化扫描方案与扫描取像处理　141
　　五、口内数字化扫描模型处理　149
　　六、口内数字化扫描数据存储与导出　152
第三节　数字化印模常见问题及处理　154
　　一、常见硬件问题及处理　154
　　二、常见软件问题及处理　154
第四节　小结与展望　155

第九章　数字定深孔引导的瓷贴面显微牙体预备术　157

第一节　瓷贴面概述及适应证　158
　　一、瓷贴面的适应证　158
　　二、瓷贴面的特点　159
　　三、瓷贴面的材料　159
　　四、瓷贴面的种类　160
第二节　目标修复体空间与瓷贴面预备设计　161
　　一、瓷贴面的 TRS 设计　161
　　二、瓷贴面的预备设计　161
第三节　数字导板引导下的瓷贴面显微牙体预备流程　164
　　一、硅橡胶指示导板引导的贴面预备　164

二、透明牙科膜片 TRS 导板引导的贴面预备　　170

三、三维打印 TRS 导板引导的贴面预备　　177

四、预备体的修整和抛光　　179

第四节　显微镜下排龈技术　　179

一、显微镜下排龈视野的选择　　179

二、显微镜下排龈的流程　　180

第五节　印模制取与临时修复　　181

一、印模制取　　181

二、临时修复　　182

第六节　部分瓷贴面概述及适应证　　182

一、部分瓷贴面的适应证与禁忌证　　182

二、部分瓷贴面的材料　　183

三、部分瓷贴面预备 TRS 设计　　183

四、部分瓷贴面的预备要求　　184

五、部分瓷贴面预备前的准备　　185

六、各类部分瓷贴面的牙体预备　　185

第七节　小结与展望　　187

第十章　数字显微精准嵌体预备技术　　189

第一节　嵌体修复概述　　190

一、嵌体修复的优势和不足　　190

二、嵌体的材料选择　　190

三、嵌体的分类　　192

第二节　嵌体预备设计　　193

一、嵌体牙体预备数量设计　　193

二、嵌体的预备要求　　193

第三节　嵌体的显微预备流程　　196

一、嵌体预备的基本要求　　196

二、嵌体预备前的准备　　196

三、TRS 导板引导下的显微嵌体预备流程　　196

　　　　四、单面嵌体的牙体预备　　198

　　　　五、邻𬌗嵌体的牙体预备　　200

　　第四节　小结与展望　　201

第十一章　全瓷冠的数字显微定深孔预备术　　203

▼

　　第一节　全瓷冠概述及适应证　　204

　　　　一、全瓷冠适应证　　204

　　　　二、全瓷冠禁忌证　　204

　　第二节　全瓷材料的分类　　205

　　　　一、粉浆涂塑烤瓷　　205

　　　　二、铸造玻璃陶瓷　　205

　　　　三、热压铸陶瓷　　206

　　　　四、渗透陶瓷　　206

　　　　五、可切削陶瓷　　206

　　　　六、氧化锆陶瓷或氧化锆增韧陶瓷　　206

　　　　七、纳米复合陶瓷　　207

　　　　八、树脂 - 陶瓷复合材料　　207

　　第三节　数字显微定深孔全瓷冠牙体预备技术要点　　207

　　　　一、分析设计阶段　　207

　　　　二、透明牙科膜片 TRS 导板引导下的前牙显微牙体预备　　210

　　　　三、不等厚度的三维打印 TRS 导板引导下的前牙显微牙体预备　　213

　　　　四、印模制取与临时修复　　215

　　第四节　小结与展望　　217

第十二章　即刻牙本质封闭与显微粘接　　219

▼

　　第一节　粘接概述与机制　　220

　　　　一、粘接剂的概念　　220

　　　　二、粘接的机制　　220

　　　　三、粘接剂的种类　　220

四、牙釉质粘接　　222

五、牙本质粘接　　223

六、即刻牙本质封闭　　225

七、瓷修复体的处理　　229

八、暂时修复体的粘固　　231

第二节　氧化锆与玻璃陶瓷的显微粘接流程　　231

一、不同修复体材料粘接的特点　　231

二、不同材料修复体的处理　　232

三、不同修复体材料预备体（基牙）的处理　　234

第三节　瓷贴面显微粘接流程　　236

一、粘接树脂的选择　　236

二、试戴与准备　　236

三、牙齿表面的处理　　239

四、瓷贴面的处理　　240

五、就位　　242

六、检查咬合及调𬌗　　244

第四节　全瓷冠显微粘接流程　　246

一、粘接剂的选择　　246

二、试戴与准备　　246

三、检查咬合及调𬌗　　247

四、牙齿表面的处理　　247

五、全瓷冠的处理　　249

六、就位　　250

第五节　小结与展望　　253

第三篇　口腔显微修复后可能出现的问题及处理

第十三章　口腔显微修复后可能出现的问题及处理　　259

第一节　日常维护　　260

一、正确刷牙，注意牙线的使用　　260

二、定期进行常规洁治,有问题及时就诊处理　260

三、应用氟化物防龋　260

第二节　主要并发症及其处理　260

一、崩瓷　260

二、瓷折断　261

三、粘接失败　262

四、牙本质敏感症　262

五、基底折断　262

六、边缘线色素沉着　263

七、牙髓失活、继发龋　263

第三节　小结与展望　263

第四篇　再次瓷美学的修复重建

第十四章　再次瓷美学修复重建的临床决策　267

第一节　再次瓷美学修复时可能伴随的问题　268

一、预备牙过敏性疼痛　268

二、预备牙自发性疼痛　269

三、预备牙松动、折裂与变色　269

四、牙周疾病迁延或加重　269

五、修复体着色或不美观　269

六、修复体松动、脱落　270

七、修复体破裂、折断、穿孔　270

八、功能失代偿、心理问题　270

第二节　TRS 导板引导下的再次瓷美学修复的临床决策树　271

一、心理评估　271

二、原方案评估　272

三、拆除旧修复体后修复决策　273

第三节　再次瓷美学修复再治疗的典型病例介绍　274

一、TRS 导板引导的单颗上颌前牙瓷美学再次修复一例　274

二、TRS 导板引导上颌中切牙瓷美学再次修复一例　　280

三、TRS 导板引导右侧上颌中切牙瓷美学再次修复一例　　288

四、TRS 导板引导上下颌瓷美学再次修复一例　　295

五、钛金属打印不等厚度导板联合修复牙体与牙列缺损一例　　304

六、HX 种植实测套装辅助后牙旧修复体折裂再次修复的

种植体植入术一例　　328

第四节　小结与展望　　341

第五篇　目标修复体空间引导下的咬合重建及数字口腔显微修复案例

第十五章　目标修复体空间引导下的咬合重建　　345

▼

第一节　咬合重建的治疗前综合评估　　346

一、临床问诊与风险评估　　346

二、口颌系统的检查　　347

三、影像学检查　　348

四、诊断模型上𬌗架　　348

第二节　TRS 导板技术引导咬合重建的典型案例分析　　348

一、TRS 导板引导上下颌瓷美学与功能二次修复一例　　348

二、TRS 导板引导上下颌瓷美学二次修复一例　　366

三、数字化堆积导板引导下咬合重建一例　　392

第三节　调𬌗导板在咬合重建中的临床应用　　415

一、咬合空间不足的数字化临床路径　　415

二、典型临床病例的调𬌗导板设计　　417

第四节　小结与展望　　420

第十六章　目标修复体空间引导下的数字口腔显微修复案例　　421

▼

第一节　参考诊断饰面表面引导下的数字口腔显微修复案例分析　　422

参考诊断饰面表面引导下的上颌前牙牙冠延长术联合瓷贴面

　　　　　　修复一例　　422

第二节　硅橡胶导板引导下的数字口腔显微修复案例分析　　430

　　　　硅橡胶导板引导下体外 TRS 的上颌前牙外伤后显微全瓷冠

　　　　修复一例　　430

第三节　透明牙科膜片 TRS 导板引导下的数字口腔显微修复案例分析　　437

　　　　一、透明牙科膜片 TRS 导板引导下的上颌前牙外伤后数字

　　　　　　显微瓷贴面修复一例　　437

　　　　二、透明牙科膜片 TRS 导板引导下行上颌前牙伸长伴扭转

　　　　　　瓷嵌体修复一例　　444

　　　　三、透明牙科膜片 TRS 导板引导下行上颌前牙缺损的瓷嵌体

　　　　　　修复一例　　454

　　　　四、透明牙科膜片 TRS 导板引导的上下颌美学区四环素牙

　　　　　　瓷贴面修复一例　　467

第四节　三维打印等厚度 TRS 导板引导下的数字口腔显微修复案例分析　　479

　　　　三维打印等厚度 TRS 导板引导的上下颌美学区外源性重度

　　　　　　酸蚀症伴大面积龋坏数字化全瓷修复一例　　479

第五节　三维打印不等厚度 TRS 导板引导下的数字口腔显微修复案例分析　　494

　　　　一、三维打印不等厚度 TRS 导板引导下的上颌前牙扭转数字化

　　　　　　全瓷冠修复一例　　494

　　　　二、三维打印不等厚度 TRS 导板引导下的上颌前牙氟牙症数字化

　　　　　　瓷贴面修复一例　　506

　　　　三、三维打印不等厚度 TRS 导板引导下的预成牙冠即刻戴牙一例　　515

第六节　数字化种植联合牙体预备二合一 TRS 导板引导下的数字口腔显微

　　　　修复案例分析　　523

　　　　数字化种植联合牙体预备二合一 TRS 导板引导下的数字口腔显微

　　　　修复一例　　523

第七节　小结与展望　　540

附表　常用关键词　　541

第一章 概 述

　　随着科技进步,我们已经进入了高度信息化和数字化时代,医学门类下的各个学科也得到了前所未有的快速发展。口腔修复学与其他口腔学科一样,也是今非昔比。伴随着新一代具有代表性的数字口腔材料,如高透氧化锆、聚醚醚酮(polyetheretherketone,PEEK)和聚醚酮酮(polyetherketoneketone,PEKK)等成功应用于修复临床,我们已经可以快速在虚拟设计、牙体预备、修复体制作等全过程实现真正意义上的数字设计、制造。虚拟设计与实体制造可以做到前后几乎一模一样。各种数字化技术已经解放了医师的体力,正在解放智力,我们真正开始迈入了更高效的数字化时代。

　　然而,口腔修复学一直以来是以经验类比逻辑模型为主的临床科学。其最具代表性的有创手术类操作主要有两个:一个是牙体预备(tooth preparation),另一个是种植体植入及软硬组织增量等。两者目前均是以自由手和目测为主来实施手术,临床端以经验类比为主导的特征十分明显。另外,我们也必须认识到目前应用广泛且成熟的口腔数字化技术(dental digital technology),基本上都集中在义齿制造方面。这种临床端以经验类比为主、制造端早熟的数字化现状,无法全面支持实现脱胎换骨、全新意义上的数字化口腔修复(digital dental prosthetics)。面对新的历史机遇和挑战,口腔修复的临床端该如何从临床经验主导科学升级为数字科学,突破点就是要有"不只依靠经验,更要依靠数字引导"的系列临床技术,这才是支承未来数字化修复发展的重要基石。

　　口腔修复学今后更大的发展,在手段上必须依靠全临床路径的数字化和信息化,而尽快提升"临床经验主导"的整个诊治流程的最前端——临床端的数字认知是当务之急,否则真正意义上的全程数字化就无从谈起,也实现不了"精准""高效""微创"修复的初衷。构建以数字科学为基础的口腔修复临床端,必须正确回答下面的两大核心难题和挑战。

　　1. 传统的口腔修复临床经验大多是在"裸眼"下获得的,与更精细、更微创的修复理念要求在本质上是很难匹配的。因此,以"裸眼"为主的临床口腔修复工作的视觉基础,有必要升级为放大或显微的视野。

　　2. 数值要求及数量关系没有达成共识,数字真伪还需验证,数字基础还不牢靠。首先,尽管口腔修复学及口腔种植学等相关学科的修复体空间、牙体预备量(volume of tooth preparation)、修复体、植入位点、调𬌗等有各种各样的数值要求,但缺乏准确对应的实际检测方法,也未说明测量平面、测量起止点等;其次,这些数值要求的真伪还需验证;最后,从全临床路径上看,没有在临床序列步骤中可以使用的准确的数量关系及其转移方法。因此,这些精准转移数量关系的技术的缺失或不精确、不全面,不但无法支承数字化口腔修复学,而且不知不觉中阻碍着以"精准""高效""微创"为特征的数字化口腔修复的进一步发展。简而言之,我们缺乏以数量关系为基础,并且贯穿修复临床制作始终的修复空间理论认知和对应的临床技术。

　　目前国内外尚无显微修复的共识性定义,我们认为显微修复是指采用显微镜作为诊疗及视觉辅助工具,进行直接或间接修复实操的修复技术,相较"裸眼"下修复,更易实现微创修复目标。与显微根管诊疗技术等类似,显微修复也是在显微镜提供的更小视觉尺度(levels of visual)下,来提高牙体预备、粘接等操作的质量,获得更稳定长久的最终修复效果,达到"精准"与"微创"。因为显微修复的理念、操作体位、操作器械等都与传统的"裸眼"下修复有所区别,所以不能简单地认为显微修复就是显微镜下使用"裸眼"的修复技术。一方面,不少"裸眼"下的修复技术并不适合在显微镜下操作;另一方面,不少显微修复技术也是"裸眼"下没有的。因此,准确地说,"显微镜下修复"可以采用各种修复技术,而"显微修复"则特指专门的使用显微镜的修复技术。后者可以是部分经典修复技术,但更多的是新的显微修复技术。

　　面对新的历史机遇和挑战,本书集合了数字引导和显微两大关键词,聚焦"数字口腔显微修复学"主题展开了更好的思考和回答。我们期待"临床经验主导"的口腔修复学,尽快升级为以数字引导的口腔修复学。

第一节 口腔显微医学的发展和要求

一、不同水平的视觉基础带来不同水平的认识高度

众所周知,天文学的诞生和发展,一直与望远镜的出现、发展和完善息息相关。

在我国古代,人们仰望星空,通过肉眼观测分析一些简单的天文现象,产生了许多美妙的神话故事,如嫦娥奔月、天狗食月等。同时,也有科学意义上的工作记载:在西周初期,出现了圭表,可用于确定时间;在明朝,出现了浑仪,可测量天体坐标位置。

在西方,16 世纪后半叶出现了墙象限仪,可测量天体方向对地平面的倾角。

尽管古人尽其所能使用各种方法和技术来解释自然现象,也总结提出了不少理论,但是凭肉眼能观察到的现象及分析的精度和内涵还是有限的,大多只能观测一些表面特征和位置。若没有更高的技术条件支持以了解天体的更多细节、形态及性质,天文学则难以有大幅度的进步。

1609 年,作为人类历史上第一个发明并使用天文望远镜的人,伽利略首次使用天文望远镜对星空进行长期观察,得出的结论是颠覆性的,证实了地球围绕太阳运转的事实,从而引发了人类天文史上的一次革命。伽利略毫无疑问地成为了人类近现代物理学的先驱。1608 年,光学望远镜的出现,使得观测质量大幅提升,可观测到月球表面有高山和坑洞,木星有卫星公转,乃至确认了宇宙的基本形态,从而进入现代天文学阶段。但是光学望远镜的精度和远度依然受限,只能视可见光,易受到电磁干扰。随着现代天文学飞速发展,观测工具逐步升级换代,较典型的是 2003 年美国发射的斯皮策太空望远镜,以及 2016 年中国完工的 500 米口径球面射电望远镜(five hundred meters aperture spherical radio telescope, FAST),取得了称为"天文学四大发现"的成就,即微波背景辐射、脉冲星、类星体和星际有机分子。除可见光外,天体的紫外线、红外线、无线电波、X 射线、γ 射线等都能观测到。借助于新型天文望远镜,天文学进入了崭新的阶段。

目前热门的生物学的发展更是与观测工具的进步息息相关。在光学显微(light microscope)发明前,生物学处在宏观生物学阶段,一般正常人肉眼的分辨率约为 0.2mm,能够观察到的事物细节是有限的,生物学就只能停留在裸眼所见的组织层面。1543 年,比利时的维萨里发表《人体构造》,揭示了人体在器官水平的结构。1665 年,英国科学家罗伯特·胡克用显微镜观察植物的木栓组织,镜下发现许多规则的"小室",并把"小室"命名为细胞。显微镜使得微观生物学拥有了更好的研究手段,很快在临床医学的诊断和治疗方面也得到了广泛的应用。1949年,人类获得了第一张超显微结构的细胞电镜图。后来,电子显微镜的出现使生物学研究进入亚显微结构领域,人们可以观察到核膜、核仁、染色体、线粒体、中心体、高尔基体、基质等。现在,扫描探针显微镜的出现使得观察层面可到分子水平,能提供生物分子高分辨率的图像,观察生物分子间的相互作用等。

因此,我们不能止步于用肉眼观察的认知,更小的视觉尺度基础可以对应更高的认识高度。

二、口腔显微医学的发展

百年来的口腔临床医学，一直不懈地追求更微创、更好、更可预期的治疗效果。10 多年来，为了获得长期稳定有效的临床疗效，微观牙科学（microdentistry）的概念在我国已被越来越多的口腔医师所接受。口腔临床中涉及的修复前检查、诊断及治疗都在原有的基础水平上向着更微观、精细及尽量保存牙体组织的方向发展，而这些"看早、看小"设想的真正落地，还是要借助显微技术在口腔临床的应用普及。

20 世纪 80 年代开始，口腔显微医学得到了迅速的发展。1978 年，美国的 Apotheker 博士和 Jako 博士首次将手术显微镜的概念引入口腔领域，并认为手术显微镜可有效提高视觉灵敏度，对牙体牙髓病的诊治将产生重大推动作用。1981 年，世界上诞生了第一台完整意义上的口腔科手术显微镜。20 世纪 80 年代末，口腔内科医师 Carr 促进了口腔手术显微镜在根尖手术中的应用。1998 年 1 月，美国牙医协会（American Dental Association, ADA）规定所有 ADA 认可的牙髓病学课程，必须有口腔显微镜在牙髓治疗方面的内容。从此，口腔手术显微镜的实用价值，在国际口腔领域中开始得到更广泛的承认。此后，这一新的医学技术从牙体牙髓病学向牙周病学、口腔修复学、口腔颌面外科学及整形外科学扩展。口腔手术显微镜的引入，成为当代口腔临床医学发展中的重要转折点之一，其意义在于使口腔临床从传统的"裸眼"宏观下操作，升级为更精细、准确的微观操作。目前这项技术在欧美发达国家已经被广泛地使用。据报道，在美国约 16 万牙科医师当中，有半数的医师在临床中使用显微技术。与此相印证的是，口腔显微根管治疗在 30 年前就已经被列为美国牙科学院的必修课内容。

第二节　口腔显微学的多学科运用

一、口腔医学各学科临床实际需要的数量关系尺度

口腔医学是一门关于预防、诊断和治疗口腔疾病、不适及其他状况的学科，一般处理牙列疾病，也包括口腔黏膜及相关结构和组织疾病，特别是口腔颌面部区域疾病。口腔医学经常涉及口腔解剖生理结构的定位及尺度测量，同时治疗的干预会改变生理结构的形态及空间位置，此时各个学科即引入所需要的数量关系尺度以衡量相应的参数。

在口腔正畸学及正颌外科学中，通常采用 X 线头影测量技术或 CBCT 软件测量牙颌、颅面各标志点，描绘出一定的线距、角度、弧形进行测量分析，从而了解牙颌、颅面软硬组织的形态结构特征、相互关系及变异情况，其所需要的数量关系尺度的精度通常为 1mm。在牙周病学中，通常使用口腔医学临床中最常见的测量尺——牙周探针，进行牙龈软组织的测量，继而记录解剖位置及指导手术范围，其所需要的测量精度即为牙周探针的最小刻度 1mm（图 1-2-1）。在牙体牙髓病学与口腔修复学中，关注对象通常为单个牙体及牙体中部的牙髓腔，在牙体预备时若剩余牙本质厚度（residual dentin thickness, RDT）小于 0.5mm，则可发生较重的牙髓炎症反应，因此为了保存更多的牙体组织及保护牙髓活力，微创的牙体预备是必须的；而口腔修复学中微创瓷贴面需要预备的肩台已经缩小到 0.1~0.3mm。因此，这两个学科所需要的数量关

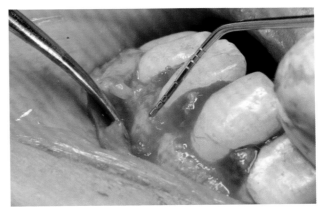

图 1-2-1　口腔临床医学中最常见的 1mm 测量尺——牙周探针

系尺度已经远远小于 1mm,最小为 0.1mm,通常为 0.3~0.5mm,故仅采用牙周探针进行测量,精度是完全不够的。

综上所述,口腔医学各学科临床实际需要的数值精确度并不一致,牙体牙髓病学及口腔修复学中的数值精确度要求较高。

二、显微镜与牙体牙髓病学

牙体牙髓病学是最早广泛接受显微镜下操作的口腔专业。龋洞的充填和根管治疗是牙体牙髓科最主要的临床操作。由于根管微小的尺寸和特殊的解剖形态,口腔医师很难获得良好的管内视野,传统的根管治疗是否根充到位,常常依靠手感和经验,是典型的经验引导的牙体牙髓科治疗。随着口腔显微镜的引入,为口腔医师提供了良好的视野,明显降低了未能识别根管的概率,去除钙化物等提高了寻找根管口的精度,使复杂情况下的阻塞根管的定位、开口、预备得以顺利进行。口腔显微镜及其配套工具,在根管再治疗、分离器械的取出及髓腔壁穿孔的修复治疗中有巨大的优势,并取得了更好更可靠的诊疗效果。

三、显微镜在牙周病学、口腔种植学中的应用

显微镜的运用为牙周医师带来了更清晰的视野,使手术操作更加精确。放大效应和优越的照明有助于医师对龈下组织的辨认,及对牙周袋组织的判断,使皮瓣达到最佳位置,并使伤口能达到甲级愈合。口腔种植学中位点的控制十分重要,美学区过深、偏唇面的位点,出现的骨吸收量通常是理想位点的 3 倍以上,术后并发症的发生率也高。而数字化手术导板、动态导航等的平均精度是毫米量级的,使得植入位点准确合理,对种植修复后期的疗效更有保障。但也有人认为,牙周病学及口腔种植学中的精度是毫米级,用放大镜就足够了。

四、显微镜与口腔修复学

虽然对于目前的口腔修复学而言,显微镜下的修复技术是小众的概念,还缺乏共识性的理论认知和配套实用技术,临床上也将其更多地运用在美学修复上,但是无论如何,显微镜及其

配套器械、临床技术等的引入,都对修复治疗效果有极大地提升作用。首先,良好的照明、视野放大倍数的提升,使肉眼传统工作条件下难以分辨的龋坏、牙体组织、树脂和瓷材料可以容易、清晰地互相区分开,而且可以观察到以往无法观察的细节。其次,龋坏去除、窝洞预备、直接修复、牙体预备都能更微创、精确地进行;排龈线能被精确轻巧地放置;临时冠的边缘能更加密合;最终粘接时,修复体边缘密合性的判断、粘接剂的去除也能更容易。对于 0.1~0.3mm 宽度的肩台或预备量早已超越一般人眼的极限,没有显微镜和专用刻度车针等的辅助,很难精准实施。

五、显微镜与口腔医学技术

通过使用显微镜,口腔医学技师可以更精确地检查印模的完整性,发现修复体边缘是否存在微小的悬突,边缘厚薄、长短是否合适,有无脆弱区。口腔医学技术中使用显微镜可以大大地提高制作的细节和质量,具有良好的前景。但是目前使用低倍率的台式或头戴式放大镜比较常见,而显微镜下的制作比较少。应该指出的是,如果口腔修复临床使用显微镜,而配合的技师却不用,最后怎么会有精细、微创修复呢!只有从临床端到制作端的全程显微化,才能支承更精准的口腔修复学。

六、显微镜与教学、科研、临床技能实操培训

显微镜越来越广泛地应用于口腔医学各个学科的教学、科研等方面,为教学和科研提供了更直观形象的手段。有些显微镜配有助手镜或数字影像系统,学生可实时观察手术操作者的镜下操作细节及关键点,有利于提高临床教学质量。显微镜还配备了摄影系统,可构成以显微镜为中心的显微临床及教学系统,既可以方便地把操作过程中具有代表性意义的操作手段及重要解剖标志记录下来,又可以术后应用于学生的复习提高,甚至临床科研、培训等,有利于全面提升口腔医学医教研的水平。

第三节　口腔显微修复学的发展和优势

为了更好地认识口腔显微修复学的发展和优势,我们首先回顾一下"裸眼"时代口腔修复学面临的诸多难题。

一、"裸眼"时代的口腔修复并发症多与视野不清相关

在传统口腔修复中,"裸眼"下的修复操作常常无法准确地控制牙体预备量和预备体的形,也无法保证根据咬合痕迹,对天然牙或修复体进行有创不可逆调整的量与形。围绕预备牙、修复体及咬合面,常出现以下主要修复并发症,如基牙疼痛、牙龈退缩红肿、修复体折裂或修复体脱粘接,具体产生的原因分析见表 1-3-1。其实这些并发症的产生,多数与术者视野不清相关。

表 1-3-1 常见修复并发症及原因

常见修复并发症	直接原因	"裸眼" 传统修复因素
基牙疼痛	穿髓 牙本质暴露 粘接剂刺激或残留粘接剂激发	操作视野不够清晰 牙体预备术前无设计方案,术中也无法精准测量控制 粘接剂选择不合理,未清理完全
牙龈退缩红肿	损伤牙龈 侵犯生物学宽度 口腔卫生状况差	"裸眼" 视野不够清晰,传统的方法无法精确控制边缘形态、位置、密合度
修复体折裂	修复体未达到材料强度所要求的最小厚度	牙体预备术前无对应预备量的设计,且 "裸眼" 术中无法精准控制 咬合设计不合理,调𬌗不精准
修复体脱粘接	固位形不足 粘接过程处理不当 咬合因素	牙体预备术前无设计或设计不合理 粘接剂、粘接牙面处理不当 咬合设计及调𬌗不正确

二、为什么需要口腔显微修复

对固定修复、美学修复、微创修复而言,口腔手术显微镜不仅放大倍率(magnification ratio)和光照可基本满足修复治疗各阶段的需要,而且可配备照相机或摄像机等采集设备,使显微镜成为数字显微系统,便于修复过程中关键信息的记录保存及后续的分析总结和交流提高。

国内最早于 1999 年引入口腔修复显微治疗技术,但限于当时国内经济发展水平与民众的需求不高,该技术一直处于未被熟知阶段。随着国内口腔行业的迅速发展,口腔显微技术在国内产生了较大的运用前景与市场空间,现在我们已经有了原创的显微修复技术,比如显微定深孔精准牙体预备技术、TRS 导板修复技术,但是从整体上看仍与国际先进水平有一定的差距,实践中仍存在辅助器材匮乏、显微操作技术及流程尚且需要共识规范、推广辐射面不够等问题。

相比 "裸眼" 下的常规口腔修复技术,口腔显微修复学有以下优势:

(一)更好的视野

口腔显微镜常常可提供三至二十几倍的放大倍率,让口腔医师能够识别精细的牙体结构,实施更精确的临床诊疗操作。高倍率显微镜下的视野,可辅助医师制备精细的边缘,检查边缘的位置形态,更清楚容易地检查修复体就位情况,以及去除多余的粘接剂。

显微镜同时有着更好的照明。头戴式放大镜(head mounted loupe)或台式显微镜,在放大视野时提供的都是同轴光源,相比牙椅的臂灯,显微镜的照明能消除视野内的所有照明死角,避免光源方向与医师视线方向不一致所带来的阴影影响视野的问题。

(二)良好的人体工程学(ergonomics)

口腔显微镜在带来良好视野的同时,也让口腔医师能在良好放松的体位下进行口腔操作,能有预防口腔治疗操作带来的各类高发的肌肉、骨骼累积性疾病等职业病的发生。

（三）更好地实施精准的牙体预备手术

在做好充足的牙体预备量设计准备之后，才能实施牙体预备。显微定深孔精准牙体预备法（micro deep-hole precise tooth preparation method）通过 TRS 导板的引导，可获得 0.1mm 的牙体预备量精度。因此，只有依靠口腔显微镜的放大视野，才能辅助牙体预备手术的精准实施。

三、数字口腔显微修复学与微创牙科的关系

数字口腔显微修复学是指全部或主要的修复诊疗工作在口腔显微镜下进行，并且依靠数字引导的口腔临床医学分支。使用了显微镜就能完全做到微创吗？其实不然，数字口腔显微修复学的主要落脚点是精准，与微创牙科并不是完全对等的关系。而微创美容牙科（minimally invasive cosmetic dentistry，MICD）是一套整体的牙科治疗方法，通过微创治疗技术达到美容效果。该理念以患者为本，综合考虑口腔功能和美学效果，通过最少的创伤治疗尽量保存更多的健康牙体组织，既达到患者所需的审美效果，又全面兼顾患者的心理、生理健康，符合患者的最高利益。在显微镜下操作，可以为微创实操提供良好清晰的视野，但微创是一个内容繁杂、更有深度的理论。

在口腔修复中，现代意义上的冠、桥、贴面等固定修复体已出现近百年，是临床美学修复的主要手段。随着冠、桥、贴面等固定修复方式在临床中的广泛运用，如何实现微创的牙体修复的精准化成为医师追求的目标。目前，牙体预备已成为每位口腔医师必须掌握的常规修复技术。牙体预备的目标与实质是为了获得精准的与所选修复体材料及制作工艺准确适合的目标修复体空间（target restorative space，TRS），而牙体预备量（volume of tooth preparation）同时受到生物安全性、修复体强度、美观与功能等多方面的影响。显微镜及配套器材只是微创修复过程中的一种实施手段及辅助技术。

随着牙科材料的不断进步与发展，修复体强度所需要的材料承载厚度越来越小，这为保存更多的牙体组织提供了可能。修复体的最小厚度在 0.1~0.3mm，修复精度量级在 0.1mm。因此，当前只有在显微镜下应用 TRS 导板测量及定深孔显微预备的临床方案，才能真正地将修复量级控制在 0.1~0.3mm 的层面上。

牙体预备（tooth preparation，TP）是指口腔治疗过程中使用牙体切削工具（包括旋转切削工具及非旋转切削工具），去除部分牙体组织，制备特定的抗力形、固位形及终止线，为未来的修复体提供良好的空间和支撑结构的过程。牙体预备的核心两要素包括：为未来的修复体提供适宜的"量"及对应的"形"。为了获得理想的修复空间，常采用各种引导技术进行牙体预备，如硅橡胶指示导板、TRS 导板引导下的定深孔显微预备术等。

值得注意的是，当前患者群体对不可逆的有创手术治疗的警惕性越来越高，而采用显微技术手段，可以有效地避免出现"裸眼"传统修复中无法克服的视野相关的不利因素，更多地保存牙体组织、保护牙髓活力，使得修复效果长期稳定有效，最后的整体疗效自然优于"裸眼"时代的临床效果。本书所提及的"基于牙体牙髓、牙周健康及功能和谐"的固定修复才能更容易成为现实。

参考文献

1. 于海洋，李俊颖. 目标修复体空间的内涵、分析设计及临床转移实施［J］. 华西口腔医

学杂志, 2015, 33（2）: 111-114.

　　2. 于海洋, 罗天. 目标修复体空间中的数量及数量关系在精准美学修复中的应用［J］. 华西口腔医学杂志, 2016, 34（3）: 223-228.

　　3. 张倩倩, 陈昕, 赵雨薇, 等. 三维打印在口腔美学修复中的应用［J］. 华西口腔医学杂志, 2018, 36（6）: 656-661.

　　4. 于海洋, 赵雨薇, 李俊颖, 等. 基于牙体牙髓、牙周及功能健康的显微微创牙体预备［J］. 华西口腔医学杂志, 2019, 37（3）: 229-235.

第一篇

口腔显微修复学分析设计与临床前准备

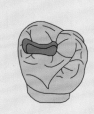

第二章　目标修复体空间的理论与实践

　　10多年来,我们常听到的专业热词之一就是"以修复为导向的种植"。在国内种植修复、正畸等主题的学术交流中,也常听见"以终为始"等更具象的表述。这类"以修复为导向的种植"中的"修复""以终为始"中的"终",其本质就是本章探讨的主题,即目标修复体空间(target restorative space,TRS)及其多步的空间转移。如我在讲课时经常提到的形-色-心三要素四维辩证论中,色要素是不可能单独存在的,一定要依靠于形要素才能表达出来,而心要素也是通过形的遴选来显示其作用的。随着使用时间的延长,三要素发生增龄性改变,当然也是周期性更换或全生命周期方案选择的依据。因此,形要素是修复设计最重要的基础,形要素的实操内涵就是TRS。尽管修复各分支学科的治疗目标各不相同,其本质的区别还是在空间转移的方法和手段,实质都是围绕TRS进行的。

第一节　目标修复体空间的定义与分类

一、定义

目标修复体空间（target restorative space, TRS）是指根据患者的主诉和现状,在保证软硬组织健康和生理功能活动正常的基础上,拟定的修复体需要占据的最小合理空间。

口腔医师通过实施实体或数字虚拟修复设计、预告及功能评估等分析设计类修复技术,实测或数字虚拟推导,得出目标修复体的轮廓边界、排列及咬合关系等信息,获得修复体空间位置的各项数值要求,以及后续步骤中需要的转移数量关系,尽可能依靠"数字"而不是模糊的经验来精准引导临床预备和修复体制作的全过程。

在修复临床过程中,牙体预备（tooth preparation）、种植体植入、修复体制作等序列展开的核心临床步骤,其本质就是表现了目标修复空间数字指标的序列多步转移。修复医师通过术前的实测或虚拟技术的分析设计、术中验证 TRS 关键参数,就可在序列多步转移中,一一对应地准确传递修复体空间的边界范围及空间数值。另一方面,医师在临床序列开展的多步转移中运用 TRS 的数学关系和已知数量值,也可容易地推导计算未知关键参数数量的大小,这也将有助于口腔医师验证、分析在设计阶段确定的目标牙体预备量大小,以及准确提供修复体材料类型和分层厚度等关键修复设计参数,从而实现目标牙体的精准修复（precision restoration）;在牙缺失的种植修复中,也可以精确引导种植体的植入,在缺牙间隙内获得更理想的植入位点,得到更好的以修复为导向的、可预期的、稳定的最终疗效。因此,依靠数字引导的临床端技术才是数字化修复（digital restoration）及种植的基石。

二、分类

（一）种植目标修复体空间的分类

牙缺失种植修复时,最终修复体所占据的空间就是目标修复体空间。目标修复体空间根据软硬组织缺损后拟修复空间的大小,可分为四种。

1. 理想位点目标修复体空间　简称"理想位点空间"（图 2-1-1）,是指目标修复体空间与天然牙空间对等一致的空间。理想位点空间比较少见,常见于仅需要复制原有牙体形态的即刻拔除即刻种植病例。

2. 最小位点目标修复体空间　简称"最小位点空间"（图 2-1-2）,是指能够进行各种备选种植体植入手术的最小空间。这种空间常见于长期牙齿缺失未进行修复的种植病例。

3. 正确位点目标修复体空间　简称"正确位点空间"（图 2-1-3）,是指在理想位点空间与最小位点空间之间范围内的空间。这种空间常见于大部分的种植修复病例。

4. 不正确位点目标修复体空间　简称"不正确位点空间"（图 2-1-4）,是指拟修复空间的大小小于最小位点空间或者错位于上述空间外,是种植的禁忌证。

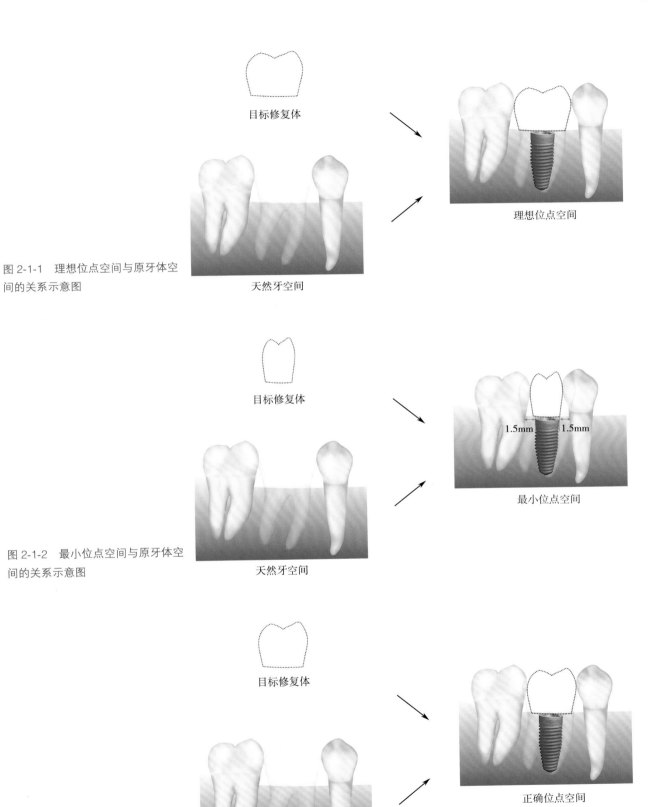

图 2-1-1　理想位点空间与原牙体空间的关系示意图

目标修复体

天然牙空间

理想位点空间

图 2-1-2　最小位点空间与原牙体空间的关系示意图

目标修复体

天然牙空间

1.5mm　1.5mm

最小位点空间

图 2-1-3　正确位点空间与原牙体空间的关系示意图

目标修复体

天然牙空间

正确位点空间

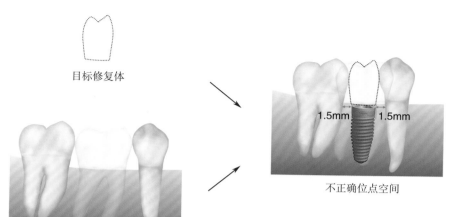

目标修复体

1.5mm 1.5mm

不正确位点空间

天然牙空间

图 2-1-4 不正确位点空间与原牙体空间的关系示意图

（二）固定修复体空间的分类

在固定修复空间分类中，根据 TRS 与治疗前原牙体的空间位置关系，TRS 又可以分成体内空间（internal target restorative space，ITRS）、体外空间（external target restorative space，ETRS）及混合空间（mixed target restorative space，MTRS）三类。

1. 体内目标修复体空间 简称"体内空间"（图 2-1-5），是指 TRS 完全位于未经预备的牙体的内部。这种空间常见于仅需要复制原有牙体形态的病例和将原有牙体形态缩小的病例这两种情况。假设是同样的修复设计，当 TRS 为体内空间时，其对应的牙体预备量通常是最大的。体内空间根据目标牙是否为活髓牙、体内空间与设计牙体预备量（designed amount of tooth preparation，DATP）大小的关系，可分为以下两类。

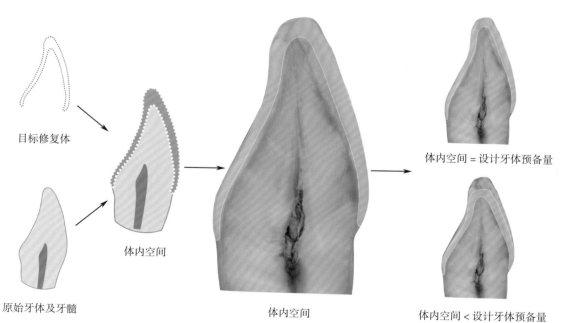

目标修复体

体内空间

原始牙体及牙髓

体内空间

体内空间 = 设计牙体预备量

体内空间 < 设计牙体预备量

图 2-1-5 体内空间与原牙体空间的关系示意图

（1）Ⅰ分类：目标牙为活髓牙。

1）Ⅰ分类 a 亚类（Ⅰa 类）：ITRS=DATP；

2）Ⅰ分类 b 亚类（Ⅰb 类）：ITRS<DATP。

（2）Ⅱ分类：目标牙为无髓牙或治疗后的死髓牙。

1）Ⅱ分类 a 亚类（Ⅱa 类）：ITRS=DATP；

2）Ⅱ分类 b 亚类（Ⅱb 类）：ITRS<DATP。

2. 体外目标修复体空间　简称"体外空间"（图 2-1-6），是指 TRS 完全位于牙体的外部。这种空间常见于在原有牙体形态基础上扩大牙体形态的无创修复治疗。体外空间的修复少见，但是属于真正意义上的无创修复。

3. 混合目标修复体空间　简称"混合空间"（图 2-1-7），是指 TRS 一部分位于目标预备牙体内，另一部分位于目标预备牙体外。MTRS 是 ITRS 与 ETRS 的结合，常见于大部分美学修复病例。MTRS 根据目标牙是否为活髓牙，同样可以分为以下两类。

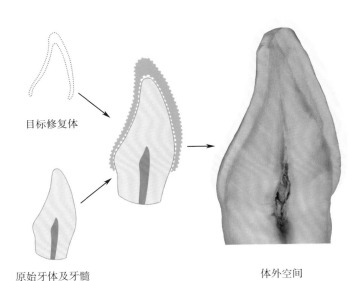

图 2-1-6　体外空间与原牙体空间的关系示意图

目标修复体

原始牙体及牙髓　　　　　　体外空间

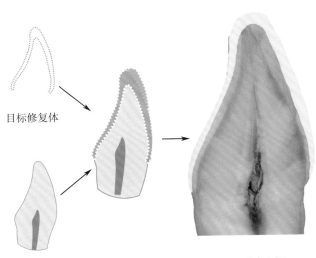

图 2-1-7　混合空间与原牙体空间的关系示意图

目标修复体

原始牙体及牙髓　　　　　　混合空间

（1）Ⅰ分类：目标牙为活髓牙。

（2）Ⅱ分类：目标牙为无髓牙或治疗后的死髓牙。

因此，在各类临床修复中，临床分析设计阶段最核心的工作是分析判断修复牙的 TRS 类型。只有明确修复所需空间与牙体的空间关系后，才有可能据此做好后续的不可逆的临床操作。

第二节　目标修复体空间理论在口腔修复学中的意义

传统的牙体预备中，临床医师主要依靠三种方法来确定牙体预备量：方法一是根据教材和专著上的理论牙体预备量（这些数值要求有待验证，还需要共识性结论），再依据医师以往累积的临床经验，最后通过"裸眼"目测来引导牙体预备；方法二是在牙体表面预备定深沟来引导后续的牙体预备；方法三是利用硅橡胶指示导板来引导并检验牙体预备量的大小。虽然从方法一到方法三，预备精度依次提高，但是其共性特征为多依靠医师个人的临床经验来目测判断牙体预备量的大小。术者术前既未能精确测量 TRS 的大小，术中临床操作时也没有实时量化的核查、控制和校对手段；临床有创操作前的分析设计，也没有达到精确量化 TRS 轮廓、排列、边界的要求；各步骤转移实施时，也未考虑 TRS 的一一对应的数量关系。因此从临床路径全过程上看，这种在人体最硬的器官上做最高精度为 0.1~0.3mm 切割手术的牙体预备，依然是以过往累积的临床经验引导为主，凭借目测进行的临床有创操作。这种说不清楚的"临床经验主导"的临床端，无法实现真正意义上的数字化修复、精准修复。面对数字化修复的美好未来，我们需要真正依靠数字引导的临床技术，在临床端用精密逻辑的数量关系来夯实未来数字化修复的基础。

而随着显微修复的发展，TRS 分析设计方法及其对应的导板技术在显微修复临床分析设计、牙体预备及牙种植体植入手术中的应用，完全契合了显微视野下对数量及数量关系的精准要求，保证了操作的精准性，有力地促进了口腔修复技术向着精准微创和数字化方向的发展。TRS 导板引导下的显微定深孔（depth controlling hole）精准牙体预备技术，也成为真正意义上的数字显微修复技术。

一、TRS 在美学修复学中的意义

近年来，为了确保患者安全，减少各类修复后并发症，"为美而生"的美学修复越来越强调精准和微创。为了最大限度地保存牙体和牙周组织，临床医师们常采用最小量的 TRS 设计。这样，不可逆的牙体预备量才能控制在最小适宜范围，微创修复理念才能成功；而精准微创的牙体预备，必须建立在术前科学的 TRS 分析设计的基础上，术中依据各种类 TRS 导板的精准引导或导航，才容易实现。因此，根据主诉确定了治疗目标及方案后，首先就必须明确 TRS 所对应的代表性指标的数值要求。其次，还要明确后续临床序列治疗中，依次使用的各种修复方法技术所需的、并可在各步骤内转移的 TRS 数量关系。由此可见，TRS 就是临床实施精准美学修复的重要基础，直接引导相关病例的临床分析设计和临床实施的全过程。

（一）术前分析设计阶段

通过 TRS 中的数量关系分析，可在术前确定修复方案，遴选修复材料、牙体预备方案等。

在分析设计阶段，结合患者主诉及现状，美学区的病例可以通过虚拟美学分析设计（digital smile design，DSD）或数字线面设计（digital line-plane design，DLD），设计出二维的牙齿及牙列轮廓、排列等（图 2-2-1）。据此，再由牙体原始模型构建实体或虚拟的三维美观蜡型（图 2-2-2）。非美学区的病例可通过诊断蜡型，明确三维蜡型位置的轮廓边界。对蜡型进行实体或数字印模后，得到目标修复体的石膏模型或数字化模型，接着在实体或虚拟的目标修复体模型上，制作实体或虚拟的 TRS 导板。然后，在 TRS 导板的引导下实测已有的空间，再根据基牙情况进行修复材料遴选、修复体的分层设计等，并对所需空间进行加减计算，最后得出手术预备的量（图 2-2-3）。随后，选择对应的刻度或直径的车针，再在定深孔或沟等方式的引导下进行预设的牙体预备，使修复设计得以实现。

合理的术前 TRS 设计，最终既可以获得精准设计的修复空间、实现修复设计，也可以保证预备牙的牙体牙髓、牙周及各种口颌系统功能的健康与和谐。

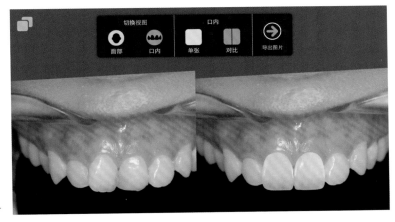

图 2-2-1　美学分析设计

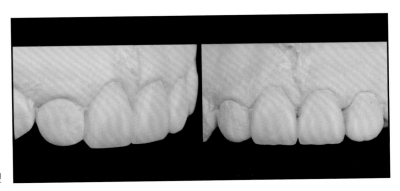

图 2-2-2　诊断蜡型

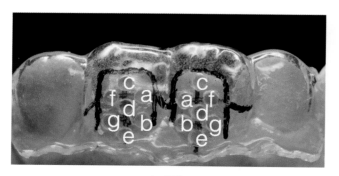

1. 打孔

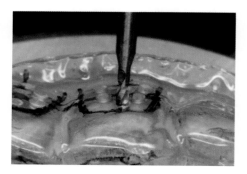

2. 测深

	a	b	c	d	e	f	g
11 唇面定深孔深度（mm）	1.2	1	1.7	1.5	1.4	2	1.8
11 舌面定深孔深度（mm）	1.2	1.2	0.4	0.5	0.7	0.1	0.2
21 唇面定深孔深度（mm）	0.8	0.7	1	0.7	0.7	1	0.8
21 舌面定深孔深度（mm）	1.6	1.5	1.8	2.1	2.7	1.9	1.8

3. 记录

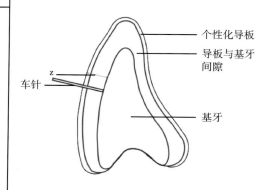

图 2-2-3 目标修复体空间分析与实测

（二）术中实施阶段

术中临床医师在 TRS 导板的引导下，才有条件实施精准而微创的牙体预备，更可以随时检查修复空间是否合适，准确评估实际的预备量，也能将 TRS 信息传递给技师，指导最终修复体的制作，通过数字化材料和技术获得与设计一模一样的最终修复体。

按照分析设计阶段预设的预备量，与已有修复空间值加减后，即可计算出各个关键测量位点处还需要的实际预备量。然后，通过定深车针制备所需对应深度的定深孔，用铅笔标记孔底指示止点后，完成微创的牙体预备。传统修复牙体预备的测量精度仅能达到 1mm 左右，而 TRS 引导下的分析设计结合显微镜下的临床实施，可以将精度提高到 0.1mm，有助于实现精准修复（precision restoration）（图 2-2-4）。

这种实体或虚拟的 TRS 导板，不仅可以直接引导临床手术，也可以直接引导生产出与设计一模一样的修复体。比如在美学区采用数字化的高透氧化锆材料，可全程通过 TRS 引导备牙和修复体的制作，实现真正意义上的前后一致的数字化修复过程（图 2-2-5）。

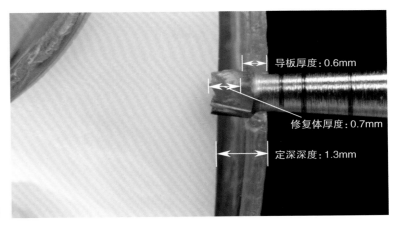

导板厚度：0.6mm

修复体厚度：0.7mm

定深深度：1.3mm

图 2-2-4 TRS 导板引导牙体预备

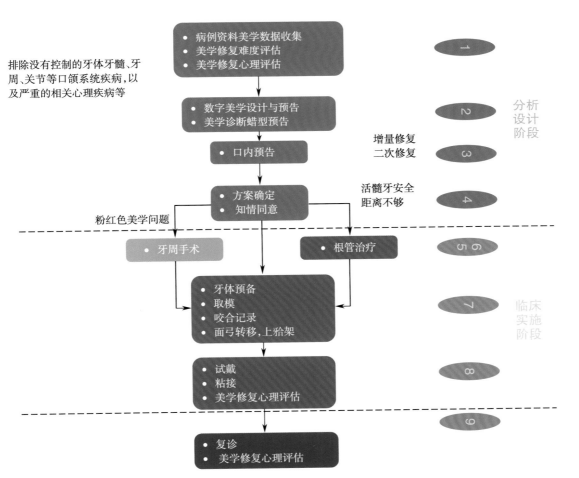

排除没有控制的牙体牙髓、牙周、关节等口颌系统疾病，以及严重的相关心理疾病等

- 病例资料美学数据收集
- 美学修复难度评估
- 美学修复心理评估

1

- 数字美学设计与预告
- 美学诊断蜡型预告

2

分析设计阶段

- 口内预告

增量修复二次修复

3

- 方案确定
- 知情同意

活髓牙安全距离不够

4

6 ～ 9 次临床治疗

粉红色美学问题

- 牙周手术

- 根管治疗

5 / 6

- 牙体预备
- 取模
- 咬合记录
- 面弓转移，上𬌗架

7

临床实施阶段

- 试戴
- 粘接
- 美学修复心理评估

8

9

- 复诊
- 美学修复心理评估

图 2-2-5 现代显微美学修复流程图

二、TRS 在种植外科中的意义

如前所述,原来常说的"以修复为导向的种植",其实就是本书所说的以 TRS 为导向的种植,本质内涵是同一个意思,更贴切的表达应该是"修复空间导向下的修复"。当牙缺失后,种植体的植入是为了更好更合理地修复。因此,TRS 导板代表了目标修复空间的轮廓边界,术前可以判定是否适合种植修复,术中通过 TRS 导板引导实施整个植入手术、上部结构等。当然,无牙颌种植时常采用的截骨导板、植入导板、修复导板等,其实质也是 TRS 导板的不同变种而已。根据患者的主诉和现状,制订合理的修复目标,设计适宜的 TRS,才更有利于达到合理的功能及美学效果。TRS 导板引导的种植手术,能够按照理想状态的修复体要求的位置、方向及角度植入种植体,实现预期的功能与美学效果,并满足生物力学的要求,从而获得长期的留存率。TRS 导板可以同时进行骨内空间、软组织空间和上部修复空间等三个空间的合理分析设计,也可以精确测量牙槽骨的宽度、高度及精准的种植位点,将种植手术的精度提高到0.5~1mm,可减少组织损伤。同时,对于多颗牙缺失、无牙颌或骨缺损的情况,TRS 导板也降低了手术难度。

目前的 TRS 导板多为静态导板,固定地预设植入种植体的位置信息。而动态导板种植导航是实时位点检测,理论上可以使整个手术的创伤最小,恢复最快。

第三节　TRS 导板的分类与制造

在固定修复中,由于目标修复体空间常与患者原有牙齿的体积空间存在一定差异,所以纯粹的体内空间或体外空间均不多见,大多数是混合空间。然而,在计算混合目标修复体空间的过程时,单纯依靠经验或参考原始牙表面的定位沟等引导方式,很难甚至无法获得符合目标修复体形态的修复空间。这种情况下,使用 TRS 导板及转移导板技术(transfer guide plate technique)才能直观再现目标修复体虚拟的轮廓边界。有了测量的起止点,才能够方便地计算出实际需要制备的量,也才有可能最终精确微创地制备目标牙。

TRS 转移导板技术就是指使用醋酸纤维等膜片或各种三维打印材料制作的 TRS 导板,指导修复过程中的牙体预备、暂时修复体制作、软组织成形、种植体植入、修复体制作,使最终修复效果符合美学与功能设计的引导技术的总称。

一、TRS 导板的分类

（一）根据制作方式分类

1. 透明牙科膜片 TRS 导板　透明牙科膜片 TRS 导板是以数字美学或功能设计的诊断蜡型为模板,在三维打印或翻制的实体模型上压制牙科醋酸纤维膜类膜片得到的导板,其牙冠部分的内表面就是诊断蜡型的外表,即目标修复体空间的轮廓边界(图 2-3-1)。这种导板的优点是制作简单,使用方便。缺点是边缘区的准确度不高,只能制作均一厚度的导板。

2. 三维打印 TRS 导板　三维打印 TRS 导板是根据数字诊断蜡型的设计,通过三维打印技术制作出来的树脂材料类导板,其牙冠部分的内表面就是诊断蜡型的轮廓外表,即目标修复体空间的轮廓边界。三维打印 TRS 导板是指通过三维打印技术将美学分析和设计的 TRS 数字化结果转化为实体,作为美学修复预告和精准实施的重要手段,减少模型制取和美学诊断蜡型手工制作等步骤,有效减少了翻制模型及手工制作蜡型时造成的 TRS 传递误差,有效提高了诊疗效率和患者舒适度。这种导板制作工艺相对复杂、费时,优点是精准性较高,也可制作成等厚度或不等厚度的导板(图 2-3-2)。

(二)根据使用目的分类

1. 牙体预备导板　牙体预备导板是使用诊断蜡型制作的导板。首先在分析设计阶段根据目标修复体空间,以及已有空间计算出精确的牙体预备量,然后在牙体预备过程中制备定深孔或沟,最后使用牙体预备导板来引导完成精准的牙体预备。专门设计的不等厚度的三维打印导板,可使进针的深度保持一致,减少实操时间,保证手术的便利性,是数字化技术优势的集中体现(图 2-3-3)。

2. 种植手术导板　种植手术导板是根据上部修复空间分析,以及骨内种植体空间分析协调优化后,设计出合理的种植手术方案,最后制作完成的手术导板。这种导板在种植手术中,可以定位植入位置、方向及植入深度;在上部修复阶段,可引导个性化修复体的制作及就位安放(图 2-3-4)。

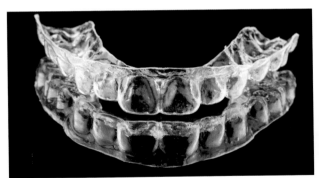

图 2-3-1　透明牙科膜片 TRS 导板

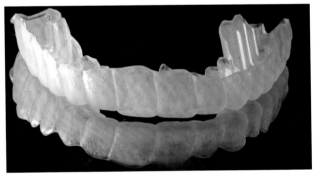

图 2-3-2　三维打印等厚度 TRS 导板

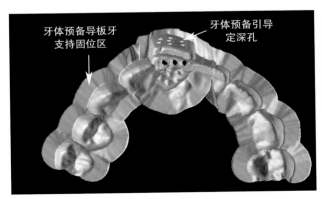

图 2-3-3　牙体预备的不等厚度三维打印导板

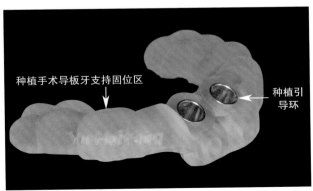

图 2-3-4　种植手术导板

二、透明牙科膜片 TRS 导板

临床医师在初诊时制取实体印模或数字化口内扫描印模,翻制得到患者的实体研究模型或数字模型,根据数字虚拟修复轮廓设计在模型上制作实体或虚拟的诊断蜡型,当然有些常规修复的病例也可直接按照经验制作实体或虚拟的诊断蜡型。将带有诊断蜡型表面轮廓外形的翻制模型或三维打印模型放入压膜机,压膜机压制牙科膜片,即可得到均一厚度的透明膜片导板,然后需对膜片多余部分进行修剪(图 2-3-5)。透明牙科膜片 TRS 导板(transparent diaphragm TRS guide plate)有一定的弹性,容易戴入原始模型及患者口内,通过开孔实测,即可进行 TRS 的分析测量。

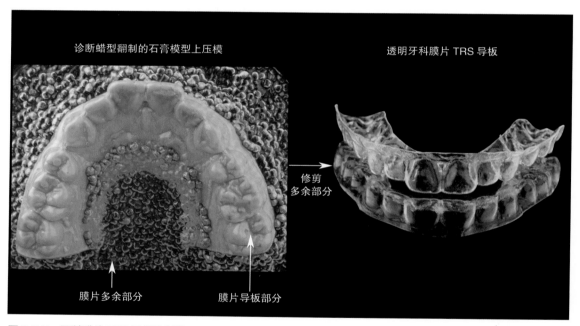

图 2-3-5　牙科膜片 TRS 导板的制作

三、三维打印的树脂或金属的 TRS 导板

修复医师在初诊时直接通过口内扫描或扫描患者的模型,得到患者的数字化模型,在数字化模型上根据数字美学设计,制作数字诊断蜡型。将数字诊断蜡型与原始模型拟合后,利用软件进行 TRS 数量关系分析,回切后设计出牙体预备导板,这类导板可以设计成等厚度导板,也可以设计成不等厚度导板。最后导出导板设计数据,导入三维打印机后,即可打印出所需的树脂或金属的 TRS 导板(图 2-3-6)。

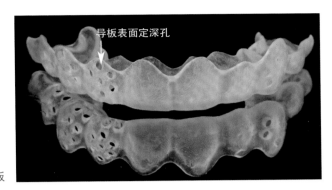

图 2-3-6　三维打印树脂 TRS 导板

四、牙体预备与种植植入手术二合一的 TRS 导板

当患者就诊既有牙缺失需要种植，也有牙体需要预备时，我们可以设计这种二合一的 TRS 导板。设计种植外科手术方案时，模拟上部修复，进行上部修复唇（颊）舌（腭）向、近远中向及殆龈向三个方向 TRS 的分析设计，结合上部修复的 TRS 及骨内软组织内的种植体空间确定种植体位置，根据方案设计个性化 TRS 导板，将设计的数据导出，制作三维打印导板，戴入口内指导种植手术的方向及深度。牙体预备的导板设计同前。两种导板可以整合成一个，这样既可以节约时间和医疗费用，也可以有效地提高手术精度。根据放置空间大小和导板固位稳定本身强度的需要，可以制作树脂材料或者金属材料的 TRS 导板（图 2-3-7，图 2-3-8）。

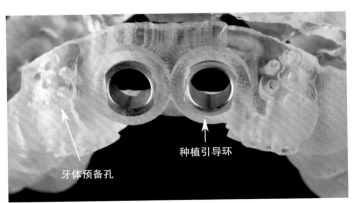

图 2-3-7　牙体预备与种植植入手术二合一的树脂 TRS 导板

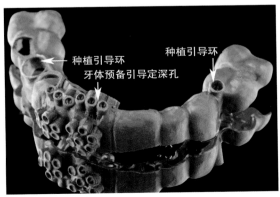

图 2-3-8　牙体预备与种植植入手术二合一的金属 TRS 导板

第四节 目标修复体空间导板在临床前分析设计的应用

一、TRS 导板在前牙美学修复中的应用

美学修复是临床热点，当然也是难点。现代美学修复的临床过程主要包括两个阶段：第一阶段是针对患者主诉和检查结果，分析设计诊疗方案阶段；第二阶段是依据修复前设计方案，进行序列治疗的临床实操阶段。在修复前的分析设计阶段（analysis and design stage），医师、技师、患者间充分交流，收集全面的一手资料，进行美学缺陷及其他问题的分析、查找、设计和制订治疗计划，根据患者主诉需求进行三级或四级美学预告。在临床实施阶段（clinical stage），医技人员按照美学预告最后商定的设计方案，进行精准的不可逆的有创临床操作，以及随后的相关修复体制作。最后戴入与方案一致的美学修复体，满足患者的主诉需求。

在进行美学修复相关诊疗前，我们推荐进行 TRS 分析，明确 TRS 的类型，针对不同修复空间类型分析得到适宜的预备量等信息，控制牙体预备的量与形，高度重视牙体保存、牙周的健康及口颌系统功能的和谐。针对不同的 TRS 类型，TRS 导板的应用又有所不同。

（一）体内空间和混合空间的修复类型

这两种修复空间类型，在牙体预备量分析时比较相似。在分析设计阶段，通常是以数字虚拟设计为先导，进行虚拟修复设计。然后进一步制作完成实体或虚拟的诊断蜡型，并据此翻制获得 TRS 导板。随后将获得的各类 TRS 导板，放置到拟预备的牙上，在各类导板上预先或即刻开孔后，就可以实测导板表面距离牙面已有的空间深度，再减去导板的厚度，就可得到已有空间深度的大小。

通过实测或资料参考值，获得目标牙体表面到髓腔的深度，结合是否需要遮色、咬合特殊设计等，术前即可选择适合的修复体材料，确定目标修复体空间深度。再减去前面获得的已有空间深度后，就可以获得保证牙髓安全情况下的目标牙的牙体最大预备量，以及保证修复体强度、美观和正常功能条件下的最小牙体预备量，最后就可以依据 TRS 导板进行精准的牙体预备（图 2-4-1）。

（二）体外空间修复类型

这种修复空间类型比较少见，因为不需要牙体预备，所以这类修复空间修复前的分析设计显得更重要，同时也充分体现了术前 TRS 分析设计的重要性。在分析设计阶段，利用美齿助手等美学修复专业软件完成数字虚拟的美学设计，据此制作或获得实体或虚拟的诊断蜡型。然后利用生成的蜡型，翻制成实体或虚拟的 TRS 导板。将导板就位于修复牙上，并在导板上开孔，用测量杆测量 TRS 导板表面到牙面的距离，实测已有空间的深度，如已有空间深度满足目标修复体需要的预备深度，则无需预备（图 2-4-2）。通过使用 TRS 导板实测，可以制订牙齿不同区域精确的牙体预备方案。

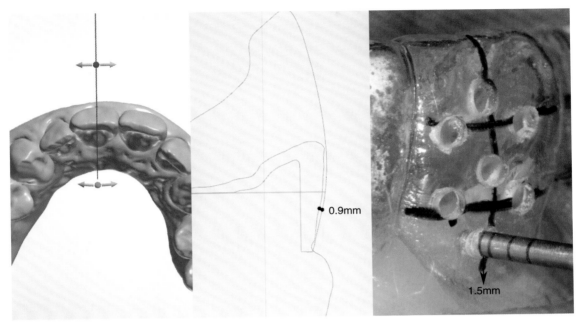

图 2-4-1 TRS 导板引导空间分析示例

图示实测值 1.5mm= 导板厚度 0.6mm+ 已有空间 0.9mm。

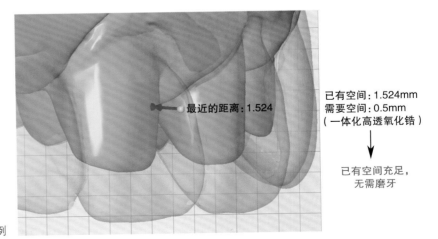

图 2-4-2 体外空间分析示例

二、TRS 导板在口颌系统功能重建中的应用

全口咬合功能重建,首先要保证患者咬合功能稳定,修复前通过原始咬合关系记录或通过再定位咬合板等方式,获得稳定的咬合关系。考虑到牙体预备、调𬌗等操作的不可逆性,推荐进行最小范围的升高咬合。在进行最少的不可逆操作和最小范围升高咬合的情况下,如何在有限的空间内改善美学及功能问题,是咬合重建的难点。TRS 导板可以容易地固定前期临床评估确认通过的咬合面形貌,并且可以多步转移代表咬合情况的咬合面形貌至最终修复体,也可以精确地指导调𬌗(图 2-4-3)。

口颌系统的功能重建,首先,要明确颌位,以美学修复为例,目前国内外大多数学者建议颌位选择后退接触位。其次,要掌握建𬌗的五个原则,即美学修复功能性咬合设计要达到的五个要求。

1. 牙尖交错𬌗　最大牙尖交错位时,髁突应位于关节窝正中位置,后牙均匀接触,受力均衡,𬌗力尽可能沿牙长轴方向传导。

2. 保护前牙　牙尖交错𬌗时前牙应稍分离,形成后牙对前牙的保护。

3. 保护后牙　前伸𬌗时 6 颗上颌前牙与 8 颗下颌前牙接触,后牙稍分离,前牙保护后牙。

4. 尖牙保护𬌗　侧方𬌗时仅工作侧尖牙接触,其余牙分离。

5. 组牙功能𬌗　侧方𬌗时工作侧后牙接触,其余牙分离,包括牙尖交错位。

获得稳定的咬合关系后,临床医师才能在此基础上制作诊断蜡型,并在诊断蜡型的基础上翻制 TRS 导板。然后,使用 TRS 导板实测各个牙位不同分区部位的已有空间深度。再根据预设的修复空间深度(能够满足修复体强度和美学要求的修复材料、分层设计等),减去已有空间深度,就能得到实际要预备的深度。这样才能制订出最大程度保存牙体组织的预备手术方案。然而如果已有的修复空间不足或者要保存更多的牙体组织,可以通过 TRS 导板计算出满足修复体强度和美学要求的最小升高咬合量,一步一步转移确定好的咬合面形貌。综上所述,TRS 导板应用在功能重建时,有利于最小升高咬合量、最保守的牙体预备方案及准确的咬合关系的获得。

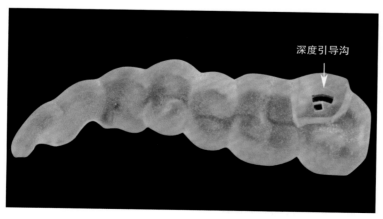

深度引导沟

图 2-4-3　引导调𬌗深度的调𬌗导板

三、TRS 导板在二次修复中的应用

二次或更多次的修复是修复临床的难点。在二次修复中，首先要明确此次修复的原因，是周期性更换，还是已经有并发症后的修复再治疗。在患者知情同意的情况下，针对不同情况决定拆还是暂时不拆旧修复体。而拆除旧修复体后，原来的修复方案是否调整、是否需要继续牙体预备、如何控制并发症等，一直是二次修复的难点。以瓷美学修复为例，推荐的临床决策树见图 2-4-4。

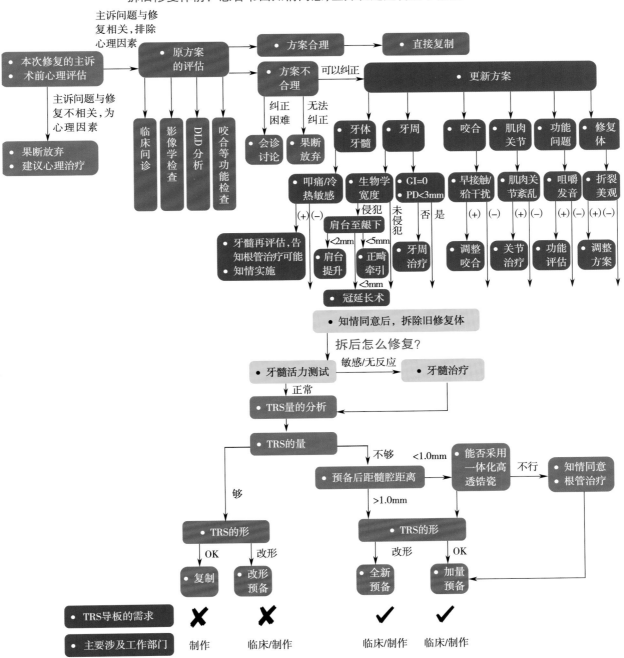

图 2-4-4 瓷美学二次修复的临床决策树

借助 TRS 导板在修复空间分析评估及后续手术引导上的优势,临床医师有了更客观的手段。最重要的一点是要评估前一次的修复方案是否合理,如果需要改形、改量,应在医技患三方沟通后制作诊断蜡型,并翻制 TRS 导板,使用 TRS 导板测量不同位点的已有空间,结合牙体表面到髓腔的厚度及基牙颜色,选择合适的修复材料,制订二次修复患者最容易接受的、最保守的牙体预备方案。通过二次修复的这个临床视角,也充分证明了 TRS 分析设计的重要性。但也不要忘记修复前对患者的心理评估、知情同意的获得等日常临床工作,以服务好患者。

四、TRS 导板在牙种植中的应用

正如前文所述,20 多年来口腔界常听到的"以修复为导向的种植",实际上就是本书论述的"TRS 引导下的种植"。两者的基本理念是一致的,区别在于"以修复为导向的种植"更多的是理念,而"TRS 引导下的种植"是可直接落地的实操修复技术。根据种植目标修复体空间的四种分类,核查植入目标修复体空间的类型,进行术前空间分析、术中植入引导,以及术后修复体制作等。

当前我们常见的外科手术导板,本质也是 TRS 导板的一种。在牙种植体植入手术中,TRS 导板既可以用于缺牙空间、修复空间的分析和上部修复空间的判断,也能用于种植修复适应证的选择。术前种植方案设计时,模拟上部修复,分析上部修复体在唇(颊)舌(腭)向、近远中向及𬌗龈向三个方向的目标修复体空间,结合实测位点,指导合理种植体位点的选择和设计,可以实现以修复为导向的种植体设计。术中种植体植入时,根据设计制作的 TRS 种植导板,在种植外科手术时戴入口内,可以指导种植体的水平位置、深度及轴向等,也可以结合实测的手段进行位点三向实测,判断导板精度是否足够,或者纠正术中偏差。术后 TRS 导板也可以指导上部修复体的制作,有些数字化的病例,甚至可以按照预设直接数控加工最终适合的修复体。

第五节　小结与展望

以 TRS 为核心的术前分析设计、术中引导及术后引导修复体制作的序列引导技术,体现了以实测为基础的修复空间的数值要求,以及可测量核查的全修复过程的数量关系,是未来修复和种植技术的核心基础,也是数字化种植及修复的数字基础。借助显微镜及配套器材技术的便利,TRS 这类修复技术将进一步夯实口腔修复学的数字科学基础,最终将把我们的口腔修复学从以"临床经验主导"的临床学科,提升为更科学的数字主导的临床学科。

参考文献

1. SIMONSEN R J. From prevention to therapy: minimal intervention with sealants and resin restorative materials [J]. Journal of Dentistry, 2011, 39 (S2): S27-S33.

2. NATTRESS B R, YOUNGSON C C, PATTERSON C J, et al. An in vitro assessment of

tooth preparation for porcelain veneer restorations[J]. Journal of Dentistry, 1995, 23（3）: 165-170.

3. VENEZIANI M. Ceramic laminate veneers: clinical procedures with a multidisciplinary approach[J]. Int J Esthet Dent, 2017, 12（4）: 426-448.

4. 于海洋, 李俊颖. 目标修复体空间的内涵、分析设计及临床转移实施[J]. 华西口腔医学杂志, 2015, 33（2）: 111-114.

5. 于海洋, 罗天. 目标修复体空间中的数量及数量关系在精准美学修复中的应用[J]. 华西口腔医学杂志, 2016, 34（3）: 223-228.

6. 张倩倩, 陈昕, 赵雨薇, 等. 三维打印在口腔美学修复中的应用[J]. 华西口腔医学杂志, 2018, 36（6）: 656-661.

7. 于海洋, 赵雨薇, 李俊颖, 等. 基于牙体牙髓、牙周及功能健康的显微微创牙体预备[J]. 华西口腔医学杂志, 2019, 37（3）: 229-235.

8. 陈端婧, 李俊颖, 于海洋. 美学修复临床路径再造[J]. 中国实用口腔科杂志, 2015, 8（2）: 65-68.

9. 李忠义, 白鹤飞, 王勇, 等. 牙体预备定量引导技术的研究现状[J]. 中华口腔医学杂志, 2018, 53（2）: 137-140.

10. LIU C X, GUO J, GAO J, et al. Computer-assisted tooth preparation template and predesigned restoration: a digital workflow[J]. International Journal of Computerized Dentistry, 2020, 23（4）: 351-362.

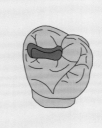

第三章　口腔修复显微设备与辅助器械

　　"工欲善其事，必先利其器。"在过去的 30 多年里，口腔修复临床领域在技术方法、材料和设备上有许多令人鼓舞的进展。其中，口腔修复显微设备与辅助器械的发展是口腔显微修复技术的基石。在正式开始进行口腔显微修复操作之前，初学者应对口腔显微设备及配套器械的结构及原理进行充分的了解，并熟练掌握口腔显微镜的基本结构、调整设置与日常操作方法，为后续的口腔显微修复技术的临床应用打下坚实的基础。

第一节　口腔显微镜的基本结构和工作原理

一、口腔显微镜的定义

口腔显微镜（oral microscope）是指在口腔医学领域所使用的光学显微镜，又称为手术显微镜（surgical microscope）或操作显微镜（operating microscope）。手术显微镜主要应用于口腔外科手术、牙体预备及根管治疗等方面，有人也把专门用于根管治疗的显微镜称为根管显微镜。操作显微镜的含义则较广，不仅包括手术实操，而且还包含任何其他在显微镜下进行的口腔临床操作，如显微视野下的探查核查、修复体粘接剂溢出观察与清除，以及充填观察检查等各临床领域。检查和制作义齿所用的显微镜，也叫技师专用显微镜。

显微镜应用于临床医学领域已有较长的历史，而应用于口腔医学领域的时间则相对较晚。1978年，Apotheker博士和Jako博士设计了现代意义上口腔专用显微镜的雏形，并在此基础上于1981年推出了第一台牙科手术显微镜Dentiscope，可是它仅有固定的一个放大倍率，且只有直立目镜，这使得显微镜平衡性较差。由于首台口腔专用显微镜的配置较差，且不符合人体工程学的设计，致使医师在实际临床使用中的操作较为困难繁琐，故在当时并未被广泛接受。1992年，Gary Carr博士介绍了符合人体工程学的用于根管治疗的牙科操作显微镜（dental operating microscope，DOM），其能满足根管治疗时几乎所有的精细操作，并提供超越肉眼极限分辨率的显微尺度及同轴视野。因此，口腔专用显微镜开始在根管治疗领域被广泛接受。1993年，宾夕法尼亚大学牙学院举办的首次显微根管外科研讨会，引起了口腔医疗界对牙科手术显微镜的广泛关注。到1995年，使用牙科手术显微镜进行临床治疗的牙髓专科医师显著增加。1997年1月，显微牙髓治疗成为美国牙髓专科医师培训和资格考试的必修内容；1998年1月，美国牙医协会（American Dental Association，ADA）规定所有的ADA认可的牙髓病学课程，必须含有口腔显微镜在牙髓治疗方面的内容。口腔显微镜在牙髓治疗中主要集中于根管治疗、根管再治疗及根尖手术等方面，已是精细根管治疗操作和复杂根管治疗不可缺少的核心设备。

当然，口腔显微镜的应用现在已不再局限于牙髓病的诊治，已从牙体牙髓病学向牙周病学、口腔修复学、口腔颌面外科学和整形外科学等领域扩展（图3-1-1）。与在牙髓病诊治过程中的运用相比，由于口腔修复诊疗过程中的视野需要兼具宏观大局与显微微区，且有别于牙髓治疗过程中器械运动的单向往复操作，致使口腔显微镜在口腔修复学领域中的使用，更显出实操方向多变和手部技巧性高的特点。本章重点介绍适用于口腔修复学的口腔显微镜的基本结构及操作方法。

二、口腔显微镜的分类

根据口腔显微镜的使用目的，可将其分为手术显微镜、教学显微镜（teaching microscope）和技师专用显微镜（technician's microscope）。口腔手术显微镜又称为"口腔操作显微镜"，特指适用于包括手术在内的、任何其他在显微镜下进行的口腔临床操作领域,如显微视野下的牙体预备、牙周探查、修复体粘接等。口腔手术显微镜普遍具有大范围变焦物镜、可变调节倍率及可安装数码影像设备等特点(图 3-1-2)。教学显微镜指在临床前的教学工作中使用的口腔显微镜,具有易安装拆卸、简单易学等特点,有些型号还额外配有助手镜。多数教学显微镜采用低成本的固定焦距的物镜设置(图 3-1-3)。技师专用显微镜多为桌面台式显微镜,特指为口腔医学技师在修复体制作和检查中使用的高放大倍率显微镜(图 3-1-4)。

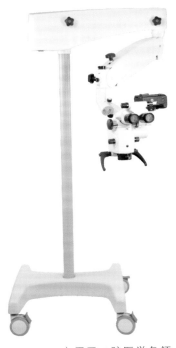

图 3-1-1　应用于口腔医学各领域的口腔显微镜

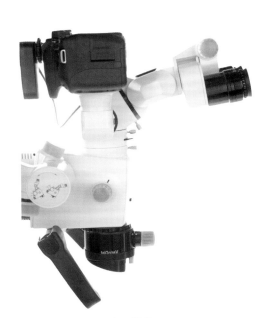

图 3-1-2　口腔手术显微镜

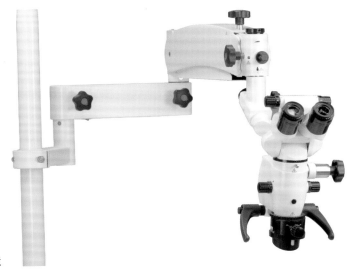

图 3-1-3　口腔教学显微镜

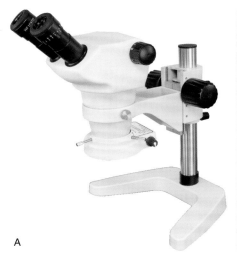

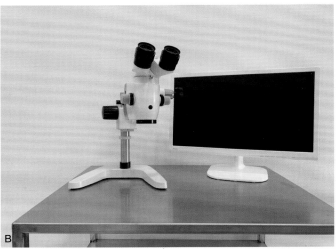

图 3-1-4   技师专用显微镜
A. 侧面观；B. 正面观。

根据口腔显微镜物镜的焦距范围，可将其分为口腔定焦显微镜（dental microscope of fixed focal length）和口腔变焦显微镜（dental microscope of zoom lens）。前者的物镜焦距为一定值，使用者通过手动调整物镜与观察物体的距离以进行合焦，故焦点始终固定在某一平面之上；后者的物镜焦距为一定范围的变量，即焦点可落在物镜与观察物体的一定范围内的任一平面上，使用者可将物镜固定在适当高度后，仅通过调节变焦旋钮即可完成对焦工作。口腔定焦显微镜（图 3-1-5）具有体积较小、价格较低等优点，多用于临床前的教学培训；口腔变焦显微镜（图 3-1-6）因其较大的合焦范围，更适合在临床工作中使用。

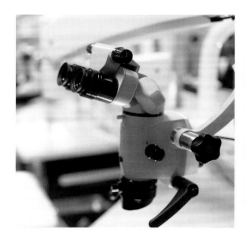

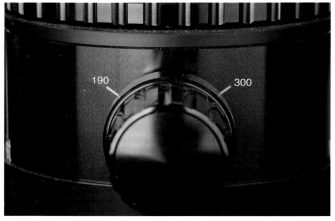

图 3-1-5   口腔定焦显微镜   图 3-1-6   口腔变焦显微镜

根据口腔显微镜的固定方式,可将其分为落地式显微镜(floor mounted microscope)(图3-1-7)、壁挂式显微镜(wall mounted microscope)(图3-1-8)、悬吊式显微镜(suspension type microscope)(图3-1-9)、地面固定式显微镜(图3-1-10)及桌面台式显微镜(desk type microscope)(图3-1-11)。其中,口腔修复诊疗过程中常使用落地式显微镜;壁挂式显微镜和悬吊式显微镜更常见于口腔颌面外科的手术治疗过程中;地面固定式与桌面台式显微镜多用于临床前的教学培训及义齿制作中心。

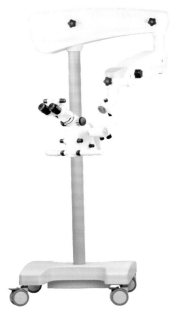

图 3-1-7　落地式显微镜

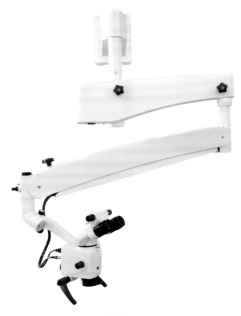

图 3-1-8　壁挂式显微镜

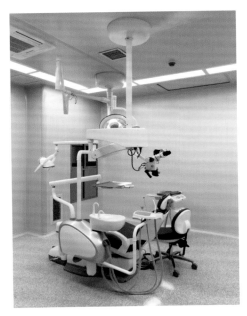

图 3-1-9　悬吊式显微镜

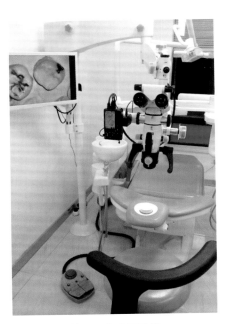

图 3-1-10　地面固定式显微镜

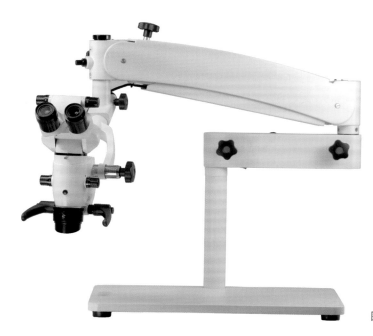

图 3-1-11　桌面台式显微镜

三、口腔操作显微镜的基本结构

典型的口腔操作显微镜主要由光学放大系统（optical amplification system）、光源照明系统（lighting system）、数字影像系统（digital image system, DIS）及支持系统四部分组成。四部分结构相辅相成，共同构成了口腔显微镜的基础硬件。与实验室常见细胞学检查用光学显微镜提供反像不同，口腔操作显微镜能实时提供观察物体的正像，方便使用者在显微镜下的各种操作。

（一）光学放大系统

口腔操作显微镜的光学放大系统主要由主镜座、双筒目镜及物镜等组成（图 3-1-12），它们的焦距及放大倍率共同决定了口腔操作显微镜最终的放大倍数。

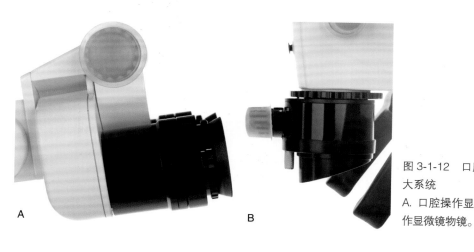

图 3-1-12　口腔操作显微镜光学放大系统
A. 口腔操作显微镜目镜；B. 口腔操作显微镜物镜。

主镜座用于连接双筒目镜和物镜（图 3-1-13），主镜座由 120° 平衡挂壁与口腔显微镜支持系统相连，是整个光学放大系统的支撑部分。此外，部分主镜座还具有倾摆功能（pendulum function），即在双筒目镜保持水平位置的同时，使镜身向左或向右倾斜摆动。这有助于医师在坐姿保持不变的情况下，改变显微镜的观察角度（图 3-1-14）。

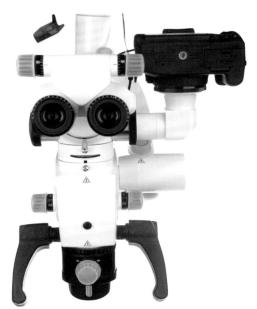

图 3-1-13　口腔操作显微镜主镜座

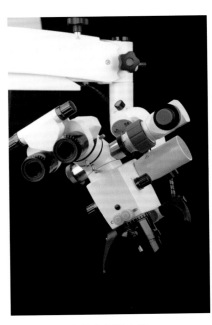
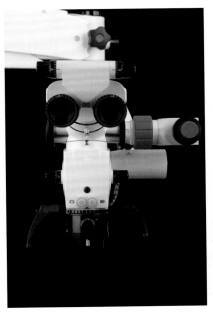
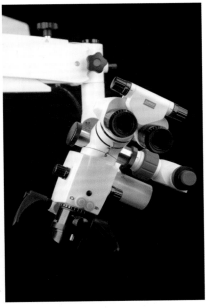

图 3-1-14　主镜座倾摆功能

目镜一般有 6.3 倍、10 倍、12.5 倍、16 倍和 20 倍等放大倍率可供选择（图 3-1-15）。多数口腔操作显微镜的双筒目镜具有大范围可变俯仰角度,有助于使用者在不同口腔操作显微镜高度下保持正确健康的操作体位（图 3-1-16）。同时,目镜筒上均带有瞳距调节旋钮及屈光度调节（diopter control）旋钮,使用者可根据自身双瞳间距及双眼屈光度度数进行个性化调整,以达到最佳的使用效果（图 3-1-17）。

物镜根据焦距是否可变,分为固定焦距物镜和可变焦距物镜。为了提供一个适合临床医师健康操作体位的物镜高度,固定焦距物镜一般选择 200mm 左右的焦距。可变焦距物镜则允许物镜在与观察物体的一定距离内都能进行合焦,变焦范围通常为 200~300mm,即物镜在距离观察物体 200~300mm 范围中任意一平面内都可通过变焦旋钮进行对焦。这极大地方便了不同高度平面的对焦过程,并使操作者能始终保持符合人体工程学建议的健康操作体位。

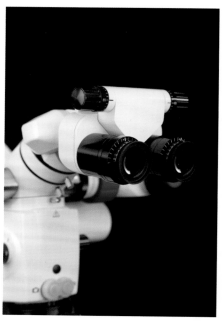

图 3-1-15 不同放大倍率的目镜

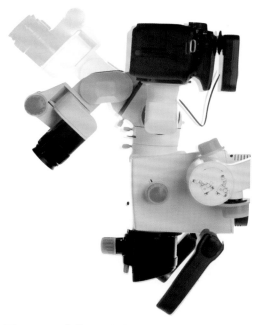

图 3-1-16 大范围可变俯仰角度的目镜

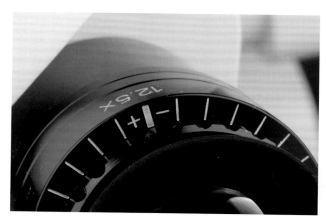

图 3-1-17 目镜筒上的瞳距调节旋钮与屈光度调节旋钮

口腔操作显微镜的实际放大倍率（actual magnification ratio，AMR）主要由目镜、物镜的焦距及主镜座上的转鼓倍率因子（drum magnification factor，DMR）共同决定（图 3-1-18）。虽然不同厂商的转鼓倍率因子略有不同，但大多数口腔操作显微镜的实际放大倍率范围为 2~40 倍。低倍（2~8 倍）主要用于口腔大范围探查及术区解剖结构的定位；中倍（8~16 倍）主要用于牙体预备、修复体粘接等操作；高倍（16~40 倍）多用于预备体边缘精修、去除多余粘接剂等精细操作。

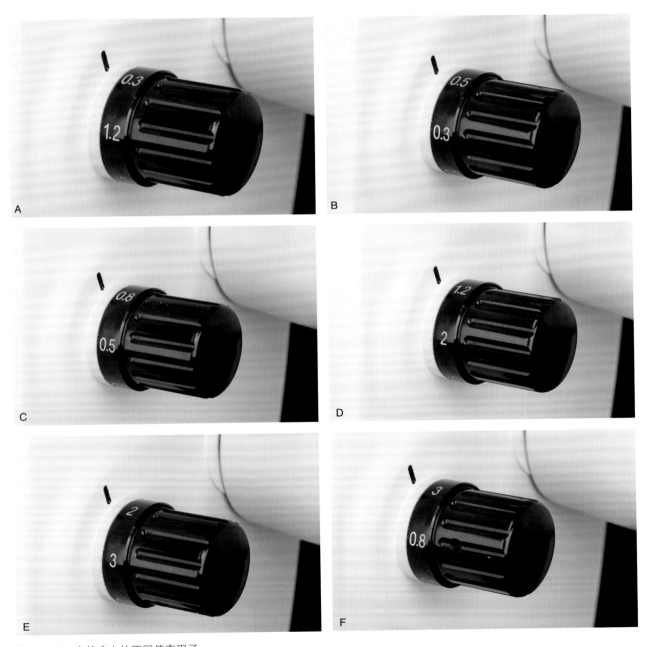

图 3-1-18　主镜座上的不同倍率因子
A. 0.3×DMR；B. 0.5×DMR；C. 0.8×DMR；D. 1.2×DMR；E. 2.0×DMR；F. 3.0×DMR。

（二）光源照明系统

有别于传统的牙科照明设备，口腔操作显微镜能提供与使用者同轴的无影灯光，有助于显微操作术野的精确显示。口腔操作显微镜一般使用固定色温的卤素灯泡或LED灯作为照明光源。卤素灯泡具有更加稳定的光源输出，色彩还原真实；LED光源相较于卤素灯泡能耗较低，使用寿命更长，散热量更低。

口腔操作显微镜的光源照明系统（lighting system）一般可进行无级调整，这有助于为使用者在进行操作时提供适合的光亮强度，在避免过强过亮的光源伤眼的同时，还能提供明晰的视野（图3-1-19）。此外，随着放大倍率的升高，显微镜进光量逐渐下降，为补偿高倍率视野下的光照强度，操作者此时应适当增强光照强度。

为了避免使用者在进行复合树脂充填或涂布光固化树脂粘接剂时，因可见光照射产生提前固化等现象，口腔操作显微镜通常在光源照明系统中加入黄光滤镜，可有效延长医师操作时间（图3-1-20）。部分口腔操作显微镜还加装有绿光滤镜，可缓解操作者在口腔手术中的视觉疲劳，有助于在术中有血环境下进行更加精准的操作。

（三）数字影像系统

安装在主镜座上的光束分裂器（light spectrum splitter，LSS）可将通过物镜的一部分光线分离，并提供给数字影像系统（digital image system，DIS）。口腔操作显微镜的数字影像系统主要包括数字影像采集设备、数字影像播放设备及数字影像后期处理软件。临床操作者可根据自身需求搭建不同品牌及规格的数字影像系统，下文根据分类重点介绍几种常见的数字影像系统配置。

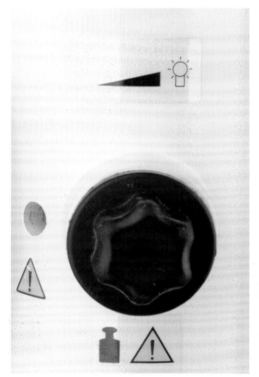
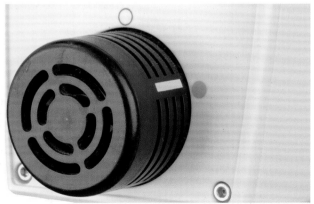

图3-1-19　口腔操作显微镜上的光源亮度调节旋钮　图3-1-20　显微镜黄光滤镜

1. 数字影像采集设备　目前适用于口腔操作显微镜的数字影像采集设备,主要分为可换镜头数码相机和高清摄影机两类。随着技术不断发展,现在主流的可换镜头数码相机除能提供高质量的静态图片外,也能提供包括4K超高清分辨率在内的动态视频录制。因此,我们推荐使用可换镜头数码相机作为影像采集设备。可换镜头数码相机系统主要分为带有反光镜结构的数码单镜头反光照相机(digital single lens reflex,DSLR)和无反光镜结构的数码单镜头无反光照相机(digital single lens mirrorless,DSLM)。两者均能提供高质量的静态图片画质,前者以佳能、尼康等品牌为代表,具有可靠性高、续航能力强等特点;后者以索尼、松下等品牌为代表,无反光数码相机在动态视频录制方面更具优势(图3-1-21)。

可换镜头数码相机机身只需要通过相对应的卡口适配器与光束分裂器连接,即可开始进行数码影像的采集。需要注意的是,由于不同厂商生产的口腔操作显微镜光源照明系统的色温不一致,为了避免采集的数字影像出现偏色的现象,需要在进行影像采集操作前,首先对数码相机机身进行白平衡(white balance)校准,使相机准确还原现场光线的色温情况(图3-1-22)。

近期已有口腔显微镜厂商研制出数字3D影像采集设备(图3-1-23)。据报道,该设备可同时采集左右两幅动态画面的3D信号,观看者使用特制3D眼镜即可在可播放3D信号的播放设备上观看3D影像。3D技术的引入,使观看者能对显微操作产生身临其境般的沉浸感,

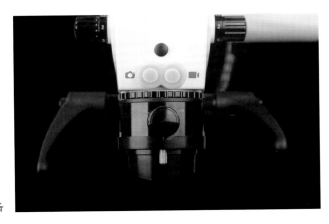

图 3-1-21　口腔显微镜数字影像采集设备

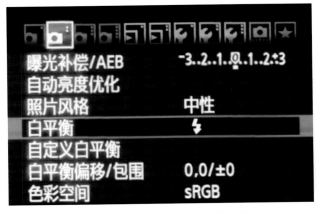

图 3-1-22　口腔显微镜外接数码相机白平衡校准

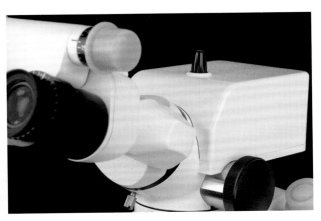

图 3-1-23　口腔显微镜数字 3D 影像采集设备

并对显微视野（microscope-assisted vision）下的操作产生更强烈的纵深感，将有助于口腔显微修复技术的推广。可以预见，在不久的将来会有越来越多的视觉技术，如虚拟现实（virtual reality，VR）、增强现实（augmented reality，AR）等技术促进口腔操作显微镜的发展。

2. 数字影像播放设备　　当数字影像采集完成后，使用者可通过高清输出线连接到数字影像播放设备进行实时直播，或经数字影像后期软件编辑后，再进行播放。由于 3D 全息影像技术的出现，数字影像的播放已不再局限于二维平面屏幕的形式，更多富有创新性的播放设备正如雨后春笋般地涌来，如 3D 显示器、增强现实技术等。

3. 数字影像后期处理软件　　目前主流的数字影像后期处理软件，根据数字影像形式可分为静态图片处理和动态视频处理。其中，Adobe 公司出品的一系列数字影像后期处理软件是该领域最常见的选择，如 Adobe Photoshop、Adobe Premiere 等。此外，Apple 公司开发的 Final Cut Pro 视频编辑软件也被广泛使用。

（四）口腔操作显微镜支持系统

1. 可调式平衡挂臂　　口腔操作显微镜借助可调式平衡挂臂将光学放大系统与显微镜支架相连。此外，当口腔操作显微镜的主镜座加载了数字影像系统或助手镜等附件后，会产生阻尼转矩。为使主镜座达到前后、左右两个方向的平衡稳定，平衡挂臂应具有配平可调性（图 3-1-24）。

2. 口腔显微镜支架　　根据口腔显微镜支架的固定方式，可分为落地式显微镜、壁挂式显微镜、悬吊式显微镜、地面固定式显微镜及桌面台式显微镜。可调式平衡挂臂能够调节主镜座前后、左右两个方向的平衡，而口腔显微镜支架中的初级和次级水平挂臂则可调节包含平衡挂臂及整个主镜座在内的结构的上下平衡（图 3-1-25，图 3-1-26）。使用者在进行口腔显微镜下操作前，应将调节支架活动度的旋钮调至阻尼合适的位置，即悬臂与支架具有一定可移动性的同时，又不会自发移动的状态。

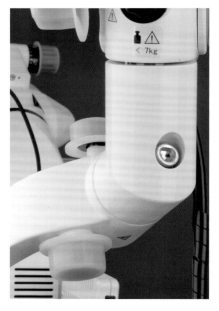

图 3-1-24　口腔操作显微镜可调式平衡挂臂

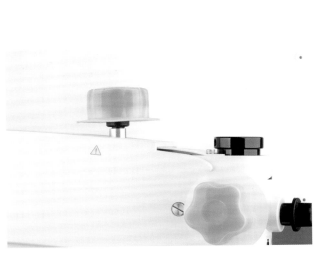

图 3-1-25 口腔操作显微镜初级水平挂臂

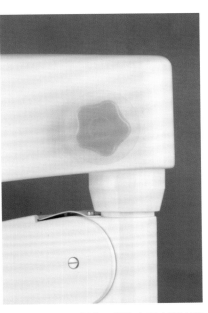

图 3-1-26 口腔操作显微镜次级水平挂臂

第二节 口腔显微修复过程中的辅助器械

口腔显微修复过程中的辅助器械同样至关重要,选择合适的辅助器械通常能起到事半功倍的效果。常见的辅助器械有物镜环形闪光灯装置、舌腭侧反光镜及支架、可变光阑和显微牙釉质凿等。

一、物镜环形闪光灯 / 双头闪光灯装置

为了使采集的静态图像受光更加均匀,提高图片曝光质量,物镜环形闪光灯或双头闪光灯装置常安装于口腔操作显微镜的物镜筒上。环形闪光灯以卡抱的形式固位于物镜筒末端,而双头闪光灯则位于物镜筒两侧(图 3-2-1)。

二、舌腭侧反光镜及支架

当口腔临床医师使用口腔操作显微镜进行口腔舌腭侧操作时,由于口腔唇舌侧软硬组织的遮挡,致使视野受限。为了保证操作者良好健康的操作体位,此时需要使用反光辅助器械进行舌腭侧的检查与操作。除使用常规口镜外,舌腭侧反光镜及支架能提供一个更加稳定的镜像视野(图 3-2-2)。舌腭侧反光镜通过万向关节与口腔操作显微镜的主镜座相连。与传统口镜相比,舌腭侧反光镜避免了操作者需要左手持口镜、单手操作手机时的不稳定性,同时万向关节又保证了视野的最大化。

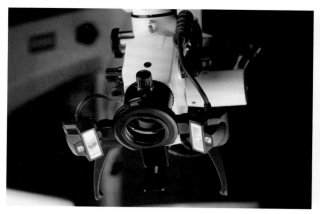

图 3-2-1　物镜环形闪光灯 / 双头闪光灯装置

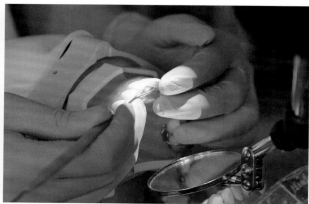

图 3-2-2　舌腭侧反光镜及支架

三、可变光阑

随着口腔操作显微镜放大倍率的逐步增高,成像景深(depth of field)随之变小,使用者往往发现只有焦点附近极窄范围的成像清晰。此时,通过在光学放大系统模块中加入可变光阑(variable diaphragm)附件(图 3-2-3),使用者可通过显微镜光学放大系统调节进光量的大小,起到类似“光圈”的作用,从而调节最终成像的景深大小。值得注意的是,调节光阑将影响光学放大系统的整体进光量,此时应使用光源照明系统,对进光量进行适当补偿。

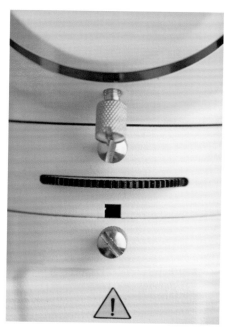

图 3-2-3　口腔操作显微镜可变光阑

四、显微牙釉质凿

口腔临床医师使用口腔操作显微镜进行牙体预备后,可借助显微镜观察预备体边缘的平整状态。若预备体边缘存在"菲边"或轻微不平整的情况,此时可使用显微牙釉质凿(enamel chisel)在高倍(16~40倍)显微镜下对预备体边缘进行修整(图3-2-4)。此外,显微牙釉质凿还具有去除多余树脂粘接剂、测量预备体肩台厚度等用途。

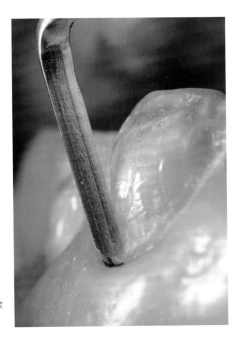

图3-2-4　使用显微牙釉质凿在显微视野下去除预备体边缘"菲边"

第三节　显微镜的基本操作流程及实操要点

在初学者充分了解口腔操作显微镜各部分结构及功能后,应逐步掌握显微镜的基础设置与操作方法,并在进入临床运用前勤加练习,尽量保证临床椅旁操作的全过程均在显微视野下进行,努力克服口腔显微操作较长的学习曲线。一旦使用者熟练了显微镜的基本操作后,显微镜将会成为口腔临床医师的"第二双眼睛"。

一、口腔操作显微镜的调整设置与注意事项

(一)使用前的调整设置

操作者如使用落地式显微镜,在使用口腔操作显微镜之前,则应首先检查显微镜落地平台是否锁定,其次检查显微镜支持系统的平衡挂臂旋钮是否处于阻尼适合的位置,主镜座三维方向是否处于平衡位置。接通电源后,将主镜座移动至患者头面部上方的合适位置。最后,打开数字影像系统。待上述准备工作就绪后,即可进行下一步的显微操作。

（二）使用中的注意事项

操作者使用口腔显微镜进行口腔显微操作时，应时刻注意支持系统的初级水平挂臂、次级水平挂臂之间必须呈小于90°的角度（图3-3-1）。角度过大会导致力矩增加，使用者操作显微镜时会倍加费力，同时亦会加剧显微设备的机械疲劳程度。

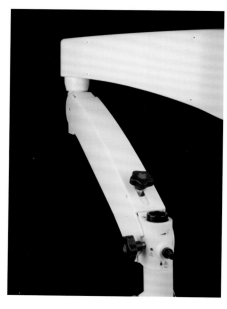

图3-3-1 显微镜初级、次级水平挂臂应呈小于90°的锐角

（三）使用后的注意事项

操作者在结束口腔显微操作后，一定要将口腔操作显微镜归位，保证显微镜支持系统处于受力均匀的状态。待上述操作结束后，关闭电源。

二、口腔操作显微镜的基本操作

（一）瞳距的调节

瞳距（pupil distance）是指正常人双眼注视同一物体时，双侧瞳孔间的距离。口腔操作显微镜的双筒目镜镜片中心的距离（光学中心距离），应当与术者的瞳距匹配一致，从而使目镜内的双眼视野重叠。由于瞳距因人而异，因此使用者在操作前应测量自身的瞳距参数，并使用主镜座上的瞳距调节旋钮进行精细调节（图3-3-2）。

需要注意的是，有些初学者往往因无法准确调节瞳距，而在双筒目镜中得不到双眼重叠的视野，最终选择单眼观看目镜。单眼观看不仅会造成单眼疲劳，更会导致最终成像缺乏立体感及纵深感，给口腔显微操作带来很大困扰。

（二）屈光度的调节

屈光度（diopter）是量度光学透镜屈光能力的参数单位。光线由一种介质进入另一种不同折射率的介质所发生的光路变化称为屈光。眼睛不使用调节时的屈光状态，称为静态屈光，标准眼静态屈光的光焦度为 +58.64D。人眼在使用调节时的屈光状态，称为动态屈光，其光焦度强于静态屈光的光焦度。由于眼睛屈光度不正确，造成不能准确在视网膜上成像，就是视力障碍，一般情况下需要佩戴矫正眼镜，通过光学镜片补充和矫正眼睛本身的屈光度，达到在视网膜上正确成像的目的。

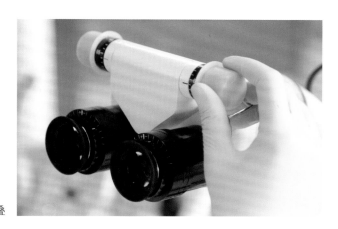

图 3-3-2　正确调节瞳距使双眼视野重叠

同样的,在调节瞳距确保双眼视野重叠后,操作者应根据自身双眼的屈光能力进行双筒目镜的屈光度调节,最终达到双筒目镜均能清晰成像,并与数字影像系统输出影像的清晰度保持一致的目的。目前,根据是否依靠数字影像系统进行调节,可以将口腔操作显微镜双筒目镜屈光度的调节方法分为以下两种。

1."金标准"——以数字影像系统为校准标准(图 3-3-3)　当口腔操作显微镜通过光束分裂器连接数字影像系统时,数码相机屏幕所显示的像是无须矫正的"金标准"。因此,使用者应以数码相机屏幕为准,逐一校准左右目镜的屈光度,其操作方法如下:

(1)将双筒目镜上的屈光度旋钮刻度归零。

(2)将一表面纹理较明显的物体放置于显微镜对焦范围及视野之内。

(3)将放大倍率手动调至最大倍率(40 倍)。

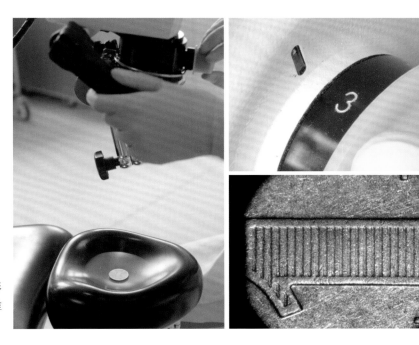

图 3-3-3　以数字影像系统为校准标准的屈光度调节方法

（4）以数码相机屏幕显示为基准,调整对焦旋钮至屏幕成像最清晰为止。

（5）操作者左右眼分别观察对应目镜,调整屈光度旋钮至目镜中成像最清晰为止,完成屈光度的校准工作。

2. 经验法则——口腔操作显微镜不含数字影像系统　当使用不带有数字影像系统的口腔操作显微镜时,使用者可根据经验法则来粗略校准双筒目镜的屈光度。其原理为优势眼在双眼视野中占主导位置,占非主导地位的则称非优势眼。判断方法为选择一个目标物体,操作者双手交叉,虎口成三角形,双眼透过虎口交叉位置可以看到目标物体位于三角形的中央;之后分别遮住一只眼睛,单眼观看该三角形区域,若一侧眼睛能看到目标物体,则该侧眼睛就是优势眼,反之则为非优势眼。

经验法则校准屈光度的具体操作方法如下。

（1）将双筒目镜上的屈光度旋钮刻度归零。

（2）将一表面纹理较明显的物体放置于显微镜对焦范围及视野之内。

（3）将放大倍率手动调至最大倍率（40倍）。

（4）操作者双眼观察双筒目镜,同时调节对焦旋钮至双眼视野中的成像最清晰为止。

（5）将放大倍率手动调至最小倍率（2倍）。

（6）先优势眼,后非优势眼,单眼调节屈光度旋钮至对应目镜中成像最清晰为止,完成双筒目镜的屈光度的校准工作。

（三）光线亮度的调节

待瞳距和屈光度的调整工作完成后,根据操作目的选择合适的放大倍率。如前文所述,低倍（2~8倍）主要用于口腔大范围探查及术区解剖结构的定位;中倍（8~16倍）主要用于牙体预备、修复体粘接等操作;高倍（16~40倍）多用于预备体边缘精修、去除多余粘接剂等精细操作。当使用低倍率显微镜进行全口腔或全颌弓范围操作时,需适当减小光源强度,以便提供细节丰富的影像;当使用高倍率显微镜进行精细操作时,需要适当增大光源强度,补偿因倍率增大带来的进光量下降。

（四）对焦的调节

因为显微视野存在视野较窄、景深较浅等特点,所以口腔操作显微镜的精确对焦显得尤为重要。又由于在实际的口腔显微修复临床操作过程中,使用者会根据不同目的和情况改为不同的放大倍率,因此口腔操作显微镜的对焦工作还必须满足在每个放大倍率视野下均精确合焦,该特点又被称为齐焦（parfocalization）。

口腔操作显微镜的对焦与齐焦流程如下:

（1）将放大倍率手动调至最小倍率（2倍）。

（2）将观察目标或工作区域放置于显微视野中央。

（3）将放大倍率手动调至最大倍率（40倍）。

（4）若口腔操作显微镜为固定焦距物镜,则上下调整物镜与观察目标的距离,直至目镜中成像最清晰为止。

（5）若口腔操作显微镜为可变焦距物镜,则只需要将物镜放置于观察目标上方适当范围内,调节变焦旋钮直至镜中成像最清晰为止。

（6）待最大放大倍率对焦工作完成后,锁定显微镜支架系统以维持主镜座的高度。此时,改变任一放大倍率,均能得到焦点清晰的成像。

第四节 小结与展望

随着口腔修复显微设备与辅助器械的不断发展,口腔修复学必将向着精准化的方向不断前行。而对相关显微设备及器械的运用,则应成为未来口腔医师必知必会的能力。因此,口腔临床医师应对口腔显微设备及配套器械的结构及原理进行充分的了解,并熟练掌握口腔显微镜的基本结构、调整设置与日常操作方法,为后续的口腔显微修复技术的临床应用打下坚实的基础。未来显微镜下操作将有很大的概率升级为屏幕上的操作,而近年出现的 3D 图像也将更接近人眼直视的习惯。总之,口腔修复显微设备的小型化、智能化及直视化是其未来发展的主要方向。

参考文献

1. 于海洋.口腔固定修复学[M].北京:人民卫生出版社,2016.

2. 侯本祥.手术显微镜在牙髓病和根尖周病诊疗中的作用[J].中华口腔医学杂志,2018, 53(6):386-391.

3. 于海洋,罗天.一种数字显微精准口腔修复用的反光镜支架:201620283926.0[P].2016-11-30.

4. 孙慧斌,赵保东,刘淑娇,等.数字口腔显微镜在口腔修复实验教学中的应用[J].西北医学教育,2012, 20(2):315-317.

5. PERRIN P, JACKY D, HOTZ P. The operating microscope in dental practice:minimally invasive restorations[J]. Schweiz Monatsschr Zahnmed, 2002, 112(7):722-732.

6. PECORA G, ANDREANA S. Use of dental operating microscope in endodontic surgery[J]. Oral Surg Oral Med Oral Pathol, 1993, 75(6):751-758.

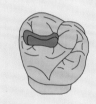

第四章　口腔显微修复治疗的体位与显微视野

　　在显微修复临床操作之前,掌握正确的显微修复治疗(microscope-assisted restoration therapy)体位与各区牙位的显微视野(microscope-assisted vision)至关重要。显微镜的使用,不仅为口腔临床医师提供了超越肉眼极限分辨率的视觉优势,更能提供符合人体工程学的健康体位,减少操作者身体上甚至精神上的压力,增强口腔医师在临床操作中的专注程度,使最终修复效果臻于完美。同时,掌握不同牙位的显微视野特点,也是初学者熟悉各牙位修复时的操作基础。

第一节　口腔显微技术与人体工程学

一、人体工程学的定义

人体工程学（human engineering）也称人机工程学、人类工程学、人体工学、人间工学或人类工效学（ergonomics）。按照国际人类工效学学会（International Ergonomics Association，IEA）的定义，人体工程学是一门"研究人在某种工作环境中的解剖学、生理学及心理学等方面的各种因素；研究人和机器及环境的相互作用；研究人在工作中、家庭生活中和休假时怎样统一考虑工作效率、人的健康、安全和舒适等问题的学科"。

人体工程学是一门新兴学科，首次出现要追溯至1949年。人体工程学在口腔医学设备上的应用，更是近30年才逐渐引起了大家的重视。良好的人体工程学设计，能有效减少口腔临床医师肌肉劳损的发生，延长口腔医师的职业寿命。

二、口腔显微技术与人体工程学的联系

人体工程学概念及相关设计在口腔医学领域的应用，使口腔医师从保持站立位操作改进为保持坐立位进行临床操作。但由于肉眼分辨率的限制，传统的口腔临床操作体位仍存在诸多问题，不良的操作体位造成骨骼肌的不适与疼痛，长久的肌肉劳损最终会导致累积性创伤综合征（cumulative trauma syndrome，CTS）的发生，而合理地运用口腔显微技术，则能最大程度上避免CTS的产生。

目前已有国外研究报道称，近90%的口腔医师将他们骨骼肌疼痛的症状归因于其职业不良体位习惯。这些骨骼肌的不适与疼痛，主要体现在颈背部，其中有61%的颈部肌肉疼痛症状、51%的下背部症状与口腔职业相关。不良的操作体位，不仅会导致累积性创伤症候群的发生，还会因大部分骨骼肌处于紧绷状态，且主要力量用于维持不良姿态，导致操作者的神经-肌肉反应速度相对减弱，最终影响显微视野下的精细操作。因此，对于口腔显微技术而言，口腔医师更需要一个可持续的、符合人体工程学建议的操作体位。

三、人体工程学建议

根据上述口腔显微技术与人体工程学之间的关系，我们最终总结出以下符合口腔显微操作运用的人体工程学的要点及原则。

1. 坐立时，操作者的脊柱垂直于地面。
2. 双眼平视前方，颈部肌肉保持放松。
3. 前臂需要得到完全支撑。
4. 操作时，工作区域与肘关节等高。
5. 上臂与前臂呈90°，上臂沿躯干放置。
6. 操作者椅位的高度应确保坐立时膝关节呈90°，即大腿与地面平行。
7. 显微镜光源均匀适中。

第二节　口腔显微操作体位

一、基于人体工程学的口腔显微治疗操作体位

根据上一节中关于人体工程学建议的介绍可知,若要充分利用口腔操作显微镜的人体工程学优势,则需要按照以下三个步骤进行操作体位的准备:合理放置并调整操作者的椅位、调节患者的椅位高度与角度、合理摆放显微镜的位置。

（一）操作者的椅位

1. 操作者椅位的高度　口腔医师操作椅的高度应遵循人体工程学建议,即确保坐立时膝关节约呈90°,使大腿上方平面与地面平行,同时双脚正好轻放于地面。如使用带有前臂支撑垫的显微医师专用椅,则应调节前臂支撑垫至肘关节处呈90°。此时,操作者双臂沿躯干自然放置,脊柱直立,全身骨骼肌呈自然放松状态（图4-2-1）。

2. 操作者椅位的背靠角度　可将操作椅的背靠调节为向前倾约5°,以适应操作者下背部的正常腰部曲线,保证脊柱直立的同时,减小操作椅前缘对大腿产生的过多压力（图4-2-2）。

3. 操作者椅位的位置　与传统椅位的9点到12点钟方向的放置不同,在口腔显微修复实操中,建议操作椅应始终保持在患者12点钟方向（图4-2-3）。固定的操作椅位置,有助于显微操作的连续性,并通过使用口镜及改变患者头部的偏转角度来实现不同牙位视野的观察及操作。

（二）患者的椅位

1. 患者椅位的高度　患者椅位的整体高度,应始终满足工作区域与操作者肘部位于同一高度（图4-2-4）。

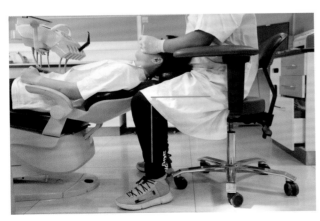

图 4-2-1　操作者椅位的高度

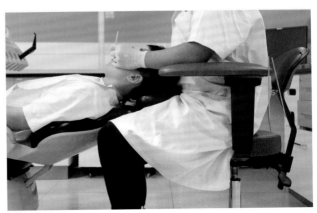

图 4-2-2　操作者椅位的背靠角度

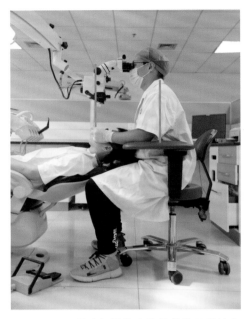

图 4-2-3   显微修复操作者椅位的位置始终位于患者 12 点钟方向

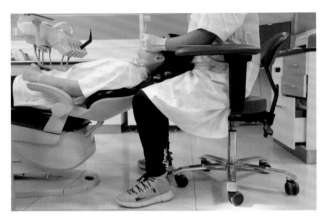

图 4-2-4   患者椅位的高度应确保工作区域与操作者肘部平齐

2. 患者椅位的背靠角度   根据操作区域的不同,患者椅位的背靠角度亦有区别。当操作区域为上颌时,患者应完全躺平,即患者椅位的背靠角度呈 0° 放置,使患者上颌平面垂直于地平面;当操作区域为下颌前牙区时,患者椅位的背靠角度与水平面呈 20°~30° 放置;当操作区域为下颌后牙区时,患者椅位的背靠角度与水平面呈 10° 放置。

（三）显微镜的放置位置

当操作者椅位与患者椅位的调整结束后,方能正确放置显微镜。为了使操作者始终保持健康的操作体位,口腔操作显微镜的主镜座应始终保持垂直于地面放置。若主镜座在前后、左右两个方向偏离竖直摆放,操作者本已放松的肌肉则会出现紧绷状态来进行调节,这在影响口腔医师精细操作的同时,也对操作者的健康造成了损伤。

当上述设置完成后,由于操作者的坐高不同,所以并非所有的口腔操作显微镜双筒目镜的高度均恰好位于使用者双瞳的高度。此时,可通过调节显微镜双筒目镜的角度,来满足不同坐高的操作者的需求。

二、错误的口腔显微操作体位

对于初次接触口腔操作显微镜的医师,最常见的错误体位主要集中在未按照前述人体工程学的要点和原则进行体位的调整,致使不少初学者在接触口腔操作显微镜后表示,在使用过程中比传统体位更容易感到疲惫。此外,未能按照先调整操作者的椅位,再调整患者的椅位,最后放置显微镜的顺序进行体位调整,也是常见的问题,调整顺序的混乱常导致最终操作体位的错误。以下举图例说明两种常见的错误操作体位（图 4-2-5,图 4-2-6）。

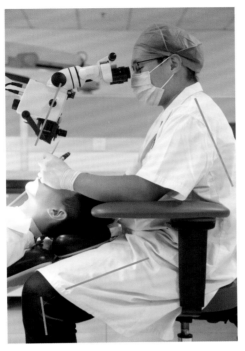

图 4-2-5　错误体位示例（1）
操作者脊柱弯曲,腿部膝关节呈大于 90° 的钝角放置。

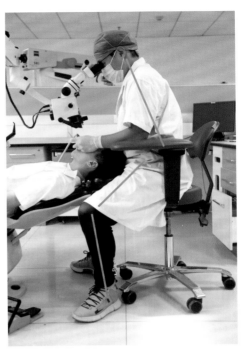

图 4-2-6　错误体位示例（2）
操作者椅位的高度过高。

第三节　各分区牙位的显微视野

　　熟练掌握各分区牙位的显微视野特征与操作特点,是口腔显微修复技术的基本功。与口腔操作显微镜在牙髓病的诊治过程中器械沿根管单一方向运动不同,在口腔显微修复临床操作中,器械与视野需要多向维度操作及调整。因此,初学者应充分理解口腔显微修复的基本原则,以及熟练掌握口镜在显微修复技术中的使用方法。

　　为了方便修复目标的定位与显微视野下口腔方位的理解,加之通过口腔操作显微镜可观察到一圆形视野,现就重点介绍以目标牙为圆心的时钟定位法在各牙区的显微视野的运用（图 4-3-1）。

一、上颌前牙区的显微视野

　　上颌前牙区是指左侧上颌尖牙至右侧上颌尖牙的区域,通常是口腔美学修复的常见区域。当选择开窗型或对接型瓷贴面修复方式时,牙体预备范围局限于牙体唇面,此时的显微视野最为简单清晰;当选择包绕型瓷贴面或全冠修复方式时,牙体预备将扩展至舌腭面,则需要通过观察口镜或舌腭侧反光镜中的镜像进行操作。当使用口镜或舌腭侧反光镜进行间接观察时,操作难度将高于直接观察下的操作,初学者应由易及难逐步掌握上颌前牙区的显微视野方法。

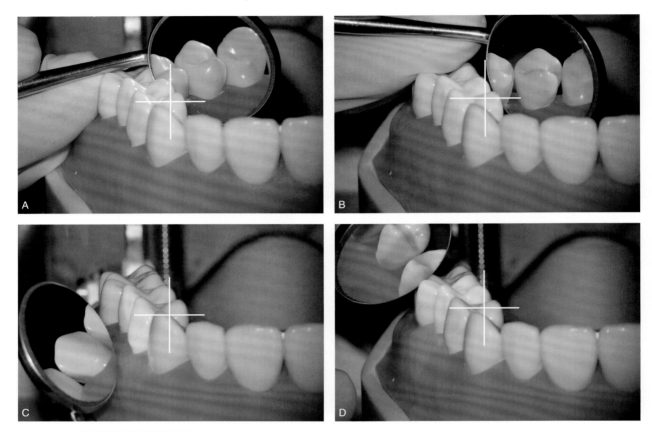

图 4-3-1　显微视野下的时钟定位法
A. 12 点到 3 点钟区域；B. 3 点到 6 点钟区域；C. 6 点到 9 点钟区域；D. 9 点到 12 点钟区域。

（一）上颌前牙区唇面

上颌前牙区唇面的显微视野最为简单。嘱患者完全躺平，上颌与地平面垂直。操作者操作显微镜将目标牙位放在显微视野中心，调节合适的放大倍率及光源照明即可（图 4-3-2）。当进行唇面定深孔预备、检查唇面预备体肩台情况时，需要尽量使患者头部偏向同侧，使唇面表面或肩台暴露在视野中心。

需要注意的是，当操作牙位位于侧切牙或尖牙时，应适当调整患者头部角度，使目标牙唇面平面垂直于显微镜光轴，并确保目标牙体位于视野中心。

（二）上颌前牙区邻面

当观察上颌前牙邻面时，应适当转动患者头部，使牙体邻面暴露于显微视野中心。为了避免牙体预备过程中车针损伤邻牙，在进行牙体初步预备时，显微视野中除了目标牙体，还应包含近中、远中邻牙的邻面影像（图 4-3-3）。

（三）上颌前牙区腭面

观察上颌前牙区腭面时，需要借助口镜或舌腭侧反光镜。根据时钟定位法则，此时口镜应位于目标牙体的 12 点钟方向，同时口镜应远离目标牙体牙面，避免牙体及操作器械对镜像的遮挡（图 4-3-4）。因显微镜所观察腭面为镜像，对焦平面与唇面有所不同，故操作者在将目标牙体腭面放置于显微视野中心后，还应适当调节对焦以确保焦点清晰。

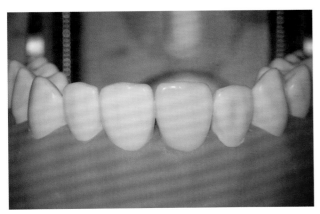

图 4-3-2　上颌前牙区唇面的显微视野

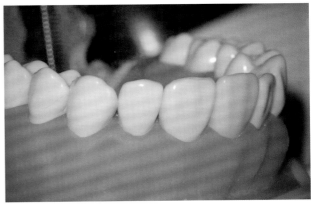

图 4-3-3　上颌前牙区邻面的显微视野

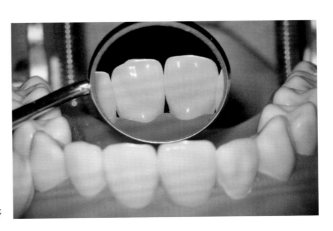

图 4-3-4　上颌前牙区腭面的显微视野

二、上颌后牙区的显微视野

上颌后牙区是指左侧或右侧上颌第一前磨牙至第二磨牙的区域。由于该区域位于上颌牙弓后方,加上唇颊侧软组织的遮挡,因此在进行口腔显微操作时需要始终借助口镜或舌腭侧反光镜,通过观察目标牙面镜像进行操作。

（一）上颌后牙区颊面

当使用口腔操作显微镜观察左侧上颌后牙区颊面时,嘱患者头部尽量左偏,医师使用开口器或口镜牵开颊侧软组织后,将口镜或舌腭侧反光镜的镜面放置于目标牙的9点钟方向,与牙长轴成45°。然后水平移动显微镜,以使目标牙体颊面镜像位于显微视野中心（图 4-3-5）。

当观察右侧上颌后牙区颊面时,嘱患者头部尽量右偏,医师将口镜或舌腭侧反光镜的镜面以45°角放置于目标牙的3点钟方向,其他操作与对侧相同（图 4-3-6）。

（二）上颌后牙区腭面

观察双侧上颌后牙区腭面时的镜面位置,与观察颊面时具有对称性:观察左侧上颌后牙腭侧时,镜面应位于目标牙体的3点钟方向（图 4-3-7）;观察右侧上颌后牙腭侧时,镜面则应位于目标牙体的9点钟方向（图 4-3-8）。需要注意的是,当镜面位于目标牙体的3点钟方向时,应适当下调患者椅位的背靠角度,使镜面中线与上颌𬌗平面保持一致。

（三）上颌后牙区殆面

　　观察双侧上颌后牙区殆面时,口镜或舌腭侧反光镜可放置于目标牙9点到3点钟方向之间（图4-3-9）。需要注意的是,为了避免操作器械对镜面成像的遮挡,口镜或舌腭侧反光镜应尽量远离目标牙体,同时口镜或舌腭侧反光镜的镜面不可与操作器械出现在同一象限内（图4-3-10）。

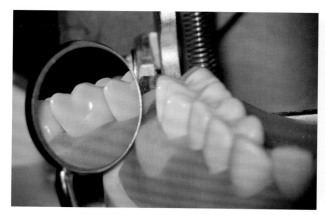

图 4-3-5　左侧上颌后牙区颊面的显微视野

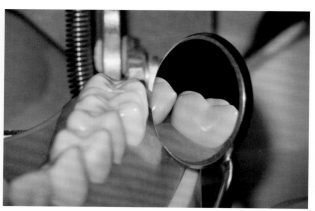

图 4-3-6　右侧上颌后牙区颊面的显微视野

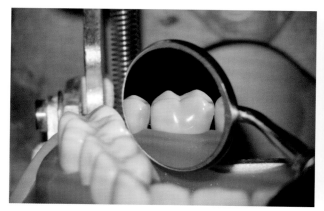

图 4-3-7　左侧上颌后牙区腭面的显微视野

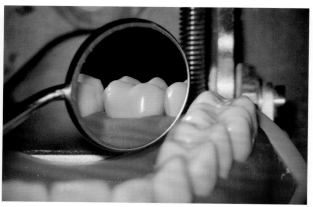

图 4-3-8　右侧上颌后牙区腭面的显微视野

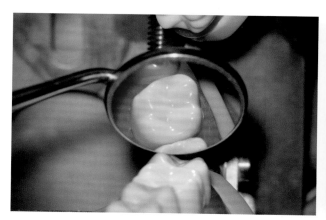

图 4-3-9　上颌后牙区殆面的显微视野

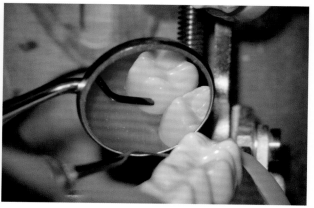

图 4-3-10　镜面与操作器械不要同时出现在同一象限内

三、下颌前牙区的显微视野

当操作范围为下颌前牙区时,首先调节患者椅位的背靠角度,使之与水平面呈 20°~30° 的角度。下颌前牙区的显微视野与上颌前牙区相似。

（一）下颌前牙区唇面

下颌前牙区唇面的观察方法与上颌前牙区唇面相似(图 4-3-11),但初学者在操作前,需要注意患者椅位背靠角度的区别。

（二）下颌前牙区舌面

由于下颌有舌组织的存在,所以在观察下颌前牙区时,应使用口镜或舌腭侧反光镜将舌组织轻轻推离目标牙体。然后水平移动显微镜,将目标牙舌面镜像放在显微视野中心即可(图 4-3-12)。

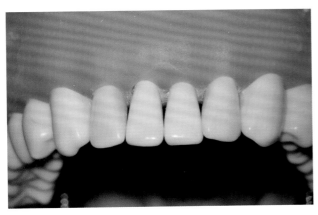

图 4-3-11　下颌前牙区唇面的显微视野

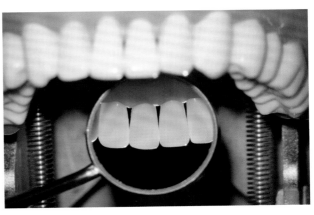

图 4-3-12　下颌前牙区舌面的显微视野

四、下颌后牙区的显微视野

当操作区域为下颌后牙区时,患者椅位背的靠角度与水平面应呈 10° 放置。由于下颌后牙区颊舌侧均存在软组织,且视野受患者张口度影响较大,故下颌后牙区的显微操作最为困难。此时,操作者应熟练掌握口镜或反光镜放置的位置与方法,同时不断提高自身的手眼协调能力。

（一）下颌后牙区颊面

与观察上颌后牙区颊面相似,当观察下颌后牙区颊面时,镜面应放置于目标牙颊侧,即左侧下颌后牙的 9 点钟方向与右侧下颌后牙的 3 点钟方向(图 4-3-13,图 4-3-14)。

（二）下颌后牙区舌面

与观察上颌后牙区腭面相似,当观察下颌后牙区舌面时,镜面应放置于目标牙舌侧,即左侧下颌后牙的 3 点钟方向与右侧下颌后牙的 9 点钟方向(图 4-3-15,图 4-3-16)。

（三）下颌后牙区𬌗面

与观察上颌后牙区𬌗面相似,当观察下颌后牙区𬌗面时,镜面应放置于目标牙的远中侧,即下颌后牙的 3 点到 9 点钟方向(图 4-3-17)。

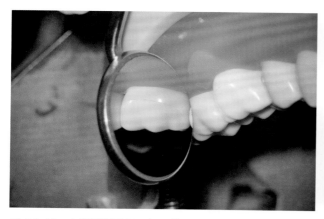

图 4-3-13　左侧下颌后牙区颊面的显微视野

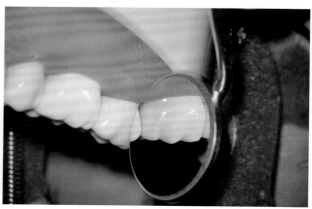

图 4-3-14　右侧下颌后牙区颊面的显微视野

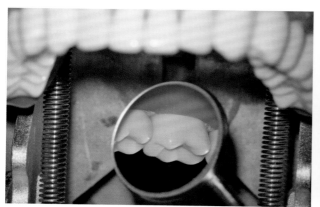

图 4-3-15　左侧下颌后牙区舌面的显微视野

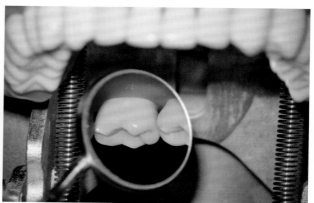

图 4-3-16　右侧下颌后牙区舌面的显微视野

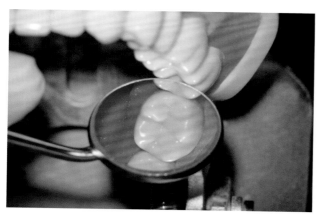

图 4-3-17　下颌后牙区𬌗面的显微视野

第四节　口腔显微修复学实践的各面与点评

一、使用显微镜可延长口腔修复医师的职业寿命并提高临床效果

微创美容牙科（minimally invasive cosmetic dentistry，MICD）与微创修复临床流程（minimally invasive prosthetic procedure，MIPP）的概念及操作原则被越来越多的医师所接受。最大程度地保留牙体组织，也让牙体预备量越来越小，预备 0.3mm 甚至 0.1mm 的窄肩台，已越来越多地出现在临床操作中。在瓷贴面等修复方式中，微量预备的优势显而易见，不仅利于修复体获得可预期的良好牙釉质粘接，而且更少的预备也保护了患者的牙髓牙周健康。然而，想要控制牙釉质内制备，并预备出清晰、连续、精准的窄肩台，是异常困难的。

人肉眼的分辨率有限，正常情况下只有 200μm（即 0.2mm）。这样的分辨率看似可以满足肩台预备的操作，但口腔内环境复杂，容易受到牙龈、唾液、血液的干扰，且在医师自身视力不佳时进行微量预备，肉眼是难以看清肩台形态的（图 4-4-1）。为了看清肩台预备的情况，医师往往会不自觉地靠近患者，进而出现不正确的坐姿，这会对医师的颈部、肩部、腰部的关节肌肉造成不良的影响，长期的骨骼肌疼痛可导致累积性创伤综合征（CTS）的发生，甚至导致颈椎、腰椎的问题（图 4-4-2）。根据美国劳工部统计的数据显示，87% 以上的被调查口腔医师表示其一半以上的工作时间都保持坐姿，82% 的被调查者表示需要经常拉伸放松身体。有接近90% 的口腔医师，将他们的肌肉疼痛症状归因于职业。所以既要看清楚，又要坐舒服，这两个看似并无关联的需求，对于多数口腔医师却难以达到。

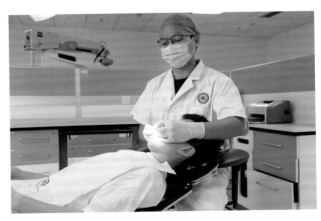

图 4-4-1　医师操作时理想的操作体位

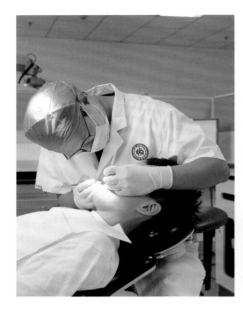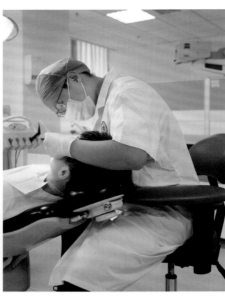

图 4-4-2 医师操作时经常出现的错误体位

　　口腔显微镜的出现,将上述矛盾灵活化解。口腔显微镜有多种放大倍率可供选择,放大后的分辨能力和视觉信息远超肉眼,且口腔显微镜的光源明亮、稳定可调,便于医师检查患者口腔内的不同位置或进行不同操作。高放大倍率、高分辨率的口腔显微镜为医师带来了清晰明亮的视野,医师无须低头弯腰就可以在目镜中看到清晰的画面。且口腔显微镜的工作位置及人体工程学设计,也进一步保证了医师操作时的脊柱位于自然放松的状态,颈部、肩部、肘部、腰部的肌肉不再承受额外的压力,这就减少了职业病的产生,进而延长了医师的职业寿命(图 4-4-3)。

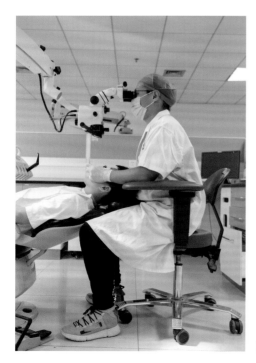

图 4-4-3 使用显微镜时医师可轻松保持舒适体位

此外,显微镜高倍率视野的优势,还可以保证肩台、完成线位置的准确,在合理引导技术(如定深孔引导的精准牙体预备技术)的支持下更容易获得理想的牙体预备量;使用高倍率视野,便于对肩台、完成线、切割面等进行形态的控制及精修;可以直接观察修复体是否就位,边缘是否密合,可精确调改修复体内表面高点;在粘接完成后,还可以在高倍显微镜直视下有效去尽多余粘接剂。种种优点保护了患者的牙体牙髓、牙周组织的健康,有助于达到长期、稳定、有效的修复治疗。

二、显微不等于微创

口腔显微学因其视野、精准、姿势、微创等特点,逐渐被世界范围内的广大临床医师接受。但在牙体预备、粘接等操作中使用了显微镜,就真正代表我们进行了一次完美的微创操作吗?答案是否定的。

显微镜可以为微创操作提供良好清晰的视野,但微创是一个内容更为复杂、更有深度的操作原则。修复治疗中最能体现微创原则的部分,便是牙体预备。理想的牙体预备就是达到机械和美学设计要求,并符合生理的最小牙体磨除量,最终的目标就是获得目标修复体所需要的理想空间。理想的牙体预备量受多个因素影响,在生物学方面,要保存牙体组织,保护牙髓活力,不侵犯生物学宽度,拥有良好的咬合并防止牙体折断;在机械力学方面,预备体需要有抗力形、固位形,提供合理的修复体厚度以满足正常使用要求;在美学方面,还应该考虑修复体边缘的位置,是否需要遮色及后期瓷层的色彩层次空间。综合考量满足上述操作的要求后,计算出的牙体预备量就是理想空间获得的关键。这一空间,便是目标修复体空间(target restorative space, TRS)。显微修复是一种实施手段和手术视觉辅助技术,显微修复更容易促进微创的达成。但真正做到微创,还需要医师掌握微创操作的原则和方法,精确计算,准确预备。

三、口腔显微镜在口腔修复教学中的应用

目前,多数口腔显微镜能够连接屏幕实时显示画面,可以将细节放大,便于授课及学生的观察,还可连接相机、手机等拍摄或录制术者操作,实时记录显微高清画面,重现细节,不需要摆拍,便可以方便地实时记录连续操作中的关键步骤,便于学习讨论和复习,有利于科学考评以提升临床教学质量。

四、口腔显微修复实践教学的"五个关键点"

近10年来,随着美学修复、粘接修复及显微镜技术本身的快速发展和普及,使得口腔显微修复学的提速发展成为可能。因为有了根管显微镜30年的普及,因为有了视野更大、景深更深、价格更便宜的显微设备,因为有了更长目距的手术显微镜,我们很容易远离水雾的干扰,将修复的要素看得更清。即便是在显微镜下用"裸眼时代"的修复技术,口腔医师们也因为看得更清楚,而有效地降低了部分并发症的发生。随着视觉尺度(levels of visual)的放大化、显微化,我们的修复技术真正从"裸眼"升级到了放大、显微的视野,一些像精度可达0.1mm的显微定深孔精准牙体预备技术等显微尺度下的修复技术真正诞生了。现在,越来越多的专科医师逐渐接受了专门的显微修复技术。固定修复学进入了显微时代,口腔修复学正在发生不可阻挡的变革。

"裸眼"惯性依赖下积累的实操成功经验,其实是支承不了显微镜下的口腔修复学。从"裸眼"升级为显微的视野,打破了人们早已习惯的"裸眼"经验依赖,其学习曲线还是比较长的。我们需要正确认识和解决口腔显微修复学临床实践中的"五大困难"。

1. 术者从直视下操作到镜下(或者屏幕上)操作转变的困难　"裸眼"操作时代,医师可以通过灵活变换自己或患者的体位,直视进行观察操作;而使用显微镜时,医师与患者的体位相对受限,同时医师需要通过显微镜进行牙体预备等精细化的操作,此时部分医师由于无法直视,双手会出现难以辨别位置、方向等情况,这需要一定时间的训练与适应,才能真正做到得心应手(图 4-4-4)。而下一代的显微镜可能采用屏幕下操作,其学习曲线也不会太短。

裸眼 显微

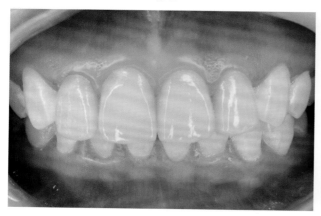
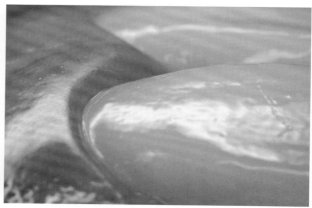

图 4-4-4　"裸眼"下视野与显微镜下视野的区别

2. 患者体位与术者体位在两个视野下转变的困难　在"裸眼"操作情况下,术者体位应位于患者 9 点到 1 点钟方向(图 4-4-5)。使用显微镜后,医师的操作位置通常被固定于 12 点钟方向,进行牙体预备时需要患者配合转动头位,改变方向。方向改变后,医师需要重新调整焦点位置并选择合理放大倍率进行操作,会比较麻烦,且不易适应。

两个视野下操作体位的区别见表 4-4-1。

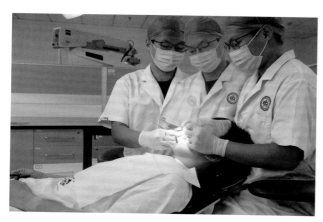

图 4-4-5　"裸眼"操作时医师的体位范围大而随意

表 4-4-1　"裸眼"与显微镜下操作体位的对比

操作体位	"裸眼"	显微镜
术者体位	9 点到 1 点钟方向	12 点钟方向
患者头位	正位为主	配合医师操作
邻面预备	正面视角	正面视角,预备侧对准显微镜
切端预备	医师偏朝一边,车针垂直于牙面	医师直视牙面,车针与切缘呈 45° 角
唇面预备与精修	术者 12 点钟方向	术者 12 点钟方向
舌面预备与精修	术者 9 点钟方向	术者 12 点钟方向,使用反光镜

　　3. 从单支点向多支点转变的困难　"裸眼"操作通常右手为单支点,左手使用口镜等工具进行配合。在显微修复操作中,医师常常需要微量并精准预备肩台等,因单支点提供的支持力和稳定性不足以让医师进行如此精确的操作,故这时需要左手扶住机头,与右手的力量形成对抗,并提供额外的支点,让医师在肩台预备等精细操作时,手的稳定性得到进一步提升。双支点、多支点操作,同样需要大量的时间来熟悉与掌握(图 4-4-6)。

　　4. 医护间心领神会的四手操作配合的困难　由于显微修复操作体位的改变,医师并不能自由变换位置来直视进行牙体预备;同样由于显微镜焦距、光源等因素的限制,患者头部运动的空间也有限。同时,显微修复也常常需要使用口镜进行舌侧等直视盲区部位的牙体预备。在显微牙体预备时,出于保护基牙牙髓的需要,进行水雾冷却,但水雾冷却会干扰医师的预备过程。尤其是使用口镜的情况下,水的存在可能干扰医师显微镜下对肩台位置或预备体表面形态的辨认,水雾也会大大影响口镜视野的清晰。因此,显微修复操作过程中的四手操作是非常必要的。助手在显微操作过程中可以帮助医师吸唾,牵拉患者软组织,吹走口镜的水雾,调整显微镜灯光,传递器械物品等,让医师能更专注地在显微视野下进行操作(图 4-4-7)。但因为口腔操作范围有限,助手传递器械或吹气等过程中可能会干扰医师的显微视野,影响操作,所以医师与助手需要密切的配合练习,做到心领神会,才能配合自如,提高效率(图 4-4-8)。

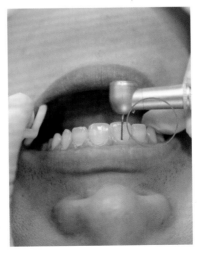
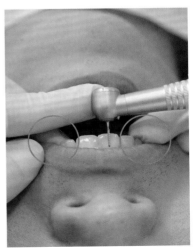

图 4-4-6　单支点操作与多支点操作的区别

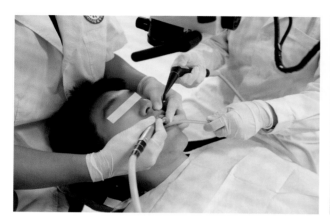

图 4-4-7　显微牙体预备时的常规四手操作

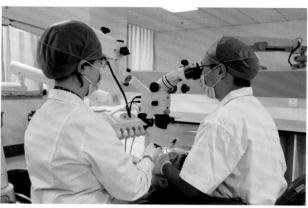

图 4-4-8　显微牙体预备时助手要随时保证无水雾以免干扰医师的视野

5. 牙体预备的引导方式、方法等向真正的显微技术升级的困难　目前,临床上经典的牙体预备方法有定深沟预备法和硅橡胶导板预备法两种,其本质都是"裸眼"下"临床经验主导"的临床普及技术,其中硅橡胶导板配合牙周探针,可以对预备量和形态进行测量。但这两种方法的精度已经远远不能满足显微修复的需要:定深沟预备法受限于无法明确的车针尖端直径;硅橡胶导板预备配合使用的测量工具——牙周探针的精度只有 1mm,无法精确测量目前前牙美学区常用的 0.3mm、0.5mm 等预备量。无法测量,谈何精确,更谈何微创?

例如,显微定深孔精准牙体预备技术是根据目标修复体空间与余留牙体间的数量及数量关系,在牙面上制备垂直牙面的定深孔(depth controlling hole)来指示牙体预备深度的预备技术。这种方法通过与压膜导板或三维打印 TRS 备牙导板配合,辅助以专用的定深车针和测量工具,可以对牙体进行精准微量预备,并能够控制预备体形态,减少不必要的牙体组织磨除。显微定深孔精准牙体预备技术需要专用的车针,并制作牙体预备导板,两者的使用与制作方法需要一定时间的熟练掌握。综上所述,只有不断地学习、使用及适应显微镜,才能熟练镜下后续的修复临床操作。

五、口腔显微修复的教学实践需要取得共识

显微修复并不只是在显微放大的视野下进行"裸眼"时代的修复技术这么简单,其中蕴含了各方面的考量和多学科的参与。掌握显微修复需要学习各方面的知识,并不断练习积累,才能正确借助显微修复技术,达到更微创的诊疗效果。

1. 显微修复基础知识的掌握和显微修复相关技术的同步教学及相关学科的同步拓展　显微修复的操作通常较为复杂,也会用到各种临床新技术,如 TRS 理论、橡皮障技术、排龈技术、印模技术(传统印模与数字化印模)、显微粘接技术等,这些内容通常不会作为本科教育的重点进行教学,但会在后续的研究生教育、住院医师规范化培训及专科医师规范化培训阶段学习解决。只有熟练掌握完整的显微修复理论,才可以在显微修复的术前设计、牙体预备、印模制取、修复体粘接等环节中游刃有余。

此外,牙体牙髓及牙周的知识同样非常重要。牙体牙髓病学、牙周病学作为显微修复的重要相关学科,学习牙体牙髓的知识能明确髓腔解剖位置,牙釉质厚度及牙本质暴露、牙本质敏

感症的预防和处理，以及龋病的治疗和预防等；学习牙周的知识，能让学生掌握生物学宽度的概念、健康牙周的形态、修复体相关牙周疾病的预防和处理等。这两部分知识往往被修复科医师所忽视，但实则必不可少。因此，显微修复中进行多学科考量是必要且关键的。这也是本书提出"基于牙体牙髓、牙周健康及功能和谐的固定修复"的缘由。

2. 在口腔修复学领域要普及口腔显微镜的使用　口腔显微镜是进行显微修复的重要工具之一，了解其使用方法是正确有效使用显微镜的基础。显微镜的基础知识包括显微镜结构、显微镜的调节和体位的调整、屈光度的调整、放大倍率的转换、光源的调节等多个方面。

3. 仿头模上显微牙体预备实操训练很有必要　由于显微镜相对固定及体位的关系，显微修复的牙体预备方法与"裸眼"下或放大镜下牙体预备有所不用，需要进行练习和熟悉。通过观看视频或实操演示等方法，教师可以为学生展示显微牙体预备下双支点、多支点预备的技巧，切端及唇面的特殊预备体位，显微定深孔精准牙体预备技术配合 TRS 导板的具体操作过程等。在经过学习后，学生需要在仿头模上进行练习，直至可以完整流畅地完成显微预备的操作，这对后续临床中的成功操作十分必要。

4. 病例教学与实操教学应遵循由浅入深、逐级递进的原则　在熟练掌握显微修复基础理论知识，并在仿头模上进行牙体预备练习后，教师需通过病例向学生介绍显微修复从资料收集、方案设计、口内预告、TRS 导板的制作、牙体预备、印模制取，到最后的修复体粘接、后期维护的完整过程；通过病例详细介绍 TRS 理论的理念，使用具体的病例来清楚地阐述如何计算正确的牙体预备量，并在病例讲解过程中对具体操作的细节进行提醒，让学生对完成临床路径和操作过程有整体的认识。之后进行病例的操作，病例的选择和难度先由教师确定，由浅入深，逐级递进，最终使学生完成并掌握显微修复技术。

第五节　小结与展望

掌握正确的显微治疗体位与各区牙位的显微视野，是高效进行口腔显微修复诊治的重要基石。口腔操作显微镜的使用，不仅为口腔临床医师提供了超越肉眼极限分辨率的视觉优势，更能提供符合人体工程学建议的健康体位，减少操作者身体和精神的压力，增强口腔医师在临床操作中的专注程度，满足最终修复效果的长期性、稳定性和有效性。随着口腔显微设备小型化、智能化及直视化的发展趋势，以及防水雾口镜等辅助设备的面世，我们相信未来的口腔显微修复技术会朝着人工智能和数字集成等方向发展。

参考文献

1. 詹福良 . 牙科显微镜与根管治疗［J］. 中国实用口腔科杂志，2013，6（7）：400-403.

2. 凌均棨，韦曦 . 显微根管治疗技术、疗效及影响因素［J］. 上海口腔医学，2006，15（1）：1-6.

3. 安少锋，凌均棨 . 牙科手术显微镜在牙体修复中的应用［J］. 国外医学口腔医学分册，2004，31（6）：470-471.

4. PERRIN P, JACKY D, HOTZ P. The operating microscope in dental general practice[J]. Schweiz Monatsschr Zahnmed, 2000, 110(9): 946-960.

5. FRIEDMAN M J, LANDESMAN H M.Microscope-assisted precision(MAP)dentistry.A challenge for new knowledge[J]. J Calif Dent Assoc, 1998, 26(12): 900-905.

6. SHEETS C G, PAQUETTE J M, HATATE K. The clinical microscope in an aesthetic restorative practice[J]. Journal of Esthetic and Restorative Dentistry, 2001, 13(3): 187-200.

7. VAN AS G A. Magnification alternatives: seeing is believing, part 1[J]. Dentistry Today, 2013, 32(6): 82-87.

8. SELDEN H S. The dental-operating microscope and its slow acceptance[J]. Journal of Endodontics, 2002, 28(3): 206-207.

9. NASE J B. The clinical operating microscope advantage in fixed prosthodontics[J]. General Dentistry, 2003, 51(5): 417-422.

10. 陈端婧, 李怡源, 李俊颖, 等. 一种显微精准定深孔牙体预备技术[J]. 华西口腔医学杂志, 2016, 34(3): 325-327.

11. 于海洋, 罗天. 目标修复体空间中的数量及数量关系在精准美学修复中的应用[J]. 华西口腔医学杂志, 2016, 34(3): 223-228.

第二篇

数字口腔显微修复学的序列关键临床技术

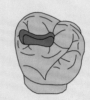

第五章　口腔显微修复中的疼痛管理与舒适化治疗

　　疼痛是继体温、脉搏、呼吸、血压四大生命体征之后的第五大生命体征，也是许多患者评价医师水平的重要标准。疼痛不仅会引起患者焦虑、不安等负面情绪，形成"焦虑-疼痛-焦虑"的恶性循环；还会使机体心率加快，血压升高；胰岛素分泌减少，血糖水平升高；使机体对伤害性刺激的反应阈降低；使机体处于高分解状态和负氮平衡，不利于机体康复；抑制免疫机制，对病原体抵抗力减弱等诸多不良反应。21世纪初，各国学者相继提出舒适化口腔医疗（comfortable oral medicine）的理念，并从改善就诊环境、屏蔽治疗噪音、开展口腔无痛治疗、采用微创治疗等方面进行了一系列新尝试，取得了良好的效果。牙科恐惧症（dental anxiety，DA）是口腔治疗中一种常见的心理障碍，其形成多与幼年不愉快的治疗体验息息相关，对疼痛的恐惧是许多患者不愿就医的重要原因。

　　在口腔修复领域，数字显微修复是一种更为精准微创的修复方式，常用于活髓牙的美学修复等；同时显微操作（micromanipulation）一般耗时较长，患者寻求心理满足的愿望亦更为强烈。因此，对临床治疗过程进行疼痛管理就显得尤为重要，但这却被长期忽视。本章将以患者安全舒适为本，围绕显微修复（micro-prosthetics）过程中的疼痛管理（pain management）和舒适化治疗（comfortable treatment）进行专题讨论。

第一节 局麻药及麻醉方式的选择

局部麻醉（local anesthesia）简称"局麻"，是指用局部麻醉药暂时阻断机体在一定区域内神经末梢和纤维的感觉传导，从而使该区疼痛消失的方法。局麻下患者意识清醒，其他感觉如触压觉、温度觉依旧存在，可配合医师操作，适用于口腔门诊的诸多治疗。那么，在众多的可供选择的局麻药及麻醉方法中，术者该如何为特定的患者选择一种合适的局麻药及麻醉方式，以达到最佳的无痛效果呢？

一、局麻药的选择

局部麻醉药（local anesthetics）是一类通过暂时性抑制周围神经末梢兴奋性或抑制神经传导过程，使躯体的一部分区域感觉丧失的药物。局麻药种类繁多，包括可卡因（cocaine）、普鲁卡因（procaine）、利多卡因（lidocaine）、甲哌卡因（mepivacaine）、丙胺卡因（prilocaine）、布比卡因（bupivacaine）、阿替卡因（articaine）、罗哌卡因（ropivacaine）等，其中绝大多数属于酯类和酰胺类，此外还有氨基酮类、氨基醚类、脒类等。

局部麻醉药中加入血管收缩剂（一般为肾上腺素）可减少局麻药的吸收，降低血药浓度，从而减少不良反应，延长麻醉时间，增强麻醉效果。肾上腺素会引起收缩压和心率增加的心脏血管反应。但美国心脏协会（1964）阐明："只要注药前回抽，缓慢注射药物，而且使用最小的有效剂量，在局部麻醉药中加入经典浓度的血管收缩药，对于心脏血管疾病的患者不是禁忌证"。

在显微修复过程中，局麻药合理选择的依据主要是临床操作控制疼痛的时间长短、术后镇痛时间等的需要，拟采取的麻醉方式及患者的身体状况有无禁忌等。因此，首先我们要对常见的各种局部麻醉药的药理特性有所掌握，下表列出了目前市场常见的几种局部麻醉药（表5-1-1）。

表 5-1-1 口腔常用局部麻醉药

口腔局部麻醉药物	起效时间/min	牙髓麻醉维持时间/min	软组织麻醉维持时间/min	最大推荐剂量/（mg·kg^{-1}）及绝对值/mg	作用时间
2%利多卡因（含1:100 000肾上腺素）	2.0~3.0	60	180~300	4.4；300	中效
2%甲哌卡因（含1:20 000左异丙肾上腺素）	1.5~2.0	60	180~300	4.4；300	中效
3%甲哌卡因（不含肾上腺素）	1.5~2.0	20~40	120~180	4.4；300	短效
4%阿替卡因（含1:100 000肾上腺素）	2.0~3.0	75	180~300	7.0；500	中效
0.5%布比卡因（含1:200 000肾上腺素）	6.0~10.0	90~180	240~540	1.3；90	长效

资料来源：Bassett K B, Dimarco A C, Naughton D K. Local anesthesia for dental professionals［M］. Person, 2010。

注：持续时间是大概的估计值，不同患者之间可能会有较大差异。短效药品可提供牙髓麻醉或深度麻醉时间少于30分钟，中效药品大约为60分钟，长效药品大于90分钟。

从表 5-1-1 可以看出,除不含血管收缩剂的甲哌卡因为短效局部麻醉药外,利多卡因、阿替卡因和含肾上腺素的甲哌卡因均为中效局部麻醉药,其起效时间、麻醉效能及相对毒性均无显著差异,均可满足一般口腔治疗中疼痛控制的需求(牙髓麻醉时间小于等于 60分钟)。

阿替卡因的良好浸润效果,大大降低了浸润麻醉的技术敏感性,一定程度上弥补了注射位点准确性的不足,提高了浸润麻醉的成功率。此外,因为阿替卡因的一部分生物转化是在血内通过血浆胆碱酯酶进行,比其他酰胺类局麻药的半衰期短,所以可用于肝功能较差的患者。甲哌卡因是一种弱的血管扩张药,不含肾上腺素的 3% 甲哌卡因适用于对血管收缩剂禁忌的患者,如甲状腺功能亢进。

目前用于口腔局部麻醉的药物多为酰胺类,酯类局麻药因作用时间短,易中毒且易过敏,临床应用较少,多作为表面麻醉药使用。表面麻醉是指将渗透作用强的局麻药与局部黏膜接触,使其透过黏膜阻滞浅表神经末梢所产生的无痛状态。表面麻醉可降低注射区域的不适感,减少进针疼痛;减轻置入橡皮障引起的恶心不适等。市面上可供使用的常用的表面麻醉药有液态、凝胶、乳霜、有 / 无刻度的喷雾剂等。液态制剂的局麻药对于缓解印模材料引起的恶心反射效果较好,而对于缓解进针疼痛效果较差;相反,凝胶制剂对于缓解恶心反射效果差,但对于口内注射进针效果却很好。局麻药凝胶制剂最常用的方法是用棉球抹擦或者使用膜片,而喷雾很难控制用量。

二、麻醉方式的决策选择

口腔的局部麻醉方法大体可以分为三类:阻滞麻醉、局部浸润麻醉和表面麻醉。下面简单介绍各类麻醉方法。

(一)阻滞麻醉

阻滞麻醉(block anesthesia)是将局部麻醉药液注射至神经干周围,暂时阻断神经末梢传入的刺激,使该神经分布的区域产生麻醉效果。阻滞麻醉的注射位点通常和目标麻醉牙位有一定距离,适用于目标麻醉区域有炎症或其他病灶,以及因下颌骨骨组织结构致密等原因导致药液不易扩散、浸润麻醉效果差的情况。阻滞麻醉用药量少,麻醉区域广,麻醉时间长。

1. 上牙槽前神经阻滞麻醉(block anesthesia of anterior superior alveolar nerve)　麻醉区域为同象限前牙牙髓及唇侧牙周组织(72% 的患者还可麻醉前磨牙)。

(1)进针位点:上颌尖牙上方的黏膜转折处,即尖牙窝。

(2)注射位点:上颌尖牙根方相当于尖牙窝高度的区域,进针深度约 3~6mm。

(3)剂量:通常最小剂量为 0.9mL(1/2 安瓿)。

2. 上牙槽中神经阻滞麻醉(block anesthesia of middle superior alveolar nerve)　麻醉区域为同象限前磨牙(仅 28% 的人存在该神经)的牙髓及颊侧牙龈、牙周膜和牙槽骨。

(1)进针位点:上颌第二前磨牙根方的黏膜转折处。

(2)注射位点:上颌第二前磨牙根尖以上的区域,进针深度约 5~8mm。

(3)剂量:通常最小剂量为 0.9~1.2mL(1/2~2/3 安瓿)。

3. 眶下神经阻滞麻醉(block anesthesia of infraorbital nerve)　麻醉区域为同象限前牙及前磨牙的牙髓及唇颊侧牙龈、牙周膜和牙槽骨。

（1）进针位点：上颌第一前磨牙根方的黏膜转折处。

（2）注射位点：眶下孔，即沿瞳孔线下移约在眶下切迹下方 10mm，进针深度约 16mm。

（3）剂量：通常最小剂量为 0.9mL（1/2 安瓿）。

4. 上牙槽后神经阻滞麻醉（block anesthesia of posterior superior alveolar nerve）　麻醉区域为同象限磨牙的牙髓（除第一磨牙颊侧近中根外）及颊侧牙龈、牙周膜和牙槽骨。

（1）进针位点：上颌第二磨牙远中颊根上方的黏膜转折处，进针方向为 45° 角向上、向后、向内。

（2）注射位点：邻近上颌骨后外侧表面的孔隙周围，进针深度约 10~16mm。

（3）剂量：通常剂量为 0.9~1.8mL。

5. 鼻腭神经阻滞麻醉（block anesthesia of nasopalatine nerve）　麻醉区域为硬腭前牙区的软硬组织，偶尔支配中切牙的牙髓。

（1）进针位点：切牙乳头最宽处侧面的腭部黏膜上。

（2）注射位点：切牙管的骨壁，针头抵到骨面后，后退约 1mm，进针深度约 5mm。

（3）剂量：大约 0.45mL。

6. 腭前神经阻滞麻醉（block anesthesia of anterior palatine nerve）　麻醉区域为同象限上颌前磨牙及磨牙的腭侧软硬组织。

（1）进针位点：上颌第二磨牙和第三磨牙连接处内侧约 1cm，棉签轻压有不适感处即为腭大孔，进针方向为从对侧进针。

（2）注射位点：腭大孔前 1~2mm，进针深度 2~5mm。

（3）剂量：大约 0.45mL。

7. 下牙槽神经阻滞麻醉（block anesthesia of inferior alveolar nerve）　麻醉区域为同象限下颌牙的牙髓、牙周组织及颊舌侧软硬组织。

（1）进针位点：患者大张口时，上下颌牙槽突的中点线与翼下颌皱襞外侧 3~4mm 的交点。

（2）注射位点：注射器置于对侧前磨牙处，高于下颌平面 6~10mm 并与之平行，抵达骨面，进针深度约 20~25mm。

（3）剂量：大约 1.5mL。

8. 切牙神经阻滞麻醉（block anesthesia of incisive nerve）　麻醉区域为同象限下颌前牙及前磨牙的牙髓及唇颊侧软硬组织。

（1）进针位点：颏孔上方或颏孔前颊黏膜皱襞，颏孔通常位于第一前磨牙或第二前磨牙的根尖部。

（2）注射位点：颏孔。

（3）剂量：大约 0.6mL。

9. 上颌神经阻滞麻醉（block anesthesia of maxillary nerve）　结节上入路，麻醉区域为一侧上颌牙的牙髓，其颊侧牙周组织和骨，腭侧到中线的硬腭骨组织，软组织和部分软腭。

（1）适应证：广泛区域的牙科治疗，如大连冠的拆除、多牙位的牙体预备等；由于炎症或感染，限制其他区域注射时。

（2）注射方法：同上牙槽后神经阻滞麻醉，只是进针深度由 16mm 增加至 30mm，一般用长针，缓慢注入 1.8mL 局麻药。

（3）优点：麻醉区域广，注射次数及用药量少，并发症少，且操作简单。

10. 下颌神经阻滞麻醉（block anesthesia of mandibular nerve）　麻醉区域为中线以后的麻醉侧的下颌牙、颊侧黏骨膜、舌前 2/3 和口底、舌侧软组织和骨膜、下颌骨体和下颌升支下部及覆盖颧弓、颊后部和颞区的皮肤（下牙槽神经、颊神经、切牙神经、舌神经、下颌舌骨神经、耳颞神经、颏神经）。

（1）适应证：广泛区域的牙科治疗，下颌牙的复杂操作；由于炎症或感染，限制其他区域注射时。

（2）注射方法：Gow-Gates 注射法；Vazirani-Akinosi 注射法。

1）Gow-Gates 注射法：进针点为上颌第二磨牙正后方的颊黏膜上近中舌尖的高度，进针方向为耳屏下切迹与口角连线，注射点为髁颈部外侧，进针深度大约为 25mm，抵达骨面后后退约 1mm，回抽无血，缓慢注入 1.8mL 局麻药。

2）Vazirani-Akinosi 注射法：进针点邻近于上颌结节、上颌第二磨牙膜龈联合高度，注射平面平行于上颌𬌗平面，注射器与中线呈 45° 进针，进针长度约 30~35mm，回抽无血，缓慢注入 1.8mL 局麻药。

（3）优点：仅需要一次注射，颊神经不必阻滞；对有分叉的下牙槽神经和分叉的下颌管者，可提供成功率高的麻醉。

（二）局部浸润麻醉

局部浸润麻醉（infiltration anesthesia）是将局部麻醉药液注射于特定的组织周围以麻醉神经末梢。其有两种基本方法：一种是直接将局部麻醉药注入切口（或治疗）及周围组织，使之扩展到各局部神经末梢产生麻醉，这种方法很有效，但局麻药用量较大；另一种是将局麻药注射于较大的末梢神经束附近，形成阻滞带，阻断神经冲动的传导通道，也称局部范围阻滞，此方法因药液不直接注射于治疗区周围，治疗区组织不会产生解剖变化。

浸润麻醉适用于上颌前牙、前磨牙，下颌前牙等骨组织疏松、便于药液渗透的牙位。简便安全，成功率高，是 1~2 颗牙或较小范围内组织麻醉的优先选择。

1. 进针位点　靠近牙根方的唇 / 颊黏膜转折处。

2. 注射位点　根据 X 线片检查牙根的长度及倾斜度，以及评估冠根比例来确定注射位点，一般于牙根尖稍向根方处进针。

3. 剂量　通常最小剂量为 0.6mL（1/3 安瓿）。

（三）表面麻醉

表面麻醉（superficial anesthesia）是将局麻药涂布或喷射于手术区，以麻醉末梢神经，使浅层组织痛觉消失。本法可降低患者注射区域的不适感，减少进针疼痛；减轻置入橡皮障引起的恶心不适及排龈不适等。方法是将表面麻醉药涂抹于黏膜上按压 2~3 分钟。本法比较简单易行，缺点是表面麻醉药一般毒性较大，剂量不容易控制，不可滥用。

此外，口腔还有一些补充注射技术，包括牙周膜注射法、间隔内注射法、骨内注射法和牙髓内注射法等，因临床较为少用，在此就不一一介绍。下表总结了各个牙位可选用的麻醉方式（表 5-1-2）。

对于相同的局麻药而言，以神经阻滞麻醉的方法给药所提供给牙髓和软组织的麻醉作用时间，比浸润麻醉的作用时间长。

表 5-1-2　牙位与麻醉方式

牙齿	牙髓麻醉	唇颊侧软硬组织	舌腭侧软硬组织
所有牙齿	局部浸润；牙周膜注射；牙髓内注射	局部浸润	局部浸润
上颌前牙	眶下神经阻滞麻醉、上牙槽前神经阻滞麻醉、上颌神经阻滞麻醉	眶下神经阻滞麻醉、上牙槽前神经阻滞麻醉、上颌神经阻滞麻醉	鼻腭神经阻滞麻醉、上颌神经阻滞麻醉
上颌前磨牙	眶下神经阻滞麻醉、上牙槽中神经阻滞麻醉、上牙槽后神经阻滞麻醉、上颌神经阻滞麻醉	眶下神经阻滞麻醉、上牙槽中神经阻滞麻醉、上牙槽后神经阻滞麻醉、上颌神经阻滞麻醉	腭前神经阻滞麻醉、上牙槽后神经阻滞麻醉、上颌神经阻滞麻醉
上颌磨牙	上牙槽后神经阻滞麻醉、上颌神经阻滞麻醉	上牙槽后神经阻滞麻醉、上颌神经阻滞麻醉	腭前神经阻滞麻醉、上颌神经阻滞麻醉
下颌前牙	切牙神经阻滞麻醉、下牙槽神经阻滞麻醉、下颌神经阻滞麻醉	切牙神经阻滞麻醉、下牙槽神经阻滞麻醉、下颌神经阻滞麻醉	下牙槽神经阻滞麻醉、下颌神经阻滞麻醉
下颌前磨牙	切牙神经阻滞麻醉、下牙槽神经阻滞麻醉、下颌神经阻滞麻醉	切牙神经阻滞麻醉、下牙槽神经阻滞麻醉、下颌神经阻滞麻醉	下牙槽神经阻滞麻醉、下颌神经阻滞麻醉
下颌磨牙	下牙槽神经阻滞麻醉、下颌神经阻滞麻醉	下牙槽神经阻滞麻醉、下颌神经阻滞麻醉	下牙槽神经阻滞麻醉、下颌神经阻滞麻醉

三、麻醉剂量的计算

选择局麻药及麻醉方式后，我们还需要确定麻醉剂量。首先，我们应明确以下信息：选择的局麻药浓度、血管收缩剂稀释的百分比、单支的容量、每种局麻药的推荐剂量和患者的相关情况（如体重、系统病史及用药史等）。

1. 麻醉药物浓度换算

> 100% 的麻醉药溶液 =1mL 麻醉药溶液含 1g（1 000mg）麻醉药物 =1 000mg/mL
> 1% 的麻醉药溶液 =10mg/mL

2. 局麻药最大推荐剂量（maximum recommended doses，MRD）　一般所说的最大推荐剂量是针对 68kg 的健康成人，当体重小于 70kg 时，按体重计算；当体重大于等于 70kg 时，按最大推荐剂量算。例如，45kg 的患者利多卡因 MRD 为 $45 \times 4.4 = 198mg$，90kg 的患者利多卡因 MRD 为 300mg，即按两者中剂量较小的算。不同体重患者各种局麻药的最大推荐剂量见表 5-1-3。

局麻药的联合应用是协同作用而不是累加效应，这将增加合并后的潜在毒性。为了安全起见，当不同 MRD 的药物联合应用时，应使用最低的 MRD。例如：一位 45kg 的患者已注射了 2 支 2% 利多卡因，现要追加 4% 阿替卡因，问还能追加多少？该患者的利多卡因 MRD=$4.4 \times 45 = 198mg$，阿替卡因 MRD=$7 \times 45 = 315mg$，则最大推荐剂量按 198mg 计算。目前该患者已注射利多卡因 $20mg/mL \times 1.8mL \times 2 = 72mg$，则还可追加阿替卡因（198−72）mg ÷ 40mg/mL ÷ 1.8mL/ 支 ≈ 1.7 支。

表 5-1-3　不同体重患者局麻药的最大推荐剂量

体重 /kg	2% 利多卡因（含 1 : 100 000 肾上腺素）	2% 甲哌卡因（含 1 : 20 000 左异丙肾上腺素）	3% 甲哌卡因（不含肾上腺素）	4% 阿替卡因（含 1 : 100 000 肾上腺素）	0.5% 布比卡因（含 1 : 200 000 肾上腺素）
45~49	198mg 10mL	198mg 10mL	198mg 6.6mL	315mg 7.9mL	58.5mg 11.7mL
50~54	220mg 11mL	220mg 11mL	220mg 7.3mL	350mg 8.8mL	65mg 13mL
55~59	242mg 12mL	242mg 12mL	242mg 8.1mL	385mg 9.6mL	71.5mg 14.3mL
60~64	264mg 13mL	264mg 13mL	264mg 8.8mL	420mg 10.5mL	78mg 15.6mL
65~69	286mg 14mL	286mg 14mL	286mg 9.5mL	455mg 11.4mL	84.5mg 16.9mL
≥ 70	300mg 15mL	300mg 15mL	300mg 10mL	500mg 12.5mL	90mg 18mL

3. 血管收缩剂最大剂量

> 1 : 1 000 = 每 1 000mL 麻醉药溶液中溶有 1g（1 000mg）的血管收缩剂 =1mg/mL
>
> 1 : 20 000 = 0.05mg/mL　每支 =0.05 × 1.8 = 0.09mg
>
> 1 : 100 000 = 0.01mg/mL　每支 =0.01 × 1.8 = 0.018mg
>
> 1 : 200 000 = 0.005mg/mL　每支 =0.005 × 1.8 = 0.009mg

　　健康成人的肾上腺素 MRD 是 0.2mg，缺血性心脏病患者的用量是其 20%，即 0.04mg，其最大剂量不取决于体重。在大多数情况下，局麻药是受限制的药物，而含 1 : 50 000 肾上腺素的 2% 利多卡因除外。

　　4. 局麻药最小起效剂量　各种局部麻醉方式的最小起效剂量见表 5-1-4。如果注射的剂量少于推荐剂量会减少麻醉作用持续的时间，但注射剂量大于推荐剂量并不能增加麻醉作用时间。麻醉作用持续时间受麻醉药种类、生产厂商、注射位点的准确性、个体差异、注射部位的组织形态（麻醉作用时间在炎症区会缩短，在血管分布少的区域持续时间长）、解剖变异、注射给药的方式（阻滞麻醉比浸润麻醉时间长）等的影响，医师可结合具体情况酌情增减。当与吸入麻醉药或某些药物合用时，应减少剂量，详情参见下一节。

表 5-1-4　各种局部麻醉方式的最小起效剂量　　　　　　　　　　单位：mL

麻醉方式	局部浸润麻醉	上牙槽前 / 中 / 后神经阻滞麻醉 / 眶下神经阻滞麻醉	切牙神经阻滞麻醉	鼻腭 / 腭前神经阻滞麻醉	下牙槽神经阻滞麻醉	上 / 下颌神经阻滞麻醉	牙周膜注射法
最小剂量	0.6	0.9	0.6	0.45	1.5	1.8	近远中各 0.2

5. 局麻药的重复注射与快速抗药反应　当操作时长超出预计麻醉时间时,需要重复注射局部麻醉药。因神经纤维周围仍有一定浓度的局部麻醉药,因此第二次注射只需很小量即可完成快速起效的深度麻醉效果,但第三次注射麻醉药时,将难以再次达到深度麻醉,因为出现了快速抗药反应。快速抗药反应是指对重复使用的药物耐药性增加。如果在重复注射前,神经功能已恢复(患者感到疼痛),那么这种情况更容易发生,重复注射的持续时间、作用强度和麻醉的扩散都会大大降低。因此,进行麻醉前,应尽量计算好所需的麻醉剂量,若操作过程中发现时间超出预估范围,则需要尽早一次性补足麻醉剂量,尽量避免出现多次追加局麻药的行为,以免既增加患者的痛苦,又使得麻醉效果打折扣。

四、镇静

前文我们提到疼痛管理涉及麻醉和心理两大方面内容。麻醉是从麻醉技术层面的疼痛控制来谈,而心理层面则需要通过心理疏导和镇静技术来缓解。调查发现,人群中牙科恐惧症的发生率很高。在美国,疼痛的恐惧和威胁是接受口腔治疗的最大障碍之一,甚至有人认为其高于经济障碍;在我国,我们调查近10年研究发现大学生中牙科恐惧症的患病率高达78.67%~84.60%。

那么,我们将如何开展舒适治疗,帮助患者克服过度恐惧的心理呢? 首先我们可以通过一些非药物手段转移患者注意力,例如播放音乐、轻松愉快的视频等;其次,我们可以通过药物手段来改变患者的意识状态,即镇静。镇静治疗不仅可缓解患者的焦虑和紧张情绪,提高痛阈,提升麻醉镇痛效果,还可诱导遗忘,减少伤害性刺激的记忆,使患者在舒适、无痛的情况下配合医师完成治疗。

镇静药物分为口服、静脉注射、吸入性三大类。本书中仅介绍最为常用且简单易行的口服药物镇静,以及笑气吸入镇静。

1. 口服镇静药物　苯二氮䓬类药物是目前口腔门诊最常用的药物,也是对口腔科焦虑和恐惧最有效的药物,其能发挥轻到中度的镇静作用,且具有骨骼肌肉松弛和抗惊厥作用,但没有镇痛效果。常用药物包括地西泮、三唑仑、劳拉西泮和咪达唑仑等。

2. 经鼻吸入笑气镇静法　氧化亚氮(笑气)早期被用于牙科手术的麻醉,是人类最早应用于医疗的麻醉剂之一。如今采用的笑气和氧气混合吸入镇静技术应用于口腔治疗已经有100多年的历史。一般来说,20%~40% 的笑气在牙科治疗中是最为舒适的,30~40 秒起效,停止吸入后,3~5 分钟可恢复。在适量用药和操作正确的情况下几乎没有不良反应,安全性高。经鼻吸入笑气镇静法的具体操作步骤如下:

(1)治疗前评估患者全身情况,签署知情同意书。

(2)让患者处于舒适横卧的姿势,将鼻罩固定于患者鼻部,检查笑气装置,包括:气体压力情况、余气量、管路及负压吸引等。

(3)调节笑气氧气浓度:从笑气初始浓度10%~20% 开始,根据患者反应增加笑气浓度5%~10%,大多数患者在笑气浓度30% 即可出现镇静反应,表现为:之前的恐惧感减轻或消失,有欣快感;患者自觉口唇及手脚,甚至全身发麻;有飘忽感,患者感觉肢体变轻或发沉;反应迟钝,呼之回应缓慢,目光游离;面部潮红等。在治疗过程中应注意观察患者反应,随时对笑气浓度做出调整。

（4）治疗结束后吸入纯氧 5~10 分钟，可辅助将残余笑气迅速从体内排出，待患者完全恢复后离开。

第二节 临床操作流程

在上一节中，详细说明了局部麻醉药、麻醉方式及剂量的选择决策过程。当以上信息全部确定后，我们将进入临床实施阶段，本节将讲述临床实施阶段需注意的相关问题。

一、麻醉前评估与准备

麻醉前应充分了解患者病史，评估患者的生理和心理状态，通过了解系统病史、药物过敏史及用药情况等，判断患者能否耐受麻醉；观察患者情绪状态，是否存在过度焦虑，若语言安抚无效时可考虑使用镇静。

（一）麻醉前评估

1. 系统病史

（1）心血管系统疾病：患者半年内有无心肌梗死病史、心绞痛；高血压患者的血压应控制在 140/90mmHg（1mmHg=0.133kPa）以下，65 岁及以上老人收缩压应控制在 150mmHg 以下；冠心病患者的冠脉代偿能力有限，治疗风险增加。

（2）内分泌系统疾病：甲状腺功能亢进患者术中慎用或不用含肾上腺素的局麻药和阿托品，以免引起过度的血压、心率波动；未控制的糖尿病患者慎用肾上腺素。

（3）肝肾疾病：肝功能障碍患者的药物代谢和凝血功能下降，慎用酰胺类局麻药，可选用阿替卡因（仅 5%~10% 在肝脏代谢），并减少药量；肾病患者局麻药中慎用肾上腺素，以降低诱发肾血流减少的风险。

（4）血液系统疾病：血小板数量应不低于 100×10^9/L，国际正常化比值（international normalized ratio, INR）正常范围为 2.0~2.5。

（5）眼科疾病：青光眼患者慎用肾上腺素，因其会增加眼压。

（6）特殊人群口腔门诊治疗的特点：小儿、老人的药物代谢能力差，对麻醉镇静更敏感；妊娠、肥胖患者注意气道管理。

2. 药物过敏史及局麻史 是否对麻醉药过敏、麻醉药无效、麻醉后出现头晕乏力等。

3. 是否在服用其他药物 合并服用抗惊厥药、抗精神病药者，因这些药物会增加对中枢神经系统的抑制作用，故应减少药量；服用西咪替丁者，避免使用酰胺类局麻药，因其会竞争性结合肝脏氧化酶，容易导致中毒反应；服用磺胺类药物者，尽量不使用酯类局麻药，会抑制磺胺类药物的抑菌作用；服用非选择性 β 受体阻断药者，尽量避免使用血管收缩剂，因其会增加高血压的发生和反射性心动过缓的风险；服用三环类抗抑郁药和单胺氧化酶抑制药者，会增加血管加压药的心血管作用，应避免使用血管收缩剂；合并服用华法林、阿司匹林者，其出血风险会增加，应尽量减少注射次数。

通过局部麻醉评估表对患者心理和生理状态进行评估（表 5-2-1），明确之前确定的麻醉方案有无禁忌，进行最后的修改确定。

表 5-2-1　局部麻醉评估表

姓名	性别	年龄
体重	血压	心率
联系电话		

病史

□心脏病,如冠心病、心肌梗死、心绞痛、心力衰竭、感染性心内膜炎等

□血液系统疾病,如白血病、血友病或容易有瘀伤、青肿

□高血压	□头痛、头昏、晕厥	□脑卒中或脑出血
□甲状腺功能亢进	□肝脏疾病,如乙型肝炎	□肾炎等肾脏疾病
□风湿病	□糖尿病	□传染性疾病,如艾滋病
□癫痫	□哮喘	□青光眼

□过敏(青霉素、麻药等)

正在服用的药物

□三环类抗抑郁药,如阿米替林、丙米嗪、多塞平、去甲替林等

□β受体阻断药,如普萘洛尔、纳多洛尔、噻吗洛尔、美托洛尔等

□单胺氧化酶抑制药,如曲米帕明、苯乙肼、异唑肼等

□抗精神病药,如氯氮平、氯丙嗪、利培酮等

□抗惊厥药,如氯硝西泮、苯妥英钠、卡马西平、硫酸镁等

□西咪替丁	□磺胺类,如磺胺嘧啶、新诺明等

□抗凝药物,如华法林、阿司匹林等

心理

您以前有过牙科治疗的不良感受么?	□是	□否
您害怕看牙医么?	□是	□否
您害怕打麻药么?	□是	□否
您现在是否有疼痛或不适?	□是	□否
您此时此刻是否感到担心、焦虑、紧张?	□是	□否

其他

□妊娠	□计划妊娠	□月经期
备注		

（二）麻醉器械的准备

1. 注射器　目前临床常用的注射器有一次性注射器、金属注射器、牙周膜注射器、计算机控制下局部麻醉药注射系统（computer-controlled local anesthetic delivery system，CCLAD）等。

牙周膜注射器也称为压力注射器，每按压一次的注射量是固定的。计算机控制下局部麻醉药注射系统可使牙科医师用指尖精度精确控制注射针的定位和用脚踏控制药液的注射，且保证恒定不变的注射速度，多项研究显示使用该系统可大大减少患者注射时的不适。

2. 注射针头　根据医师的麻醉方式选择相应规格的针头，注意检查针头是否锐利，有无倒刺，是否通畅。

3. 其他　需要准备的局麻器械还包括消毒棉签或纱布、表面麻醉药、局麻药；若患者较为焦虑，可考虑先行口服镇静药或准备笑气吸入装置。

二、麻醉实施

（一）注射疼痛控制

注射是局部麻醉中关键的一环，注射位点的准确性不仅影响麻醉的效果和持续时间，而且也是众多局麻并发症的起源。此外，许多患者感到最为焦虑的是注射疼痛，那么我们如何操作才能实现无痛麻醉呢？

在局部麻醉过程中，可能产生疼痛的原因包括针头对局部组织的机械创伤、组织局部瞬时的高压膨胀及麻醉药物对组织的刺激等。其中，组织局部瞬时的高压膨胀是引起患者疼痛的最主要原因。从主观原因来看，焦虑的患者感受到的疼痛更强烈，反过来说，降低患者的疼痛期望值就能够减轻麻醉不适感。

1. 对针头造成局部组织的机械创伤的控制　首先，注射前检查注射针头是否锐利，有无倒刺。随着穿刺次数的增加，注射针锋利度会下降，所以勿用同一针头进行多次穿刺。其次，注射前对局部组织进行表面预备，包括冷冻麻醉、表面麻醉及经皮神经电刺激等。其中，最为常用的是表面麻醉，它能产生心理和药理上的效果，但表面麻醉深度有限，对于深部阻滞麻醉效果欠佳。

2. 对组织局部瞬时的高压膨胀的控制　缓慢给药，可缓解组织因瞬时高压带来的不适感，一般要求给药速度小于等于 1mL/min，但人为注射很难保证稳定的流速，有条件者建议使用计算机控制下局部麻醉药注射系统。

3. 麻醉药物对组织的刺激受麻醉药品温度和 pH 的影响　低温储存的麻醉药，使用前要先恢复至室温。低 pH 的药液患者不适感更为强烈，对于短时间操作的患者，可以使用不加血管收缩剂的局麻药。

（二）局部麻醉步骤

1. 评估患者身体状况　通过评估患者身体状况，确定个体的局麻需要，必要时调整麻醉方案、局麻药及麻醉方式的选择、麻醉剂量的确定。

2. 知情同意及心理疏导　焦虑的患者可预先口服镇静药。

3. 局麻器械与患者体位的准备　患者处于卧位，可减少由于紧张焦虑而导致的血管抑制性晕厥的发生；下颌阻滞后可恢复直立体位，加速起效。

4. 穿刺点的准备 干燥、消毒、表面麻醉,用棉签蘸少量局麻药物,按压于注射部位,保持2~3分钟。

5. 穿刺 牵拉组织使组织绷紧,注射针斜面朝向骨面。牵拉不仅可分散患者注意力,而且绷紧的组织有助于针以最小的阻力刺入黏膜,减少疼痛。穿刺后先滴入几滴麻醉药,然后缓慢推进至注射位点。

6. 回抽与注射 触及骨面后,可后退 1mm 回抽,然后旋转针管约 45° 再次回抽,回抽无血后建立一个牢固的支点,缓慢注射,退出注射器,观察患者。

7. 其他 局麻整个过程中与患者交流时,避免出现"注射""穿刺""扎针""疼痛""伤害"等负面词语,而要用"不舒服""进行麻醉"等词语代替;注射器尽量不要出现在患者视野中。

三、局麻并发症及注意事项

局麻药的不良反应可定义为药物的药理作用中所不期望出现的事件,包括全身反应和局部反应,简称"局麻并发症"。其中,局部并发症的发生率高于全身并发症,但全身并发症的后果更严重。

（一）局部并发症

1. 血肿 血液从血管内渗透到周围组织形成血肿,多是由于注射时误刺破血管的结果。在口腔局部麻醉中,最容易形成血肿的是上牙槽后神经阻滞麻醉,其次为下牙槽神经阻滞麻醉。大多数血肿预后良好,不需要进行辅助治疗。

2. 注射疼痛 操作不规范、多次注射导致的针头变钝、注射过快、药液温度过低、患者过于紧张等均会增加注射时的疼痛感。我们应安抚患者情绪,选用锐利的针头,确保药液温度适宜,严格遵守无创注射原则,缓慢地注入麻醉药以最大限度地减轻局部麻醉的注射疼痛,注射前可在进针区域辅助使用表面麻醉药。

3. 持续麻醉 局部麻醉持续时间比预期长很多个小时,患者感到麻木。经历软组织超长时间的麻醉,偶会出现刺痛、瘙痒、灼热、肿胀等异常感觉,多发生在舌部,其次是下唇。原因在于局部麻醉药本身的神经毒性、药液被酒精污染及罕见个体的过度反应等,一般无须处理,大约在 8 周内自行恢复。

4. 感染 自从使用一次性无菌针头和注射器以来,局部麻醉后感染已极为少见,但向感染部位注射麻醉药或者牙周膜注射时加压带入细菌,会增加感染的概率。避免针头污染及同一针头的多次注射,穿刺前局部消毒等,可减少感染的发生。

其他局部并发症如针头折断、面神经麻痹、牙关紧闭、水肿、麻醉后口腔内损伤等发生概率较低。医师应严格遵守无菌操作和无创注射,规范注射手法,可有效避免局部并发症的发生。

（二）全身并发症

1. 晕厥 晕厥由自主神经反射引起的一时性脑缺血导致,临床表现为头晕、眼花、胸闷、心悸、面色苍白、全身冷汗,严重时可有短暂性意识丧失、血压下降等。引起晕厥的常见原因为紧张、恐惧、焦虑等神经心理因素。环境闷热,患者空腹、疲劳、疼痛及体位不良时,也易发生晕厥。麻醉前应做好心理疏导,让患者全身放松,转移其注意力,保持呼吸通畅,可减少晕厥的发生。

2. 中毒　血液中麻醉剂的浓度超过机体耐受浓度时,引起的中枢神经系统的各种临床症状称为中毒反应。常见原因为单位时间内所用局麻药剂量过大、麻药误入血管、机体耐受能力差等。临床表现为眩晕、烦躁不安、抽搐等中枢神经系统症状,以及心肌收缩力减弱、心排出量降低、血压下降等,严重时可导致昏迷、呼吸系统抑制、循环系统衰竭。

3. 过敏　过敏是指曾接受过局部麻醉药注射无不良反应,再次使用该药时出现的不同程度的中毒样反应。术前应详细询问药物过敏史及局麻药物史,过敏体质者尽量避免使用酯类局麻药,并预先做过敏试验。酸性亚硫酸盐过敏的患者(如某些过敏性哮喘的患者)禁用含血管收缩剂的任何局部麻醉药。

（三）口腔局部麻醉效果不佳的原因

1. 解剖学因素　厚的皮质骨可成为局麻的屏障,如上颌的颧骨根部可以阻碍药液浸润,浸润麻醉效果往往不好,因此上颌第一磨牙可在颧骨根部近中和远中分别注射;成人下颌骨后牙区的麻醉可使用阻滞麻醉。神经或神经孔位置的变异可能会影响局麻的效果,术前可通过影像学检查,进一步明确目标区域的解剖状况,如曲面体层片可显示下颌孔的位置,根尖片可显示颏孔的位置。此外,某些受双重神经支配的区域在局麻时也需要特别注意,如上颌第一磨牙近中根受上牙槽中神经支配,其远中根和腭根受上牙槽后神经支配,可优先选择浸润麻醉,因为此技术不受限于神经来源。

2. 病理学因素　当局部组织有炎症时,由于 pH 降低,局麻药的亲脂部分浓度降低,能进入神经产生传导阻滞的药物量就会减少;同时,炎症时神经处于痛觉敏感状态,也为局麻效果的发挥增加了难度;组织充血状态的存在,使局麻药清除加快,从而降低效能;引流口的存在,可以导致注射药液向口内流失,药液未能向作用部位扩散,以上情况均应该在安全范围内加大注射量。

3. 药物学因素　不恰当的保存方式会影响局麻药的效能,比如高温下或日光直射下会导致肾上腺素失活,从而降低其效能。应该严格按照药物要求的储存条件进行储存。

4. 精神因素　与牙科恐惧症及焦虑患者相比,精神放松的患者行局麻较容易成功。应该对焦虑的患者进行心理疏导,通过一些非药物手段转移其注意力等;对于严重焦虑患者,可联合使用镇静技术,但需要与具有相关药物处方权的医师合作。

5. 技术因素　主要是指注射位点不准确;注射量过小(未计算麻醉药品用量);未计算麻醉时间或操作时长超过预计麻醉时间等。医师应该在术前确定麻醉方案,包括麻醉方式、麻醉时间、预计操作时长、注射量等。虽然术中可以在安全范围内追加麻药,但容易发生快速抗药反应,因此最好的预防措施就是术前做好详细的麻醉方案,按照口腔局部麻醉临床路径进行操作(图 5-2-1)。

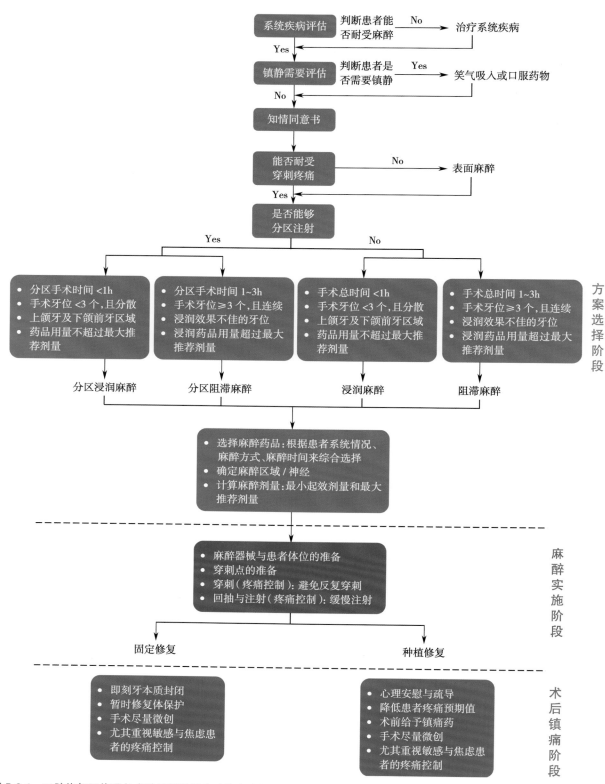

图 5-2-1　口腔修复牙体预备或种植时局部麻醉临床路径

第三节　牙体预备后的疼痛管理

一、原理与机制

牙体预备后的不适感主要来源于备牙时的温度等刺激引起的牙髓反应、长时间张口及身体受限，以及暴露的牙本质小管引起的牙本质敏感症等。

据相关研究显示，牙髓的组织学改变主要发生在成牙本质细胞层，备牙后即刻可见成牙本质细胞空泡性变，成牙本质细胞核埋入前期牙本质小管内，其下方出现局灶性出血，牙髓深部毛细血管扩张充血；1周后牙髓组织毛细血管扩张充血更为明显，出现散在炎细胞浸润，主要为中性粒细胞；2周后牙髓组织炎症基本消退，恢复正常；4周左右修复性牙本质开始形成。备牙后修复性牙本质的沉积主要与刺激强度、持续时间及剩余牙本质小管的长度有密切关系。

关于牙本质敏感症的发生机制，目前的主流学说是流体动力学说，即作用于牙本质表面的刺激，会引起牙本质小管内的液体发生多向流动，这种流动传到牙髓，会引起牙髓神经纤维的兴奋而产生痛觉。轻度的牙本质敏感症通常可在1~2周内自行恢复，其自愈机制主要是唾液、小管液的矿物质结晶，内表面血浆蛋白的吸附及表面玷污层的沉积。但当牙体预备量较大，尤其是活髓牙二次修复时，牙本质敏感症的症状会较严重，需要人为干预减轻或消除牙本质敏感症。

二、牙体预备后的疼痛控制

（一）即刻牙本质封闭（immediate dentin sealing, IDS）

当麻醉效力消失后，多数活髓牙患者会发生牙本质敏感症，我们要在患者感到不适前将牙本质小管封闭，将牙髓与外界刺激隔绝，避免刺激引起牙髓的二次伤害。

我们可以通过两种方式减轻或消除牙本质敏感症，一是通过药物作用降低局部神经敏感性，二是封闭阻塞牙本质小管。降低局部神经敏感性的药物，主要是指柠檬酸钾、硝酸钾等各种钾盐，但对其作用效果众口不一，有的研究持肯定态度，但另外一些则认为它更多的是通过封闭牙本质小管起效的。20世纪末，出现了一种新的牙本质粘接方法——即刻牙本质封闭，即在备牙后即刻与制取终印模之前使用牙本质粘接剂。研究发现，牙本质粘接剂对刚预备的新鲜牙本质有更强的粘接力，IDS不仅可以减少牙本质小管液的流出，预防胶原纤维网的坍陷，显著提高后期粘接的强度，而且能及时封闭和保护牙髓牙本质复合体，避免戴用暂时修复体期间的细菌微渗漏和牙本质敏感症。使用即刻牙本质封闭剂与其他脱敏剂，如氟化物、锶类物等，非但不会影响以后的修复粘接，而且一举两得，简单高效。

具体操作步骤参见第十二章相关内容。

（二）暂时性修复体

1. 暂时性修复体的作用　暂时性修复体的作用包括：保护牙髓；防止牙齿移动，保持间隙；恢复咀嚼功能；恢复发音功能；恢复美观功能；防止对颌牙伸长。

2. 以氧化锌丁香油为粘固剂的临时冠保护 多项研究表明氧化锌丁香油粘固剂是一种良好的生物封闭剂,主要有三个优点:①可以避免有刺激性的自凝树脂与暴露的牙本质小管接触;②可以有效防止微渗漏(microleakage)的发生;③对牙髓有一定的安抚作用,能促进修复性牙本质的形成,有利于牙髓组织的健康。此法的不利因素在于,临时冠边缘不密合导致的微渗漏及暂时性修复体材料对牙髓的刺激性。但是,我们不能仅依靠氧化锌丁香油的安抚作用,而应在满足机械力学和美观的前提下,尽量减少牙体预备量,且备牙时采用足够的水雾冷却、间断性磨除等方式,才能从根本上减轻牙髓反应。

第四节　牙种植术后的疼痛管理

一、原理与机制

牙种植术后的疼痛主要来源于手术切口的机械性损伤及窝洞预备过程的热损伤引起的炎症性疼痛,有时会并存因神经(如下牙槽神经)的意外损伤引起的神经病理性疼痛。具体而言,手术引起的外周组织损伤刺激损伤细胞、免疫细胞(巨噬细胞、肥大细胞、中性粒细胞等)和神经末梢释放多种炎性介质,导致局部炎症反应。同时,神经末梢释放的缓激肽、降钙素基因相关肽(calcitonin generelated peptide,CGRP)、P 物质、5- 羟色胺、神经生长因子(nerve growth factor,NGF)、一氧化碳等因子,使外周神经末梢传入痛觉感受器的阈值降低,从而使周围神经敏感性增高;而外周神经敏化会通过脊髓中的前列腺素和 N- 甲基 -D- 天冬氨酸受体(N-methyl-D-aspartic acid receptor)即 NMDA 受体协同作用进一步引起中枢敏化。

相关研究显示,牙种植术后疼痛高峰一般出现在术后 2~6 小时,平均疼痛强度为轻度到中度,此后疼痛强度逐渐下降。一项包含 352 例样本的研究显示,牙种植术后疼痛的总发生率为90.34%,其中轻度疼痛的患者共计 100 人,占 28.41%;经历中度疼痛的患者最多,占 42.04%;此外,还有 19.89% 的患者经历了严重疼痛。

二、牙种植术后疼痛的影响因素

影响牙种植术后疼痛的因素主要来源于手术和心理两大方面,具体包括以下影响因素。

（一）焦虑

多项研究显示,焦虑患者的牙种植术后疼痛强度明显高于非焦虑患者,牙种植术后出现中重度疼痛的风险亦更高。其发生机制可能是因为焦虑与痛觉阈值呈负相关。高水平的焦虑会通过中枢和外周机制降低患者的疼痛阈值,增加患者的疼痛敏感度;会导致内源性疼痛物质增加,内源性镇痛物质减少,加剧疼痛反应。

（二）疼痛敏感度

人的外周神经末梢含有多种感受器,包括触、温、痛、压觉感受器等,当受到的外周刺激高于某一特定的强度(阈值)时,外周神经末梢会被激活,向中枢传入神经冲动。感受器阈值的大小具有个体差异,不同个体的感受器数量亦不同,即疼痛敏感度具有个体差异,且受一些调节因子(如缓激肽、CGRP、NGF、P 物质、5- 羟色胺、CO 等)的调控。疼痛敏感度可通过疼痛敏感度量表(pain sensitivity questionnaire,PSQ)进行评估,筛选高敏感度患者。

（三）疼痛预期

研究发现对即将发生的疼痛的心理预期不仅会影响人们的心理状态,也会真实地影响之后的生理疼痛反应。调查显示,大多数牙种植患者的预期值高于实际疼痛值,且绝大多数的患者认为种植术后会出现中度甚至重度疼痛。然而,患者术前对术后疼痛强度的心理预期与术后实际疼痛强度呈正相关,也就是说,当患者对术后疼痛的心理预期越高时,术后的实际疼痛强度也会随之增加。究其原因,其机制类似于安慰剂效应。以往研究发现,当患者对疼痛强度的预期增加时,大脑的丘脑、脑岛、前额叶皮质、前额叶前部,以及前扣带皮层（anterior cingulate cortex, ACC）的激活程度增加;当患者降低疼痛预期时,主观疼痛体验相关的大脑激活区域会相应减少。此外,功能神经影像学的研究表明,对确定和不确定的疼痛预期是由不同的神经通路介导的——前者与前扣带皮层吻侧和后小脑的活动有关,后者与腹内侧前额叶皮层、中扣带皮层和海马的激活变化有关;而当人们获得可靠的关于有害刺激的信息时,疼痛敏感度会降低。再者,研究发现口头暗示对急性疼痛的缓解明显,乐观的预期比现实的预期效果更好。

（四）翻瓣

翻瓣患者术后出现中重度疼痛的风险远高于环切的患者。切口疼痛的原因是手术切口的机械性刺激激活 Aδ 纤维和 C 纤维引起的痛觉敏化,以及缺血导致的乳酸堆积。因此,相比环切而言,翻瓣的患者切口较大,且骨膜的剥离影响了血供,乳酸堆积更为明显,术后疼痛亦更严重。

（五）种植体位置

前牙区的牙种植术后疼痛强度及中重度疼痛发生率,均高于后牙区。原因主要有以下几个方面:①前牙区种植的患者术后肿胀较为显著,术区组织压力增加,疼痛较强;②前牙区因受角化龈及骨量的限制,一般采用翻瓣的手术方式,常需要同期进行骨增量,手术术式较为复杂,创伤相对较大;③前牙区为美学区,对种植位点的精确性要求较高,多使用手术导板辅助种植,导板的使用会影响骨组织的散热,加剧术后疼痛。

三、牙种植术后的疼痛控制

针对以上影响因素,建议医师在临床工作中应注意以下几点,以加强牙种植患者术后的疼痛控制,提高患者术后的舒适度和满意度。

1. 注意观察患者心理状况,焦虑患者应及时给予心理安慰与疏导,通过音乐等方式降低其焦虑水平。

2. 使用疼痛敏感度量表评估患者的疼痛敏感度,筛选高敏感度患者,加强其术后疼痛风险的控制与管理。

3. 术前应告知患者一个确定的乐观的疼痛预期,以降低患者的疼痛预期值,从而达到更好的术后疼痛控制,优化患者的术后体验。

4. 当患者骨量及角化龈较为充足时,后牙区优先选用环切术式,以减少翻瓣创伤带来的疼痛。

5. 前牙区患者术前可提前给予镇痛药,提高其术后舒适度。

第五节　小结与展望

长效达 8 小时以上的低毒局麻药、无痛注射方法是未来的主要发展方向。针对布比卡因的心血管毒性，近年来出现了布比卡因的 S 型异构体——左布比卡因，以及其同功异质体——罗哌卡因。两者在起效时间、效能和作用时间上与布比卡因相似，但心血管毒性大大降低。此外，在设计缓释给药系统延缓局麻药的体内释放方面也已取得重大进展，如将局麻药分子包封在微球内。微球由生物可降解材料制成，安全无毒、降解性良好且可直接注射；微球包裹缓释可减少循环吸收，延长局麻镇痛效果，同时又可减轻不良反应。有研究者制备布比卡因白蛋白微球，将其分散到聚合物 PLGA 制备的膜剂中植入大鼠背部皮下，95 小时后血药浓度达到峰值。相对于布比卡因溶液直接注射，药物体内半衰期提高了 50 倍，这意味着局麻药在术后镇痛方面有着很好的临床应用前景。

参考文献

1. 庄心良，曾因明，陈伯銮. 现代麻醉学［M］. 3 版. 北京：人民卫生出版社，2003.

2. OERTEL R，RAHN R，KIRCH W. Clinical pharmacokinetics of articaine［J］. Clin Pharmacokinet，1997，33（6）：417-425.

3. CLUTTER W E，BIER D M，SHAH S D，et al. Epinephrine plasma metabolic clearance rates and physiologic thresholds for metabolic and hemodynamic actions in man［J］. J Clin Invest，1980，66（1）：94-101.

4. LITWIN M S，GLEW D H. Management of dental problems in patients with cardiovascular disease［J］. JAMA，1964，187：848-849.

5. BLANCO M D，BERNARDO M V，GOMEZ C，et al. Bupivacaine-loaded comatrix formed by albumin microspheres included in a poly（lactide-co-glycolide）film：in vivo biocompatibility and drug release studies［J］. Biomaterials，1999，20（20）：1919-1924.

6. MALAMED S F，GAGNON S，LEBLANC D. Efficacy of articaine：a new amide local anesthetic［J］. J Am Dent Assoc，2000，131（5）：635-642.

7. HAAS D A，HARPER D G，SASO M A，et al. Comparison of articaine and prilocaine anesthesia by infiltration in maxillary and mandibular arches［J］. Anesth Prog，1990，37（5）：230-237.

8. HAAS D A，HARPER D G，SASO M A，et al. Lack of differential effect by ultracaine（articaine）and citanest（prilocaine）in infiltration anaesthesia［J］. J Can Dent Assoc，1991，57（3）：217-223.

9. BASSETT K B，DIMARCO A C，NAUGHTON D K. Local anesthesia for dental professionals［M］. New York：Prentice Hall，2009.

10. GILL C J, ORR D L Ⅱ. A double-blind crossover comparison of topical anesthetics[J]. J Am Dent Assoc, 1979, 98（2）: 213-214.

11. STERN I, GIDDON D B. Topical anesthesia for periodontal procedures[J]. Anesth Prog, 1975, 22（4）: 105-108.

12. BENOWITZ N L. Clinical pharmacology and toxicology of cocaine[J]. Pharmacol Toxicol, 1993, 72（1）: 3-12.

13. GHONEIM M M, BLOCK R I, HAFFARNAN M, et al. Awareness during anesthesia: risk factors, causes and sequelae: a review of reported cases in the literature[J]. Anesth Analg, 2009, 108（2）: 527-535.

14. LOETSCHER C A, WALTON R E. Patterns of innervation of the maxillary first molar: a dissection study[J]. Oral Surg Oral Med Oral Pathol, 1988, 65（1）: 86-90.

15. Use of epinephrine in connection with procaine in dental procedures[J]. J Am Med Assoc, 1955, 157（10）: 854.

16. WANG M, LI Y, LI J, et al. The risk of moderate-to-severe post-operative pain following the placement of dental implants[J]. J Oral Rehabil, 2019, 46（9）: 836-844.

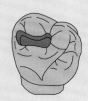

第六章　口腔显微修复术区隔离——实用橡皮障技术

19世纪中期,为消除唾液对口腔治疗的不利影响,纽约牙科医师 S. C. Barnum 发明了橡皮障(rubber dam)并将其应用于临床。橡皮障在提高口腔诊疗效率和安全、质量等方面都做出了很大的贡献。但是,由于橡皮障套装配件繁杂、技术敏感性高、操作方法多变,能够真正将其熟练应用于修复临床的医师不多。面对显微修复治疗(microscope-assisted restoration therapy),橡皮障的使用更具特殊性。本章将从数字显微修复实践的角度,介绍橡皮障的组成、使用方法、注意事项,以及橡皮障在特殊情况下的应用要点等,详细讲述橡皮障应如何应用于显微修复临床,为医师提供更好的术区隔离(operational area isolation),以获得更好预后。

第一节　橡皮障及辅助工具

橡皮障套装主要由以下几部分组成：橡皮布、打孔器、橡皮障夹钳、橡皮障支架、橡皮障夹，以及辅助用的润滑剂、楔线、牙线、橡皮障封闭剂等（图 6-1-1）。

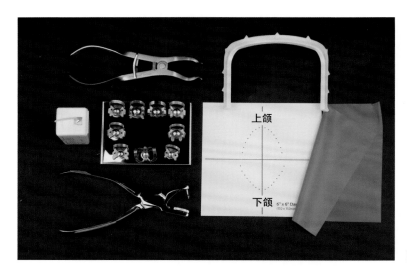

图 6-1-1　橡皮障套装

一、橡皮障的组成

1. 橡皮布　橡皮布是一种薄且具有弹性的非乳胶或乳胶橡皮片，用于隔离治疗牙。使用橡皮布将治疗牙与口腔复杂环境隔离开来，可保持术区不受唾液污染、视野清晰。橡皮布按厚度、颜色及面积，可分为不同种类。

按不同厚度，橡皮布可分为薄型（0.15mm）、中型（0.20mm）、厚型（0.25mm）、超厚型（0.30mm）、特厚型（0.35mm）。在显微修复治疗中，最好选厚型以上的橡皮布。一方面，较厚的橡皮布不易扯裂；另一方面，较厚的材料能够较好地包绕牙颈部，隔湿的同时还可以有效地保护牙齿周围的口腔软组织。

按颜色分类，修复中建议使用颜色对照性强的橡皮布，如蓝色、绿色、黑色等；不建议使用浅色橡皮布。橡皮布一般有 125mm×125mm 和 150mm×150mm 两种大小，分别适用于乳牙和恒牙。

2. 打孔器　橡皮障打孔器有两类：单孔打孔器和多孔打孔器。单孔打孔器只有一个单一的孔洞，多孔打孔器有多孔转盘，适用于不同的牙位。以 dental dam 为例，打孔器上共有 5 个孔，从小到大分别适用于下颌前牙、上颌前牙、尖牙及前磨牙、磨牙、体型较大的牙（放置橡皮障夹的牙）（图 6-1-2）。使用打孔器时，应确保打孔针与孔洞对齐无误（图 6-1-3）。如有偏差，可能会导致打孔器上的孔洞边缘受损，一旦孔缘受损，打孔器将很难再进行整齐切割，而不规

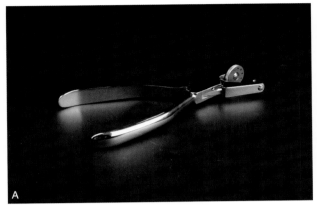
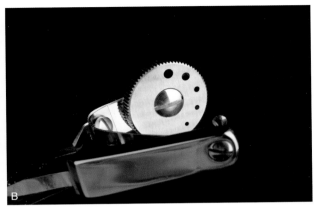

图 6-1-2　打孔器组图
A. 打孔器全貌；B. 打孔器上不同直径的孔。

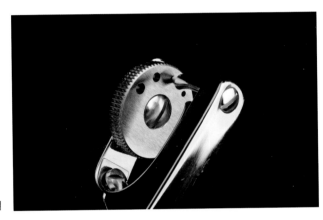

图 6-1-3　打孔器的使用

整的洞形,易导致橡皮布抗撕裂能力降低,在安装橡皮障的过程中出现橡皮布损坏或与牙齿不贴合等情况。

3. 橡皮障夹钳　用于打开橡皮障夹,并将其安装到目标牙齿。有远端隔板的橡皮障夹钳更适合初学者使用,远端隔板能够防止橡皮障夹钳进入橡皮障夹内过深,防止放置橡皮障夹时损伤牙龈。

4. 橡皮障夹　目前市场上的橡皮障夹种类繁多,大多由不锈钢制成,可以按有无夹翼、牙位、喙的方向等因素进行分类。选择有翼或无翼的橡皮障夹,主要根据所采用的技术和牙齿的位置。无翼橡皮障夹占用空间小,适用于口腔内操作受限的部位,如上颌磨牙区域。有翼橡皮障夹加大了占用空间,能够使橡皮障产生额外回缩,使术区视野更加清晰。另外,使用有翼的橡皮障夹,在安放后牙用橡皮障时,可将橡皮障夹和橡皮障在口外组装好后一同置于口内,以减少口内操作时间;如果使用无翼橡皮障夹,则必须先安放橡皮障夹,然后再上橡皮障。橡皮障的操作方法将在后续章节细述。

由于不同牙位的牙齿颈部形态差异较大,橡皮障夹也随牙位不同而形态不同。合适的橡皮障夹必须达到内外均和牙面紧密贴合,不贴合的橡皮障夹极易在安装橡皮障的过程中发生旋转或脱落。对于折裂、刚萌出或是预备后的牙齿,由于龈上高度不足或操作需要,可以使用夹口突向根方的橡皮障夹。

　　橡皮障夹弓部弯向牙齿远中的距离过小,可能影响目标牙齿远中的部分操作;相反,如果目标牙齿是牙弓中最后一颗牙,橡皮障夹弓部弯向牙齿远中的距离过大,将导致橡皮障夹不易安放。

二、辅助器械和材料

　　当牙齿的邻接点接触较为紧密时,可先尝试在橡皮布组织面(无粉末)涂抹一层水溶性润滑剂。不推荐使用凡士林,因为它不容易从牙齿表面清洗干净。牙线可以进一步帮助橡皮布通过邻接点就位。若橡皮布已通过邻接点,但由于患牙颈部有倒凹或已行牙体预备,出现橡皮布上弹,无法暴露肩台或理想位置时,牙线也可以协助固定橡皮布,方法将于后续章节细述。

　　橡皮障的辅助工具还有楔线、铁氟龙胶带等。在前牙区,楔线可以起到替代橡皮障夹的作用,尤其是在使用劈障法(spit dam technique)时,楔线由于占用空间小,相比橡皮障夹更为便于操作和使用。在显微修复中粘接修复体时,橡皮障最为常用,此时暴露的牙位常为一组牙齿,在酸蚀时不免接触邻牙,将铁氟龙胶带套在邻牙上,可以较好地保护邻牙,使术区干净整洁,并为后续操作提供方便。

第二节　橡皮障基础技术

　　使用橡皮障(rubber dam)有以下优点:①将口腔黏膜与术区隔离,避免化学药物对口腔的刺激,保护口腔软组织;②防止误吞、误吸细小器械、冲洗液及修复材料碎屑;③保持术者视野清晰,防止口镜雾气对操作的干扰;④防止感染;⑤使治疗过程更为舒适、轻松。虽然橡皮障优点甚多,但是想要高效地使用橡皮障依然难度较大,需要一定的技术知识储备和操作经验。在面对不同患者时,正确选择合适的橡皮障工具和操作程序极为重要。

　　在安装橡皮障前,应确保橡皮障及其辅助工具全部到位,如橡皮障支架、橡皮障夹钳、橡皮障夹、打孔器、橡皮布、牙线及润滑剂等。安放橡皮障前,最重要的一步是首先用牙线检查邻面接触情况,确保邻接点可正常通过牙线。随后,检查患牙周围有无牙石及增生的牙龈,及时去除影响橡皮障就位的因素,确保橡皮障可形成良好的封闭。对于缺损面积大的牙齿,应在牙体预备时就考虑到粘接时的隔湿障碍,在牙体预备的同时进行龈壁提升(cervical margin relocation, CMR)或行牙冠延长术,确保橡皮障可以顺利安放。对于前牙等涉及美观的修复体,若肩台位于龈下,上橡皮障时应行局部麻醉,并选用夹口突向根方的橡皮障夹。不同情况适宜使用的橡皮障的操作方法、橡皮障夹及辅助工具均不相同,因此橡皮障安放前的准备工作尤其重要,充足的准备将在极大程度上减少临床操作时间。

　　安装橡皮障时,首先应确认操作区域。根据目标牙位,通过橡皮障打孔模板在橡皮布上用防水记号笔标出打孔的位置(图6-2-1)。后牙修复体粘接时,要求隔离治疗牙及其两颗邻牙,橡皮障夹最好放置在目标牙齿的远中邻牙上,近中使用楔线。前牙修复体粘接时,由于前磨牙的固位稳定效果较佳,建议将橡皮障夹放于前磨牙上。

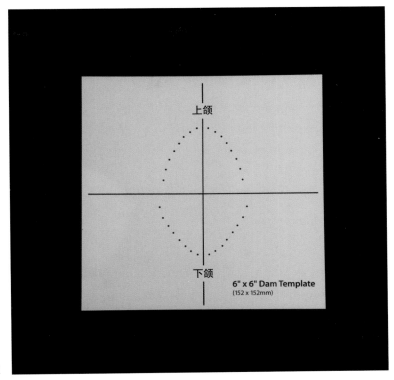

图 6-2-1　橡皮障打孔模板

一、橡皮障的安装技术

结合显微修复的临床应用,橡皮障的安装技术主要有以下五种,其中第五种劈障法是显微修复牙体预备常用的安装橡皮障的方法。

（一）翼法

翼法（wing technique）口内操作时间短,后牙区（隔离患牙及两颗邻牙）较为常用。

1. 使用橡皮障支架撑开已打孔的橡皮布。

2. 将橡皮障夹的翼穿过目标牙（患牙的远中牙）对应的橡皮布孔。

3. 使用橡皮障夹钳撑开橡皮障夹,将橡皮障夹及布一同安放到目标牙颈部,橡皮障夹的喙应位于牙外形高点之下,与牙齿至少有四点接触。

4. 撤除橡皮障夹钳,用钝头器械（如水门汀充填器的扁铲端）将两翼上方的橡皮布翻下,使橡皮布的孔缘紧贴所隔离牙齿的颈部。

5. 将余留目标牙由远中向近中逐个套入,使用牙线辅助通过邻接点,可用楔线从近中固位橡皮障。

（二）橡皮布优先法

橡皮布优先法（rubber first technique）适用于前牙粘接等情况。

1. 双手撑开橡皮布，将打好的孔按照由远中向近中的方向逐个套入，邻牙不易滑入时，可用牙线帮助橡皮布通过接触点。

2. 使用橡皮障夹钳撑开橡皮障夹，将其固定到牙颈部，也可使用楔线固定。

3. 使用橡皮障支架将橡皮布撑开。

（三）橡皮障夹优先法

橡皮障夹优先法（clamp first technique）可在直视下放置橡皮障夹，减少对牙龈的损伤。对橡皮布的弹性要求较高，适用于无翼橡皮障夹。在操作前需要用牙线拴牢橡皮障夹，防止误吞。

1. 将橡皮障夹固定在牙颈部，弓部位于隔离牙的远中，需牙线拴住。

2. 将已打孔的橡皮布从橡皮障夹的弓部套入，用钝头器械将橡皮布翻下，使之紧贴于牙颈部。

3. 将余留目标牙由远中向近中逐个套入，使用牙线辅助通过邻接点。

4. 使用橡皮障支架撑开橡皮布。

（四）弓法

弓法（bow technique）可在直视下放置橡皮障夹，减少对牙龈的损伤。有翼、无翼橡皮障夹均适用，适于后牙修复体的粘接。

1. 将已打孔的橡皮布撑开，套入橡皮障夹的弓部。

2. 使用橡皮障夹钳撑开橡皮障夹，直视下将橡皮障夹固定在隔离牙的颈部。

3. 用扁头器械将橡皮障夹夹臂上方的橡皮布翻下，套入隔离牙的颈部。

4. 将余留目标牙由远中向近中逐个套入，使用牙线辅助通过邻接点，可用楔线从近中固位橡皮障。

5. 用支架撑开橡皮布。

（五）劈障法

劈障法（spit dam technique）是在直视下于双侧上颌后牙区放置橡皮障夹，沿牙弓曲线劈开橡皮布后，使用橡皮布进行反复翻折，形成信封状"漏斗"以封闭术区的方法。该方法可充分暴露术区，避免操作中水雾及患者唾液的干扰，适用于上颌前牙及前磨牙区口腔显微修复操作，是显微修复常用橡皮障技术（图 6-2-2）。

1. 选用厚型或特厚型的方形橡皮布，使用记号笔标记橡皮布 1/4 高度位置，并连接两侧标记点形成 1/4 高度线。

2. 在 1/4 高度线的中点，使用记号笔标记点 A，在点 A 左侧及右侧上方 1~2cm 处标记点 B 及点 C，并使 A、B 点之间的距离等于 A、C 点之间的距离。

3. 使用多孔打孔器，选择上颌前牙孔径在 A 点进行打孔，选择上颌磨牙孔径在 B、C 点进行打孔，之后使用直剪刀分别将 A、B 点及 A、C 点孔洞进行连接。注意剪开时应一次成形，防止连接处豁口的形成。由此，在橡皮布上形成与上颌牙弓曲线近似的三角形开口。

4. 选择上颌后牙专用的橡皮障夹，注意橡皮障夹的左右侧与颊舌侧的区分。使用橡皮障夹钳撑开橡皮障夹，在直视下将橡皮障夹固定在双侧上颌第一磨牙的颈部。

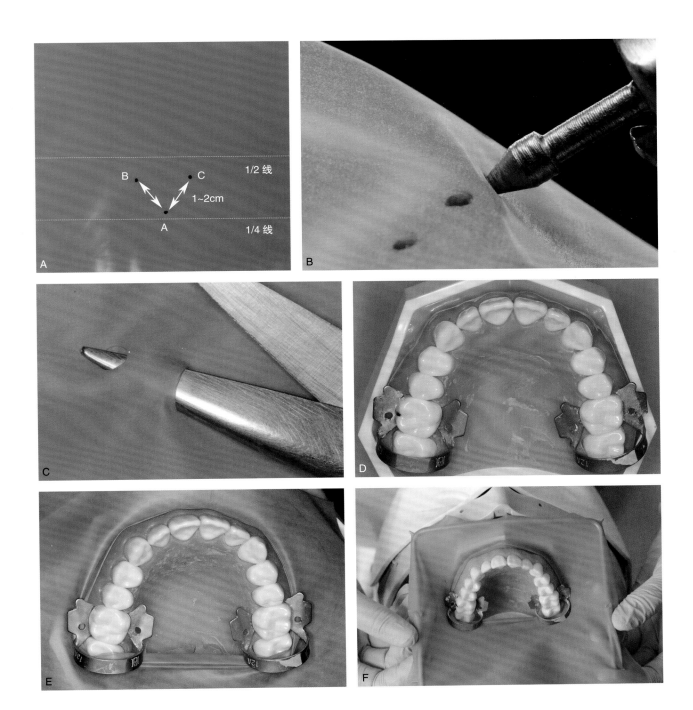

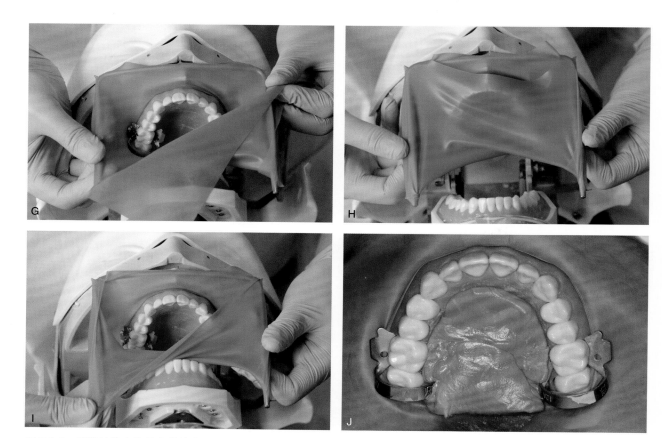

图 6-2-2　劈障法橡皮障的安装技术

A. 橡皮布上画点；B. 橡皮布上打孔；C. 橡皮布上孔洞的连接；D. 橡皮障夹放置在双侧上颌第一磨牙处；E. 将打孔后的橡皮布套入橡皮障夹及上颌牙弓；F. 橡皮障支架的就位；G. 橡皮布远端的第一次翻折；H. 橡皮布完成第一次翻折；I. 橡皮布的第二次翻折；J. 使用硅橡胶重体封闭腭部。

5. 将已打孔并剪开的橡皮布撑开，按照由一侧后牙区到另一侧后牙区的顺序，套入双侧已就位的橡皮障夹弓部，且将双侧第一磨牙位置的橡皮布颊舌侧套入橡皮障夹的翼部，并使前牙区充分暴露在 A 点孔洞的位置。

6. 将橡皮障支架放置于就位后的橡皮布表面，并保证支架远端位于橡皮布的 1/2 高度线附近，轻拉近端及两侧的橡皮布，使其固定在橡皮障支架上。

7. 轻拉橡皮布远端，使其回折到橡皮障支架的近端并固定，形成"口袋"样装置。

8. 将"口袋"边缘的橡皮布重新下拉至同侧橡皮障支架远端的两角并固定，最终形成信封样的"漏斗"状结构。

9. 使用油泥型硅橡胶重体材料封闭腭部组织面，防止水雾进入患者咽喉部；注意上颌前牙区腭侧硅橡胶重体材料不宜过多，以免影响后续导板的就位。

10. 整理橡皮障的边角，以确保其固位稳定。至此，"劈障法"橡皮障安装完成。

二、橡皮障安装过程的注意事项

在安装橡皮障的过程中,应注意以下几点。

(一)保护牙龈

在放置橡皮障夹时应注意不要伤及牙龈,橡皮障夹的弓部应位于远中。放置橡皮障夹时,应先确保腭侧夹口就位且稳定接触,随后再将颊侧夹口轻轻滑至牙颈部并确保无牙龈损伤。需要放置两个橡皮障夹共同固定橡皮障时,应确保在安放橡皮布的过程中,橡皮障夹不因拉力过大而移位或旋转。

(二)牙线的使用

牙线辅助橡皮布通过邻接点时,应从近中或远中的牙面顺牙齿外形滑入邻接触区,随后从颊侧牵出,而非垂直压入后将牙线上拉带出,这样不仅无法辅助橡皮布顺利通过邻接触区,还容易导致橡皮布撕裂。对于已行牙体预备的前牙,由于肩台通常平龈或位于龈下,橡皮障不能很好地暴露肩台。此时,上橡皮障时应提前行局部麻醉,随后将牙线环绕基牙一周,下压并拉紧牙线,将牙线固定于橡皮障支架上,以暴露肩台(图 6-2-3)。如果效果仍不满意,可以加固一枚橡皮障夹。

(三)橡皮障的翻转

无论使用何种技术安装橡皮障,都需要在安装完成后再进行重要的一步——橡皮障的翻转,即使用钝头器械或稳定的气流,将橡皮布的边缘压或吹入牙龈沟内,使橡皮布充分包住牙龈,创造牙颈部良好的封闭。

(四)橡皮障的拆卸

橡皮障的拆卸较为简单,首先用剪刀剪去牙间的橡皮布,随后用橡皮障夹钳取下橡皮障夹,再将橡皮障支架和橡皮布一并取出即可。去除橡皮障时,先剪断结扎线,可用刮治器协助,以免损伤牙龈。

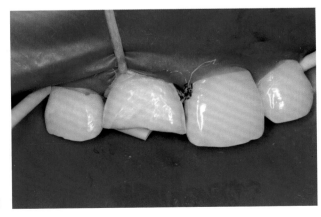

图 6-2-3　牙线的使用

第三节　橡皮障在特殊情况下的运用

一、龈沟液或唾液微漏

有时候橡皮障因牙齿形态的特殊性、孔隙大小及距离与牙齿不匹配,会出现封闭效果不佳。此时,可使用水门汀、牙周塞治剂、流体树脂或专用牙龈保护剂,封闭唾液微漏处。

二、牙体组织大面积缺损或牙冠固位力差

1. 选用龈下橡皮障夹。

2. 劈障法中先行龈壁提升术或恢复牙齿凸度,再行上述章节介绍的橡皮障的安装。劈障法同样适用于邻接点过紧、隔离固定桥或标准方法失败的情况。

3. 必要时行牙冠延长术。

三、烤瓷牙、全瓷牙的隔离

应使用楔线或将橡皮障夹置于冠边缘的龈方,避免卡在冠边缘,以防崩瓷。

四、隔离固定桥体

1. 采用劈障法安装橡皮障。

2. 将固定桥看作一个整体,利用邻牙固位。

五、牙颈部缺损

1. 避免将牙颈部缺损的牙齿作为固定牙。

2. 该类牙作为患牙时,应选用龈下橡皮障夹。值得注意的是,在安装橡皮障夹时,必须注意避免橡皮障夹卡持或上弹至牙颈部缺损处,以免造成牙体组织的崩裂。在操作过程中也应时刻注意,防止橡皮障夹滑脱。

六、全身情况较差、老年患者

由于患者的特殊性,不建议此类患者安装橡皮障。

第四节　小结与展望

口腔显微修复临床中使用橡皮障的目的及方法与在牙体牙髓病学中的应用有所差异,具体表现在:主要是为了同时充分暴露多牙位术区,尤其是要减小备牙操作过程中水雾、唾液等的干扰。因此,推荐口腔显微修复临床中使用劈障法进行橡皮障的安装。而在显微修复体粘

接等操作过程中,橡皮障的使用是为了对目标牙体进行完全的隔湿,避免唾液及龈沟液对树脂粘接效果的影响。因此,建议使用橡皮布优先法或橡皮障夹优先法进行橡皮障的安装。

参考文献

1. 于海洋.口腔固定修复学［M］.北京:人民卫生出版社,2016.

2. 邹慧儒,王雅南,张洪杰,等.橡皮障技术在口腔临床中的应用状况［J］.中华口腔医学杂志,2016,51(2):119-123.

3. FEIERABEND S A, MATT J, KLAIBER B. A comparison of conventional and new rubber dam systems in dental practice［J］. Oper Dent, 2011, 36(3): 243-250.

4. DAHLKE W O, COTTAM M R, HERRING M C, et al. Evaluation of the spatter-reduction effectiveness of two dry-field isolation techniques［J］. J Am Dent Assoc, 2012, 143(11): 1199-1204.

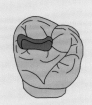

第七章　数字引导的显微牙体预备技术概述

　　牙体预备（tooth preparation，TP）是"牙体制备手术"的简称，指修复重建过程中根据临床设计要求，使用牙体切削工具（包括旋转切削工具及非旋转切削工具），以手术方式去除一定量的牙体组织，并制备特定的抗力形、固位形及终止线，为未来目标修复体提供容纳空间，获得适宜连接界面及支撑结构的过程。

修复治疗的目标在于长期性、稳定性及有效性。由于牙体预备技术是在人体最硬的器官上做微量切割,具有不可逆、有损等特点,且修复体的最终效果与修复空间的设计及牙体预备手术的实施直接相关,因此显微牙体预备技术的临床前设计与临床操作,尤其是修复空间相关的数量关系的精细控制就尤为重要。然而,目前大部分口腔修复著作虽有修复空间的数值要求,认为牙体预备量即等于修复体空间,但常缺乏未来修复体空间的设计环节,也缺乏牙体预备术前、术中、术后空间转移的数量关系,牙体预备的数量要求与临床实施方法存在脱节等现象。

　　针对现有牙体预备理论及方法,本章内容首先讨论了影响牙体预备的设计原则及关键影响因素。此外,还将在 TRS 理论的基础上,通过牙体预备工具的选择、TRS 导板的使用及现有显微牙体预备技术等几方面的论述,重点讨论牙体预备量与形的控制,从牙体资源、预备数量及形态三方面提出数字显微牙体预备的新认识,力求在实际临床操作中达到更加精准的牙体预备,从而最终达到长期、稳定与有效的修复治疗目标。

第一节　牙体预备数量的考量

　　理想的牙体预备,就是要在机械力学、美学及咀嚼功能等设计要求的基础上,达到符合生理的最小牙体磨除量。牙体预备的最终目标,即是获得目标修复体所需的理想空间。有研究证明,根据不同的固定修复方式,牙体预备时牙体组织的去除量在 3.1%~72.1% 不等。不同预备方法的所需牙体组织去除量不同,其中,树脂微创粘接修复所需牙体组织去除量为 3.1%~12.4%;瓷贴面修复所需牙体组织去除量为 6.8%~30.2%;全冠修复所需牙体组织去除量为 62.8%~72.1%。但是,该研究选择的 TRS 实际为体内空间,并不涉及更常见的混合空间。因此,在讨论影响牙体预备数量设计的因素之前,我们有必要明确牙体预备量与目标修复体空间的关系,其不一定是对等关系(图 7-1-1)。

　　由前述 TRS 理论可知,根据未来目标修复体空间与目标牙体之间的空间关系,可将 TRS 分为体内 TRS、体外 TRS 及混合 TRS。不同 TRS 分类与牙体预备量的关系(图 7-1-2):

　　1. 当 TRS 为体内空间,且未来修复体完全复制预备前的牙体空间,即不改变牙体空间的体内 TRS 情况时,牙体预备量与目标修复体空间相等。

　　2. 当 TRS 为体内空间,且未来修复体做减量修复时,牙体预备量大于目标修复体空间。

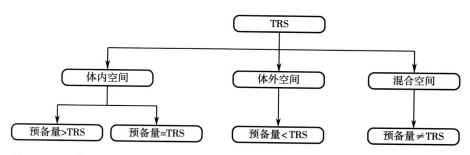

图 7-1-1　牙体预备量与不同分类目标修复体空间的数量关系

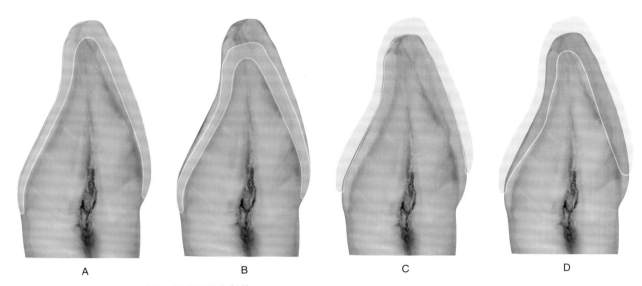

图 7-1-2　不同种类 TRS 对应不同的目标修复体

A. TRS 为体内空间,且未来修复体完全复制预备前的牙体空间;B. TRS 为体内空间,且未来修复体做减量修复;C. TRS 为体外空间;D. TRS 为混合空间。

3. 当 TRS 为体外空间,牙体预备量小于目标修复体空间。

4. 当 TRS 为混合空间,牙体预备量与目标修复体空间呈不等量关系。

由此可见,目前大部分经典著作中,对牙体预备量的要求均是参考预备前的牙体表面进行,这只符合上述四种类型的第一种情况。对于另外三种情况,再使用参考预备前的牙体表面进行预备,则会产生预备量过多或过少等偏差,最终影响修复体效果。因此,牙体预备前的空间分析是十分必要的,也是长期缺失的关键内容。

由于天然牙牙体厚度、修复体力学强度及美学层次需求等限制,美学区的牙体预备数量的考量主要有以下三大因素(图 7-1-3)。

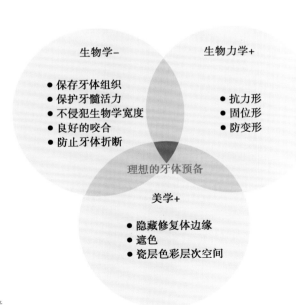

图 7-1-3　牙体预备必须考量的核心三因素

一、生物学因素

生物学因素（biological factor）是指在牙体预备过程中，不仅要控制病原、去除感染牙体组织，还要尽量遵循牙体保存、牙髓保护的原则，即尽可能保护正常软硬组织的健康。天然牙体组织的厚度与体积是有限的，并且牙体硬组织厚度具有增龄性变化的特点（图 7-1-4）。

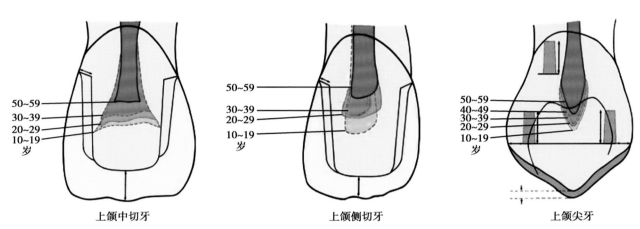

图 7-1-4　牙体硬组织厚度的增龄性变化

以美学修复常见的上颌中切牙为例，根据 Ohashi 等人的研究发现，10~19 岁人群切端距髓腔的平均距离为 4.7mm，20~29 岁人群此平均距离为 4.8mm，30~39 岁人群此平均距离为 5.3mm，40~49 岁人群此平均距离为 6.3mm。由此可见，对于临床上主要进行美学修复的年轻人群而言，可安全利用的天然牙牙体硬组织数量较中老年人群更加有限（表 7-1-1）。

表 7-1-1　20~50 岁人群上颌不同牙位各牙面的牙釉质牙本质（牙壁）厚度一览表　　单位：mm

牙位	切端	近中	远中	唇面	腭面
中切牙	4.7~6.3	1.7~2.6	2.1~2.6	1.8~2.3	1.4~2.1
侧切牙	3.9~6.0	2.2~2.4	2.3~2.6	2.0~2.3	1.3~2.6
尖牙	4.4~5.4	2.8~3.4	3.4~4.0	2.7~2.9	2.3~3.0
第一前磨牙	5.2~5.2	2.8~3.0	2.9~3.4	2.7~2.8	1.8~2.3
第二前磨牙	4.1~5.3	2.9~3.4	2.7~3.0	2.5~2.7	1.9~2.3

此外，有学者指出，当预备后的牙本质厚度小于 0.5mm 时，即使此时尚未出现明显穿髓孔，牙髓组织仍有较大概率出现明显的炎症反应；当预备后的牙本质厚度为 0.5~1.0mm 时，牙髓组织仍有 40%~50% 的概率出现较明显的炎症反应；当预备后的牙本质厚度大于 1mm 时，牙髓组织则反应轻微。因此，为保证牙体预备后的生物安全性，患牙预备后牙壁最小厚度——安全距离（safe space）通常预留为 1mm 左右，对于年轻患牙尤为重要。考虑到上述

不同年龄段的牙壁厚度情况,在实际牙体预备时的最大牙体切割量,即为牙壁厚度减去1mm安全距离(表7-1-2)。由表可知,牙体预备时的距离尺度应精确到0.1mm,此时"裸眼"操作已无法保证其精准性。因此,结合具有更大放大倍率的口腔显微镜进行牙体预备的数量控制,则是顺理成章。综上所述,目前常说的"微创1mm预备"也有生物学因素的风险。对于美学区牙体修复而言,牙体切端3mm、唇面和近远中各1mm、舌侧0.3mm等区域,是牙体牙髓保存的安全预备量;对于需要改变前牙唇舌、切龈轴向的美学修复病例,基于牙体牙髓保存的修复体最大纠位内收量为-1mm、最大截短量为-2mm。当内收量大于1mm或截短量大于2mm时,应预先考虑对预备牙行根管治疗(root canal therapy,RCT)或正畸治疗等。

表 7-1-2　20~50 岁人群上颌不同牙位各牙面扣除安全距离后可预备
的牙釉质牙本质(牙壁)厚度一览表　　　　　　　　　单位:mm

牙位	切端	近中	远中	唇面	腭面
中切牙	3.7~5.3	0.7~1.6	1.1~1.6	0.8~1.3	0.4~1.1
侧切牙	2.9~5.0	1.2~1.4	1.3~1.6	1.0~1.3	0.3~1.6
尖牙	3.4~4.4	1.8~2.4	2.4~3.0	1.7~1.9	1.3~2.0
第一前磨牙	3.2~4.2	1.8~2.0	1.9~2.4	1.7~1.8	0.8~1.3
第二前磨牙	3.1~4.3	1.9~2.4	1.7~2.0	1.5~1.7	0.9~1.3

二、生物力学因素

牙体预备的目的之一是为未来修复体提供容纳空间、获得适宜连接界面及支撑结构。因此,牙体预备应为修复体的制作提供良好的基础,以保证未来修复体及修复后的牙体在行使功能时具有良好的抗力形(resistance form)及固位形(retention form),即生物力学因素(biomechanical factor)。从牙体预备的数量与形态设计角度来看,可根据不同修复材料的机械性能需求设计牙体预备的数量,而对于不同固位方式的修复体,其预备体的形态要求也有所不同。

三、修复体美学因素及功能因素

随着修复体材料的不断发展,瓷美学修复体的强度不断增加,其美学性能也在不断改善。为了更加逼真地展现天然牙的半透明性、乳光现象等特性,瓷美学修复体往往需要充裕的空间,以保证颜色层次能力。对于基牙变色、氟牙症及金属桩核冠修复等病例,瓷美学修复体的遮色能力是影响最终修复效果的决定性因素之一。有研究显示,当玻璃陶瓷厚度大于2.0mm时,遮色能力最为出色。由此可见,修复体美学因素(esthetic factor)对TRS的需求是较大的,越多越容易达到一定的美学效果。因此,平衡美学追求与预备牙的保存,毫无疑问将是一项必须正确面对的临床难题,这既关乎临床疗效,也关乎医学伦理。

然而,从美学以外的其他功能重建来看,慎用不可逆修复技术,适度恢复缺失牙的功能,保证牙体牙髓、牙周组织健康是成功功能修复的基础。咬合功能、发音功能等对前牙切端预备、舌腭侧的预备和后牙𬌗面的预备有一定的要求,在牙体预备设计中不能忽视这些内容。

综上所述,牙体预备切割数量受生物学、生物力学及修复体美学和功能三因素影响。其中,生物学因素对切割数量的要求是越少越好,而生物力学及修复体美学因素对切割数量的要求则是越多越好,故三者为互相制约关系。因此,如何在牙体预备实施之前,找到符合三者制约关系的最佳切割数量,是前述 TRS 理论在牙体预备空间设计中的核心理念。

第二节 牙体预备形态的控制

一、预备体轴面形态的质量要求

（一）预备体轴面的基本要求

1. 聚合度 聚合度（total occlusal convergence, TOC）是指预备体两个轴面之间的相对角度。1955 年,Jorgenson 等测试了基牙在不同 TOC 下的固位力,结果说明 TOC 为 5° 时,预备体具有最佳固位力;1994 年,Wilson 等认为 6°~12° 聚合度的预备体具有最佳固位力;2001 年,Charles 提出牙体预备的标准,其中指出,TOC 在 10°~20° 时,预备体固位力最佳;2014 年,Yong-Joon Seo 等指,虽然 4°~14° 的 TOC 能够获得较好固位力,但是由于临床判断难度较大,临床上可接受的 TOC 的范围实际为 10°~24°;2020 年,McCraken 等总结出,现有牙科教育关于 TOC 的预备标准一般设定在 10°~20°,同时证实过度预备的 TOC 与修复体低临床可接受度有直接相关性。综上所述,本书将聚合度的合格范围定为 5°~20°。因此,在实际临床操作中,应注意尽量控制牙体预备后的轴面聚合度,以便为修复体固位提供更好的基础。

2. 𬌗龈高度 大量研究表明,在全冠修复中固位力与预备体𬌗龈高度成正比。大部分学者认为,全冠预备体的最低𬌗龈高度为 3mm。在实际临床工作中,固位力除了与𬌗龈高度有关外,还与聚合度、固位形及粘接剂性能等因素有关。

3. 倒凹（undercut） 在牙体预备过程中,应将就位道（wearing path）方向上的所有外形高点全部去除,以此消除各轴面上的倒凹。需要注意的是,不同类型的修复体的就位道有所不同,因此倒凹的定义也随不同就位道方向有所变化,临床中应注意观察,并保存尽可能多的牙体组织。

（二）牙体轴面预备量是非均匀的

1. 牙体轴面预备量非均匀属性是由牙体解剖形态所决定 受限于修复体材料及粘接技术,早期的修复治疗常常需要磨除大量牙体组织,牙体预备操作中的考虑主要集中在如何避免损伤或刺激牙髓。因此,当时的牙体解剖考量主要集中在牙釉质、牙本质的厚度及预备后的残余牙本质厚度。通常来说,美学区牙体距离釉牙本质界最薄的地方在舌侧（1.7~2.6mm）,而上颌侧切牙距离釉牙本质界又是最薄的,在实际操作中,由于早期全冠预备需要一定的就位道和聚合度,髓角的位置最容易发生牙髓暴露。研究显示,当预备后的残余牙本质厚度小于最小安全距离 0.5mm 时,修复后容易产生牙髓病变。现今,由于修复材料和粘接技术的进步,使得瓷贴面这类粘接类修复体能在牙釉质内预备的前提下，得到良好的长期修复效果。因此，在现在的微创美学修复中，大家更关注的问题是如何保证牙釉质内预备，怎样尽可能减少牙本质暴露。

　　早期的学者认为，从牙体表面均匀磨除硬组织，就能为修复体提供理想的空间的粘接界面。然而，有学者研究指出，这样的牙体预备，会在牙冠的颈三分之一和近远中位置造成大量的牙本质暴露。Ferrari 报道的数据解释了这些现象的原因。Ferrari 采集了 114 颗前牙，测量了每颗牙齿的切三分之一、中三分之一和颈三分之一的牙釉质厚度（表 7-2-1）。结果表明，每颗牙的颈三分之一部位牙釉质的厚度仅为 0.3~0.4mm。除了牙颈部牙釉质的解剖性变薄，牙釉质的增龄性磨耗和酸蚀症也会导致牙釉质厚度的变薄，这些都会给微创牙釉质内预备带来挑战（图 7-2-1）。目前，我们已经对瓷贴面的预备量达成共识：切三分之一在 0.7mm 以内，中三分之一在 0.5mm 以内，颈三分之一在 0.3mm 以内。

　　2. 牙体轴面预备量的非均匀属性是由牙体不同位置对材料美学厚度的要求所决定的　由于天然牙不同区域的光学性能有所不同，为逼真模拟不同区域天然牙的光学性能，则不同区域的修复体需要的空间厚度各异。例如，由于天然牙体切端具有半透明性和乳光现象等特征，此处区域需要的牙体预备数量较大；而牙颈部修复体则应更多考虑其遮色性能，故此处的牙体预备数量与切端有所不同（图 7-2-2）。

表 7-2-1　牙体各轴面及切端的牙壁厚度一览表　　　　　　　　　单位：mm

牙位	切端	近中	远中	唇面	腭面
中切牙	4.7~6.3	1.7~2.6	2.1~2.6	1.8~2.3	1.4~2.1

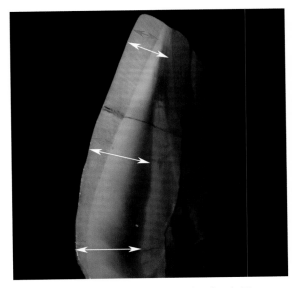

图 7-2-1　牙体剖面的牙釉质、牙本质厚度不相同
红色箭头示牙釉质，白色箭头示牙本质。

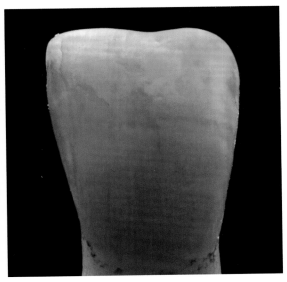

图 7-2-2　牙体不同位置对材料美学厚度要求不同

二、预备体边缘位置与形态的控制

牙体预备边缘线，又称完成线，是牙体预备完成后预备体与未预备牙体组织间的边界，同样又是临床医师与技师工作区域的分界线，还是修复体与天然牙的边界线。因此，预备体边缘质量的高低，直接影响了整个修复的质量。预备体边缘的空间设计同样需要从位置、形态与尺寸等方面进行讨论。

（一）预备体边缘位置——越深越险

预备体边缘的位置应根据生物学原则、美学原则、生物力学原则等因素进行综合考虑。根据预备体边缘与游离龈缘的相对位置关系，可将边缘位置分为以下三类。

1. 龈上边缘（supragingival margin） 即边缘线位于游离龈以上（图 7-2-3）。此类边缘最大的优点在于牙体预备过程中不会损伤牙龈组织，同时龈上边缘修复体自洁作用良好，因此最大程度地保证了牙龈软组织的健康。龈上边缘理论上适用于对美学要求较低的区域，如后牙区的修复。但随着瓷美学材料的不断发展，以及显微修复所带来的更高密合程度的修复体边缘表现，修复体龈上边缘对于常规美学（conventional aesthetics）要求的病例也是可以接受的。

2. 齐龈边缘（gingival level margin） 即边缘线与游离龈呈平齐关系（图 7-2-4）。随着医师对生物学原则的逐渐重视，以及口腔修复学手段的不断改进，齐龈边缘目前已成为最为实用的瓷修复体边缘位置——既在美学原则的实现上优于龈上边缘，又在生物学原则的实现上优于龈下边缘。同时，齐平龈缘的边缘更加便于排龈（gingival retraction）及粘接等操作。由于齐龈边缘在显微镜下视野清晰，所以很多情况下优先选择齐龈边缘设计。

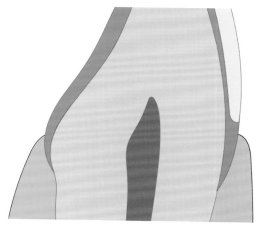

图 7-2-3　龈上边缘

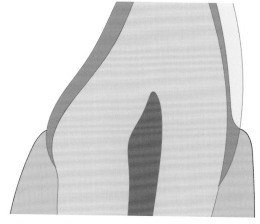

图 7-2-4　齐龈边缘

3. 龈下边缘（subgingival margin） 即边缘线位于游离龈缘下方的边缘位置（图 7-2-5），是目前很多教材和专著推荐的边缘类型。但从生物学原则的角度来看，修复体边缘位于龈下，存在边缘难以自洁、残留粘接剂难以完全去除、修复体边缘易形成悬突等问题，从而极易侵犯生物学宽度。因此，强烈建议尽量避免在修复过程中选用龈下边缘设计，仅在牙颈部颜色异常、剩余牙体抗力形及固位形不足等情况下，才可考虑使用龈下边缘设计，同时在实施过程中应注意保护牙龈软组织。

（二）预备体边缘形态与尺寸

预备体边缘的形态与尺寸是由术者选择的边缘预备车针末端的形态及尺寸决定的。从牙体预备的三大原则的角度考虑，预备体边缘的形态应满足以下几点要求。

1. 预备体边缘应保证修复体抗力及颜色的需求。

2. 预备体边缘尽可能保存牙体组织。

3. 预备体形态操作简单、容易制备。

4. 预备体边缘应便于制取印模，且在模型上容易辨认。

经典的口腔修复学专著中对边缘的形态描述各异，往往忽略了在临床实践中预备边缘时，采用什么样的车针末端形态和尺寸就对应该形态和尺寸的边缘线的事实，导致书本中所述的不少边缘线无法在临床实操中获得（图 7-2-6）。例如，在大部分经典口腔修复学专著中，作者建议全瓷冠的边缘形态与尺寸为 1.0mm 的浅凹型肩台。根据边缘形态尺寸取决于车针末端的认识，此时需要采用末端直径为 2.0mm 且末端形态为浅凹型的车针。但在实际操作

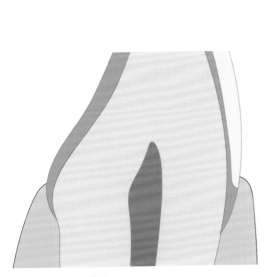

图 7-2-5 龈下边缘

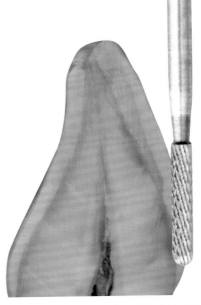

图 7-2-6 预备体边缘形态尺寸与车针末端形态尺寸的对应关系

中,因为车针太粗大,所以极易伤及邻牙或导致过量预备等情况发生(表7-2-2)。另一方面,市场上也未见到在售的 2.0mm 直径浅凹柱形的边缘预备车针。结合上述逻辑分析和传统边缘形态及尺寸所存在的问题,我们建议将135°浅凹槽边缘作为瓷美学修复的主流边缘形态(图7-2-7),其预备量根据修复方式为 0.3~0.7mm,故对应的车针是末端形态为浅凹型、尺寸为 0.6~1.4mm 直径的柱形车针。

表 7-2-2　传统的肩台预备在实际操作中难以实现

传统预备	肩台理论要求	车针选择	实际操作
宽度	1.0mm	末端直径为2.0mm	易伤及邻牙
形态	135°	末端形态为浅凹型	无对应型号车针

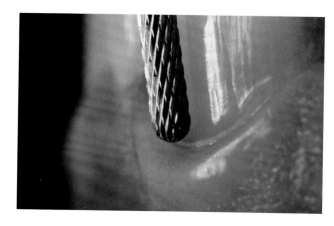

图 7-2-7　135°浅凹型直径 1.4mm 柱形切削抛光二合一钨钢车针

第三节　牙体预备的工具选择

一、牙体切削车针的种类及选择

(一)车针的结构与 ISO 标准

牙体预备所使用的车针,通常由车针柄与工作端两部分构成(图7-3-1)。其中,车针柄通常由金属钢制作,表面覆盖惰性金属以防止使用过程中氧化;车针工作端则因种类及使用目的不同而由不同材料和结构构成,例如,金刚砂车针的工作端为嵌有金刚砂颗粒的磨削层,钨钢车针的工作端则为带刃状切削面的碳化钨。

由于不同生产厂商会根据自己所生产车针的特点及用途进行命名,为了方便临床中的使用及沟通,不同生产厂商的车针会有统一的国际编码,即车针 ISO 编号。车针 ISO 编号由 15 位数字组成,不同部分的数字有其特殊含义。现以 ISO 编号为 806 314 131534 010 车针为例说明。

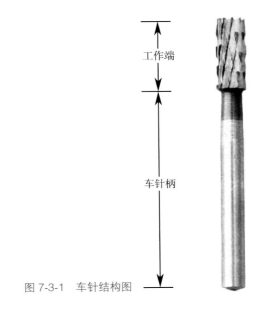

图 7-3-1 车针结构图

1. ISO 编号第一部分　指前三位数字,代表车针工作端的制作材料。其中"806"为金刚砂材料,"500"代表碳化钨材料。

2. ISO 编号第二部分　指第四位至第六位数字,代表车针柄长度的分类。根据不同牙位及开口度大小的牙体预备情况,车针柄长度通常分为标准柄、短柄、加长柄、细长柄四种类型,其中"314"为标准柄。

3. ISO 编号第三部分　指第七位至第十二位数字。其中前三位数字代表车针工作端的形态;后三位数字,对于金刚砂车针而言其代表颗粒的粗细程度,对于钨钢车针而言其代表切割刃的形状。

4. ISO 编号第四部分　指最后三位数字,代表着车针工作端的最大直径。"010"说明该型号车针的直径最大处为 1.0mm。需要注意的是,对于直径非均一的车针,ISO 编号末端三位数仅代表着工作端最宽处直径大小,而对于车针末端的直径无指示作用。因此,在使用带锥度的车针进行定深沟及边缘完成线预备时,由于厂家数据缺失,术者是无法精确指示定深沟深度及边缘预备宽度的。牙科工业数据的缺失,也从另一方面印证了我们口腔修复界对边缘预备质量的关注还远远不够。

（二）金刚砂车针的选择

金刚砂车针由于具有硬度大、切割效率高及成本低等优势,所以成为目前主流的牙体预备车针工具。在西方,一次性的金刚砂针比较常见,大多数医师用 3~4 根形态不同的金刚砂针,但是也有近 10% 的医师只用 1 根车针,显然这样的牙体预备很难精准,无法达到显微修复备牙标准的要求。在临床采用金刚砂车针进行预备时,我们还需要考虑以下因素。

1. 金刚砂颗粒的形态　根据金刚砂颗粒的来源,可将其分为人工合成金刚砂颗粒和天然金刚砂颗粒。天然金刚砂颗粒的尺寸和形态各异,在生产过程中需要根据对粗糙程度的需求进行一定范围的筛选;而人工合成金刚砂颗粒,则可以在合成生产时严格控制其尺寸与形态。在实际生产过程中,尺寸不一的金刚砂颗粒更易熔附到金属基质中。同样的,在实际临床使用过程中,尺寸不一的天然金刚砂颗粒更不易发生脱落,从而可有效延长车针的使用寿命。

2. 金刚砂颗粒的分布　除金刚砂颗粒的尺寸与形态外,其颗粒的分布同样是影响车针质量的重要标准。在选择车针时,需要注意金刚砂颗粒覆盖其表面积的百分比。目前认为较合适的金刚砂颗粒覆盖程度,应占到车针表面积的50%~60%,过低或过高的比例均会降低车针切割效率:如金刚砂颗粒覆盖车针表面积过少,则在实际使用时会降低车针切割效率;如金刚砂颗粒覆盖车针表面积过多,则会造成颗粒与金属基质结合不稳定,从而在使用过程中加速颗粒的脱落,缩短车针的使用寿命。

3. 金刚砂车针的加工工艺　金刚砂车针的加工过程是将有一定锐角的金刚砂颗粒按照一定的方向、间距,以不锈钢车针中轴为圆心进行黏附或电镀,制成有一定切割硬组织能力的车针。根据加工工艺不同,可将其分为电镀法和钎焊法两类。

电镀法具有加工效率高、磨削比高、保形性好及加工精度高等优点,其不足在于电镀层金属与金属基体和金刚石颗粒无法形成牢固的化学键结合,导致在使用过程中金刚砂颗粒易脱落或剥脱。与电镀法相比,钎焊法是在金刚砂颗粒表面镀覆具有高度亲和性的金属层,使其与金刚砂颗粒发生有效的化学键结合。因此,钎焊法具有耐磨性能高、使用寿命长等优点,但制作成本及价格较电镀法高。

4. 金刚砂车针表面粗糙程度　车针生产厂商通常在车针柄上使用不同颜色的色环来表示金刚砂车针的表面粗糙程度。以固美金刚砂车针为例,车针柄上标有黑色色环表示超粗粒度(181μm)金刚砂车针,标有绿色色环表示粗粒度(151μm),标有蓝色色环表示标准粒度(107μm),标有红色色环表示细粒度(46μm),标有黄色色环表示超细粒度(25μm),标有白色色环表示极细粒度(8μm)。对于不同表面粗糙程度的车针,在临床实际使用中应注意:①牙体预备使用的金刚砂车针粗糙程度越高,越需要更加完善的抛光;②粗颗粒车针耐用程度较低,多次磨削后金刚砂颗粒易发生脱落,致使切割效率下降及产热反应增加,从而导致产生牙釉质微裂纹和牙髓反应。因此,在使用金刚砂车针进行牙体预备时,应根据不同预备阶段及目的进行不同表面粗糙程度车针的选择,做到分工合作。采用粗颗粒金刚砂车针进行牙体初预备,采用细颗粒金刚砂车针进行预备体的精修。

（三）钨钢车针的选择

除金刚砂车针外,钨钢车针也是牙体预备常用车针。与金刚砂车针结构相似,钨钢车针也是由工作端和车针柄两部分组成。工作端由90%碳化钨和10%钴通过熔接形成各种形状的切割刃,如螺旋状、横向刃、纵向刃等。工作端通过激光焊接等方式连接到不锈钢车针柄上。对于钨钢车针的选择,使用者应关注车针加工的三大核心环节,即加工设备主轴精度及主轴数量、钨钢原材料质量、焊接工艺。相较于金刚砂车针,钨钢车针具有更长的使用寿命、更高的切割效能、切磨后的牙体表面光洁度更高及更好的消毒效果等优点(图7-3-2)。尤其是在边缘区的牙体预备中,非涂层结构的钨钢车针的尖端形态和数值更容易精准控制,有利于精确边缘的制备。

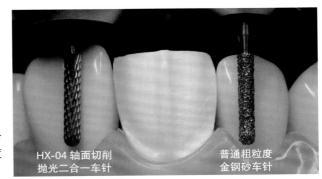

图 7-3-2 钨钢车针与金刚砂车针进行牙体预备后，对比显示钨钢车针预备后的牙体表面光洁度更高

HX-04 轴面切削抛光二合一车针

普通粗粒度金钢砂车针

（四）HX-6 定深刻度车针的介绍

HX-6 定深刻度车针（HX-6 depth indication scale bur suit）是由四川大学华西口腔医学院于海洋教授团队主持研发并生产的牙体预备钨钢车针套装。相较于传统金刚砂车针与钨钢车针，该型车针工作端及车针柄上标有深度指示刻度，结合显微镜使用可达到 10μm 的牙体预备精度，有效避免了牙体组织的过度磨削，最大程度地保护了牙体硬组织。同时，该型车针套装所配置的深度测量杆，同样保证了牙体预备具有可重复测量性与精准性。

1. HX-6 定深刻度车针　该型车针套装由以下 6 根微创刻度钨钢车针组成（图 7-3-3）。

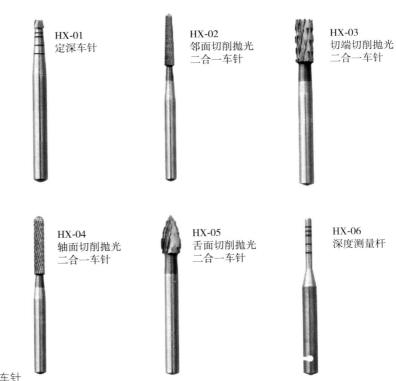

HX-01
定深车针

HX-02
邻面切削抛光
二合一车针

HX-03
切端切削抛光
二合一车针

HX-04
轴面切削抛光
二合一车针

HX-05
舌面切削抛光
二合一车针

HX-06
深度测量杆

图 7-3-3　HX-6 定深刻度车针

（1）HX-01 定深车针：该型车针的工作端及车针柄上均标记有深度指示刻度,用于显微定深孔精准牙体预备技术中唇、舌面牙体定深孔的制备。

（2）HX-02 邻面切削抛光二合一车针：该型车针为锥度车针,其工作端末端直径为 0.6mm,用于牙体邻面的初步预备。

（3）HX-03 切端切削抛光二合一车针：该型车针为圆柱状无锥度车针,工作端末端直径为 2.0mm,用于牙体切端的预备。

（4）HX-04 轴面切削抛光二合一车针：该型车针为尖端浅凹型无锥度车针,工作端末端直径为 1.4mm,用于牙体轴面硬组织的预备。

（5）HX-05 舌面切削抛光二合一车针：该型车针为火焰状车针,用于牙体舌腭侧的预备。

（6）HX-06 深度测量杆：此测量杆用以核对定深孔深度,其工作端标有与 HX-01 定深车针相同的深度指示刻度。

2. HX-6 定深刻度车针的特点

（1）精准性：HX-6 定深刻度车针为精准牙体预备提供了直观的数量及数量关系依据,最大程度地保存了牙体组织。

（2）广泛性：HX-6 定深刻度车针可广泛应用于口腔修复科、牙体牙髓科等全科,尤其适用于美学修复和纤维修复中瓷贴面、全瓷冠等的精准牙体预备。此外,该套车针也适用于口内美学树脂直接修复和活动修复等的精准牙体预备。

（3）抛光性：HX-6 定深刻度车针具有切割与抛光二合一设计,因此牙体预备后,不需要额外使用抛光车针,因此节约了时间成本与材料成本。

（4）高效性：HX-6 定深刻度车针具有独特的专利摩擦学设计,增加了牙体碎屑的排溢效率,并减少了产热损伤。

二、牙科手机与马达的种类及选择

在日常的口腔临床工作中,牙科手机与其配套的驱动马达是医师对牙体牙髓、牙周等疾病诊断治疗的重要工具,是牙体预备过程中不可或缺的重要设备。随着口腔修复临床实践向精准化与精细化发展,医师对牙科手机与驱动马达的性能也提出了更高的要求：首先要求牙科手机的精准度高,即其触感敏感性高,能够满足医师的精细操作；其次要求牙科手机稳定性好,即其速度衰减小,无明显的自发抖动；最后还要求牙科手机与驱动马达效率高,即其具有高扭矩、切割效率高等特点。

临床使用中,常根据不同使用目的采用不同种类的手机与马达。根据牙科手机的转速高低,可将其分为高速手机与低速手机；根据驱动马达的动力模式,可将其分为气动马达与电动马达。

（一）根据牙科手机转速分类

1. 高速手机　牙科高速涡轮手机是一种以气流驱动的高速旋转切削医疗器械,简称"高速手机",其主要用于牙体切割、窝洞预备、牙体预备和修整等（图 7-3-4）。常用的滚珠轴承式牙科高速涡轮手机转速有 30 万 ~50 万 r/min。牙科高速涡轮手机的内部构造极为精密,其加工精度要求也是非常之高。

2. 低速手机　低速手机凭借其大功率、大扭力常用于口腔治疗中，主要用于口腔修复治疗、根管治疗及牙齿抛光等（图 7-3-5）。低速手机部分由临床用手机马达与低速手机共同组成。根据临床使用目的，其可分为直手机和弯手机。

（二）根据马达驱动方式分类

1. 气动马达　高速涡轮手机常见转速有 30 万 ~50 万 r/min，与低速手机搭配使用的气动马达转速一般在 2.2 万 ~2.5 万 r/min。气动马达虽因价格相对较低，在临床工作中使用较广泛，但由于其有噪声较大、抖动较大等缺点，目前正逐渐被电动马达所取代（图 7-3-6）。

2. 电动马达　电动马达转速一般在 4 万 r/min，大多依靠压缩空气冷却，分为有碳刷和无碳刷。有碳刷电动马达价格便宜，控制结构简单，口腔临床工作中较为常用（图 7-3-7）。无碳刷电动马达专用于口腔颌面外科学领域中，其价格较为昂贵，控制结构复杂。相较于气动马达，电动马达最明显的优势在于提升牙科诊治的效率。由于电动马达具有提供高扭矩、低衰减、低噪声及精准的速度控制等特点，因此能帮助口腔医师更加高效且精准地完成精细的牙体预备等工作。

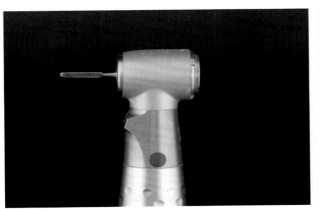

图 7-3-4　高速手机

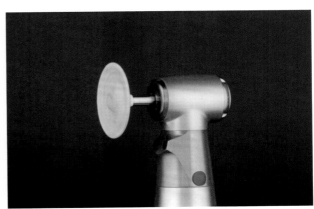

图 7-3-5　低速手机

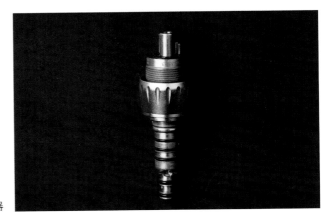

图 7-3-6　气动马达转接器

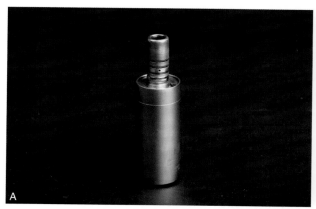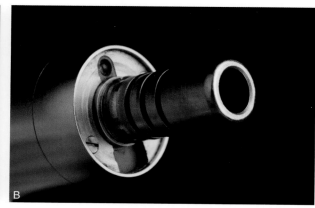

图 7-3-7   电动马达

A. 电动马达整体观；B. 电动马达接口局部。

第四节   TRS 导板在牙体预备中的应用

目标修复体导板（TRS guide）是指根据实体或虚拟诊断蜡型制作的用来测量目标修复体空间数量的导板，简称"TRS 导板"。TRS 导板不仅能指导修复设计、验证虚拟设计结果，还能结合定深刻度车针精确指导牙体预备、引导种植，并在制作修复体时保证未来修复体空间与设计中的 TRS 吻合。因此，TRS 导板贯穿整个临床修复路径，有效减少了传统翻制模型及手工制作蜡型等多步骤转移时人为造成的 TRS 传递误差，从而更容易实现修复精准化的目标。根据 TRS 导板的具体用途，可将其分为备牙导板、牙体预备联合种植外科手术 TRS 导板等；根据导板制作工艺不同，可将其分为透明牙科膜片 TRS 导板、树脂或金属三维打印 TRS 导板等。

一、根据导板用途分类

（一）牙体预备指示导板

牙体预备指示导板（tooth preparation guide plate）简称"备牙导板"，是指在修复牙体预备过程中所使用的备牙辅助导板，其作用为量化及可视化预备体与 TRS 间的空间大小，从而能精准控制牙体预备数量，使预备体形态符合 TRS 设计及修复体的理想要求（图 7-4-1）。备牙导板需要在目标修复体（蜡型或 3D 虚拟数据）的基础上，使用硅橡胶、透明牙科膜片或三维打印技术进行制作（图 7-4-2）。

备牙导板的制作，为口腔修复制订了修复蓝图，让口腔医师能全面了解患者的美学、功能等相关信息。另一方面，备牙导板保证了预备体符合目标修复体的空间要求，在保证微创预备的同时，还为最终修复体的制作和粘接提供了良好的基础。

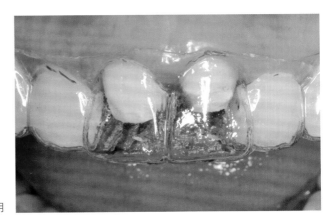

图 7-4-1　牙体预备指示导板在牙体预备中的指示作用

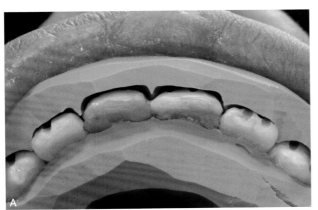

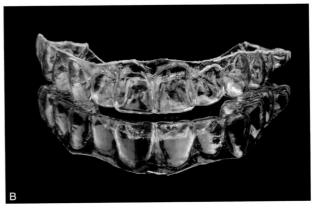

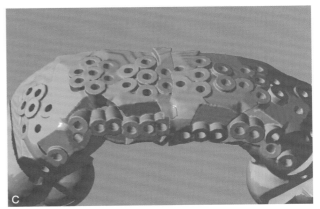

图 7-4-2　不同材料及制作方式制作的三种备牙导板
A. 硅橡胶制作的备牙导板；B. 透明牙科膜片制作的备牙导板；
C. 三维打印技术制作的备牙导板。

（二）牙体预备联合种植外科手术 TRS 导板

随着以修复为导向的种植技术（prosthetically guided implantology）的理论在临床中的应用日益广泛，种植外科要求医师在种植手术前，需依据最终目标修复体的空间位置来设计种植体植入的正确位置，而不是仅仅根据局部骨组织的情况来确定。为了在临床中将上述理论精准实施，种植导板（implant guide）应运而生。种植导板是在术前根据种植体设计制作的辅助导板，其作用是将术前设计与手术操作相连。使用种植导板，可精准有效地将种植设计转化到手术实施中，从而在术中实现种植体的精准植入。

当种植位点的邻牙需要同时联合进行固定修复时，可将牙体预备指示导板与种植外科手术导板联合使用，即牙体预备联合种植外科手术 TRS 导板（图 7-4-3）。目前临床上的大部分联合导板，均使用三维打印技术进行制作。该导板同样以目标修复为导向，既提高了种植位点手术导航的精准度，同时还兼顾了整体邻牙牙体预备的 TRS 设计。

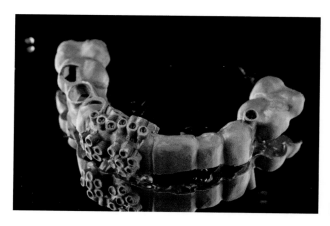

图 7-4-3   牙体预备联合种植外科手术 TRS 导板

二、根据导板制作工艺分类

（一）硅橡胶 TRS 导板

传统导板的制作方式是使用硅橡胶翻制诊断蜡型，获得硅橡胶备牙导板。该方法制作简便，材料易得，是临床医师最容易掌握的 TRS 导板技术（图 7-4-4）。同时，该经典导板的制作方法也存在各种不足：①由于大多硅橡胶不透明，故无法做到 TRS 的可视化并精确测量出备牙导板到基牙之间的距离，且临床操作复杂；②由于硅橡胶硬化后仍具有一点塑性，所以其精准性也无法得到保障；③硅橡胶导板无法在牙体预备后继续指导修复体的制作等。当然，现在市场上也有透明的硅橡胶，但是透明的硅橡胶备牙导板不仅增加了不少材料费，也无法准确测量各点空间大小，所以实际临床操作仍然是以目测估计为主。

（二）透明牙科膜片 TRS 导板

透明牙科膜片制作的 TRS 导板是将诊断蜡型翻制成石膏模型或者三维打印的模型，之后通过压制透明牙科膜片而成（图 7-4-5）。与传统硅橡胶制作的 TRS 导板相比，透明牙科膜片 TRS 导板可视性佳，强度与密合性更高，更能在修复路径全程中使用，因此是较为便宜实用的 TRS 导板。

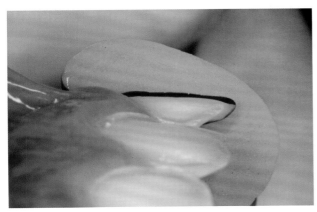

图 7-4-4　硅橡胶制作的 TRS 导板

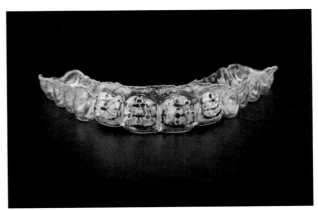

图 7-4-5　透明牙科膜片 TRS 导板

（三）三维打印 TRS 导板

三维打印技术（three-dimensional printing，3DP），又称三维打印，也称增材制造（additive manufacturing）技术，是利用计算机辅助设计（computer aided design，CAD）软件或逆向工程重建三维数字模型，将其分割为层切数据文件，在三维打印设备上按每层数据进行材料逐层叠加，最终形成物体实体的一种分层制造技术。20 世纪 90 年代，三维打印技术开始应用于医疗领域复杂模型的制作。目前，三维打印技术也在逐步应用于口腔医学领域。按照成型方式分类，三维打印技术主要包括立体光固化成型（stereolithography，SLA）、选择性激光熔覆（selective laser melting，SLM）、熔融沉积成型（fused deposition modeling，FDM）和喷墨打印等，用于制作 TRS 导板、种植导板、修复体熔模蜡型、活动和固定义齿金属支架、颌面部修复体及全口义齿等。

三维打印 TRS 导板是指通过三维打印技术将美学分析和设计的 TRS 数字化虚拟结果转化为实体，作为美学修复预告和精准实施的重要手段，减少模型制取和美学诊断蜡型手工制作等步骤，有效减少翻制模型及手工制作蜡型时造成的 TRS 传递误差，有效提高诊疗效率和患者舒适度。

根据三维打印 TRS 导板的厚度是否均匀，可将其分为三维打印等厚度 TRS 导板和三维打印不等厚度 TRS 导板两种类型。

1. 三维打印等厚度 TRS 导板　三维打印制作的等厚度 TRS 导板可以直接在数字化美学诊断蜡型的基础上设计数字化导板，再通过 SLA 技术打印出导板，方法简便（图 7-4-6）。首先，在专业设计软件中导入分析设计阶段完成的美学诊断蜡型数据；然后，在此数据上直接进行"抽壳"操作，将 TRS 导板的厚度设置为某目标厚度（如 0.8mm），只保留需要进行牙体预备的几个牙位，完成备牙导板设计；最后，三维打印出 TRS 导板即可。此技术打印所得为厚度均匀的导板，此时导板的内表面即为未来修复体的外表面。在使用定深孔精准牙体预备技术时，应注意 TRS 的不同区域所需定深的深度应有所不同。

2. 三维打印不等厚度 TRS 导板　为了避免三维打印等厚度 TRS 导板在临床实际使用中可能出现的混乱与不便，并简化使用定深刻度车针在 TRS 导板上进行定深的步骤，可将三维打印 TRS 导板制作为厚度不等的导板。此时，导板内表面虽仍为未来修复体的外表面，但导板的厚度却厚薄不一，从而保证定深刻度车针进入导板的深度在各预备区域一致，简化了定深预备的流程，使定深过程更加程序化与"傻瓜"化（图 7-4-7）。同时，使用带有止动环（stop ring）结构的定深刻度车针，可保证车针进入 TRS 导板的深度一致（图 7-4-8）。

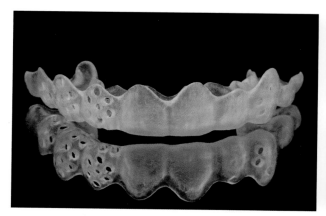

图 7-4-6　三维打印等厚度 TRS 导板

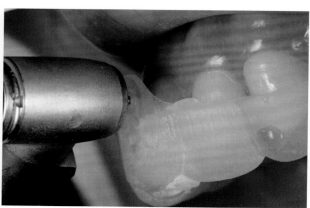

图 7-4-7　三维打印不等厚度 TRS 导板以保证定深刻度车针进入导板的深度一致

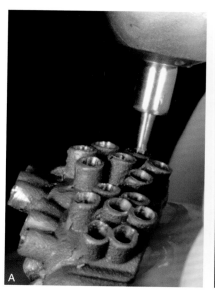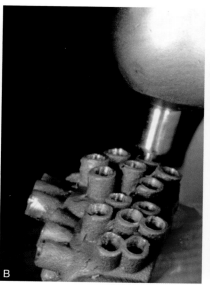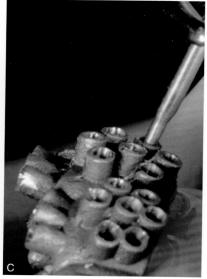

图 7-4-8　带有止动环的定深刻度车针可保证车针进入导板的深度一致

A. 带止动环的定深车针钻入导板；B. 以止动环为止点；C. 测量杆实测预备深度。

第五节　现有显微牙体预备技术的分类与特点

作为口腔修复医师必知必会的临床操作——牙体预备,其规范微创地实施的问题,已经成为修复临床中迫切需要解决的难题。如何升级不精确的自由手牙体预备,已成为修复临床端的核心工作。

我们认为,一方面,针对牙体的解剖、患者的美学与功能需求,应该进行正确的术前修复空间设计;另一方面,针对牙齿结构尺寸小、难以控制预备的问题,需要使用相应的预备引导技术,术中按照设计在口腔放大设备的协助下精准实施牙体预备。最后,通过导板引导修复体的制作,并进行临床调𬌗等。

一、显微定位沟牙体预备技术

经典口腔修复学著作中所介绍的传统牙体预备方法的核心,即是定位沟牙体预备技术。定位沟(groove reference)是指牙体预备前先采用车针在牙体组织表面做出固定深度的指示标记。由于牙体的唇舌侧、轴面具有天然的曲度,所以在使用定位沟牙体预备法进行牙面深度标定时,尤其是前牙美学区的牙体预备,应严格按照切 1/3、中 1/3、颈 1/3 区域进行定位沟的制备,从而使牙体预备顺应原牙体轴面的曲度进行,避免过度预备。

根据定位沟与牙体表面的相对方向关系,可将其分为以下两类。

(一)横向定位沟牙体预备技术

横向定位沟预备采用特殊形态的定位车针。此类车针是由光滑的车针柄和不同直径的金刚砂环组成,其按照金刚砂环的数量可分为单环或多环定位沟车针,按照不同车针的直径可分为不同深度定位沟车针(图 7-5-1)。值得注意的是,当采用多环定位沟车针进行轴面的定位沟预备时,由于牙体轴面的曲度变化,且多个金刚砂环固定连接于同一车针柄上,因此按照牙体轴面曲度进行定位沟预备时,仍会产生较大误差(图 7-5-2)。如使用单环定位沟车针,则可避

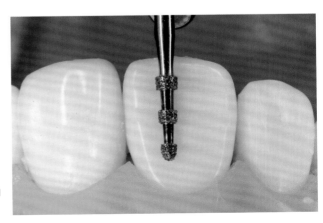

图 7-5-1　采用横向定位沟牙体预备技术定深后的
牙体表面

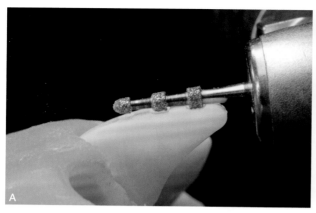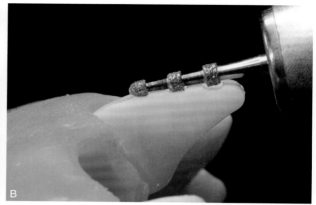

图 7-5-2　按照切 1/3、中 1/3、颈 1/3 区域进行定位沟的制备

A. 按照切 1/3、中 1/3 区域制备定位沟；B. 按照中 1/3、颈 1/3 区域制备定位沟。

免此类问题发生，但此类车针会降低操作效率。另外，采用这种车针进行牙体预备，会在牙齿表面形成横向沟纹，其深度就是车针工作刃突出的厚度。

（二）纵向定位沟牙体预备技术

纵向定位沟牙体预备技术是指采用已知深度的柱形车针在牙体表面制备纵向定位沟（图 7-5-3）。该方法所制备的定位沟深度即是车针切入牙体的深度，通过查询车针直径或半径即可得知。与前述横向定位沟牙体预备技术相同，纵向定位沟也存在定位深度不精准的问题：首先，当采用有锥度车针进行定位沟制备时，由于车针 ISO 编号仅能提供车针最粗处的直径，因此操作者无法获得车针末端直径尺寸，在进行纵向定位沟制备时，车针末端切入牙体的深度则无从计算（图 7-5-4）；其次，由于柱形车针为刚性柱状，而牙体轴面为一曲面，在进行轴面定位沟预备时，则需要根据轴面曲度改变车针与牙体间的角度，因此在变化角度处定位沟往往无法获得精准的深度，从而影响牙体预备的准确性（图 7-5-5）。

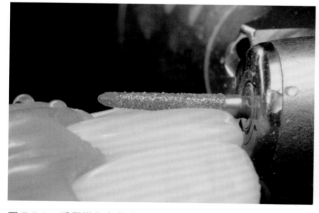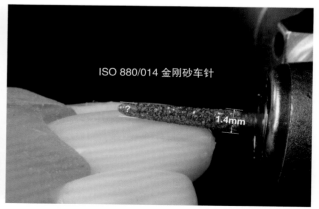

图 7-5-3　采用纵向定位沟牙体预备技术对牙体轴面进行制备

图 7-5-4　使用锥度车针进行轴面定位沟预备时，无法获得车针尖端区域精确深度

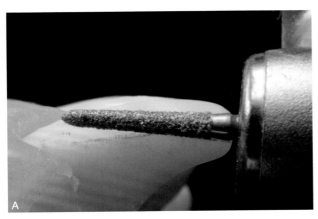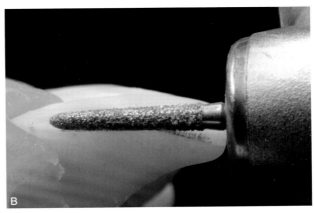

图 7-5-5　纵向定位沟牙体预备技术仍会产生较大误差

A. 纵向定位沟牙体预备技术预备切 1/3 时；B. 纵向定位沟牙体预备技术预备中 1/3 时。

二、显微定深孔精准牙体预备技术

针对传统定位沟牙体预备技术存在的牙体预备数量不精准的问题，四川大学华西口腔医学院于海洋教授团队研发的显微定深孔精准牙体预备技术（micro hole reference tooth preparation technique）很好地解决了此类问题。显微定深孔精准牙体预备技术是根据目标修复体空间与余留牙体间的数量及数量关系，使用 HX-6 定深刻度车针（HX-6 depth indication scale bur suit）在牙面上制备垂直于牙面的定深孔，来指示牙体预备深度的技术。相较于传统定位沟牙体预备技术，显微定深孔精准牙体预备技术具有以下优势（图 7-5-6，图 7-5-7）。

（一）精准性

由于使用定深刻度车针垂直于牙体表面进行定深孔（depth controlling hole）的预备，因此避免了上述传统定位沟牙体预备技术所产生的深度标定误差。同时，将口腔显微镜结合 HX-6 定深刻度车针使用，可放大操作视野，提高定深孔深度标定的精确程度。

图 7-5-6　使用 HX-6 定深刻度车针进行牙体唇面定深孔预备

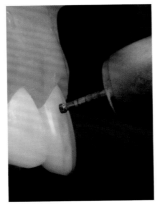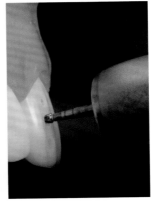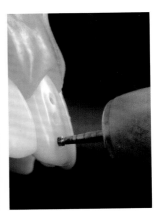

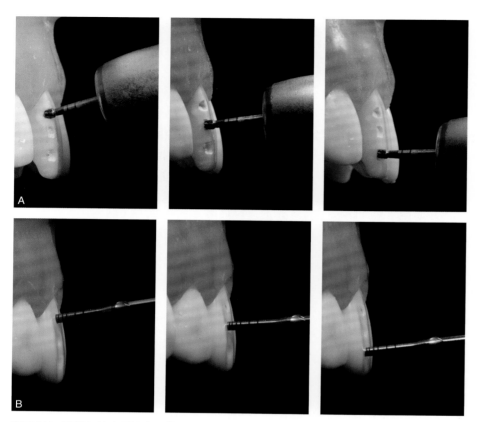

图 7-5-7　实测与核查后认为牙体唇面剖面图显示不同区域定深孔的制备均能达到标准
A. 牙体唇面剖面图显示不同区域定深孔的制备均能达到标准；B. 深度测量杆验证精准性。

（二）高效性

HX-6 定深刻度车针具有切削抛光二合一的功能，牙体预备后无须再进行牙面的抛光过程，可降低时间与物料成本。

（三）微创性

相对于传统自由手、传统定位沟牙体预备技术，显微定深孔精准牙体预备技术由于其预备的精准性，所以可避免产生牙体组织过量预备的情况。

显微定深孔精准牙体预备技术的具体操作步骤与流程，将在第九章至第十一章中进行具体介绍。

第六节　高精度牙预备体肩台的临床路径和预备方法

在牙体预备操作过程中，终止线（也称为完成线，finish line）是指修复体与剩余牙体组织之间的边界，又称为预备体的边缘线或肩台。它是根据医师的边缘设计和牙体预备的操作而获得的界面，该界面不仅明确了牙体切割的范围，还确定了临床医师与修复技师间的界限——

无论是采用实体技术,还是数字化虚拟技术,肩台都是在将临床操作与加工制作进行有效清晰分割的同时,还将临床操作的边界信息从临床医师传递给修复技师。因此,质量良好的预备体肩台,既是临床与制作的界限,又是两者间的桥梁。

一个具有连续清晰且精准平滑边界的终止线,将有助于提高印模的精准度,进而显著提高最终修复体与预备体间的密合度,并有效避免刺激牙周软组织、预防边缘微渗漏所导致的继发龋、牙周附着丧失等并发症的发生,最终达到长期、稳定、有效的口腔固定修复效果。目前,牙体预备肩台的制备方法以徒手和经验为主,医师多关注于选用车针型号及预备流程等相关临床技术,而对修复体材料、肩台形态与尺寸等全面的术前设计关注较少。这种"轻术前设计,乏术中核查和术后检验"的现况,常导致最终修复体的肩台质量较低,需要技师"手工创造"没有的肩台,而在数字化流程中会出现机器花更长的时间也无法识别边缘的情况。这种低质量的边缘使得最终修复体的边缘密合性较差,戴入后很容易发生相应的并发症。

结合梳理肩台精度的影响因素,后续内容将介绍"三定三选三步"的高精度肩台预备临床路径,以及车针尖端引导(bur tip guiding approach)的精准肩台预备方法。

一、"三定三选三步"车针引导的精准肩台预备法则之"三定"

(一)确定目标牙固定修复体的材料

随着口腔材料学的不断发展,目前可供选择的固定修复材料种类日益增多。不同材料有不同的美学、力学性能和加工方式,也有对应的不同目标牙体肩台的形态与尺寸设计要求。如早期贵金属材料修复体所需最小的肩台尺寸仅为0.5mm,而氧化铝陶瓷材料所需最小肩台尺寸为1.0mm。目前主流的二硅酸锂玻璃陶瓷及高透氧化锆陶瓷所需最小肩台尺寸,则可降低至0.3mm(表7-6-1)。因此,在医师进行牙体预备操作之前,应首先明确拟选用的固定修复体材料,根据材料的美学、力学等性能指导目标牙体肩台形态及尺寸的设计。

表 7-6-1　不同固定修复体材料肩台的最小尺寸要求　　　　单位:mm

固定修复体材料	肩台最小尺寸要求
早期贵金属	0.5
氧化铝陶瓷	1.0
二硅酸锂玻璃陶瓷	0.3
CAD/CAM 氧化锆陶瓷	0.3

不仅修复体的材料选择是影响设计的重要因素,而且不同牙位及修复方式也是影响肩台设计的关键因素。对于同一牙位同一种修复方式,选择不同的修复体材料会导致修复体边缘或预备体肩台尺寸的不同。例如当前牙瓷贴面修复采用二硅酸锂计算机辅助设计与计算机辅助制作(computer aided design and computer aided manufacturing,CAD/CAM)时,其肩台尺寸为0.3~0.6mm;而采用长石质陶瓷时,其尺寸为0.3~0.5mm。同样的,同一种修复材料在不同牙位所需的边缘或肩台尺寸是不一致的。例如同样采用高透氧化锆全瓷冠,前牙预备体所需肩台尺寸为0.3~0.7mm,而后牙预备体所需尺寸则为0.7~1.0mm。

(二)确定目标牙预备体肩台的位置

在确定了修复体材料后,医师还应明确预备体肩台相对牙龈的位置关系。目标牙预备体肩台的位置与牙周健康、美学性能及临床操作难度密切相关。对于美学区修复而言,目前主流的肩台位置主要有齐龈边缘和龈下边缘两种设计。齐龈边缘位置具有印模简单精确、自洁性良好、减少对牙龈刺激、避免侵犯生物学宽度等优点,但这需要更加精准稳定的临床操作以避免修复体边缘线暴露的美学风险;而龈下边缘增大了侵犯生物学宽度的风险,且为部分二次修复的情况带来了不少的挑战(图 7-6-1)。

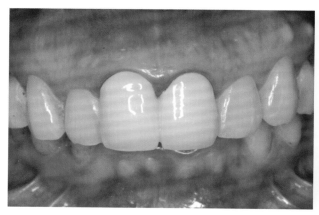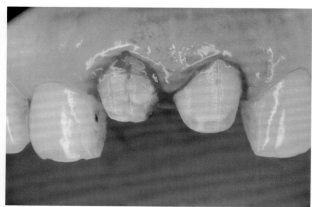

图 7-6-1 侵犯生物学宽度的龈下肩台导致牙周组织附着丧失

(三)确定目标牙预备体肩台的形态及尺寸设计

预备体肩台形态可分为刃状边缘、斜面边缘、浅凹槽边缘、肩台边缘等设计。其中,刃状边缘、斜面边缘及带斜坡肩台边缘由于适应证较窄、操作难度较高等原因,在临床中较少使用;而浅凹槽边缘和肩台边缘则因其广泛的适应证及简单便捷的操作性,在临床中应用广泛。例如,0.3~0.7mm 的 90° 内圆角形、135° 浅凹型肩台是目前适用于瓷美学修复的肩台尺寸与形态。浅凹槽边缘和肩台边缘均具有肩台边界容易辨认、密合性好、美学效果佳等特点,135° 浅凹槽的形态还具有保留更多牙体及粘接剂易于排出等优势。

二、"三定三选三步"车针引导的精准肩台预备法则之"三选"

在进行预备体肩台设计时,医师应明确:预备体肩台的形态和尺寸是由车针末端的形态及尺寸所决定的,其表面的质量还受到切磨系统综合效果,以及术者视野水平的影响。因此,医师应结合上述已确定的肩台形态和尺寸设计,以及对肩台表面精准平滑的质量要求,来对牙体肩台预备所用的车针、牙科手机及放大视野作出选择。有关详细内容,请见本章第三节牙体预备的工具选择。

三、"三定三选三步"车针引导的精准肩台预备法则之"三步"

在根据修复体材料、肩台位置、形态及尺寸三大关键因素,选择对应的肩台预备工具及放大视野后,临床实践中的肩台预备就变得有的放矢。根据临床实践流程,可将目标牙体肩台的预备分为初步预备、精细预备及最终抛光三步骤。

(一)目标牙体肩台的初步预备

根据"三定"的修复体材料、肩台位置、形态及尺寸等肩台设计,选择对应的肩台预备切削工具,使用电动手机维持较高车针转速及扭矩,调节手术显微镜放大倍率至 8~10 倍,初步预备至牙龈上 0.5mm 位置,形成对应设计的肩台形态与尺寸。

（二）目标牙体肩台的精细预备

完成目标牙体肩台初步预备后,可适当降低车针转速及扭矩,并调节手术显微镜放大倍率至 20~25 倍,使用显微镜下专用排龈器械进行精细排龈,排龈后使用与肩台设计相匹配的车针预备至与龈缘平齐,形成对应设计的肩台形态与尺寸。当完成目标牙体肩台的精细预备后,可采用标准直径的牙釉质凿、确定尖端直径的预备车针或测量杆等工具进行肩台形态与尺寸的量化确认,以检查目标牙体肩台的预备是否达到设计要求。

（三）目标牙体肩台的最终抛光

使用电动低速手机及抛光轮、抛光膏等抛光器械材料,并配合手用牙釉质凿等工具抛光肩台,使之成为符合精准平滑连续标准的预备体肩台。

第七节　小结与展望

牙体预备包括量与形两个核心要素,并受到生物学因素、美学因素及机械因素三者的相互影响。术前的空间分析设计是获得长期、稳定及有效的牙体预备效果的有效保障。在牙体预备有创操作之前,医师应明确牙体包含牙体预备数量及形态、材料等因素在内的预备手术方案。同时,我们应该认识到,牙体预备量不一定就是目标修复体空间的量,目标修复体空间分析设计完成后才能得到适宜的最小牙体预备量;牙体预备量不是均一不变的固定数值,牙面不同部位的预备量可能不同,因此牙体预备量应是数值范围。故经典口腔修复学专著中所提及的牙体预备量往往是修复体所需的适宜空间量,不一定就是牙体预备量。同时,获得易于人（医师和技师）或机器（口扫和仓扫等）辨识的清晰的肩台,是获得良好长期稳定的固定修复体治疗效果的关键。目前临床上肩台的制备常以自由手为主,具体实操时以经验引导为主,缺乏全面客观的术前设计、术中核查及最终检验,整体预备精度尤其肩台预备术的精度亟待提升。

在明确了 TRS 理论的基础上,通过预备工具的选择、TRS 导板的使用及现有显微牙体预备技术等几方面进行牙体预备量与形的控制,并且通过"三定三选三步"车针引导的精准肩台预备法,可以有效指导目标牙体肩台的精准预备。在牙体预备术前通过确定修复体材料、肩台位置形态及所选车针以明确设计方案,根据所定方案进行切削工具、牙科手机及放大视野的选择,从而指导目标牙体肩台的初步预备、精细预备及最终抛光步骤。从牙体资源、预备数量及形态三方面达成新的认识,才能力求在实际临床操作中达到更加精准的牙体预备,从而最终达到长期、稳定与有效的修复治疗目标。

参考文献

1. OHASHI Y. Research related to anterior abutment teeth of fixed partial denture. Shikagakuho. 68：726, 1968.

2. CAMPS J, DÉJOU J, RÉMUSAT M, et al. Factors influencing pulpal response to cavity restorations[J]. Dent Mater, 2000, 16（6）: 432-440.

3. 于海洋, 李俊颖. 目标修复体空间的内涵、分析设计及临床转移实施[J]. 华西口腔医学杂志, 2015, 33（2）: 111-114.

4. 于海洋, 罗天. 目标修复体空间中的数量及数量关系在精准美学修复中的应用[J]. 华西口腔医学杂志, 2016, 34（3）: 223-228.

5. 张倩倩, 陈昕, 赵雨薇, 等. 三维打印在口腔美学修复中的应用[J]. 华西口腔医学杂志, 2018, 36（6）: 656-661.

6. AHMAD I. Protocols for predictable aesthetic dental restorations[M]. Oxford: Blackwell Munksgaard, 2006.

7. ASCHHEIM K W. Esthetic dentistry: a clinical approach to techniques and materials[M]. 3rd ed. St Louis: Mosby, 2014.

8. ROSENSTIEL S F, LAND M F, FUJIMOTO J. Contemporary fixed prosthodontics[M]. 3rd ed. St Louis: Mosby, 2001.

9. BARROS J A, Journal of oral rehabilitation, 2005, 32（11）: 849-856.

10. AYAD M F. Effects of tooth preparation burs and luting cement types on the marginal fit of extracoronal restorations[J]. J Prosthodont, 2009, 18（2）: 145-151.

11. 于海洋. 口腔固定修复学[M]. 北京: 人民卫生出版社, 2016.

12. 于海洋, 赵雨薇, 李俊颖, 等. 基于牙体牙髓、牙周及功能健康的显微微创牙体预备[J]. 华西口腔医学杂志, 2019, 37（3）: 229-235.

13. YU H Y, ZHAO Y W, LI J Y, et al. Minimal invasive microscopic tooth preparation in esthetic restoration: a specialist consensus[J]. International Journal of Oral Science, 2019, 11（3）: 31.

14. EICHENBERGER M, BINER N, AMATO M, et al. Effect of magnification on the precision of tooth preparation in dentistry[J]. Oper Dent, 2018, 43（5）: 501-507.

15. LIU C X, GUO J, GAO J, et al. Computer-assisted tooth preparation template and predesigned restoration: a digital workflow[J]. Int J Comput Dent, 2020, 23（4）: 351-362.

第八章 数字化印模技术

当前临床端最接近成熟的一个数字化修复技术就是数字化印模（digital impression）技术。与传统印模相比，数字化印模技术操作便捷、步骤少，可以达到同样的精度水平，又便于后面序列进行的数字信息的传输转移、设计处理及修复体制造，已经在不少固定修复病例中得到应用，具有十分广阔的应用前景。随着如今对已有问题如大跨度误差控制、软组织轮廓确认的纠错升级和相关新思路新技术的整合加入，数字化印模技术完全有希望取代传统印模方式。对口腔软硬组织外形的数字化信息采集是整个数字化口腔临床流程中不可或缺的重要一步，而依靠专业的软件和硬件对其信息采集及处理的过程，即为口腔数字化印模技术。

第一节　数字化印模的分类及特点

一、数字化印模的分类

根据制取数字化印模的方式,可将其分为口内数字化扫描系统(intraoral digital scanning system)和口外数字化扫描系统(extraoral digital scanning system)两大类。口内数字化扫描系统又称为直接法,是指使用专用数字化扫描设备对患者口腔内的牙列、牙龈黏膜等软硬组织进行信息采集以获得数字印模,而不需要进行传统印模与石膏灌制等步骤的方式;口外数字化扫描系统又称为间接法,是指在口外通过扫描传统石膏模型以获得数字化模型的方式,一般指仓型扫描设备。

(一)口内数字化扫描系统

数字化扫描系统是指采用光学扫描方法,直接获取牙列三维几何数据,并提供 CAD/CAM 义齿设计及加工的数字三维模型。数字化扫描系统不仅适用于冠、桥及贴面等固定修复的印模采集,还可用于可摘活动义齿及种植义齿的光学印模制取(图 8-1-1)。口内数字化扫描系统的核心是口内光学成像系统,根据光学系统采集口内软硬组织时是否需要喷粉以获得拍摄对象的不同反光性质,可将其分为喷粉和不喷粉两大类。在扫描导出的数据处理方面,两种分类的口内数字化扫描系统均能利用自带系统或导出到专业系统中,进行辅助修复体的设计及加工,同时还可导出通用的 STL 格式以对接多种设计软件,进一步方便口腔修复医技患三方之间的沟通与交流,保证以 TRS 为导向的数字化修复序列流程得以完整实施。

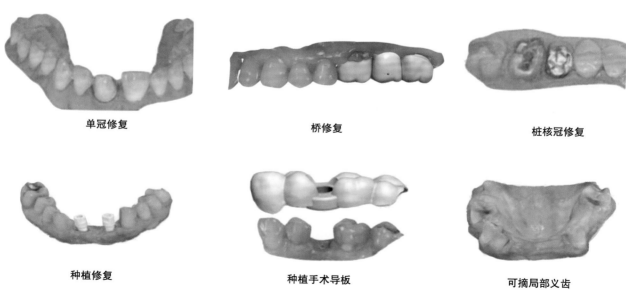

单冠修复　　桥修复　　桩核冠修复

种植修复　　种植手术导板　　可摘局部义齿

图 8-1-1　口内数字化扫描系统的临床应用范围广泛

1. 喷粉类口内数字化扫描系统　由于牙釉质具有明显的反光或透光特征,所以在口内扫描前进行喷粉的目的在于有效降低牙面反光或透光,以获得更加精准的扫描数据。因为扫描前需要喷粉及扫描后需要清洗等操作增加了临床操作时间,所以临床操作敏感性较高,且受口内环境影响较大,同时扫描精度与重复性还受喷粉厚度影响。因此,喷不喷粉已经成为市场上区别新旧扫描技术的关键点,主流的口内数字化扫描系统已逐渐向不喷粉的类型发展。

2. 不喷粉类口内数字化扫描系统　由于在扫描前不需要进行喷粉操作,因此该类口内数字化扫描系统具有操作简便、患者口内条件对成像影响较小且图像识别率高等优势。随着不喷粉类口内数字化扫描系统扫描精度的进一步提高,其在临床工作中的应用也日益广泛。不喷粉类口内数字化扫描系统主要由光学采集模块、数据连接模块及专业扫描软件三大部分构成。

（1）光学采集模块:口内数字化扫描系统光学采集模块是指扫描系统中采用光学手段进行口腔内软硬组织采集的模块部分,一般由扫描枪、扫描枪(POD)底座、加密狗、扫描头、校准头及保护头等结构组成(图 8-1-2)。

1）扫描枪:是光学采集模块中口内信息采集的核心,主要由工作端、手柄及连接端三部分构成。工作端可根据用途分别搭配扫描头、校准头及保护头。符合人体工程学设计的扫描枪手柄与工作端呈一角度,操作者的手握持枪体可以较轻松地进行口内数字化扫描。扫描枪的尾部为连接端,其主要功能是为扫描枪提供电源及数据传输。根据扫描枪连接端是否为有线连接,可将其分为有线连接与无线连接两种类型。

2）POD 底座:是用以安放扫描枪的底座,同时有的品牌底座上还具备互联网连接线接口,可用于扫描数据的传输。

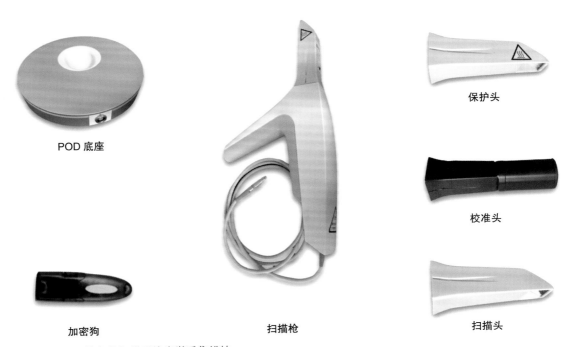

POD 底座

保护头

校准头

加密狗

扫描枪

扫描头

图 8-1-2　口内数字化扫描系统光学采集模块

3）加密狗：是插入搭载专用扫描软件的计算机平台的密匙，通常为通用串行总线（universal serial bus，USB）接口，用以解锁扫描硬件与软件间的互联。

4）扫描头：是在口内数字化扫描过程中插入扫描枪工作端以进行扫描的核心配件。扫描枪可根据不同用途搭配专用扫描头，进行口内数字化印模的采集，如磨牙远中端可采用末端转角更为陡峭的扫描头以便获得远中倒凹信息，较大的近中端倒凹区则可采用末端转角较缓的扫描头进行扫描工作。

5）校准头：是搭配扫描枪以校准其准确度的配件。

6）保护头：是在未进行扫描工作时用来保护扫描枪工作端的配件。

（2）数据连接模块：口内数字化扫描系统数据连接模块是将光学采集模块与专业扫描软件平台连接的部分，主要由电源适配器、电源线、数据转换器、互联网连接线及 USB 连接线等组成（图 8-1-3）。

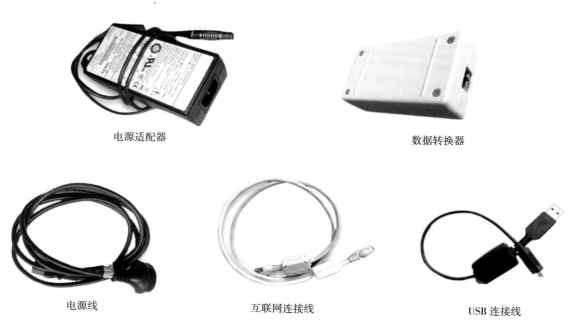

电源适配器　　　　　　　　　　　　　　　数据转换器

电源线　　　　　　　　　互联网连接线　　　　　　　　USB 连接线

图 8-1-3　口内数字化扫描系统数据连接模块

（3）专业扫描软件

口内数字化扫描系统专业扫描软件是搭载于计算机平台上的专用软件，可协助操作者采集汇总患者的基本信息并生成订单，并且在操作者进行口内数字化扫描时在计算机屏幕上同步生成 3D 扫描影像，指导操作者完成患者口内软硬组织的数字化信息采集（图 8-1-4）。

此外，专业扫描软件还应具备预备体局部区域扫描、倒凹及就位道检查、全口咬合检查等功能。通过专业扫描软件的以上功能，口腔修复医师不仅能轻松地采集患者口内数字化印模，同时还能获得牙体预备等关键操作前后的倒凹、就位道及咬合等诊断信息，有助于实测实量牙体预备过程中目标修复体空间（TRS）的数量及数量关系，减少了传统印模流程制取时出现的误差，提升了患者的就诊体验。当口内数字化印模完成后，医师可通过专业扫描软件直接发送订单数据给制作中心，或导出扫描数据进行虚拟模型的检查及最终修复体的虚拟设计，这将有

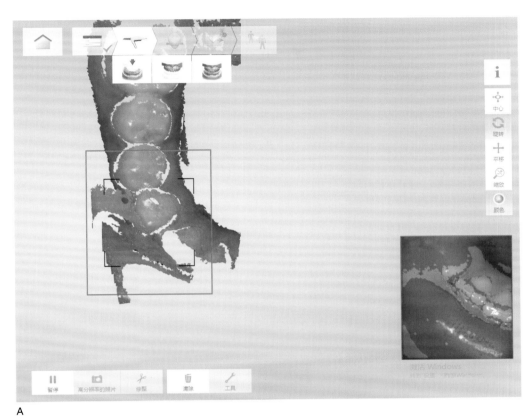

A

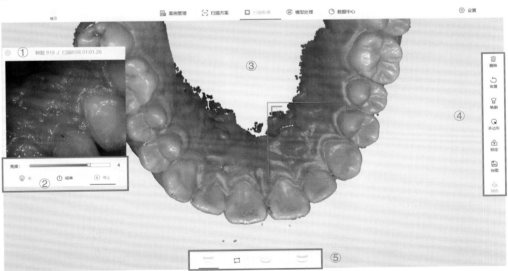

B

图 8-1-4　不同品牌口内数字化扫描系统专业软件

A. 扫描系统界面（一）；B. 扫描系统界面（二）。

B 图中：①实时光学显示区；②扫描控制区；③成像显示区；④扫描工具区；⑤扫描牙颌选择区。

效促进修复医师与技师之间的沟通,大大提高制作效率,并使 TRS 理论贯穿修复设计与实施的始终。

（二）口外数字化扫描系统

口外数字化扫描系统是指在患者口外通过扫描由传统方法制取所得的印模、石膏模型或蜡型等材料所生成的数字化印模,一般借助各种类型的扫描仓进行。与口内数字化扫描不同的是,口外数字化扫描系统更强调印模的数字化,因其不受患者口内条件的限制,应用范围较广,且能够节省医师椅旁的临床操作时间。但口外数字化扫描系统仍是建立在传统实体印模技术的基础之上,且扫描的对象为单一材质及色彩的印模或石膏模型,因此降低了医师与技师之间沟通的效率,同时医师也无法直接获得患者口内软硬组织的颜色及质地等重要信息。口外数字化扫描系统也适用于牙弓跨度大或软组织口扫精度受限的病例。

二、数字化印模的特点

与传统印模相比,数字化印模（digital impression）系统应具有以下特点:

1. 精度相似　在口腔修复临床实践中,制取印模的目的是为了精确复制患者口内软硬组织的信息,并将其传递到模型上,因此印模的精准性高低直接决定了最终修复体的精确度。目前,口内及口外数字化印模系统均能达到 $40\mu m$ 以内的精度,与传统印模技术的平均精度相仿,可满足固定修复体精准制作的需求。

2. 重叠性要注意　由于数字化印模的原理是采用很多张静态图片重建口内软硬组织的三维模型,因此口腔医师在进行重复扫描操作时,应保证图像信息重建时具有较高的重叠性,否则将会影响扫描结果的精准度。

3. 高效便利　相较于传统实体印模技术,数字化印模的优势之一是可在较短的时间内完成预期的印模制取流程,例如在牙体预备后只需要在预备前扫描的三维模型中进行工作区的"补扫",而无须再进行全牙列印模的制取工作。这将有助于节约患者就诊及修复制作的时间。

4. 相对可逆　当使用传统实体技术制取印模时,若在印模或灌制石膏模型时有失误导致气泡、缺损等缺陷,还需再次进行印模制取。因此实体技术的不可逆性质,将可能增加临床操作的成本。而通过数字化印模专业软件所采集的信息均具有可编辑性,因此当制取的数字化印模出现不影响使用精度的缺陷时,口腔医师可轻松地通过软件进行删除、修改及补充扫描等编辑操作,完善印模信息。

5. 跨时空沟通性高　当采用口内数字化扫描系统制取患者口内软硬组织印模时,医师及患者可通过专业软件获取患者口内彩色的虚拟三维模型,医师还可依托此虚拟模型与患者进行未来修复体形态与颜色等美学信息的可视化沟通,这将有助于美学设计的完整实施。同样的,扫描后的数据可直接以订单或 STL 数据等格式发送至修复技师,技师虽然没有直面医师和患者,但是依托这些数据印模,其也可以通过线上平台与医师和 / 或患者进行医技患三方间的良好的沟通互动,以保证更好的疗效。

第二节　口内数字化扫描系统的操作流程

一、口内数字化扫描系统的安装与校准

随着口内数字化扫描系统的日益普及,该技术正逐渐成为数字化口腔修复流程中医师必知必会的基本技术。各品牌口内数字化扫描系统大同小异,下面介绍其临床主要操作流程。

（一）口内数字化扫描系统硬件安装

1. 去掉扫描仪外包装后,将扫描枪和 POD 底座放置在平稳的水平操作台上。若操作台不稳定,则会导致扫描图像因晃动产生精度及质量的下降。

2. 将扫描枪工作端与扫描仪进行连接,注意根据不同扫描区域可选择不同角度及宽度的扫描头。

3. 将电源线插入电源插孔中以接入电源,将加密狗及 USB 连接线接入扫描软件所在电脑的 USB 端口。

4. 开启电脑,第一次使用口内数字化扫描系统时应进行扫描软件的安装。

（二）口内数字化扫描系统软件安装

1. 口内数字化扫描软件所需电脑硬件配置,请参看各品牌扫描仪说明书。

2. 口内数字化扫描软件的安装方法,请参看各品牌扫描软件安装说明书。

二、口内数字化扫描软件基本界面介绍

点击口内数字化扫描软件(以下简称口扫软件)图标,可进入软件基本界面。口扫软件基本界面包含主菜单栏、显示区、状态提示栏及设置功能区(图 8-2-1)。

1. 主菜单栏　包括案例管理、患者扫描方案、扫描取像、模型处理及数据中心等模块,操作者可分别点击各模块进入相应的界面。操作者可按照从左到右的顺序依次完成相应操作,即可完成该项病例的口内数字化印模的数据采集。

2. 显示区　该区域可显示各操作模块中的内容。

3. 状态提示栏　该区域可显示操作时的状态信息等。

4. 设置功能区　该区域可设置扫描仪的各项参数内容。

三、口内数字化扫描软件中的案例管理

在口扫软件基本界面的主菜单栏中点击"案例管理",即可进入案例管理界面(图 8-2-2),该界面的左侧功能栏自上而下有导入、练习、医生、管理、病例、导出六项功能可供选择,点击各功能按钮,显示区右侧则会出现相应的内容。

1. "导入"功能　该功能用于导入已保存在该电脑中的病例文件。不同品牌的扫描软件可识别的病例格式有所不同,操作者可根据日期及文件名导入所需病例以获取扫描数据。

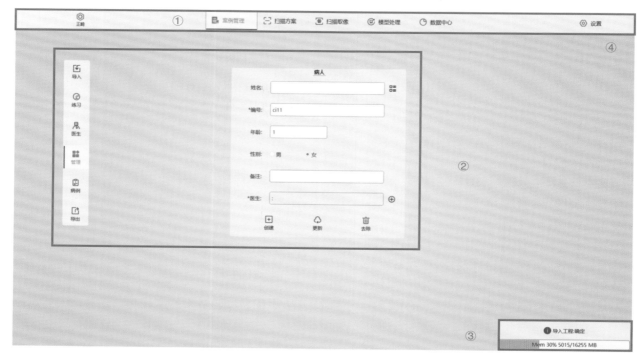

图 8-2-1　口扫软件基本界面
①主菜单栏；②显示区；③状态提示栏；④设置功能区。

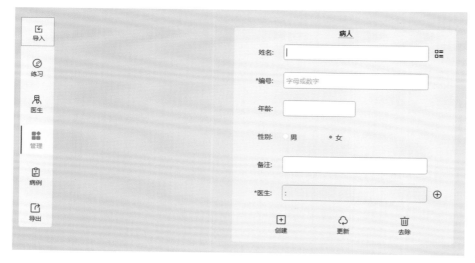

图 8-2-2　口扫软件案例管理界面

　　2.“练习”功能　该功能用于培训操作者或练习使用。需要注意的是，使用该功能不可保存并导出病例数据。

　　3.“医生”功能　点击该功能按钮，操作者可查看软件中的医生信息及对应的病人信息。除了可查看并选择已保存在软件中的上述信息，还可对医生信息进行新建、修改及删除等编辑操作。

4.“管理”功能　该功能用于编辑病人基本信息,如病人姓名、病例编号、年龄、性别及负责医生等。

5.“病例”功能　完成上述四项功能的填写后,点击“病例”功能按钮,可将对应的诊疗信息进行汇总加载,其界面包括病人信息列表、诊疗信息显示区及详细功能区(图 8-2-3)。

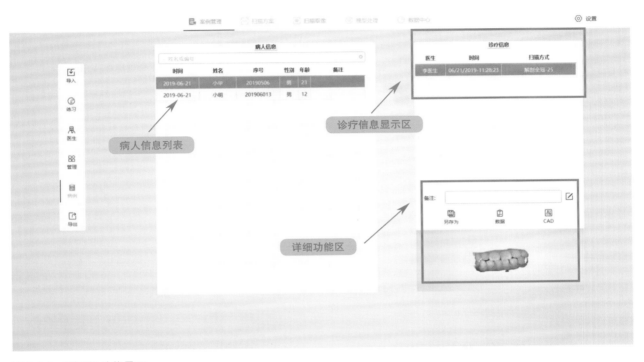

图 8-2-3　“病例”功能界面

(1)病人信息列表:该表格汇总了病例就诊时间、病人姓名、序号、性别及年龄等基本信息。

(2)诊疗信息显示区:该区域汇总了负责医生、操作时间及扫描方式等诊疗信息。

(3)详细功能区:该区域汇总了病例扫描的三维模型略缩图,并且提供了病例数据保存及对接 CAD/CAM 等设备的接口信息。

6.“导出”功能　点击“导出”功能按键后,病例数据将会以文件包的形式保存到默认路径中。

四、口内数字化扫描方案与扫描取像处理

1. 扫描方案　在口扫软件基本界面的主菜单栏中点击“扫描方案”,即可进入扫描方案界面(图 8-2-4),操作者可在该界面中选择修复方式、需要治疗的牙位、扫描方式、修复体材料及颜色信息等。

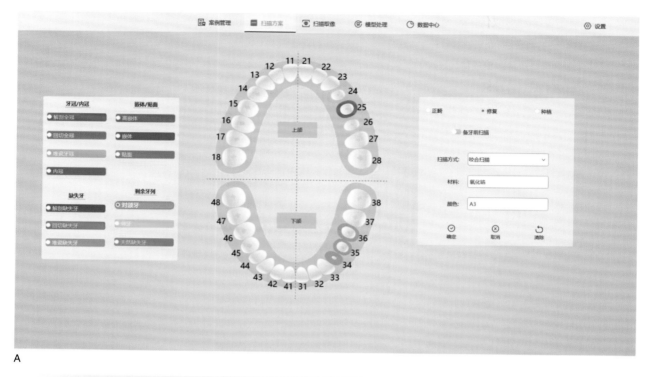

A

B

图 8-2-4 不同品牌扫描软件中的扫描方案界面
A. 扫描方案界面（一）；B. 扫描方案界面（二）。

2. 扫描取像

（1）"扫描取像"操作界面：在口扫软件基本界面的主菜单栏中点击"扫描取像"，即可进入扫描取像界面（图 8-2-5）。该界面可分为实时光学显示区、扫描控制区、成像显示区、扫描工具区及扫描牙颌选择区等五项功能区，点击扫描控制区、扫描工具区及扫描牙颌选择区按钮，则会出现相应的内容。

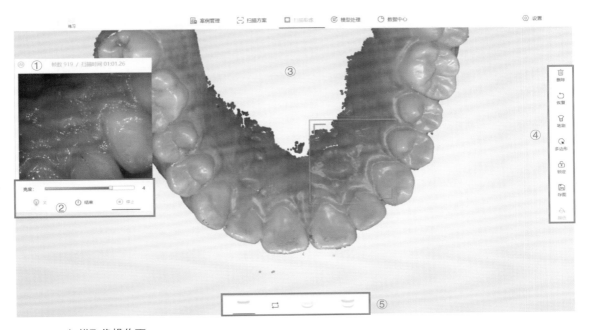

图 8-2-5　扫描取像操作面
①实时光学显示区；②扫描控制区；③成像显示区；④扫描工具区；⑤扫描牙颌选择区。

1）实时光学显示区：该区域在操作者进行口内扫描时将提供扫描光学探头实时拍摄的画面，并可提供拍照、提示扫描帧数及扫描时间等信息。

2）扫描控制区：该区域可控制扫描的开始、暂停及结束，有的扫描系统还提供脚踏式开关，方便操作者在临床操作时提高扫描效率。

3）成像显示区：该区域显示基于口内扫描数据重建的虚拟三维模型，操作者可使用鼠标进行图像的旋转、平移及缩放等操作。

4）扫描工具区：该区域显示对口内扫描数据的检查、修改、锁定及存储等功能按键，操作者点击各按键将会启动对应功能。

5）扫描牙颌选择区：在该区域界面，操作者可选择扫描所对应的牙颌及补充扫描区域的位置。

（2）设备连接与校准

1）设备连接：点击扫描控制区中的开关按钮，扫描软件会自动检测识别扫描硬件连接情况。若连接失败,则需要根据提示检查扫描系统软硬件的连接情况,如检查电脑、扫描设备的电源及数据线是否连接等。

2)扫描仪校准:在进行口内扫描前,为保证每次扫描结果数据的精准性,建议进行扫描仪的校准(图 8-2-6)。首先将扫描枪与校准头进行连接,依次点击"配置"→"扫描"→"三维校准扫描仪"按钮进行扫描仪校准。需要注意的是,在校准扫描仪时,应注意降低口内数字化扫描系统周围的环境噪音。

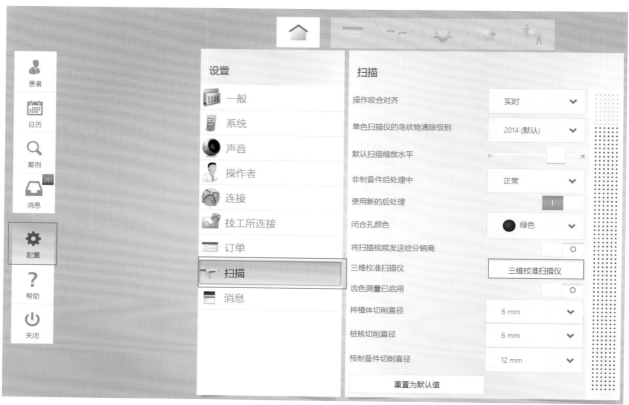

图 8-2-6　扫描仪校准

(3)数据扫描:在进行牙体预备等不可逆临床操作前,需要先进行全口牙列的数字化扫描。这样既可以记录患者治疗前的口内软硬组织状态,又可以减少牙体预备后再次进行全口牙列工作模型的扫描制取时间,有效地提高了工作效率。当扫描软硬件连接成功、扫描仪校准完成后,即可点击扫描取像界面中的"扫描牙颌选择区",以选择需要扫描的牙颌,如上颌、下颌或咬合等。

1)上下颌牙列扫描:在扫描前,某些品牌的扫描头需要进行一定时间的预热,待预热完成后,即可开始上下颌牙列的数字化口内扫描操作。

操作要点:①口内准备:扫描时应确保口内保持干燥,必要时可通过排龈或上橡皮障等措施进行隔湿,从而避免因口内唾液、血液及龈沟液等液体反光导致的扫描精度下降。②扫描速度:扫描时应保持扫描头稳定,扫描速度可适当放缓,建议一个扫描部位进行 5 帧以上的扫描。操作者在扫描时可通过观察扫描软件界面"实时光学显示区"中的图像进行操作,保证扫描边框为绿色(图 8-2-7)。若扫描出现中断且扫描边框显示为红色,常常是由于扫描速度过快以致软件无法识别,此时可将扫描头移至最近已完成的扫描区域继续扫描(图 8-2-8)。③扫描顺序:建议分三步进行扫描。第一步,从上颌或下颌最后一颗牙的𬌗面开始扫描,当扫描到前牙舌侧时进行前后摆动以扫描其舌侧与切端,之后再扫到对侧最后一颗牙的𬌗面;第二步,从最后一颗牙的舌侧扫描至对侧最后一颗牙的舌侧;第三步,转入牙列的唇颊侧进行扫描,并补充扫描未采集到数据的区域,完成上下颌牙列的扫描(图 8-2-9)。

2)牙体预备后补充扫描工作区域:当上橡皮障、排龈及牙体预备等临床操作完成后,由于在操作前已进行了全口牙列的数据扫描,因此在临床操作后可使用口扫软件中补充扫描的功能,对预备体等工作区域进行局部的扫描,软件将自动将这部分工作区域图像与预备前的全口牙列图像进行拟合匹配,从而高效地获取工作模型,节省临床操作时间(图 8-2-10)。

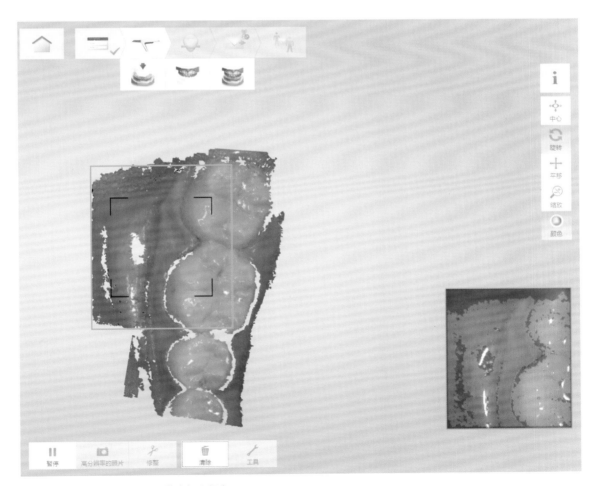

图 8-2-7　扫描正常进行时扫描边框为绿色

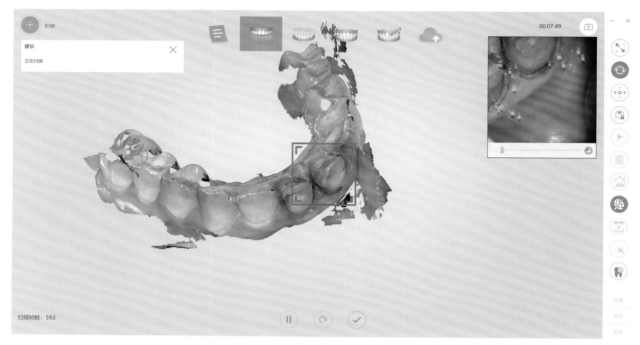

图 8-2-8　扫描中断时扫描边框为红色

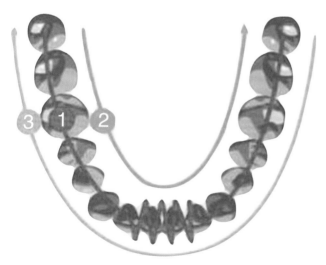

图 8-2-9　上下颌牙列扫描顺序

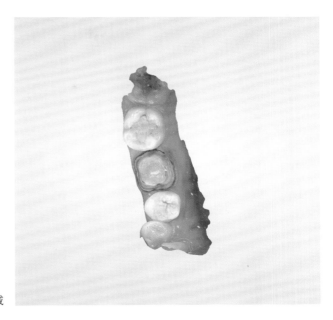

图 8-2-10 牙体预备后补充扫描工作区域

补充扫描工作区域的要点：①有的扫描系统软件中含有"工作区域扫描"按键，此时只需要点击相应按键并在口内相应区域进行扫描即可；②另一部分扫描系统软件中未含有"工作区域扫描"按键，则需要先使用软件中的"删除"或"去除"功能，在软件中手动删除预备前所扫描的工作区域局部图像，再使用扫描仪对口内相应部位扫描，完成工作模型的制取。

3）咬合扫描：口内数字化扫描软件在进行咬合扫描处理时，需要将已完成的上下颌数据进行匹配。其原理在于寻找一侧或双侧牙列咬合的参考点，从而确定咬合关系。因此，在进行咬合扫描时应注意让患者保持咬合稳定。当扫描匹配成功一侧咬合后，再扫描对侧咬合情况（图 8-2-11，图 8-2-12）。

（4）使用扫描工具编辑数据：扫描工具栏中一般包括删除、恢复、笔刷、锁定、多边形、存图和颜色等功能。各品牌扫描系统中的工具有所不同，现介绍其中一种。

1）删除：可一次性删除所有数据。

2）恢复：恢复上一步操作或删除的数据。

3）笔刷：以笔刷的形式删除三维模型边缘多余的数据，如唇、舌等软组织。

4）锁定：锁定保护所选择的区域，当再次扫描时，该区域图像不会发生变化，适用于牙体预备后进行补充扫描时保护邻接组织的情况。

5）多边形：可自定义圈选指定的图像数据进行删除。

6）存图：通过扫描头进行口内扫描区域静态图像的拍摄与储存。

7）颜色：点击该按键可转换三维模型颜色，将彩色模型切换为石膏色，以方便查看数据图像边缘的噪点、分层等细节情况（图 8-2-13）。

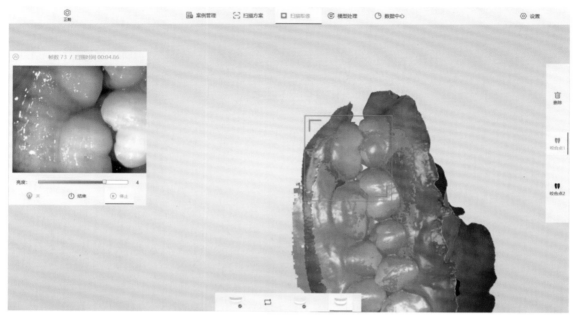

图 8-2-11 扫描一侧咬合情况

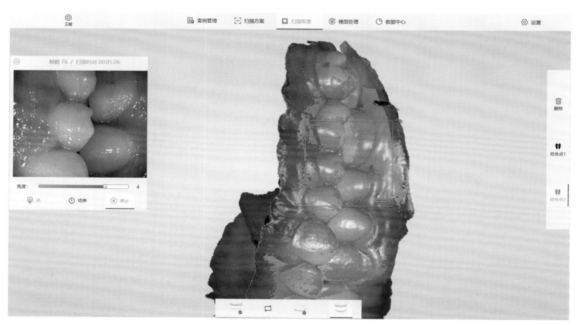

图 8-2-12 扫描对侧咬合情况

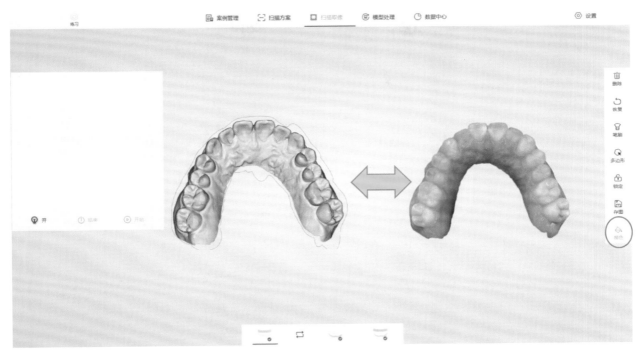

图 8-2-13　通过"颜色"按键可将口内彩色模型切换为石膏色

五、口内数字化扫描模型处理

当扫描取像完成后,则可进入模型处理界面(图 8-2-14)。模型处理工具栏中包含编辑、底座、颈缘、倒凹和对比按键,点击各按键则可进行相应处理操作。

1. 编辑　点击模型处理工具栏中的"编辑"按键,即可进入模型数据编辑功能(图 8-2-15)。编辑界面右侧为工具栏,包含矩形框选区、多边形框选区、反选、翻转、删除、恢复和退出等编辑功能。编辑界面左侧为模式选择,点击可选择常规式、增加式、去除式三种功能模式。编辑界面下部为牙颌选择区,点击可切换不同的牙颌模型进行编辑操作。

(1)矩形框选区:使用该工具可选择虚拟三维模型中指定的矩形区域数据。

(2)多边形框选区:使用该工具可选择虚拟三维模型中指定的自定义区域数据。

(3)反选:选择模型特定区域后,使用反选功能可反向选择该区域外的所有数据。

(4)翻转:可将扫描的印模数据翻转为模型三维数据。

(5)删除:删除所选区域的数据。

(6)恢复:可恢复上一步处理的数据。

(7)退出:退出选区操作过程。

2. 底座　在模型处理界面点击"底座"按键,可为三维模型数据添加虚拟底座(图 8-2-16)。

3. 颈缘　在模型处理界面点击"颈缘"按键,可为预备体进行边缘线的绘制(图 8-2-17)。通过在扫描软件中绘制颈缘线,可为后续的修复体加工提供辅助依据。

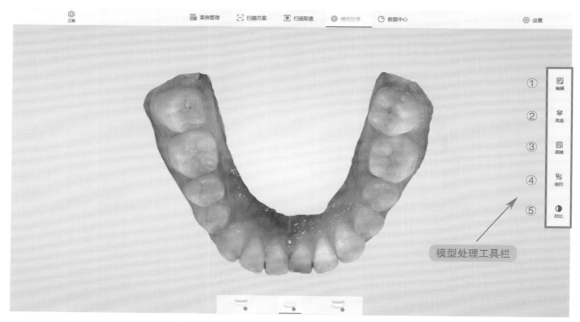

图 8-2-14 模型处理界面
①编辑；②底座；③颈缘；④倒凹；⑤对比。

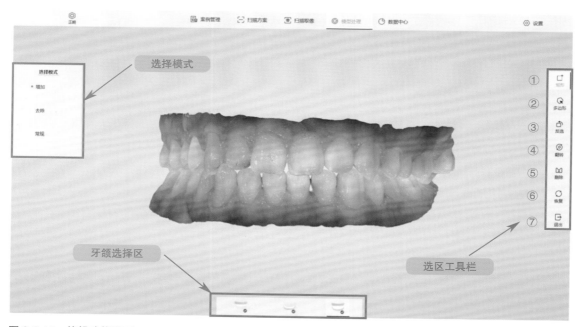

图 8-2-15 编辑功能界面
①矩形框选区；②多边形框选区；③反选；④翻转；⑤删除；⑥恢复；⑦退出。

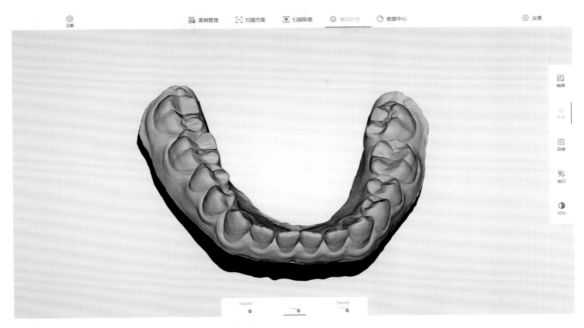

图 8-2-16 "底座"功能为三维模型添加虚拟底座

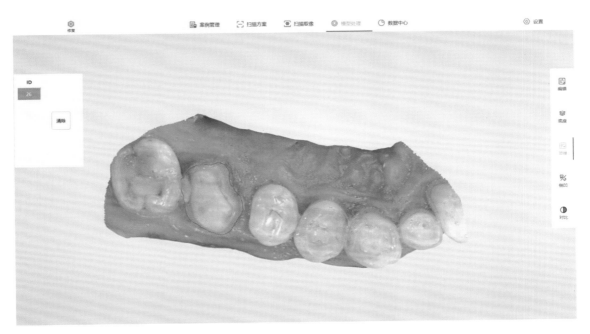

图 8-2-17 "颈缘"功能可为预备体绘制边缘线

4. 倒凹   当使用鼠标调整三维模型至需要检查的视角时,点击"倒凹"按键可检查预备体及其邻牙的倒凹情况(图 8-2-18)。倒凹的深度将以颜色深浅进行区分。当使用鼠标拖动至不同视角时,其就位道也随之改变,从而方便此时倒凹情况的检查。

5. 对比   选择"对比"功能可将同一患者不同治疗时期的口内数字化模型进行对比,进而直观地了解患者的治疗情况。

6. 咬合距离检查   当完成咬合扫描后,可点击"距离"按键计算上下颌咬合距离,并将结果以咬合区颜色信息的方式直观地显示在屏幕中(图 8-2-19)。咬合区域颜色越深,则说明咬合距离越近,反之则越远。

六、口内数字化扫描数据存储与导出

当完成上述系列扫描工作后,即可点击基本界面的"数据中心"按键,进入数据存储界面(图 8-2-20)。该界面包含信息区、CAD/ 新建及网络上载等按钮。操作者点击相应的按键,即可进行对应的扫描数据存储与导出操作。

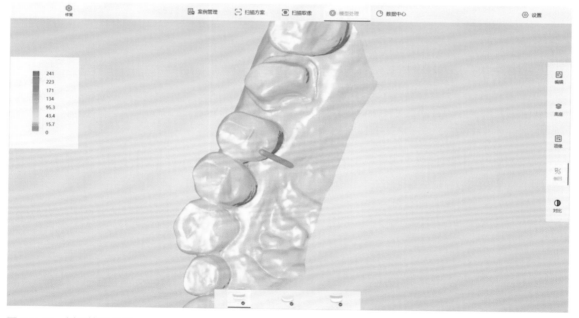

图 8-2-18   倒凹情况检查

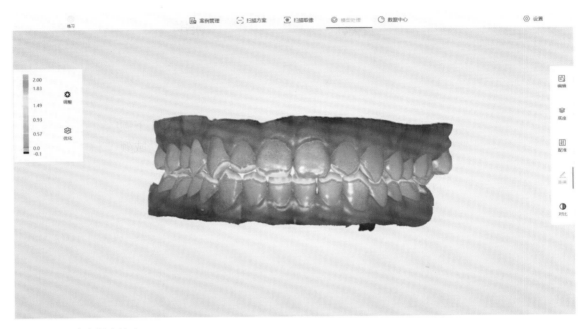

图 8-2-19 咬合距离检查

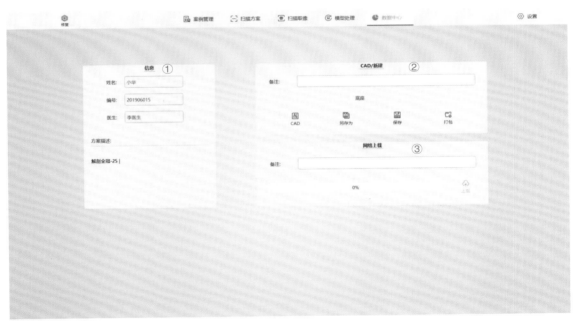

图 8-2-20 数据储存界面
①信息区；②CAD/ 新建；③网络上载。

第三节   数字化印模常见问题及处理

一、常见硬件问题及处理

（一）常见硬件问题

1. 在扫描软件中点击"开始扫描"时，软件界面无反应。

2. 在扫描软件中点击"开始扫描"时，软件主界面右下角提示"设备连接失败"。

3. 扫描枪间断性发出闪烁光源，但软件主界面右下角仍显示"设备连接失败"。

4. 扫描过程中突然连接失败，无法继续进行扫描工作。

（二）解决方案

1. 检查扫描硬件设备电源是否连接且开启。

2. 检查 POD 底座及扫描枪的数据线是否正确连接电脑。

3. 更换扫描仪或电脑连接数据线。

4. 若上述方案仍无法解决，建议联系扫描仪官方售后寻求技术支持。

二、常见软件问题及处理

（一）扫描中断及处理

1. 原因   在排除硬件问题后，扫描中断可能是由于口呼吸导致扫描头起雾。

2. 处理方案

（1）暂停扫描，将扫描头静置 2~3 分钟，待扫描头镜片预热完成后，再进行下一步操作。

（2）嘱患者尽量避免口呼气。

（二）扫描不流畅及处理

1. 原因

（1）扫描时间过长，导致扫描数据量过大（如超过 2 000 帧），从而降低了软件处理效率。

（2）搭载扫描软件的电脑硬件配置过低。

2. 处理方案

（1）保证扫描精确度及完整度的前提下，有效控制扫描时间及扫描帧数。

（2）更换符合扫描软件运行标准的电脑硬件配置。

（三）扫描数据断裂及处理

1. 原因

（1）口内扫描操作时移动速度不稳定。

（2）扫描中断后再次定位时，扫描定位区域数据较少。

（3）扫描头有明显污迹或划痕。

（4）未及时有效进行患者口内隔湿处理。

（5）长时间对同一区域进行重复扫描。

2. 处理方案

（1）口内扫描操作时，应保证扫描数据的稳定性与连续性。

（2）扫描头移动时应匀速、平稳，且移动距离和弧度应适当。

（3）尽量避免唇、舌等软组织的干扰。

（4）对于数据断裂区域应进行补充扫描。

第四节　小结与展望

　　数字化印模技术是数字显微修复技术在临床实施环节中至关重要的步骤，通过口内或口外数字化印模系统，口腔医师可将患者口内软硬组织的情况精准可控地传递到修复制作端，通过数字技术完成序列修复过程中的目标修复空间转移，为全程数字化修复打下重要基础。随着技术的不断成熟，未来数字化印模技术将会普及到口腔修复学领域的各个方面，这将有助于传统依靠经验的口腔修复临床技术逐渐转向依靠数字的精准临床技术，来真正夯实数字化临床端。

参考文献

　　1. 于海洋. 口腔固定修复学［M］. 北京：人民卫生出版社，2016.

　　2. 于海洋，赵雨薇，李俊颖，等. 基于牙体牙髓、牙周及功能健康的显微微创牙体预备［J］. 华西口腔医学杂志，2019，37（3）：229-235.

　　3. 张倩倩，陈昕，赵雨薇，等. 三维打印在口腔美学修复中的应用［J］. 华西口腔医学杂志，2018，36（6）：656-661.

　　4. YU H Y, ZHAO Y W, LI J Y, et al. Minimal invasive microscopic tooth preparation in esthetic restoration：a specialist consensus［J］. International Journal of Oral Science，2019，11（3）：31.

　　5. LI J Y, CHEN Z Z, WANG M J, et al. Dynamic changes of peri-implant soft tissue after interim restoration removal during a digital intraoral scan［J］. The Journal of Prosthetic Dentistry，2019. 122（3）：288-294.

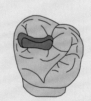

第九章　数字定深孔引导的瓷贴面显微牙体预备术

第一节 瓷贴面概述及适应证

瓷贴面治疗是采用酸蚀-树脂粘接技术和贴面修复体的一种微创的口腔修复技术。瓷贴面修复,主要是对牙齿的唇颊面、切端或近远中进行预备,且预备深度主要限制在牙釉质内,甚至不预备,是一种微创的治疗方法,常用于前牙美学修复。而应用于咬合面的瓷贴面修复,有人也叫其为𬌗贴面,用于咬合调整,比较小众。

一、瓷贴面的适应证

瓷贴面(porcelain veneer)主要用于以下四种情况。

1. 牙体缺损 包括牙面小缺损、前牙切角缺损(图9-1-1)、大面积浅表缺损、颈部楔状缺损。

2. 染色牙与变色牙 包括四环素牙(图9-1-2)、氟牙症、牙髓坏死。

3. 牙体形态异常 如畸形牙、过小牙(图9-1-3)等。

4. 牙体排列缺损 如扭转牙、牙间隙增大(图9-1-4)。

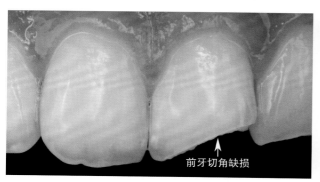

图 9-1-1 前牙切角缺损

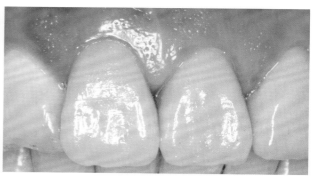

图 9-1-2 四环素导致牙体变色

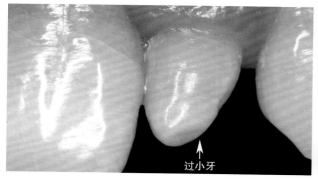

图 9-1-3 侧切牙为过小牙

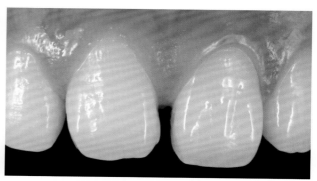

图 9-1-4 上颌中切牙间的牙间隙增大

二、瓷贴面的特点

1. 牙齿磨除量比较小　瓷贴面的预备在牙釉质内进行,其预设的瓷层厚度常常小于1mm,常规在0.3~0.7mm之间。其预备范围可仅涉及牙齿唇颊面,或包括切端、邻面。瓷贴面的预备空间在牙冠体积的30%以内,是一种预备量较少的牙体修复方式。

2. 颜色改变能力不强　由于瓷层厚度较薄,瓷贴面对牙齿的颜色改变能力不强,适用于颜色正常或轻度变色的牙齿。当对重度变色的牙齿如重度四环素牙、牙髓坏死者使用瓷贴面进行遮色时,瓷贴面的颜色则表现为层次不足,甚至透出底色,因此美观性能不理想。

3. 形态改变能力一般　因为瓷贴面的瓷层厚度较薄,其对牙齿形态的改变能力较弱,适用于形态正常或轻度错位的牙齿,以及需要关闭缝隙的病例。

4. 固位性能主要靠粘接力　由于瓷贴面本身的机械固位力弱,其与牙齿的牢固结合主要依靠粘接力,因此,粘接效果对瓷贴面的长期疗效有重大的影响。

三、瓷贴面的材料

目前常用于瓷贴面的材料主要有两大类。

1. 长石质瓷贴面　长石质瓷是采用耐火代型技术,以粉浆涂塑的方式分层堆砌瓷层烧结而成的全瓷材料。长石质瓷有丰富的色彩层次、荧光性和良好的美观性,但质地较脆,在烧结中容易出现微孔,抗弯强度较低,在临床操作不当时可能出现烤瓷贴面的破裂(图9-1-5)。

2. 热压铸造陶瓷贴面　这类瓷贴面的代表为1987年推出的IPS Empress系统,在长石质瓷中加入白榴石晶体进行加强,具有良好的抗折断性能。此类瓷的半透明性和折光率类似于天然牙釉质,也具有与牙釉质相近的耐磨性能。此外,由于其制作采用失蜡铸造技术,所以具有良好的边缘密合性。与烤瓷贴面相比,该种类的贴面具有收缩率低、形态精确等优点,但其不足之处在于,这种材质的修复体是一体化的,材料整体颜色统一,无内部色彩层次,只能通过外染来获得颜色变化,所以相比烤瓷贴面,颜色效果要略逊一筹。在大部分基牙颜色正常或轻度改变的病例中,热压铸造陶瓷贴面仍能获得较好的效果(图9-1-6)。

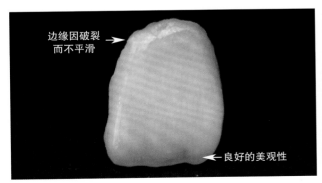

图 9-1-5　长石质瓷贴面效果

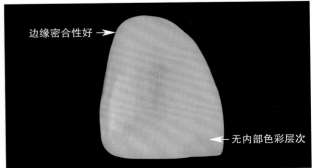

图 9-1-6　热压铸造陶瓷贴面效果

四、瓷贴面的种类

常规全瓷修复体往往同时具有提供强度的基底瓷层及修饰颜色、增加美观性的饰面瓷层。按照这样的瓷层结构,瓷贴面可以分为三大类:①仅有饰面瓷的烤瓷贴面;②仅有基底瓷的一体化铸瓷贴面;③同时有饰面瓷和基底瓷的分层瓷贴面(表 9-1-1)。

表 9-1-1　瓷贴面的瓷层结构分类和适应证

瓷层结构	适应证
长石质烤瓷贴面(仅长石质瓷)	基牙颜色正常,美学要求高的贴面修复病例
一体化铸瓷 CAD/CAM(仅硅酸盐玻璃陶瓷)	基牙颜色正常,瓷层厚度较薄的贴面修复病例
饰面瓷 + 基底瓷(长石质瓷 + 硅酸盐玻璃陶瓷)	基牙颜色正常或轻中度变色,具有一定瓷层厚度的贴面修复病例

1. 烤瓷贴面　烤瓷贴面是完全由长石质瓷粉通过粉浆分层堆塑,再在耐火代型上通过烧结形成的瓷贴面。由于可以采用不同颜色型号的瓷粉进行分层堆塑,烤瓷贴面可以在内部形成不同的颜色层次,所以其美观性是三类瓷贴面中最好的。但由于长石质瓷本身的材料特性和缺乏高强度基底层的支撑,所以其强度较低,在加工和临床戴入过程中容易破碎;同时,由于烧结过程中可产生较大的收缩,其边缘密合性也较差。

2. 一体化铸瓷贴面　由于采用二硅酸锂陶瓷通过热压铸造制成,因此各部分的材料性质、颜色单一,需通过外染色来获得一定的色彩渐变效果。相比烤瓷贴面,一体化铸瓷贴面美学效果稍差,但由于其一体化的结构,这种瓷层结构的瓷贴面在三种瓷贴面中具有最高的强度。同时,该瓷贴面也有较好的边缘密合性。

3. 分层瓷贴面　由高强度的热压铸造硅酸铝基底瓷和表面的长石质饰面瓷构成。这种瓷层结构的瓷贴面兼顾了修复体的强度和美学性能,但由于基底瓷和饰面瓷都需要一定的厚度,所以这种瓷贴面常常要求较大的牙体预备量。

4. 瓷贴面材料与瓷层结构选择的决策树　瓷层结构结合基牙颜色、需要的瓷层厚度及患者的美学要求,来进行瓷贴面材料的选择(图 9-1-7)。若基牙的颜色异常,需要遮住基牙的颜色,则选择饰面瓷 + 基底瓷材料;若基牙的颜色正常,则只评估需要瓷层的厚度。若需要的瓷层厚度大于 1.5mm,则可以选择饰面瓷 + 基底瓷材料;若需要的瓷层厚度在 1.0~1.5mm,则选择长石质瓷贴面;若需要的瓷层厚度小于 1.0mm,则需要评估患者的美学期望。若为常规美学(conventional aesthetics)要求的病例,则选择一体化铸瓷或可切削陶瓷材料;若为美学要求高的病例,则选择长石质瓷贴面材料。

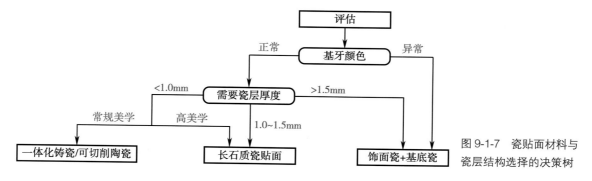

图 9-1-7　瓷贴面材料与瓷层结构选择的决策树

第二节　目标修复体空间与瓷贴面预备设计

在瓷贴面修复中,牙体预备的目的是为未来的修复体提供必需的足够的瓷层适宜空间。为了实现修复目标,未来的修复体空间往往与患者现有牙体空间存在差异,因此牙体预备设计应在术前进行,确定预设的目标修复体空间,并通过导板验证,而不是口内简单目测。瓷贴面相比常规瓷修复体如全瓷冠和全瓷固定桥,具有需要的瓷层空间更少、固位力主要来源于粘接力的特点。相比牙釉质粘接,牙本质粘接技术要求较高,且提供的粘接力较小,因此瓷贴面的空间设计应该尽量保证切割面在牙釉质内。只有术前进行详细的 TRS 设计,才能有机会获得精准的牙体预备量,保存牙体和保护活髓,从而实现微创治疗的目标。

一、瓷贴面的 TRS 设计

瓷贴面的设计应针对患者的美学与功能个性需求,结合诊断蜡型,依据预备牙体的解剖特征,进行准确的 TRS 设计。

1. 根据 DLD 线面法则和患者的唇齿关系,在口内标准美学照片或三维模型上设计未来修复体的切端位置、邻面及龈端位置与轮廓。

2. 参考美学设计与数量关系测量,通过测量法或查表法获得目标牙体表面到髓腔的厚度,结合是否需要遮色,选择适合的修复体材料,并在术前模型上制作实体或虚拟的诊断蜡型。

由于瓷贴面修复体技术的改形能力有限,瓷贴面的诊断蜡型设计应该尽量保存原有牙体的唇面位置,或者在患者适应的前提下,适量设计体外 TRS,即适当增加唇面厚度。这样能够尽可能多的保留牙釉质组织,为最终修复体粘接提供良好的基础。

诊断蜡型设计完成后,可以在患者口内进行美学预告,让患者确认最终修复方案。若患者对当前空间设计不满意,则应该根据患者意见进一步修改蜡型,并重复前述步骤。

二、瓷贴面的预备设计

结合已有的诊断蜡型,瓷贴面预备设计还需要进一步考虑以下因素。

（一）瓷层厚度

通常而言,瓷贴面的预备应该限制在牙釉质范围内,并根据不同的材料选择预备量,唇面预备深度范围为 0.5~1.0mm,切端预备量为 0.6~1.5mm。下表总结了不同种类全瓷材料贴面厂方推荐的最小预备深度(表 9-2-1)。

表 9-2-1　不同种类全瓷材料贴面厂方推荐的最小预备深度　　　单位：mm

不同种类全瓷材料	切端	唇面	边缘
IPS Empress	1.0	0.7	0.6
IPS Empress CAD	1.0	0.7	0.6
IPS e.max	0.7	0.6	0.6
高透氧化锆	0.6	0.5	0.5

（二）切端预备设计

瓷贴面的切端设计可分为三种：开窗型、对接型和包绕型（图9-2-1）。

开窗型　　　　　　　　　　对接型　　　　　　　　　　包绕型

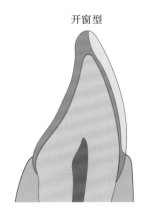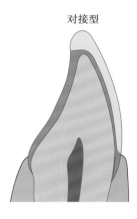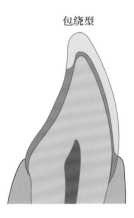

图9-2-1　瓷贴面的切端设计示意图

开窗型设计只预备切端的唇面，不磨除牙齿切端的舌侧组织，也不减少牙齿切端的长度，更不能改变牙齿切端的长度和形态。

对接型贴面在预备唇面的基础上，磨除切端1.0~1.5mm，切端预备面与牙体长轴交角在90°左右。该设计的瓷贴面可以改变牙齿切端的形态和长度。

包绕型的设计除了对切端牙体组织预备外，还在切端的舌侧置备一肩台。

在三种切端设计中，开窗型对牙体的磨除量最少，但无改形能力，因此只适用于原本牙齿形态较好，只需要轻微改变牙体颜色的牙齿。但由于需要保留一定的预备后的牙齿切端厚度，因此该方式不适用于唇舌向尺寸较小的牙位，如上颌侧切牙和下颌切牙。包绕型设计，由于需要同时保证一定的切端唇舌向厚度及舌侧的肩台宽度，所以牙齿的磨除量大，一般只适用于尖牙与前磨牙的贴面预备。对接型的贴面适应证最为广泛。

（三）邻面预备设计

根据是否需要进行邻面修复，瓷贴面的邻面预备可以选择破坏接触点，将邻面终止线设置在邻舌线角处；也可以选择不破坏接触点，将邻面终止线设置在接触点唇侧（图9-2-2）。

破坏接触点的预备方式适用于需要邻面改形的牙齿及需要封闭邻牙间隙的情况。邻面形态需要调整时，邻面边缘可设计为对接型；若邻面存在龋坏或充填物，则需要先去除龋坏及充填物，然后根据剩余牙体组织形态，设计邻面边缘线位置。如缺损大、倒凹深，影响修复体就位，可先使用树脂或瓷材料修补缺损。

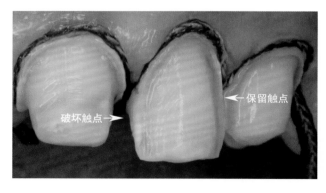

破坏触点→　　　　　　　　←保留触点

图9-2-2　瓷贴面的两种接触点设计

不破坏接触点的邻面预备设计适用于不需要牙齿改形的病例。例如邻面仅需遮色的病例,邻面边缘线设计可保留接触点。

　　值得强调的是,如果采用保留牙体邻接关系的邻面预备设计,而技师在制作加工中又需要将模型分割为个别代型操作(如铂金箔烤瓷贴面技术)时,则要求医师在牙体预备后用细的金刚砂打磨带对邻牙接触区进行修整,以便在保留接触区的前提下在模型表面形成清晰的界限,使得代型分离更容易和完整。修整的程度以牙线通过接触区时可保持一定的阻力为准,避免牙弓的完整性和稳定性受到破坏。

（四）龈端终止线位置

　　瓷贴面龈端终止线可设计为齐龈边缘和龈下边缘两种。前者适用于牙齿颜色正常,未来修复体颜色与已有牙齿颜色差距不大的情况。对于牙齿改色需求较大的情况,应将终止线设计于龈下0.5mm左右,避免出现明显的颜色交界线(图9-2-3)。

（五）肩台形态

　　瓷贴面的肩台形态应预备为浅凹型。不同的车针会制备出不同类型的边缘形态,所以选择车针时,应当选择工作部末端直径为0.6~1.4mm的圆柱状车针(图9-2-4)。

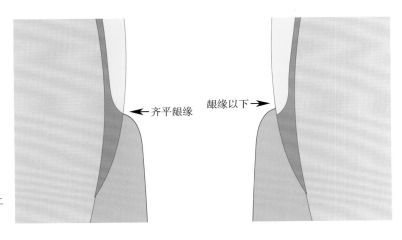

←齐平龈缘　　龈缘以下

图9-2-3　瓷贴面的两种龈端终止线设计示意图

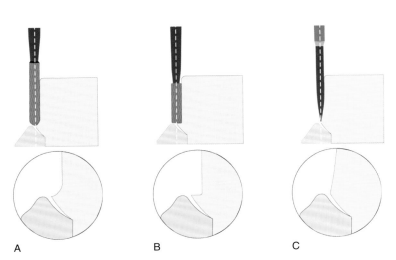

图9-2-4　不同尖端形态和尺寸的车针制备出不同形态和尺寸的肩台边缘示意图
A. 0.3mm或0.7mm浅凹型肩台;
B. 1.0mm90°肩台;C. 羽状肩台。

A　　　　　　B　　　　　　C

第三节   数字导板引导下的瓷贴面显微牙体预备流程

根据导板制作方式的不同,可将数字显微贴面修复分为硅橡胶指示导板引导贴面预备、透明牙科膜片 TRS 导板引导贴面预备、等厚度及不等厚度的三维打印 TRS 导板引导的贴面预备。

一、硅橡胶指示导板引导的贴面预备

(一)数据收集与美学线面关系的分析设计

首先,采集病史,根据患者主诉、现病史及既往史等,结合全面的全身及颌面部临床检查作出正确的诊断。其次,行口外检查并收集面部照(图 9-3-1);行口内检查,收集患者口内照(图 9-3-2)。然后,根据各项检查结果与诊断,结合患者意愿,按照决策树选择对应的修复方式(图 9-3-3)。最后,根据目标修复体空间分析结果,按照决策树遴选修复体材料(图 9-3-4)。

根据线面法则,使用美齿助手软件进行美学线面关系分析设计(图 9-3-5)。在患者的二维照片上直接进行二级美学预告(图 9-3-6)。根据美学分析设计结果,制作三维的诊断蜡型,利用三维的诊断蜡型翻制印模后,使用美学树脂材料进行美学修复效果的口内预告(图 9-3-7)。根据口内预告结果进行修正,使用修正后的诊断蜡型翻制硅橡胶导板(图 9-3-8),根据临床设计和需要,可制作唇面及切端硅橡胶指示导板,也可在导板制作分层切割以便于观察评估,最后使用该导板参考目标修复体空间进行牙体预备。

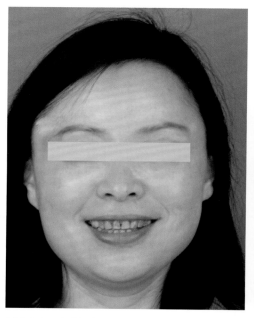
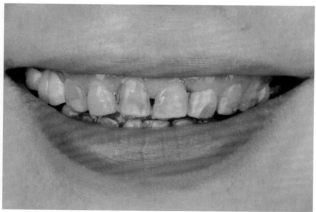

图 9-3-1   患者面部照

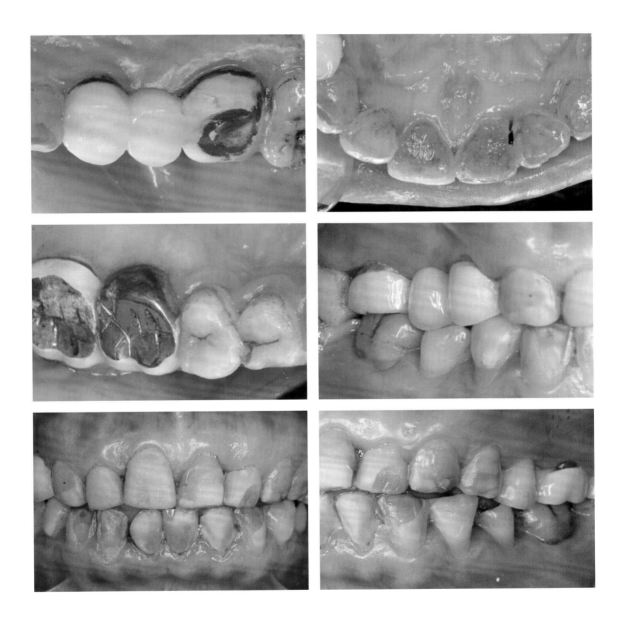

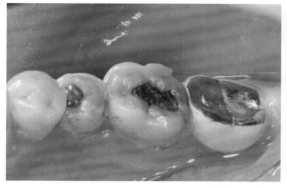

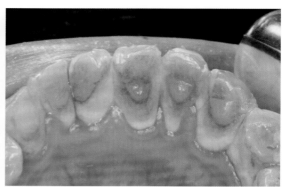

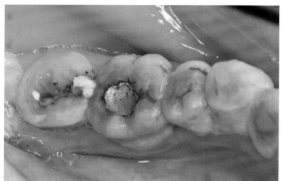

图 9-3-2　患者口内照

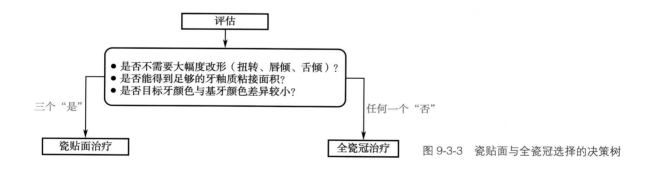

评估

- 是否不需要大幅度改形（扭转、唇倾、舌倾）？
- 是否能得到足够的牙釉质粘接面积？
- 是否目标牙颜色与基牙颜色差异较小？

三个"是"　　　　　　　　　　　　　　　　　任何一个"否"

瓷贴面治疗　　　　　　　　　　　　　全瓷冠治疗

图 9-3-3　瓷贴面与全瓷冠选择的决策树

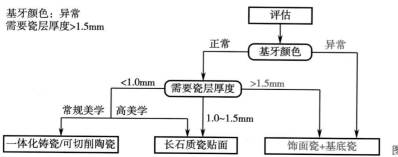

基牙颜色：异常
需要瓷层厚度>1.5mm

评估

正常　　基牙颜色　　异常

<1.0mm　需要瓷层厚度　>1.5mm

常规美学　高美学　　　　　1.0~1.5mm

一体化铸瓷/可切削陶瓷　　长石质瓷贴面　　饰面瓷+基底瓷

图 9-3-4　瓷贴面材料选择的决策树

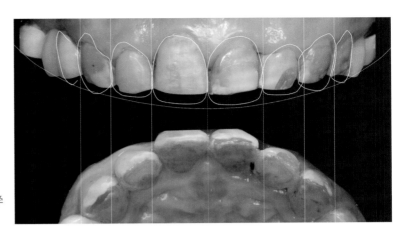

图 9-3-5　在美齿助手软件内行美学线面关系分析设计

修复前　　　　　　　　　　　　　二级美学预告效果

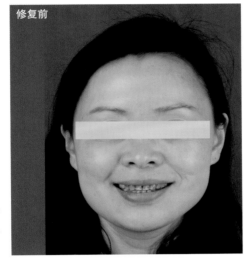
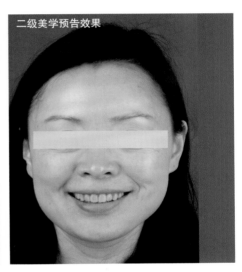

图 9-3-6　修复前与二级美学预告效果的比较

修复前

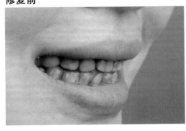
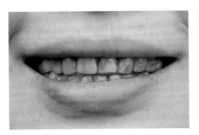
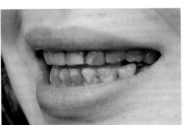

口内预告效果

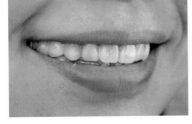
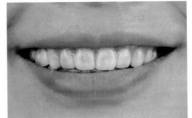
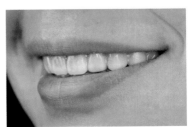

图 9-3-7　修复前与口内预告效果的比较

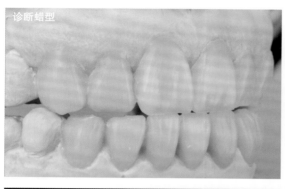
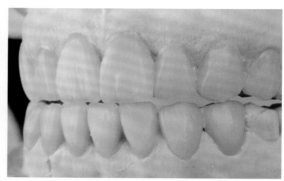
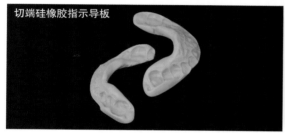
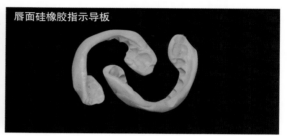

图 9-3-8 诊断蜡型与硅橡胶指示导板

（二）硅橡胶指示导板引导牙体预备

将制作完成的唇面及切端硅橡胶指示导板在口内试戴，检查是否贴合；确认贴合后，调整显微镜倍率因子至 0.8，分别使用唇面及切端的硅橡胶指示导板目测目标修复体空间，以进行牙体预备（图 9-3-9）。反复使用硅橡胶指示导板核查已获得的预备量，直至达到预先设计的磨除量（图 9-3-10）。然后调节显微镜倍率因子至 1.2，修整肩台，肩台位置齐龈，显微镜下检查肩台是否光滑连续清晰（图 9-3-11）。

显微镜下的硅橡胶指示导板为牙体预备提供目标修复体空间参考，也为微创牙体预备提供依据。患者通过该方法进行牙体预备修复后的效果符合微创修复目标（图 9-3-12，图 9-3-13）。

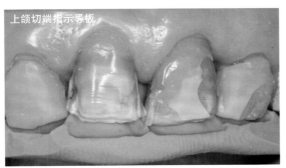

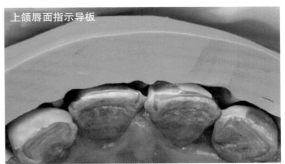

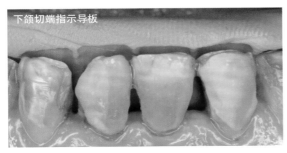

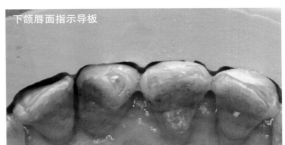

图 9-3-9 硅橡胶指示导板提供目标修复体空间参考

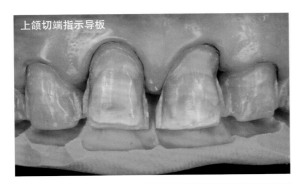

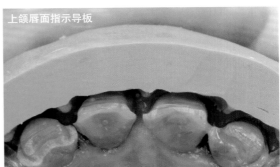

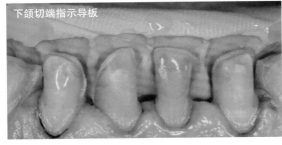

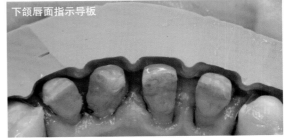

图 9-3-10 硅橡胶指示导板检查切端及唇面预备量

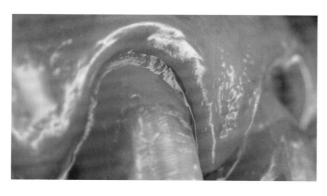

图 9-3-11　牙釉质内浅凹型肩台

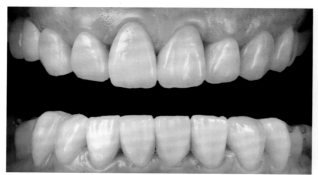

图 9-3-12　患者即刻修复后的口内效果

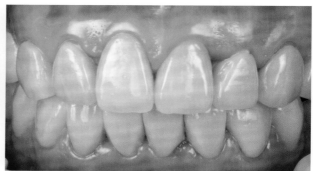

图 9-3-13　患者修复 3 年复诊的口内效果

二、透明牙科膜片 TRS 导板引导的贴面预备

（一）数据收集与美学线面关系的分析设计

在分析设计阶段，按照 TRS 制作的诊断蜡型是未来修复体的蓝图，瓷贴面的预备应按照诊断蜡型进行。为了将 TRS 转移到预备过程中，TRS 导板的使用是必不可少的。

首先，应采集病史，根据患者主诉、现病史及既往史等，结合全面的全身及颌面部临床检查作出正确的诊断。然后，行口外检查并收集面部照（图 9-3-14）；行口内检查，收集患者口内照（图 9-3-15）。最后，根据各项检查结果与诊断，结合患者意愿，按照决策树选择对应的修复方式（图 9-3-16）。

根据线面法则，结合唇面及腭面照片进行美学线面关系分析设计，利用唇面照分析前牙宽度比、宽高比、切缘曲线及龈缘曲线等，利用腭面照分析前牙排列位置及扭转情况（图 9-3-17）。根据美学分析设计的结果，制作三维的诊断蜡型（图 9-3-18）。将美观蜡型翻制为石膏模型，再将该石膏模型放入压膜机，并使用压膜机压制牙科膜片，最后对膜片多余部分进行修剪，即可得到透明牙科膜片 TRS 导板（图 9-3-19）。透明牙科膜片 TRS 导板具有一定的弹性，戴入原始模型及患者口内即可进行 TRS 的测量。

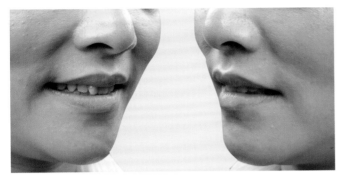

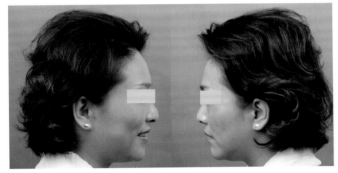

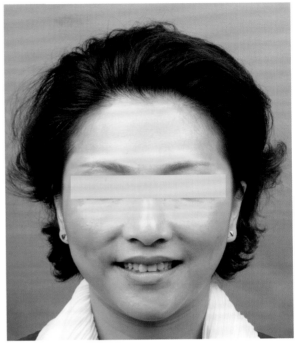

图 9-3-14　患者面部照

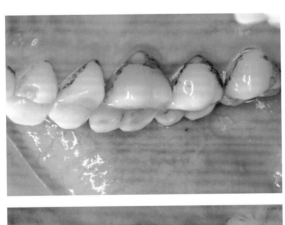

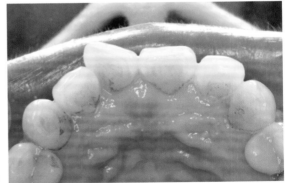

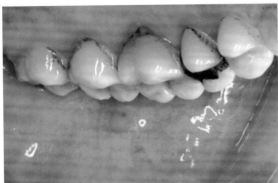

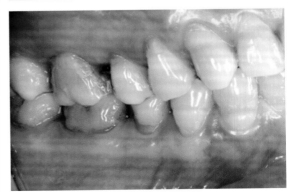

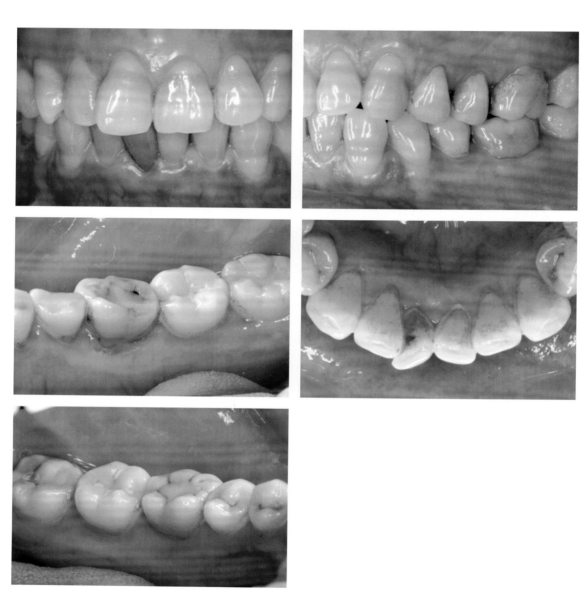

图 9-3-15 患者口内照

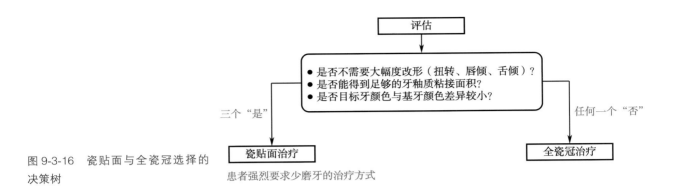

图 9-3-16　瓷贴面与全瓷冠选择的决策树

图 9-3-17　结合唇面及腭面照片行美学线面关系分析设计

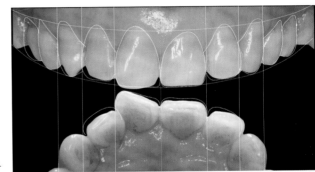

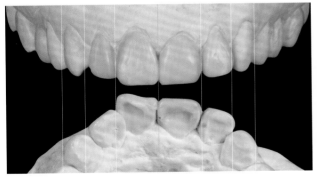

图 9-3-18　诊断蜡型

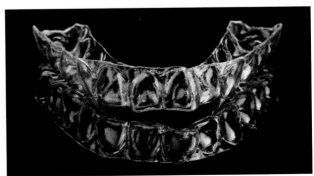

图 9-3-19　透明牙科膜片 TRS 导板

（二）透明牙科膜片 TRS 导板引导牙体预备

牙体预备时通过没有引导的自由手预备磨除，其去除量是很不准确的。而 TRS 导板是理想的牙体预备指示工具。将制作完成的透明牙科膜片 TRS 导板在口内试戴，检查是否贴合（图 9-3-20），确认贴合后使用 HX-06 深度测量杆（图 9-3-21）进行各点深度的再确认。

1. 唇面预备　调整倍率因子为 0.8，患者头部偏转 45°。根据预先设计的定深孔位置与深度，在每颗牙齿的唇面使用 HX-01 定深车针（图 9-3-22）预备 7 个定深孔。定深车针可以在牙面形成预定深度的定深孔。车针径的轴面区域不具有切割作用，用来防止对备牙导板的破坏。对于体内空间和混合空间的病例，定深孔的总深度由 TRS 导板的厚度和修复体的厚度组成。

首先，根据前期设计的深度，使用 HX-01 定深车针预备定深孔至预定深度；其次，使用 HX-06 深度测量杆确认深度无误后（深度 = 修复体预留厚度 + 透明导板厚度）（图 9-3-23），取下透明牙科膜片 TRS 导板，用黑色铅笔涂抹洞底，将洞底着色；然后，使用 HX-04 轴面切削抛光二合一车针（图 9-3-24）磨除唇面牙体组织，直至定深孔底部黑色铅笔标记点基本消失，预备表面基本连续无明显孔底痕迹（图 9-3-25）。

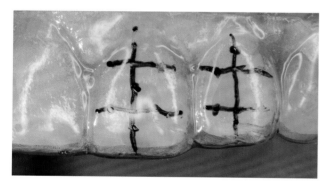

图 9-3-20　试戴透明牙科膜片 TRS 导板

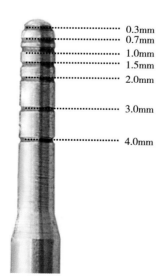

图 9-3-21　HX-06 深度测量杆预设的刻度值一览图

0.3mm
0.7mm
1.0mm
1.5mm
2.0mm
3.0mm
4.0mm

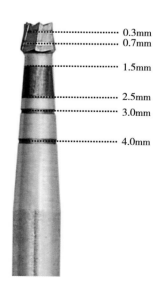

图 9-3-22　HX-01 定深车针及其预设值

0.3mm
0.7mm
1.5mm
2.5mm
3.0mm
4.0mm

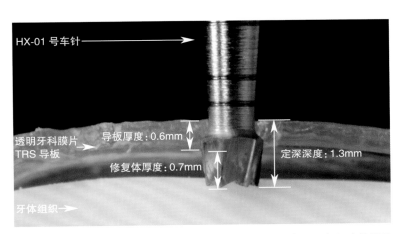

图 9-3-23　透明牙科膜片 TRS 导板引导备牙纵剖面示意实际预备深度的推导计算

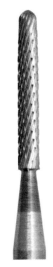

图 9-3-24　HX-04 轴面切削抛光二合一车针

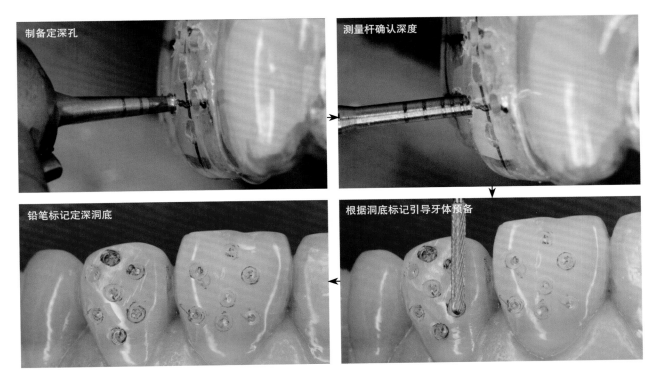

图 9-3-25　定深孔引导显微牙体预备的主要流程图

2. 切端预备　显微镜倍率因子不变。首先,使用HX-03切端切削抛光二合一车针(图9-3-26)制备2~3个切缘的定深沟;然后,使用TRS导板及HX-06深度测量杆测量定深沟深度,无误后使用HX-03切端切削抛光二合一车针磨除定深沟间残留牙体组织。钻针方向应与显微镜呈一定角度,以免遮挡视线;左手示指、中指多支点辅助固定钻针,完成切端的预备(图9-3-27)。

3. 邻间区的预备　瓷贴面的边缘应隐藏于楔状隙内,以使其边缘在斜视或直视的情况下都达到美观的效果。邻间区的预备分为两种设计:①如果牙体原有的邻接关系完好,则通常将贴面边缘延伸超过近颊线角和远颊线角,并终止于邻面接触区一半的位置,维持原有的邻面接触关系(图9-3-28);②如果牙体原有邻接关系不良或已遭破坏,则应预备牙体邻面至舌侧自洁区,用瓷贴面关闭间隙或恢复正常的邻接关系。

4. 龈端预备　调整倍率因子至1.2,使用HX-04轴面切削抛光二合一车针及牙釉质凿修整肩台,将肩台放于龈下(图9-3-29)。由于定深孔车针为钨钢切削抛光二合一车针,所以无需额外抛光步骤,只需要在显微镜下检查有无锐利或不平滑线角;然后使用HX-04轴面切削抛光二合一车针轻微调整修复体表面,完成预备。

透明牙科膜片TRS导板引导的牙体预备,可以实现精准微创的牙体预备,从而保证修复的长期、稳定及有效(图9-3-30)。

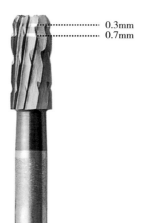

图 9-3-26　HX-03 切端切削抛光二合一车针及预设值

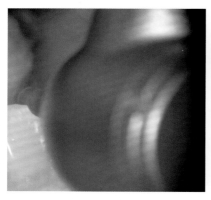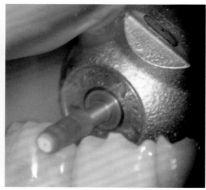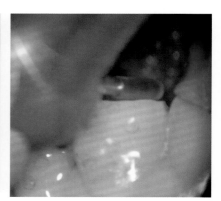

图 9-3-27　切端定深及预备

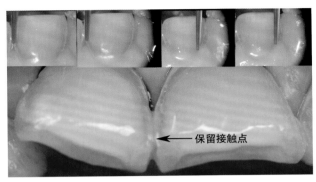

图 9-3-28　邻间区保留接触点的预备

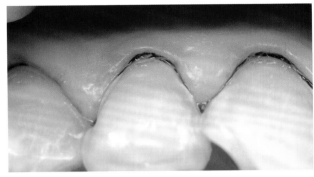

图 9-3-29　牙釉质内浅凹型肩台（0.4mm）

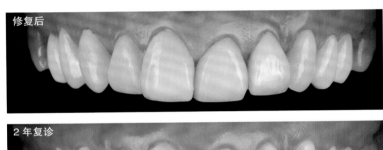

图 9-3-30　修复后即刻与 2 年复诊时的口内效果图

三、三维打印 TRS 导板引导的贴面预备

　　修复医师在初诊时通过口内扫描或扫描患者模型得到数字化模型，然后在数字化模型上根据线面法则制作数字诊断蜡型；随后将数字诊断蜡型与原始模型拟合，进行 TRS 数量关系分析及定深孔对应预备量的设计；最后在数字化蜡型上设计牙体预备导板，将设计数据导入三维打印机即可打印出 TRS 导板。

　　根据三维打印 TRS 导板的厚度是否均匀，又可将其分为三维打印等厚度 TRS 导板和三维打印不等厚度 TRS 导板两种类型。

（一）等厚度的三维打印 TRS 导板

　　三维打印等厚度 TRS 导板是在专业设计软件中导入诊断蜡型数据，通过"抽壳"功能，设计目标厚度的 TRS 导板，只保留需要进行牙体预备的几个牙位完成备牙导板设计，最后将设计数据导入三维打印机，打印出等厚度 TRS 导板（图 9-3-31）。三维打印等厚度 TRS 导板，导板的内表面即为未来修复体的外表面，在行显微精准定深孔瓷贴面预备时，应注意不同区域所需的深度应有所不同。

等厚度的三维打印 TRS 导板引导牙体预备的方式与透明牙科膜片 TRS 导板相同,其优点是强度更高,精确性更好;缺点是制作工艺更复杂,制作成本更高。

（二）不等厚度的三维打印 TRS 导板

为了避免等厚度的三维打印导板在临床实际使用中可能出现的混乱,在简化使用定深刻度车针在 TRS 导板上的定深步骤后,可将三维打印 TRS 导板制作为不等厚度的导板。此时,导板内表面仍为未来修复体的外表面,但导板的厚度却厚薄不一,从而保证定深刻度车针进入导板的深度在各预备区域一致（图 9-3-32）,简化了定深预备的流程,提高了精准度和手术的便利性。

在牙体预备过程中,使用 HX-01 定深车针预备至预定深度,然后使用 HX-06 深度测量杆确认深度,每个定深孔的测量杆没入导板深度均应相同;随后取下定深导板,用黑色铅笔在定深点处做记号标记;最后在定深孔的引导下,完成牙体预备（图 9-3-33）。

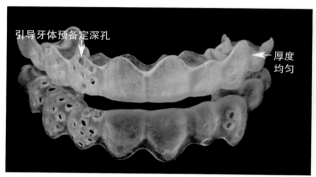

图 9-3-31　三维打印等厚度 TRS 导板厚度均匀

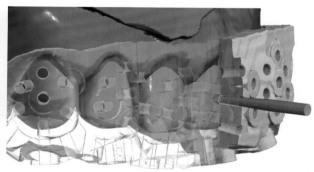

图 9-3-32　三维打印不等厚度 TRS 导板上定深车针没入深度一致

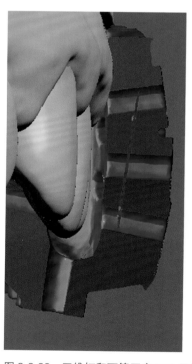

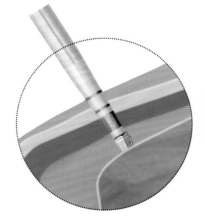

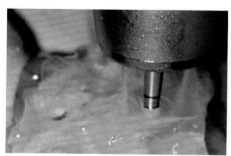

图 9-3-33　三维打印不等厚度 TRS 导板引导定深孔制备

四、预备体的修整和抛光

在修复体预备完成后,应对其进行最终形态的修整和抛光。修整能去除预备体尖锐、菲薄的边缘,避免应力集中造成修复体折裂。抛光能使修复体表面平整,有利于取模,以减小模型的磨损磨耗;有利于修复体就位及粘接等。

（一）预备体的修整

贴面预备完成后,应检查肩台是否清晰,切端有无尖锐边缘（若进行了切端预备）,并使用牙釉质凿或超声工具除去边缘的飞边。因这些飞边质地脆弱,很容易断裂,可影响修复体的密合性（图 9-3-34）。

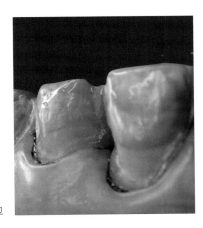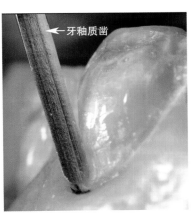

←牙釉质凿

图 9-3-34　牙釉质凿除去边缘的飞边

（二）预备体的抛光

根据所使用的车针类型不同,牙体预备完成后的表面也有所区别。目前临床上最常使用的车针为钨钢车针（碳化钨车针）及金刚砂车针。金刚砂车针预备后,需要使用细颗粒金刚砂车针及橡皮杯等工具抛光。需要注意的是,抛光实际上是对牙釉质表面的继续磨除,所以在牙体预备时,应预留一部分预备量以抵消抛光过程中的牙釉质磨除量。而使用钨钢车针进行牙釉质的预备后,其表面较金刚砂车针预备后的表面更为光滑,预备结束后可使用配套的完成钻进行抛光或直接使用橡皮杯等抛光工具进行处理。

第四节　显微镜下排龈技术

显微修复中最常用的排龈方法为排龈线排龈法。目前常用的排龈线不仅可以通过机械的方式打开龈沟,还因其中含有血管收缩类药物可以提高排龈的效果。

一、显微镜下排龈视野的选择

显微镜下排龈操作的视野选择灵活,临床医师可根据操作习惯自行调整,本部分内容只对操作视野提出建议。

（一）单线排龈法

采用单线排龈法时,首先在较大的视野（如倍率因子为0.5）下初步就位排龈线,小倍率的放大便于确定排龈线初始放入的位置;在将排龈线的位置确定后,换用较小的视野（如倍率因子为0.8）,并使用排龈刀将排龈线轻柔地置于龈沟内。较高的放大倍率可保证排龈操作的精准性。

（二）双线排龈法

双线排龈法是制取印模时最常用的排龈方法之一。在放置第一根较细的排龈线时,视野的选择可参考单线排龈法,即大视野就位排龈线,小视野精细排龈。而第二根排龈线较粗,可选择较小的放大倍率（如倍率因子为0.3）,以便于连续排龈。

二、显微镜下排龈的流程

放入排龈线前,应使用水气冲洗龈沟内唾液、血液,必要时可使用止血剂,然后干燥、隔湿基牙。使用牙周探针测量龈袋深度,以指导排龈线放置的深度。

根据附着龈的厚薄及紧张程度选择合适型号的排龈线,并取适当的长度;在显微镜下使用较大的视野,将排龈线的起始端放入基牙的近中或远中邻面的龈沟内,将剩余的排龈线绕基牙一周,以便于排龈。

切换显微镜放大倍率至小视野,使用排龈刀等排龈工具,其中排龈刀应与牙体长轴呈45°,从起始端的反方向轻轻将排龈线向基牙根方推入龈沟内,依次按颊侧、远中（或近中）、舌侧的方向回到起始处。此时动作应轻柔,排龈刀方向不可直指龈沟底,避免损伤沟内上皮等牙周组织。

待排龈线环绕基牙一周后,剪去多余排龈线,压入龈沟,使排龈线头尾相接,并避免重叠（图9-4-1）。

若使用双线排龈法,则选择适中的显微镜视野。双线排龈法的排龈线起始端从单线排龈法的对侧开始,使用同样的方法,缓慢轻柔的将排龈线压入龈沟内。但由于第二根排龈线较粗,所以仅需要将排龈线的一半压入龈沟内即可,暴力的操作将导致牙龈的损伤。第二根排龈线环绕基牙一周后,减去多余排龈线,但可保留少许以方便取模时抽出（图9-4-2）。

应在湿润的状态下取出排龈线,防止排龈线与牙龈的粘连导致组织损伤。

排龈的时间应控制在15分钟以内。

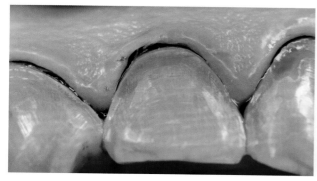

图9-4-1　显微镜下单线排龈法的口内局部照

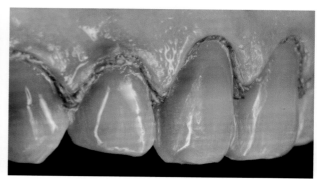

图9-4-2　显微镜下双线排龈法的口内局部照

第五节　印模制取与临时修复

一、印模制取

确认肩台处无游离龈遮挡及污染物后,即可开始进行取模。临床常用的取模材料有藻酸盐印模材料、聚醚橡胶印模材料及硅橡胶印模材料。藻酸盐印模材料的准确性及稳定性较低。聚醚橡胶印模材料的准确性及稳定性较佳,但过度的温度、湿度变化会导致稳定性降低。

目前,加成型硅橡胶是性能最好的印模材料,其精确度及性能稳定型均优于其他印模材料,可以重复灌制模型。加成型硅橡胶印模材料24小时尺寸变化仅为0.1%。值得注意的是,加成型硅橡胶印模材料是弹性橡胶印模材料中最为疏水的一类。因此,在制取印模时必须保证隔湿,防止唾液、血液的污染。此外,乳胶类材料会阻碍该材料的聚合反应,操作时应避免使用乳胶手套。

加成型硅橡胶印模材料取模可分为一步法与二步法,下面介绍具体步骤。

（一）一步法

1. 选择合适的托盘,安装轻体注射枪,调拌混匀重体硅橡胶。

2. 吹干预备体表面,用轻体注射枪将印模材料注入龈沟内与肩台上,环绕预备体一圈。如果采用双线排龈法,应在此时一边牵出第二根排龈线,一边注入印模材料至龈沟（图9-5-1）。

3. 用轻体枪将部分轻体注入置于托盘上的重体对应牙位的印模凹槽内,将放好硅橡胶印模材料的托盘置于口内,确保就位,轻微施压,避免过度用力。

4. 待材料凝固后取出印模,检查预备体边缘,若边缘完整、无气泡,则冲洗后吹干备用。

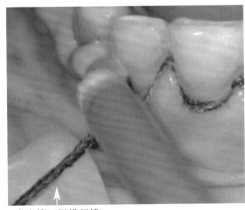
牵出第二根排龈线

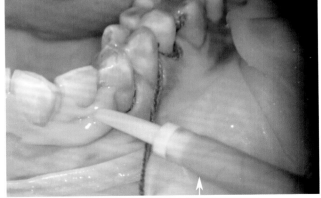
随即注入印模材料至龈沟

图9-5-1　双线排龈法的轻体材料口内注入步骤

（二）二步法

1. 选择合适托盘，调拌混匀重体硅橡胶。

2. 将放好重体硅橡胶的托盘置于口内，确保就位。

3. 待材料凝固后取出印模，刮除表面材料为终印模提供材料间隙，并去除倒凹，以免影响就位及导致印模变形。

4. 吹干初印模表面，安装轻体注射枪；其余步骤同一步法的步骤2~4。

二、临时修复

多数情况下，贴面牙体预备量仅占牙釉质的一半，牙本质小管并未暴露，患者不会出现或极少出现牙本质敏感症，对美观的影响也较小，因此通常无须暂时修复。另外，由于暂时贴面材料容易引发牙龈炎症，所以也并不提倡使用。

在特殊的病例中，当所需要的牙体预备量过大时，暂时修复就是必要的。例如，患牙存在牙本质暴露区域，出现牙本质敏感症；牙体预备导致接触区开放，使得在最终贴面戴入前的过渡期可能出现牙体移位；切缘预备的牙齿需要通过暂时贴面防止伸长；患者不能接受牙体预备对美观造成的影响等。

第六节　部分瓷贴面概述及适应证

部分瓷贴面（partial porcelain veneer）指的是未完全覆盖前牙唇面，又粘接于前牙局部的贴面，可恢复牙体外形和功能。部分瓷贴面的预备要求是具有足够的牙釉质粘接面积，保证粘接力。显微镜下的直视操作有助于部分瓷贴面的洞形预备及修复粘接。

一、部分瓷贴面的适应证与禁忌证

当基牙颜色无异常，无须修复整个牙面，或牙体缺损小，预备后可获得足够的牙釉质粘接面为部分瓷贴面提供足够粘接力时，即为部分瓷贴面修复的适应证，否则应考虑其他的修复形式。牙间隙（图9-6-1）、前牙切端缺损（图9-6-2）、前牙舌侧中重度龋坏（图9-6-3）等，都是部分瓷贴面修复的适应证。

部分瓷贴面修复需要在模型上完成。与口内直接充填相比，部分瓷贴面修复有清晰的视野和充分的临床操作时间，可以更好地恢复咬合及邻面接触关系，也具有更好的机械性能，材料稳定性更佳。当患者龋坏发生率高、患牙缺损大、牙体薄弱时，不适合选用部分瓷贴面；只有在患者龋坏发生率低、口腔卫生状况好的情况下，才适合选用部分瓷贴面。由于部分瓷贴面比全冠的固位力差，所以当患牙受力大、过度磨耗或患有磨牙症，且瓷贴面修复体位于承力区时，不适合选用部分瓷贴面。根管治疗后的牙体组织抗折性能差，不适合选用部分瓷贴面进行修复，可选择全冠或桩核冠修复。

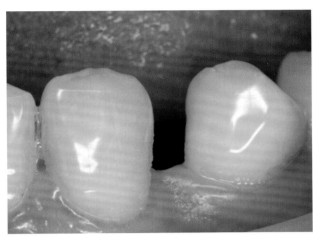

图 9-6-1　牙间隙

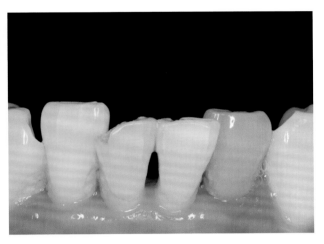

图 9-6-2　41 切端缺损

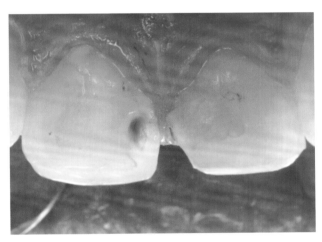

图 9-6-3　前牙舌侧中重度龋坏

二、部分瓷贴面的材料

由于部分瓷贴面的固位力大多来自粘接力,所以应选用牙釉质粘接效果更好的修复材料。部分瓷贴面可应用玻璃基全瓷材料,其色泽、导热率、折射率、硬度均与天然牙接近;当美学要求高又不涉及咬合面修复时,亦可选用机械强度低的全瓷材料,如长石质瓷贴面。

三、部分瓷贴面预备 TRS 设计

在原始数字化模型或实体模型(图 9-6-4)上根据美学分析设计制作蜡型(图 9-6-5)获得 TRS 导板,使用 TRS 导板测量已有空间,结合是否需要遮色及强度分析选择修复体材料;确定 TRS 后,获得保证修复体强度、美观及正常功能条件下的最小牙体预备深度。

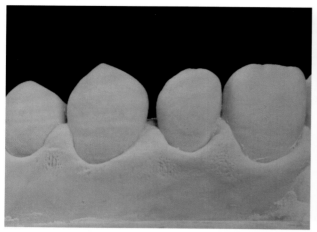

图 9-6-4 取得实体模型

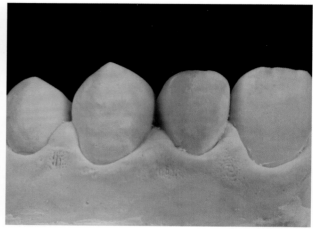

图 9-6-5 制作诊断蜡型

四、部分瓷贴面的预备要求

（一）去净腐质

与牙体牙髓病学治疗时的要求一致,为消除细菌感染,终止龋病发展,要将感染坏死的牙体组织彻底去除。深龋近髓的患牙,为避免露髓,可适当保留底部脱矿层,底部不要求预备平整,可使用树脂垫底。

（二）预备具有足够牙釉质粘接面的外形

1. 无倒凹 洞形轴壁之间彼此平行,保证只有一个就位道,不能有倒凹,否则瓷贴面无法就位。

2. 需要预备完成线 瓷贴面一般要求制备对接面。因玻璃基陶瓷为脆性材料,抗折性能较差,边缘需要一定的厚度,所以在基牙上需要预备完成线,以便于瓷贴面的就位与粘接（图 9-6-6,图 9-6-7）。当邻面修复时,去除瓷贴面就位的倒凹后,可不做完成线的制备,待修复体粘接完成后,再行抛光操作。

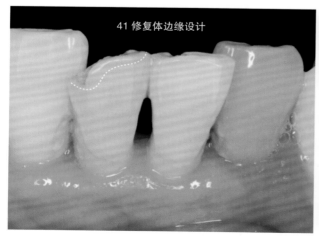

图 9-6-6 设计边缘线

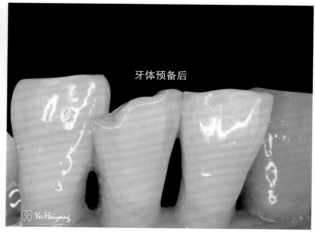

图 9-6-7 浅凹型完成线

五、部分瓷贴面预备前的准备

（一）明确患者的要求，检查患牙的牙体缺损情况

首先，了解牙体缺损对邻牙和对颌牙有无影响，拍摄 X 线片判断缺损部位的大小、位置、牙髓情况及髓角位置。其次，通过 TRS 导板确定牙体预备量，判断牙体预备对基牙的影响（图 9-6-8）。

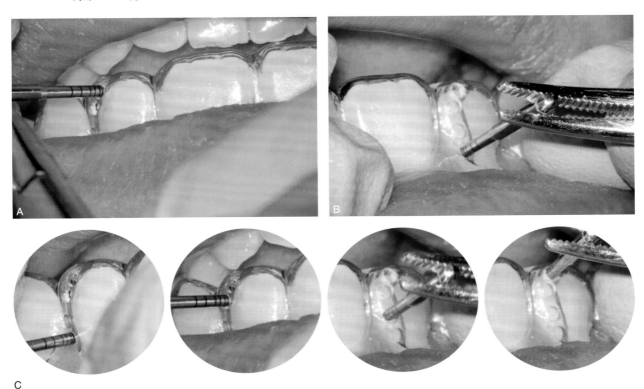

C

图 9-6-8　通过 TRS 导板确认修复体空间

A. 通过定深测量杆确认牙体切端 TRS；B. 通过定深测量杆确认牙体颈部 TRS；C. 通过定深测量杆确认牙体各部位 TRS。

（二）比色

由于部分瓷贴面未完全覆盖整个牙面，所有其颜色应参考基牙颜色。在牙体预备之前，应当对基牙进行充分的比色（图 9-6-9），特别是对牙体特殊形貌的记录。

六、各类部分瓷贴面的牙体预备

按照第四章详述的显微镜治疗体位调整显微镜的位置、倍率及椅位，准备牙体预备相关工具，如车针、美观蜡型、TRS 备牙导板等。

（一）切端部分瓷贴面的预备

调整显微镜倍率因子为 0.8，显微镜倍率不变。首先，去除腐质，消除感染；其次，修整轴壁，去除倒凹及悬釉；随后，使用 TRS 导板及 HX-06 深度测量杆测量修复空间，并根据设计评估已有空间。如需要牙体预备，可在 TRS 导板的引导下制备定深孔（图 9-6-10），并测量牙体预备量（图 9-6-11），在定深孔的引导下完成牙体预备。

调整倍率因子至1.2,使用专门的肩台车针(图9-6-12),或圆头锥形车针及牙釉质凿(图9-6-13)进行肩台修整;逐级抛光(图9-6-14),在保持各个面清晰明确的同时,磨除斜面交角部分所有的锐角,预备浅凹型的完成线。

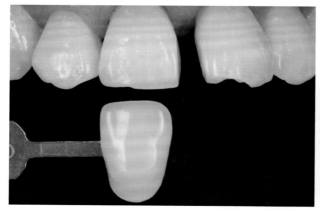

图 9-6-9 基牙比色

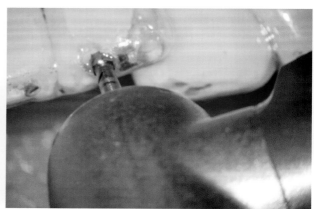

图 9-6-10 TRS 导板下制备定深孔

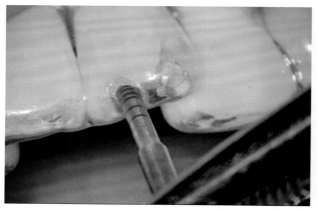

图 9-6-11 深度测量杆测量牙体预备量

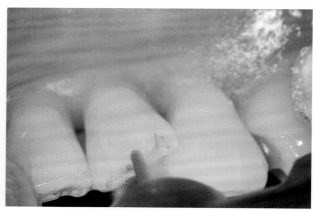

图 9-6-12 肩台车针预备边缘线

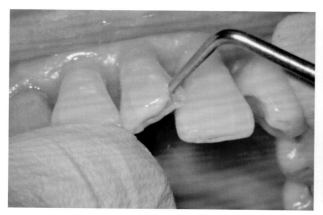

图 9-6-13 牙釉质凿对边缘线进行精修

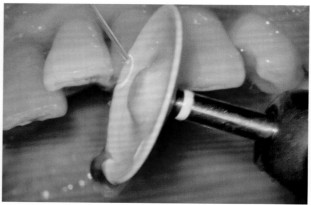

图 9-6-14 抛光基牙

（二）唇面部分瓷贴面的预备

调整显微镜倍率因子为 0.8,显微镜倍率不变。对于楔状缺损的预备,应注意使用排龈技术保护牙龈,去除腐质,消除感染,如底部近髓,可使用流体树脂垫底。边缘预备为浅凹型的完成线,保证修复体的强度（图 9-6-15）。

（三）邻面部分瓷贴面的预备

去除阻挡部分瓷贴面修复体就位的倒凹,逐级抛光牙面,在保持各个面清晰明确的同时,磨除斜面交角部分所有的锐角,可选择预备浅凹型的终止线（图 9-6-16）。

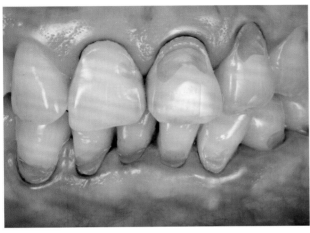
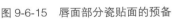

图 9-6-15　唇面部分瓷贴面的预备

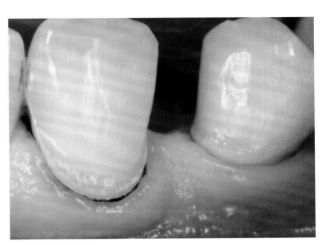

图 9-6-16　颈部预备浅凹型边缘线

第七节　小结与展望

以 TRS 分析为手段,通过 TRS 导板辅助定深孔引导的牙体预备是数字显微精准修复的核心技术。显微定深孔贴面预备将进一步为瓷贴面预备提供数量引导,并为可控精准的牙体预备提供可信赖的帮助。

参考文献

1. AL-OMARI W M, MITCHELL C A, CUNNINGHAM J L. Surface roughness and wettability of enamel and dentine surfaces prepared with different dental burs [J]. J Oral Rehabil, 2001, 28(7): 645-650.

2. XU H H, KELLY J R, JAHANMIR S, et al. Enamel subsurface damage due to tooth preparation with diamonds [J]. J Dent Res, 1997, 76(10): 1698-1706.

3. AYAD M F, JOHNSTON W M, ROSENSTIEL S F. Influence of dental rotary instruments on the roughness and wettability of human dentin surfaces [J]. J Prosthet Dent, 2009, 102(2):

81-88.

4. TROEDSON M, DÉRAND T. Effect of margin design, cement polymerization, and angle of loading on stress in porcelain veneers [J]. J Prosthet Dent, 1999, 82 (5): 518-524.

5. VAN NOORT R. The future of dental devices is digital [J]. Dent Mater, 2012, 28 (1): 3-12.

6. 陈端婧, 李怡源, 李俊颖, 等 . 一种显微精准定深孔牙体预备技术 [J]. 华西口腔医学杂志, 2016, 34 (3): 325-327.

7. BRUNTON P A, AMINIAN A, WILSON N H. Tooth preparation techniques for porcelain laminate veneers [J]. Br Dent J, 2000, 189 (5): 260-262.

8. DONOVAN T E, CHO G C. Diagnostic provisional restorations in restorative dentistry: the blueprint for success [J]. J Can Dent Assoc, 1999, 65 (5): 272-275.

9. CHERUKARA G P, SEYMOUR K G, ZOU L, et al. Geographic distribution of porcelain veneer preparation depth with various clinical techniques [J]. J Prosthet Dent, 2003, 89 (6): 544-550.

10. VENEZIANI M. Ceramic laminate veneers: clinical procedures with a multidisciplinary approach [J]. Int J Esthet Dent, 2017, 12 (4): 426-448.

11. DA CUNHA L F, PEDROCHE L O, GONZAGA C C, et al. Esthetic, occlusal, and periodontal rehabilitation of anterior teeth with minimum thickness porcelain laminate veneers [J]. J Prosthet Dent, 2014, 112 (6): 1315-1318.

12. GILBOE D B, TETERUCK W R. Fundamentals of extracoronal tooth preparation. Part I. Retention and resistance form [J]. The Journal of Prosthetic Dentistry, 1974, 32 (6): 651-656.

13. NATTRESS B R, YOUNGSON C C, PATTERSON C J, et al. An in vitro assessment of tooth preparation for porcelain veneer restorations [J]. J Dent, 1995, 23 (3): 165-170.

第十章　数字显微精准嵌体预备技术

在 20 世纪末,随着口腔医学及其相关学科的发展和人民生活水平的提高,临床上逐步采用复合树脂材料、陶瓷材料替代银汞合金作为嵌体材料。随着复合树脂、陶瓷等材料及 CAD/CAM 切削、粘接技术的不断发展,嵌体修复技术在牙体缺损中的应用越来越普遍。其发展趋势主要包括:①牙色嵌体材料逐步取代金属合金材料;②嵌体材料的性能日益改进,使得嵌体修复的适应证逐步扩大;③印模技术和数字化技术的逐步应用,使嵌体修复精度更高,保存的牙体组织更多。

第一节   嵌体修复概述

嵌体（inlay）是嵌入牙体内部，用以恢复牙体缺损的形态和功能的修复体。随着修复材料和粘接技术的不断发展，嵌体的应用范围也越来越广泛，但临床医师仍需要严格把握嵌体的适应证，避免出现修复并发症。

一、嵌体修复的优势和不足

通常情况下，可以使用充填体修复的牙体缺损都可以通过嵌体进行修复。当牙体缺损经牙体预备后，剩余牙体组织可以耐受咬合力，并能为嵌体提供足够固位形或足够的粘接面积时，可以考虑进行嵌体修复。

（一）嵌体修复的优势

1. 相较于全冠修复，嵌体修复能保留更多健康牙体组织。

2. 当牙体有较大范围缺损时，相较于直接充填修复，嵌体修复的口外操作有足够的视野和时间，能更好的恢复牙体形态、咬合关系及邻面接触关系，而且口外加工材料的机械性能较充填用树脂更加优秀，可精细抛光，减少修复体表面菌斑的堆积。

3. 嵌体的边缘通常位于龈上，较少侵犯牙周组织。

4. 嵌体通常有出色的美学效果。

由于嵌体的牙体预备量较充填体大，所以对于小范围龋坏或Ⅰ类洞缺损而言，采用充填修复更能体现牙体保存的修复理念，且规范的充填操作也能带来良好的修复效果。TRS 分析设计及显微操作，可以有效减少嵌体的牙体预备量。

（二）嵌体修复的不足

1. 嵌体的预备和粘接操作的技术敏感性较高。不正确的嵌体预备设计可能导致牙体折裂、修复体崩瓷；不当的粘接操作则会导致嵌体脱落、继发龋等情况。

2. 嵌体需要足够的牙体组织提供粘接面积，或提供足够的抗力形与固位形。当患牙出现大范围龋损，剩余牙体组织薄弱时，不适合进行嵌体修复。

3. 嵌体的边缘线长，患者口腔卫生状况差、牙周炎或龋病易感人群不适合进行嵌体修复。

4. 患者剩余牙体组织变色明显时，不宜选择嵌体修复。

5. 患有磨牙症（bruxism）或口腔副功能运动时，不适合进行嵌体修复，否则可能导致修复体折裂或脱粘接。

二、嵌体的材料选择

（一）金属材料

在瓷材料及数字化技术普及之前，金属材料较为广泛地应用在嵌体修复中。尤其是金合金材料，其生物相容性好，延展性能出色，有一定韧性，是一种出色的嵌体材料，但因为其美学性能差，加工工艺较为繁杂，其中的金合金等贵金属价格昂贵，所以总体来看，使用的不多。除了金合金材料外,钴铬合金等贱金属和纯钛等材料也被应用于嵌体的制作。贱金属材料因为其收缩比例大,可能导致铸件的就位困难,所以未能普及;纯钛嵌体生物安全性好,硬度与天然牙接近,但因为其美学性能差,加工复杂,所以也未能得到广泛应用。

（二）陶瓷材料

口腔常用陶瓷材料包括玻璃陶瓷和氧化锆陶瓷,玻璃陶瓷中又最常使用长石质陶瓷和二硅酸锂玻璃陶瓷。氧化锆陶瓷的硬度最高,但因其粘接的长期效果存在争议,故很少用于嵌体的制作。长石质陶瓷美学性能最为出色,但因其机械性能差,无法满足后牙的功能需求,故较少应用。二硅酸锂玻璃陶瓷的机械性能适中,硬度可以满足后牙的功能需求,同时大量的实验与长期的临床应用证明了其与牙体组织具有出色的粘接能力,故目前成为了嵌体最常用的陶瓷材料。此外,对各种预成品瓷块进行切削是目前数字化修复材料的主要使用形式（图 10-1-1）。

1. 玻璃陶瓷材料的优点

（1）玻璃陶瓷材料属于牙色材料,具有良好且稳定的美学性能,瓷块本身不易变色和染色。

（2）玻璃陶瓷材料的生物相容性好,不会造成过敏反应。

（3）瓷修复体表面能长期保持光滑,避免菌斑附着。

（4）玻璃陶瓷材料与牙釉质的磨耗强度相似,不会引起天然牙的过度磨耗。

（5）经过硅烷偶联剂的处理,在正确的粘接操作下,玻璃陶瓷材料与牙釉质有出色的粘接能力,能保护剩余牙体组织,减少牙本质敏感症（dentinal hypersensitivity, DH）,减少细菌的微渗漏。同时,高嵌体或嵌体冠粘接后可保护隐裂牙,也可为根管治疗后的患牙提供出色的冠方封闭效果。

2. 玻璃陶瓷材料的缺点

（1）玻璃陶瓷材料的价格较高。

（2）在临床操作中,需要临床医师熟练掌握修复体表面处理、牙体组织表面处理及嵌体粘接的技术。

（3）玻璃陶瓷材料有崩瓷的风险,且崩瓷后无法在口内直接进行修补,需要拆除重新制作。同时,陶瓷材料不适用于咬合力过大、磨牙症等情况的患者。

（三）复合树脂类材料

近年来,复合树脂（composite resin）材料不断发展,其机械性能、美学效果不断提升,除了临床常用的充填用复合树脂、技师常用的"聚合瓷"树脂外,也出现了用于数字化技术的树脂-陶瓷复合材料瓷块,这类复合树脂材料也可以进行嵌体的制作,并存在诸多优势（图 10-1-2）。

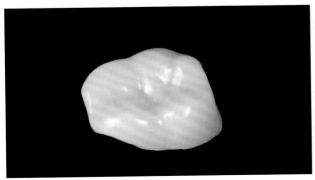

图 10-1-1　可切削玻璃陶瓷制作的高嵌体

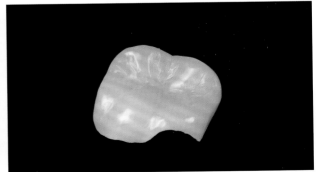

图 10-1-2　树脂-陶瓷复合材料 Vita Enamic 制作的高嵌体

1. 复合树脂类材料的优点

（1）复合树脂类材料具有良好的美学性能，通过牙本质色树脂与牙釉质色树脂的配合使用，可以获得良好的美学效果。

（2）部分种类的树脂通过改性，达到了与天然牙釉质类似的物理特征，有良好的仿生学效果。

（3）使用复合树脂类材料进行嵌体制作的过程较为简单，临床医师也可进行制作。

（4）对于龋损较大、较深的活髓牙，使用复合树脂类材料制作的嵌体进行修复，若后期出现牙髓症状，可便于口内医师进行开髓等操作。在完成口内治疗后，复合树脂类材料可被轻松磨除，替换为陶瓷材料。

（5）复合树脂类材料可在口内进行修补。

2. 复合树脂类材料的缺点

（1）复合树脂类材料的表面光滑程度不如瓷材料，需要精细抛光和定期复诊抛光，否则容易附着菌斑。

（2）复合树脂类材料聚合不完全，会导致材料本身变色。另外，复合树脂本身也容易被红酒、咖啡、浓茶等染色，影响美观。

（3）对于隐裂牙或剩余牙体组织较少的基牙，因复合树脂类材料的机械性能不足，故不能对其提供良好的保护作用。

三、嵌体的分类

根据嵌体覆盖牙面的数目和位置，嵌体可分为三种类型（图 10-1-3）。

1. 单面嵌体　如𬌗面嵌体、颊面嵌体、邻嵌体等。

2. 双面嵌体　如近中𬌗嵌体、远中𬌗嵌体、颊𬌗嵌体、舌𬌗嵌体等。

3. 多面嵌体　如邻𬌗邻嵌体，颊𬌗舌嵌体等。

根据固位方式的不同，嵌体可分为嵌体（inlay）、高嵌体（onlay）、嵌体冠（overlay）等（图 10-1-4）。

1. 嵌体（inlay）　作为一种既不支持也不替代任何一个牙尖的间接修复体，嵌体只在牙尖交错位（intercuspal position，ICP）时有咬合接触，在功能运动时对牙尖没有保护作用。嵌体需要充足的剩余牙体组织支持，否则可能导致牙体组织折裂。

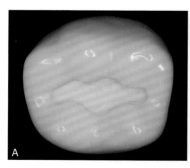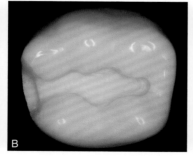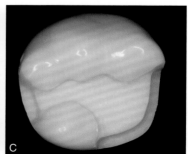

图 10-1-3　嵌体覆盖牙面数的分类
A. 单面嵌体；B. 双面嵌体；C. 多面嵌体。

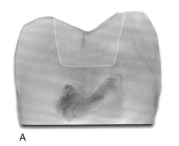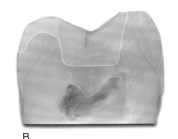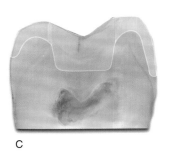

A   B   C

图 10-1-4 嵌体按固位方式分类
A. 嵌体;B. 高嵌体;C. 嵌体冠。

2. 高嵌体(onlay) 作为一种可覆盖一个或者多个牙尖的间接修复体,高嵌体可用来保持或恢复牙尖的垂直高度,通常可替代整个牙尖,可覆盖整个牙尖延伸到牙尖颊舌面和近远中斜面。不管是牙尖交错位,还是功能运动时,高嵌体均有咬合接触。高嵌体具有一定的保护作用,可以用于根管治疗后的患牙。

3. 嵌体冠(overlay) 是一种特殊的高嵌体,覆盖整个后牙的咬合面。嵌体冠的保护作用较强,可以用于隐裂牙、根管治疗后患牙或牙体组织缺损范围较大的基牙。

4. 殆贴面(veneer-lay) 是一种特殊的嵌体冠形态,可在不磨除后牙咬合面或仅少量磨除的情况下覆盖整个咬合面,承担功能运动。殆贴面是一种微创修复体,通常用于咬合重建中需要增加垂直距离的情况。

第二节 嵌体预备设计

一、嵌体牙体预备数量设计

在原始数字化模型或实体模型上,根据美学分析设计制作蜡型获得 TRS 导板,使用 TRS 导板测量已有空间,结合是否需要遮色及强度分析选择修复体材料;确定目标修复体空间后,获得保证修复体强度、美观及正常功能条件下的最小牙体预备量。

二、嵌体的预备要求

(一)去净腐质

与牙体牙髓病学治疗时的要求一致,为消除细菌感染,终止龋病发展,要将感染坏死的牙体组织彻底去除,即尽量去净软化牙本质,可使用牙菌斑指示剂辅助进行判断。深龋近髓的患牙,为避免露髓,可适当保留底部脱矿层,使用间接盖髓(indirect pulp capping)技术,并使用流体树脂严密封闭。底部凹凸不平时,可使用树脂进行堆塑,减少过多的牙体组织预备(图 10-2-1)。

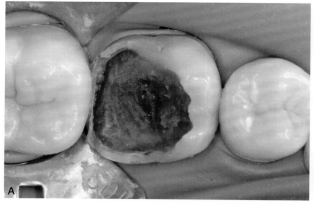
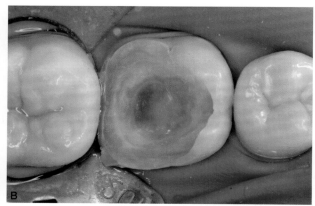
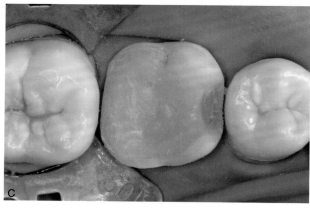

图 10-2-1 去腐前后对比
A. 去腐质前；B. 去腐质完成后；C. 行即刻牙本质封闭后。

（二）去除薄弱牙体组织

嵌体需要牙体组织的支持，过薄的牙体组织可能在咬合力的作用下出现折裂。对于健康牙体组织，最少应保留 2mm 以上的牙体组织厚度；根管治疗后的牙，应保留 3mm 以上的牙体组织厚度。无牙本质支持的牙釉质易发生折裂，应一并去除（图 10-2-2）。

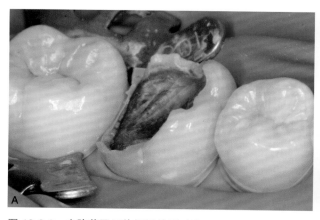
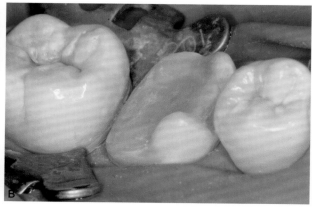

图 10-2-2 去除薄弱牙体组织前后对比
A. 因龋坏形成的薄壁弱尖强度差，易折裂；B. 根据牙体最小厚度要求去除薄弱牙体组织后。

（三）预备具有一定固位形和抗力形的洞形

1. 无倒凹　嵌体洞形的轴壁之间应彼此平行，保证只有一个就位道，不能有倒凹（undercut），否则嵌体无法就位。一般要求外展不超过6°，采用特殊粘接方式时外展也可以扩大到20°，此时对粘接剂的粘接力要求较高。

2. 洞缘斜面　瓷嵌体不要求制备洞缘斜面，因为陶瓷为脆性材料，抗折性能较差，边缘需要一定的厚度。金属嵌体可预备洞缘斜面。

3. 辅助固位形　邻𬌗嵌体需要预备抵抗邻面脱位的辅助固位形，如邻面片切面、𬌗面鸠尾及鸠尾峡、针形、沟形等辅助固位形。瓷嵌体依靠粘接固位，一般在邻𬌗面洞形中制备鸠尾固位（dovetail retention）形即可，而缺损范围较大时，一般不需要刻意进行辅助固位形的制备（图10-2-3）。

（四）提供充足的粘接面积

对于树脂嵌体和瓷嵌体而言，粘接力是其主要固位力，其重要程度大于固位形和抗力形及辅助固位形提供的机械固位能力。为了保证能获得充足的粘接力及良好的边缘封闭性，在进行树脂或瓷嵌体的牙体预备时，应尽量保证嵌体的边缘位于牙釉质上；同时，牙釉质边缘尽量要有一定的厚度，以提供充足的粘接能力。

（五）预备后的边缘位置应便于修复体粘接

橡皮障技术的出现，为修复体的粘接提供了良好的隔湿保障，故目前常规的显微粘接操作都应在橡皮障的隔离下完成。进行嵌体预备时，要考虑嵌体的边缘位置是否便于后期的粘接操作。对于过深的龈下边缘，橡皮障无法压入龈沟隔湿，此时应使用龈壁提升（cervical margin relocation，CMR）术或冠延长术以暴露边缘，保证粘接效果。

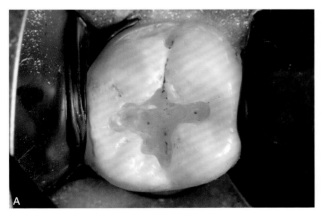
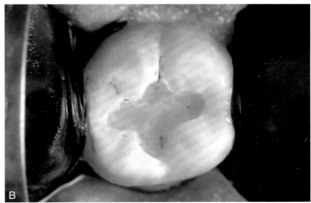

图 10-2-3　预备具有一定固位形和抗力形的洞形

A. 去腐后，窝洞底部凹凸不平，边缘存在较多倒凹；B. 行即刻牙本质封闭并完成洞形预备后。

第三节   嵌体的显微预备流程

一、嵌体预备的基本要求

1. 预备体洞缘点线角清晰,洞内点线角圆钝,瓷嵌体不需要制备洞缘斜面,洞缘对接吻合面应避开咬合接触区。

2. 预备时需要去除薄弱牙体组织,去除无基釉(unsupported enamel)。

3. 嵌体洞形内部无倒凹,洞形轴壁外展约6°,保证修复体可以顺利就位。

4. 合理使用鸠尾等固位形提供辅助固位。

5. 遵守微创保守原则,使用牙本质粘接剂(bonding adhesive)与复合树脂,填平洞形内部较浅的倒凹。

6. 预备体肩台清晰连续,洞缘应尽量暴露足够的牙釉质以提供充足的粘接面积,瓷嵌体尽量预备圆角对接肩台或浅凹型肩台。

7. 牙体预备量需要满足修复材料的最小厚度要求,以二硅酸锂玻璃陶瓷材料为例,咬合面通常需要保证有1.5~2.0mm的修复体厚度,轴壁需要有1.0mm左右的修复体厚度。

二、嵌体预备前的准备

1. 明确患者的要求,判断患者是否为嵌体修复的适应证,检查患牙的牙体缺损情况,拍摄X线片判断缺损部位的大小、位置及牙髓情况、髓角位置;使用咬合纸检查咬合接触点位置,避免将修复体边缘放置于咬合接触区内;了解患者有无磨牙症、副功能运动等情况。

2. 咬合重建等特殊病例需要根据蜡型制作TRS导板,实测已有空间,计算每个位点所需预备深度。

3. 嵌体常用于修复活髓牙,因此要在麻醉下进行牙体预备,为了预防活髓牙产生术后敏感情况,应使用即刻牙本质封闭技术。

4. 已行根管治疗、冠部缺损较大的患牙,应考虑根管内粘接纤维桩(fiber post),稳定树脂核。

5. 橡皮障隔离术区。嵌体预备需要隔离治疗牙及其两颗邻牙,橡皮障夹最好放置在目标牙齿的远中邻牙上(图10-3-1),近中可使用楔线。橡皮障不仅能隔离术区,还能撑开口角,有利于医师在显微镜直视下进行牙体预备。

三、TRS导板引导下的显微嵌体预备流程

TRS导板适合的后牙嵌体病例,包括咬合重建的𬌗贴面、牙体组织较为完整的根管治疗后患牙或隐裂牙(cracked tooth)预备的嵌体冠等。在某些病例中,如全口咬合重建需要使用𬌗贴面修复时,牙体预备量往往难以精确掌握,预备不足会导致修复体厚度过薄折裂,预备过多可能累及牙髓。这种情况下需要对嵌体的预备量进行精准控制,使用TRS导板可避免预备量不恰当的问题。

使用TRS导板进行嵌体预备的操作流程如下(图10-3-2~图10-3-8)。

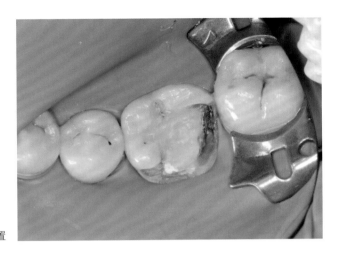

图 10-3-1 橡皮障夹的放置

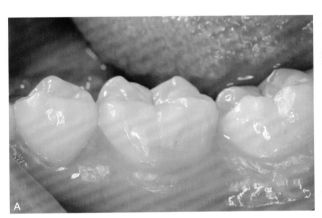

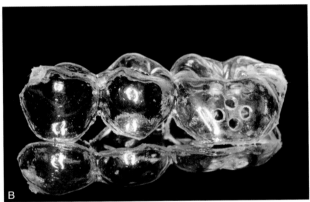

图 10-3-2 TRS 导板的制作

A. 患者 46 颊侧树脂充填体需要更换；B. 根据患者原有牙体形态压制透明 TRS 导板并标记定深孔位置。

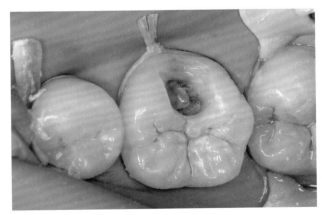

图 10-3-3 去净旧树脂充填体及继发龋

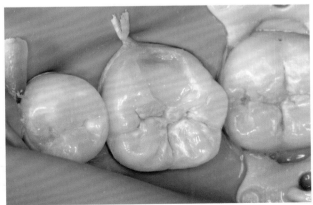

图 10-3-4 堆塑树脂内核

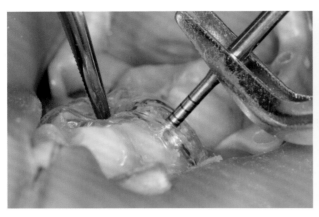

图 10-3-5　使用测量杆测量修复体空间

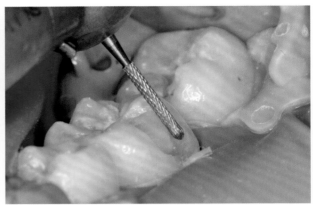

图 10-3-6　根据 TRS 导板的引导预备空间不足的部位

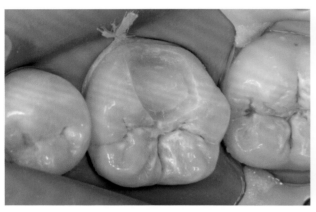

图 10-3-7　嵌体预备完成

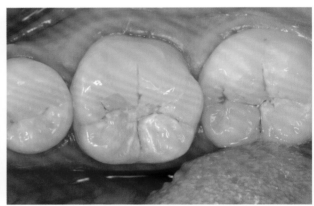

图 10-3-8　树脂嵌体粘接后即刻

1. 根据患者现有的模型,制作实体或虚拟诊断蜡型,然后根据诊断蜡型制作压膜或三维打印 TRS 导板。

2. 将患者原始模型戴入导板后实测已有空间,根据修复体厚度要求计算实际预备深度。

3. 在患者口内戴入 TRS 导板,根据术前设计,使用定深车针,钻入预设深度。

4. 取下 TRS 导板,使用铅笔标记定深孔位置。

5. 根据定深孔的指示,继续进行牙体预备。最终完成嵌体的修复。

四、单面嵌体的牙体预备

按照第四章详述的显微镜治疗体位调整显微镜的位置、倍率及椅位,准备牙体预备相关工具,如车针、诊断蜡型、TRS 备牙导板等。

（一）𬌗面嵌体预备

调整显微镜倍率因子为 0.8,显微镜倍率不变。首先,去除腐质,消除感染;然后,评估剩余牙体组织厚度,修整轴壁,去除倒凹及悬釉。如底部近髓,可垫底形成平面;如轴壁有较小范围的牙本质倒凹,可使用复合树脂充填。壁直可保证良好的固位力,洞缘点线角清楚,洞底点线角圆钝,洞缘应避开咬合接触区(图 10-3-9)。

根据缺损的深度和缺损边缘的位置形成𬌗面洞形,使用 TRS 导板及 HX-06 深度测量杆测量修复空间,根据设计评估已有空间,如需要预备,可在 TRS 导板引导下制备定深孔,在定深孔引导下完成预备(图 10-3-10)。就位道(wearing path)的各轴壁之间的聚合度应保持在 5°~20°之间。

调整显微镜倍率因子至 1.2,使用专用的肩台车针或圆头锥形车针及牙釉质凿进行肩台修整。逐级抛光,在保持预备体各个面清晰明确的同时,磨除斜面交角部分所有的锐角(图 10-3-11)。

(二)颊侧楔状缺损的嵌体预备

调整显微镜倍率因子为 0.8,显微镜倍率不变。楔状缺损的牙体预备应注意使用排龈技术保护牙龈,去除腐质,消除感染。如底部近髓,可使用流体树脂垫底。边缘应根据修复材料的选择而预备一定的厚度,以保证修复体的强度。

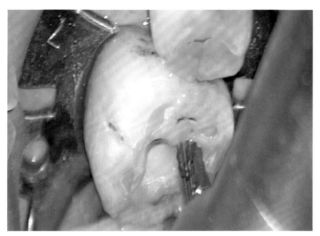

图 10-3-9 预备𬌗面洞形

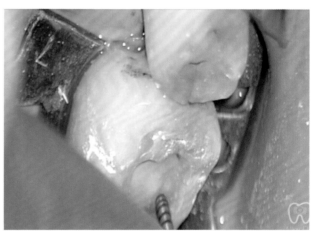

图 10-3-10 HX-06 深度测量杆测量牙体预备量

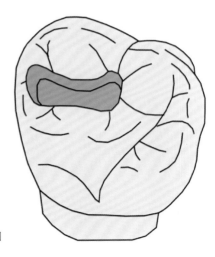

图 10-3-11 𬌗面嵌体预备示意图

五、邻𬌗嵌体的牙体预备

龋损所致的大范围Ⅱ类洞,常需要使用邻𬌗嵌体进行修复。此时因龋损范围通常较大,临床医师需要在去净腐质之后对剩余牙体组织厚度进行判断,必要时可预备高嵌体。

（一）𬌗面洞形的预备

在 TRS 导板的引导下进行牙体预备（图 10-3-12）,确定牙体预备量（图 10-3-13）。除达到𬌗面嵌体等单面嵌体预备的要求外,还要求𬌗面预备鸠尾固位形。在𬌗面洞形向邻面箱状洞形的连接处形成𬌗面观类似鸠尾外形的固位形。注意鸠尾的边缘要避开咬合接触区的位置,避免产生修复体边缘的崩裂;另外,鸠尾位于咬合面,同样需要一定的厚度以抵抗咬合力,应避免修复体过薄而导致的强度不足。

若缺损较大,累及邻、𬌗两个面,使用瓷嵌体进行修复时𬌗面可不额外预备辅助固位形。此时,评估剩余牙体组织的厚度更为重要,必要时可进行高嵌体的预备。

（二）邻面洞形的预备

将成形片置于患牙与邻牙之间,根据邻面缺损的宽度形成箱状。箱状洞缘的龈壁和颊舌壁应在邻面接触区外,以保持良好的清洁效果;箱状洞形轴壁外展,龈壁宽度为 1mm,预备成直角对接肩台,与𬌗面洞形边缘平滑连接（图 10-3-14）。瓷嵌体不预备洞缘斜面。

制备邻面时,临床医师经常遇到缺损达龈下的情况,未侵犯生物学宽度的龈下边缘,可以使用成形片系统及注射树脂进行龈壁提升;已侵犯生物学宽度的龈下边缘,则需要考虑进行冠延长术,以保证牙周健康。

（三）肩台修整

调整显微镜倍率因子至 1.2,使用专门的肩台车针或圆头锥形车针及牙釉质凿进行肩台修整。肩台修整时需要去除牙釉质飞边,肩台应光滑连续,并暴露充足的牙釉质以提供粘接面积。

（四）抛光

逐级抛光,在保持预备体各个面清晰明确的同时,磨除斜面交角部分所有的锐角,避免修复体应力集中。

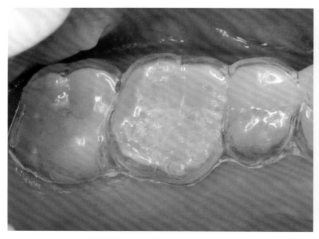
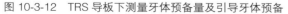

图 10-3-12　TRS 导板下测量牙体预备量及引导牙体预备

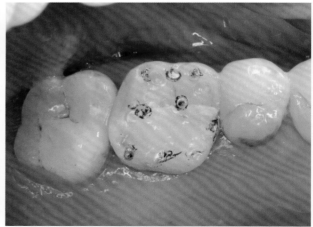

图 10-3-13　定深孔标记

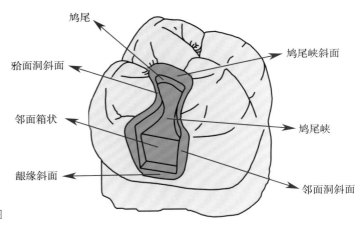

图 10-3-14　邻𬌗嵌体预备示意图

（五）即刻牙本质封闭与临时嵌体的制作

对活髓牙进行嵌体预备后，因暴露大量牙本质，常常出现术后敏感的情况。因此，需要在预备后进行即刻牙本质封闭，以避免术后敏感并提高后期粘接效果。同时，为了保护牙体组织表面并减轻牙体预备后患者的不适，可进行临时嵌体的制作，根据不同情况可以选择使用专用的弹性树脂、牙胶棒或暂封材料，这些材料在最后永久粘接前是可以轻松去除的。

第四节　小结与展望

虽然直接法充填的临床效果可以接受，加之对医患双方而言，操作相对便捷，医疗负担相对不高，也比较受欢迎，但是无论是加工厂制作还是椅旁切削，间接法嵌体都拥有更好的整体效果，尤其是比较容易恢复邻面接触关系。尽量保存健康的牙体组织，保护健康的牙髓；尽量不破坏正常的邻面接触关系及原有的外形凸度；保证牙周组织健康及功能健康，同时取得良好的美学效果，已经成为同行们的共识。随着修复材料及粘接材料的不断发展，修复体与粘接剂可以有更高的粘接强度，这些已经能为嵌体这种修复方式提供足够的固位力。因此，牙体缺损修复中我们应当更加重视嵌体修复的临床价值。

参考文献

1. MANHART J, SCHEIBENBOGEN-FUCHSBRUNNER A, CHEN H Y, et al. A 2-year clinical study of composite and ceramic inlays [J]. Clin Oral Investig, 2000, 4（4）: 192-198.

2. DEJAK B, MLOTKOWSKI A, ROMANOWICZ M. Strength estimation of different

designs of ceramic inlays and onlays in molars based on the Tsai-Wu failure criterion [J]. J Prosthet Dent, 2007, 98(2): 89-100.

3. Ingraham R. The application of sound biomechanical principles in the design of inlay, amalgam and gold foil restorations [J]. The Journal of the American Dental Association, 1950, 40 (4): 402-413.

第十一章　全瓷冠的数字显微定深孔预备术

全瓷冠是以全陶瓷材料制成的覆盖整个牙冠表面的修复体,具有色泽稳定、不导电、耐磨损、生物相容性好、不产生CT伪影等优点,是美学要求高的患者较为理想的修复形式。与"裸眼"下实操相比,显微镜下行全瓷冠的牙体预备,能够看得更清楚,有助于实现更精准的牙体预备。配合备牙导板及定深孔引导等引导方式的使用,可以有效地避免预备空间不足或备牙过度,避免基牙产生锐利线角,避免损伤牙龈。本章将从全瓷冠的发展、全瓷冠的数字显微牙体预备要点及取模、临时修复体的制作等方面,对全瓷冠的显微定深孔预备术进行全流程详细介绍。

第一节　全瓷冠概述及适应证

全冠是指覆盖整个牙冠表面的修复体。冠修复体一般用于牙体缺损较严重的病例。由于全冠最基本的固位形式是环抱固位形,该固位形提供的固位面积和粘固(cement)面积均比较大、固位力强,所以迄今为止全冠仍是牙体缺损的主要修复形式。

陶瓷是指非金属材料经高温处理后形成的多晶聚合体。陶瓷的英文"ceramics"一词,来源于陶土的希腊语"keramos",意为烧过的材料。最早的陶瓷,是黏土经高温处理后变成的坚硬器皿。1886年,C. H. Land制作出第一个长石质全瓷冠。全瓷冠发明之初,采用的是铂箔衬垫于代型上的方式。由于陶瓷材料本身挠曲强度低,烧结收缩大,临床配套粘接技术不成熟,所以粘固后常常存在边缘封闭不良和崩瓷等缺陷。1962年,Weinstein等发明了瓷熔附金属技术,以金属作为基底,熔附陶瓷在其表面。这种修复体的强度及美观效果,均较以往有了较大改善,但仍存在颈缘灰线、边缘发黑及金属底层对修复体颜色的影响等问题。1965年,W. Mc Lean和T. H. Hughes推出含50%氧化铝颗粒的口腔铝瓷材料(Vitadur-N Core),强度较瓷甲冠提高了50%。1973年,Southan和Jorgensen开发了一种新型全瓷冠,首次推出了在耐火代型上直接烧制铝瓷的技术,其挠曲强度达到140~180MPa。1975年,Mclean指出,用于制作全瓷固定桥的陶瓷挠曲强度必须达到300MPa以上。1989年,Vita公司推出In-Ceram渗透铝瓷全瓷修复系统,挠曲强度可达350MPa以上。1993年,Andersson和Odén介绍了采用高纯氧化铝烧结的Procera全瓷系统。2002年,氧化锆陶瓷问世,其挠曲强度大于1 300MPa。近年来,随着材料的开发及技术的更新,大量新的全瓷体系相继开发,树脂粘接剂革新发展,全瓷修复体已获得足够的强度和边缘适应性(marginal adaptation)。全瓷冠相比烤瓷冠及金属冠,具有卓越的美观性能。目前,可切削的高强度的全瓷修复体正逐渐成为固定修复体的主流材料。

一、全瓷冠适应证

1. 前牙切角、切缘缺损较大;前牙龋坏较深,经治疗后无症状,不宜行充填治疗且美学要求高者(图11-1-1)。

2. 牙齿变色,如牙髓坏死、氟牙症、四环素牙等,且咬合力较大者(图11-1-2)。

3. 先天畸形或发育不良而影响美观者。

4. 牙冠大面积缺损,已经行口内治疗或充填,患者美学要求高或为保护牙冠、恢复咬合功能者。

5. 对金属修复体过敏者。

6. 要求做全瓷固定桥基牙者。

7. 错位、扭转牙,要求快速改善美观者。

二、全瓷冠禁忌证

1. 乳牙、未发育完成的青少年活髓牙。

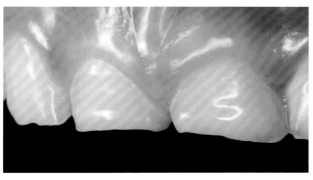

图 11-1-1　外伤致前牙牙体缺损较大

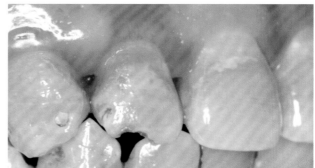

图 11-1-2　前牙牙齿变色伴牙体缺损

2. 牙冠短小或缺损严重,无法获得足够固位力及支持力者。

3. 深覆𬌗或咬合紧的患者,无法预备充足间隙者。

4. 患牙有牙周或牙体牙髓疾病,未行完善治疗者。

5. 患有精神疾病或心理、生理状况不佳,无法配合完成治疗者。

第二节　全瓷材料的分类

陶瓷材料根据制作方法的不同可分为:粉浆涂塑烤瓷、铸造玻璃陶瓷(castable glass-ceramic)、热压铸陶瓷(pressed castable ceramic)、渗透陶瓷(infiltrated ceramic)、切削陶瓷(CAD/CAM)、氧化锆增韧陶瓷及纳米复合陶瓷。

一、粉浆涂塑烤瓷

将瓷粉和蒸馏水调和成均匀粉浆,涂塑在耐火代型上,建构正确外形的冠,高温烧结制成全瓷冠。由于以在耐火代型上的直接烤结技术代替了以前的铂箔烤结技术,因此其微晶化程度、透明度和强度都有所提高。

二、铸造玻璃陶瓷

玻璃是一种非晶态无定形物质,高温熔化后,利用其流动性,可浇注成任意形状的铸件;随后,通过特定温度进行热处理,使其转变成结晶状态的物质;随着玻璃中的成核及结晶的长大,原有玻璃态结构丧失,玻璃相和结晶相共存,此时即称为玻璃陶瓷。1968 年,MacCullocu 首次将玻璃陶瓷应用到牙科领域。1984 年,Coming 公司和 Dentsply 牙科公司联合开发了 Dicor 铸造玻璃陶瓷。

铸造玻璃陶瓷的主要性能:

1. 铸造玻璃陶瓷的熔融温度较高,约 1 350~1 450℃,需要特殊的热源、坩埚设备及专门的修复体制作技术。

2. 铸造玻璃陶瓷材料不易发生腐蚀现象,耐酸性强,具有较稳定的化学性能。

3. 铸造玻璃陶瓷的生物性能较佳,为安全性良好的修复材料。

4. 铸造玻璃陶瓷具有良好的透光性，其色泽、导热率、折射率、硬度均与天然牙接近。

5. 铸造玻璃陶瓷强度、硬度尚可，可承受一般的咀嚼压力。

三、热压铸陶瓷

热压铸陶瓷采用专门设备及加热铸造技术，将牙色瓷块熔化加压铸造成修复体。热压铸瓷材料最早于 1983 年由瑞士苏黎世大学研制成功。1990 年推出 IPS Empress，早期的热压铸瓷材料主要为白榴石强化陶瓷，但由于强度较低，目前已较少使用。义获嘉公司后续推出了 IPS Empress Ⅱ，挠曲强度可达 350MPa，可以制作嵌体、贴面、全瓷冠桥等。IPS Empress 陶瓷操作简便，且其收缩可通过包埋材料的热膨胀加以控制，所以其边缘适应性较好。

四、渗透陶瓷

渗透陶瓷是指在耐火代型上用氧化铝粉浆涂塑形成核冠锥型，将其置于专用炉中烧结 2 小时以形成多孔结构，再用熔化的玻璃浸入孔隙之中，从而形成一种氧化铝与玻璃连续交联互渗的复合结构。这种结构几乎消除了全部微粒间孔隙。

1989 年，Vita 公司推出"In-Ceram"渗透陶瓷技术。这是第一个成功用于全瓷冠桥的临床修复技术。后续 Vita 公司又推出了相应的改进技术，使 In-Ceram 发展成为完整的体系，其强度、美观性、边缘适应性都比较好。

近年来研制出的新型 In-Ceram Zirconia 陶瓷，使用经氧化钇稳定处理的氧化锆代替部分氧化铝（33%~35%），其强度较高。

五、可切削陶瓷

计算机辅助设计与计算机辅助制作（computer aided design and computer aided manufacturing，CAD/CAM）技术最早应用于工业自动化，后在牙科领域得到推广。1973 年，法国牙医 Duret 首次发表了 CAD/CAM 在口腔应用的论文。1983 年，第一台 CAD/CAM 牙科设备研制成功。目前，CAD/CAM 系统在牙科发展迅速。最早的可切削陶瓷为 Dicor 铸造玻璃陶瓷，可制作嵌体及贴面。随后 Vita Mark Ⅱ、Dicor MGC 陶瓷、In-Ceram 氧化铝陶瓷、氧化锆陶瓷等，均投入到 CAD/CAM 可切削陶瓷的应用中。现在 CAD/CAM 主要系统为 CEREC 系统、Celay Copy-milling 系统、CICERO 系统及 Procera Allceram 系统。

Procera 全瓷材料由 Andersson 发明，是采用先进的工业方法制成的致密高纯氧化铝陶瓷。此技术以极高的压力将氧化铝细粉压在代型上，巨大的压力给予材料高堆积密度，可明显降低气孔率，增强底层冠的强度。底层冠胚体从机制代型上取下，在 1 550℃以上的温度下烧结，烧结收缩 15%~20% 后，其厚度便与先前设计的厚度一致。此时的底层冠为象牙色，强度高，边缘适应性好。由于高纯铝瓷透光性欠佳，只能用于底层冠的制作，表面仍需覆盖一层饰面瓷。目前，Nobel Biocare AB 开发了 Procera 专用的饰面瓷，可与 Procera 全瓷材料匹配使用，该饰面瓷为专门的低膨胀烤瓷材料。

六、氧化锆陶瓷或氧化锆增韧陶瓷

氧化锆（zirconia）是新型的陶瓷生物材料，常温下氧化锆只以单斜相出现，加热到 1 100℃左右转变为四方相，继续加热会转变为立方相。氧化锆在单斜相和四方相相互转变的过程中，会发生较大的体积变化,容易造成氧化锆崩裂。但随着稳定剂的研发,四方相已可以在常温下稳定,加热后不会发生体积突变,这使得氧化锆在口腔材料界的研发变得可行。氧化锆因具有高强度和高韧性的优点,现已成为研究热点。目前临床应用的氧化锆有三类:一是能够将四方相氧化锆晶体稳定于室温下的氧化锆陶瓷,其强度高,半透明性较差。二是氧化锆增韧陶瓷,其强度不如白锆,但美观性更好。氧化锆增韧陶瓷的原理是当材料受到外力而产生微裂纹时,裂纹尖端的四方相氧化锆晶体在应力诱导下向更稳定的单斜相氧化锆晶体转变,伴随的体积膨胀和形状变化改变裂纹尖端的应力场,阻止裂纹的延伸,并使裂纹扩展需要更高的外界作用负荷。三是当前比较热门的可切削的高透氧化锆陶瓷,其晶体结构为四方相晶体或者立方相晶体,挠曲强度为600~900MPa,可实现强度渐变;其强度较传统氧化锆更低,但仍高于玻璃陶瓷;高透氧化锆的通透性更高,颜色更逼真、美观,可实现颜色渐变及透度渐变;高透氧化锆材料可以实现快速烧结,有利于椅旁修复;高透氧化锆也可通过三维打印技术制作修复体,是数字化修复的理想材料。

七、纳米复合陶瓷

纳米陶瓷颗粒(如氧化铝)弥散分布在另一种陶瓷基体(如碳化硅)中组成的复合材料,称为纳米复合陶瓷材料。这种复合材料的强度、韧性与单一陶瓷相比均有优势。这种增强补韧的复合陶瓷,由于制作工艺简便可行,产品低价、无毒,在改善牙科陶瓷脆性方面展现出了良好前景。

八、树脂 - 陶瓷复合材料

树脂 - 陶瓷复合材料是既含有陶瓷成分,又含有树脂成分的一类材料。这类混合材料又可分为两种:一是陶瓷框架中渗入树脂基质,代表材料如 Vita Enamic;二是树脂基质中混入纳米球状陶瓷填料,代表材料如 Lava Ultimate。树脂 - 陶瓷复合材料美学效果好,弹性模量接近牙本质,对天然牙的磨耗低,兼具树脂及陶瓷的优点。树脂 - 陶瓷复合材料与天然牙有类似的机械性能及良好的可切削性能。这使其制作的嵌体在解剖形态、边缘适应性上均表现良好,但树脂 - 陶瓷复合材料的粘接性能仍存在不足。如何提高树脂 - 陶瓷复合材料的粘接性能,是目前的研究重点和难点。树脂 - 陶瓷复合材料应用于嵌体修复的临床随访年限较短,且缺乏随机对照实验研究,其长期修复效果有待进一步研究验证。

第三节 数字显微定深孔全瓷冠牙体预备技术要点

一、分析设计阶段

前牙美学修复的临床过程包括两个阶段:第一阶段是分析设计阶段,第二阶段是临床实施阶段。两个阶段密切相关。在分析设计阶段,医师、技师、患者充分交流,收集资料,进行美学要素的分析、查找、设计和制订治疗计划,进行美学预告,这是一个创造性的过程;在临床实施阶段中,医技人员通过各种美学转移技术,进行临床治疗,并实现与设计一致的修复治疗效果(图 11-3-1)。

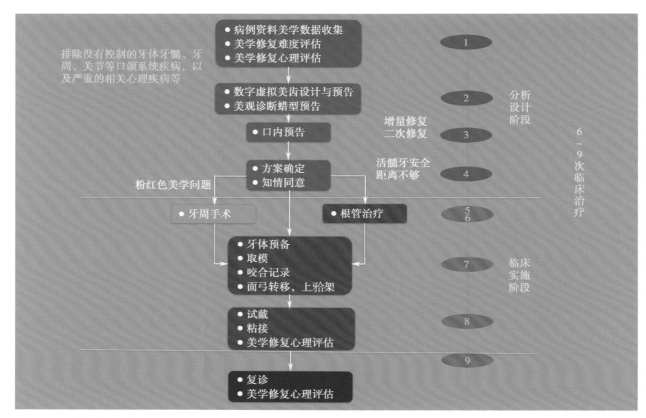

图 11-3-1　前牙美学修复的临床路径

以前牙美学修复为例,美学预告与转移技术为基础的前牙牙体预备技术,是前牙美学修复成功的必备条件。美学预告按临床实施先后次序可分为四级预告：一级预告为数字虚拟美齿设计；二级预告为美观诊断蜡型；三级预告为诊断饰面；四级预告为临时修复体。在这四级预告中,一级预告到三级预告都是在临床牙体预备前进行的,预告的意义较大；而四级预告（口内的临时修复体）往往在备牙后才能展示其效果,因此预告后患者修复方案调整更改的余地很小。

一级预告（数字虚拟美齿设计）是指在患者的数码二维照片或者颜面部扫描的三维照片上使用软件,进行美学初步设计（图 11-3-2）。根据数字虚拟美齿设计,用患者的石膏或三维打印的实体模型制作的表现预期治疗效果的实体蜡型,称为美观诊断蜡型,即二级预告,它也是美学分析设计的三维输出结果（图 11-3-3）。此外,实体或虚拟的美观诊断蜡型还可进一步用于翻制实体或虚拟的 TRS 导板,向下序列转移美学设计,其既可以引导牙体预备,还可用于制作临时冠、最终修复体等,对整个美学修复过程有重要的引导意义。美学预告的三级预告——口内美学预告,是指使用口腔修复临时材料,在患者的口内制作 mock-up 树脂面罩,可在口内直接反映美学设计修复效果的方式（图 11-3-4）。口内美学预告的优势显而易见：计划中的美学设计效果可直接呈现在患者口内,患者能直接看到牙齿形态和颜色的改变,效果直观且可逆向调整；对医师和技师来说,也能够检验患者动静态面容下的唇 - 修复体关系；同时,蜡型制作很难直观参考到患者的面容和唇形的改变情况,而口内美学预告能够让技师检查蜡型制作是否有效。不过,口内美学预告对颜色的表达与最终修复体还是有一定差异的。当然,四级预

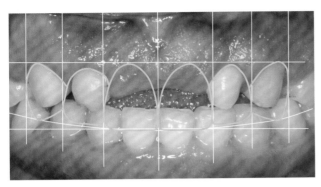

图 11-3-2 一级预告效果

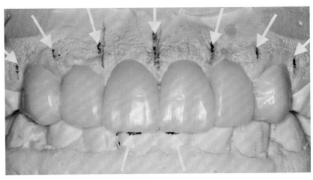

图 11-3-3 二级预告效果

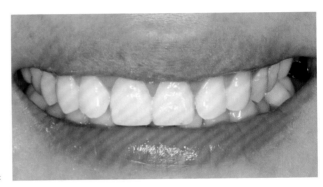

图 11-3-4 三级预告效果

告——口内的临时修复体预告也有同样的优点,但是临时修复体更接近最终修复体的完成效果,因此没有特殊情况发生,通常很少调整。

当医技患三方对修复效果均满意后,方可进入美学设计指导下的临床实施阶段。为了实现令人满意的最终修复效果,临床操作及修复体制作必须兑现设计效果,使得最终修复体与美学预告一一对应。

传统牙体预备修复技术主要依据临床规范及术者的经验,数量的控制比较模糊,例如上述的金刚砂车针定深沟预备,以及硅橡胶导板辅助检测厚度。一方面,硅橡胶导板通常使用肉眼对预留空间量进行估测,缺乏精确性,而定深沟虽有车针作为参考,但因车针直径跟切入深度的一对一关联性差,也无法核查测量控制;另一方面,因预备时医师视野跟车针长轴为同一方向,致使目测困难。故两者均缺乏可度量性、可控性、可重复性及精确性。因此目标修复体空间(target restorative space,TRS)的概念应运而生。TRS 导板是一种新型牙体预备量的数量设计方法,指在显微镜下,通过一种精准制备定深孔的方式来引导备牙,全程控制牙齿磨除量,可实现精准的牙体预备。

在患者对数字虚拟美齿设计外形满意后,将美学设计变为美观诊断蜡型,然后将美观诊断蜡型翻制成石膏模型或者三维打印模型,并在此基础上压制透明牙科膜片 TRS 导板(图 11-3-5),使用卡尺测量导板厚度并记录(图 11-3-6)。随后,在透明牙科膜片 TRS 导板患牙对应位置的唇舌侧绘制六宫格,具体方法为:首先,用记号笔在唇面绘出竖直方向上的中线,标注出中线的三等分点,以此绘出垂直于中线的三等分线;其次,用记号笔标出中线与三等分线相交而得的各线段的中点,共 7 个点(图 11-3-7),舌面的标记方法同唇面;最后,按照标注的 14 个点,在显微镜下用专用的 HX-6 定深刻度车针行牙体预备。

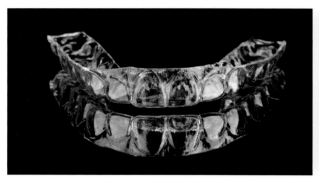

图 11-3-5　透明牙科膜片 TRS 导板

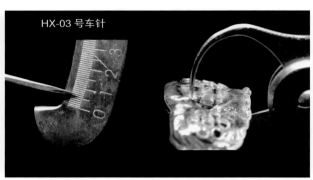

图 11-3-6　卡尺测量透明牙科膜片 TRS 导板的厚度为 0.6mm

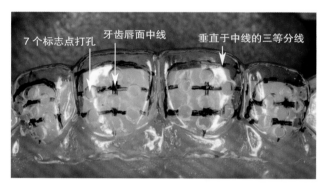

图 11-3-7　导板唇面画线定点后打孔

二、透明牙科膜片 TRS 导板引导下的前牙显微牙体预备

（一）TRS 导板的戴入

在开始制备定深孔前,应该检查 TRS 导板是否完全准确就位。对于不改变牙体外形的病例,以及需要体外修复体空间,也就是需要增量的病例,TRS 导板可以比较顺利的就位。对于混合目标修复体空间,以及需要减量修复的病例,在戴入 TRS 导板前,需要预先磨除需要减量的阻挡部位,以保证 TRS 导板能够顺利就位(图 11-3-8)。

（二）唇面及腭面预备

首先,调整显微镜倍率因子为 0.8,患者头部偏转 45°,将 HX-01 定深车针垂直于透明导板唇面预备 7 个孔,其深度为修复体预留厚度加上透明导板厚度(图 11-3-9)。其次,使用 HX-06 深度测量杆确认深度无误后,去除透明牙科膜片 TRS 导板,并使用黑色铅笔将洞底着色(图 11-3-10)。最后,使用 HX-04 轴面切削抛光二合一车针磨除唇面牙体组织,直至定深孔底部黑色标记基本消失,肩台位于龈上(图 11-3-11)。

腭面预备与唇面预备步骤相同,但预备上颌前牙的腭面时,应在反光镜辅助下操作,注意事项与之前所述一致。

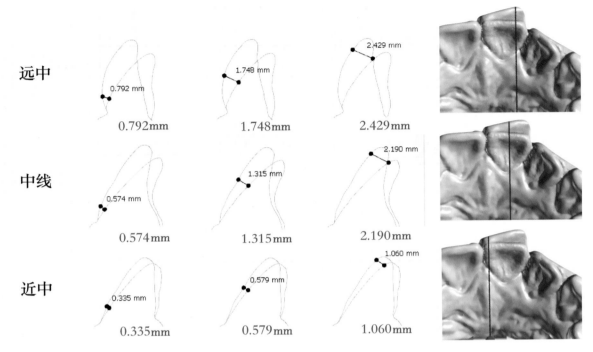

远中 0.792mm 1.748mm 2.429mm

中线 0.574mm 1.315mm 2.190mm

近中 0.335mm 0.579mm 1.060mm

图 11-3-8 测量牙面各点需要磨除的量,使备牙导板顺利就位

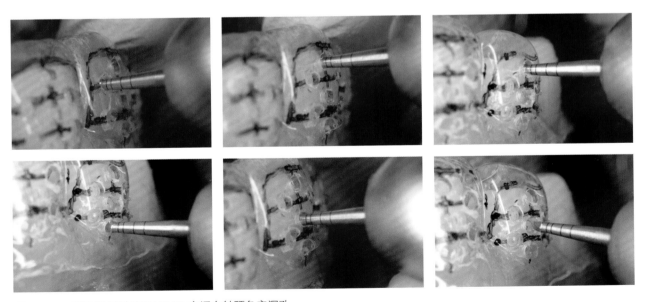

图 11-3-9 TRS 导板引导下 HX-01 定深车针预备定深孔

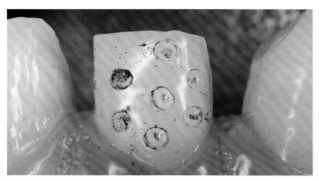

图 11-3-10　铅笔标记的定深孔

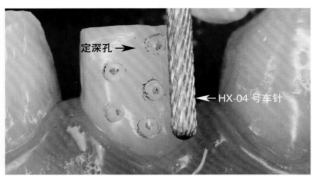

图 11-3-11　使用 HX-04 轴面切削抛光二合一车针行定深孔引导下的唇面预备

（三）切端预备

显微镜倍率因子不变。首先，使用 HX-03 切端切削抛光二合一车针磨除距离目标修复体切缘 1.5~2.0mm 的定深沟 2~3 个（图 11-3-12）；其次，使用透明牙科膜片 TRS 导板及 HX-06 深度测量杆测量定深沟深度；核查实测值无误后，使用该车针磨除定深沟间残留牙体组织，钻针方向应与显微镜呈一定角度，以免遮挡视线，左手示指、中指辅助固定钻针，完成切端的预备。

（四）邻面预备

显微镜倍率因子不变。首先，将成形片置于患牙与邻牙之间，使用 HX-02 邻面切削抛光二合一车针，沿牙面从唇侧向舌侧磨除牙齿近远中面的牙体组织（图 11-3-13）；再换 HX-04 轴面切削抛光二合一车针进行修整，去除倒凹，直至近远中面内聚 2°~5°，边缘应形成 0.5mm 肩台，并使用 HX-06 深度测量杆辅助测量肩台宽度。

（五）肩台及牙面修整

调整显微镜倍率因子至 1.2，使用 HX-04 轴面切削抛光二合一车针及牙釉质凿修整肩台，根据具体需求将肩台放于龈上、平龈或龈下（图 11-3-14）。由于定深孔车针为钨钢切削抛光二合一车针，无需额外抛光步骤，只需在显微镜下检查有无锐利或不平滑线角，因此可使用 HX-04 轴面切削抛光二合一车针轻微调整修复体表面，完成预备（图 11-3-15）。

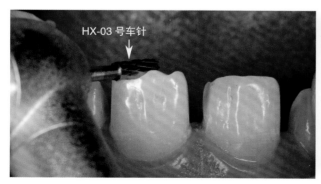

图 11-3-12　切端预备

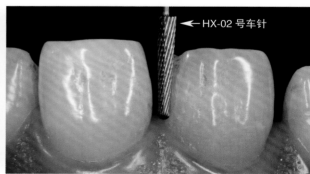

图 11-3-13　邻面预备

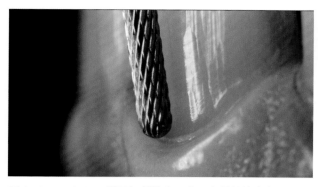

图 11-3-14　HX-04 轴面切削抛光二合一车针精修肩台

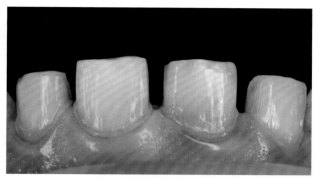

图 11-3-15　检查预备体

三、不等厚度的三维打印 TRS 导板引导下的前牙显微牙体预备

TRS 导板的制作与试戴

与透明牙科膜片 TRS 导板不同,这种导板是在数字化诊断蜡型的基础上设计的数字化导板,再通过 SLA 技术打印出来。三维打印 TRS 导板制作的是不等厚度的导板,是为了手术的便利性而设计的。这种导板内表面仍为未来修复体的外轮廓表面,但各定深孔处的导板厚度却厚薄不一,可以平衡术中各定深孔可能的不同进针深度,从而保证定深刻度车针在各定深孔预备区域进入导板的深度都是一致的。实操中再配合使用带止动环的刻度车针,可以精准地控制牙面上各定深孔的钻入深度,也保证了手术的便利性。最后,将制作完成的定深导板在口内试戴,检查边缘密合性(图 11-3-16)。

调整显微镜倍率因子为 0.8,患者头部偏转 45°。使用 HX-01 定深车针预备至预定深度,每个定深孔测量杆没入导板深度均相同(图 11-3-17);取下 TRS 导板,使用 HX-06 深度测量杆确认深度(图 11-3-18),用黑色铅笔将洞底着色(图 11-3-19)。

使用 HX-04 轴面切削抛光二合一车针磨除唇、腭面牙体组织,直至定深孔底部黑色标记点消失,表面平整连续;使用 HX-04 轴面切削抛光二合一车针磨除切端牙体组织。使用 HX-02 邻面切削抛光二合一车针沿牙面从唇侧向舌侧磨除牙齿近远中面的牙体组织,再换 HX-04 轴面切削抛光二合一车针进行修整,去除倒凹,直至近远中面内聚 2°~5°。调整显微镜倍率因子至 1.2,使用 HX-04 轴面切削抛光二合一车针及牙釉质凿修整肩台,完成预备(图 11-3-20)。

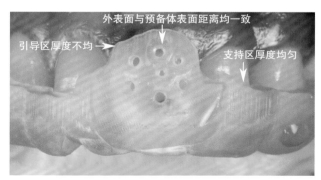

图 11-3-16　不等厚度三维打印 TRS 导板口内就位

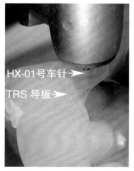

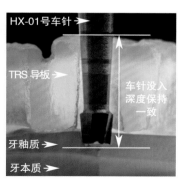

图 11-3-17　HX-01 定深车针钻入不等厚度三维打印 TRS 导板的深度一致

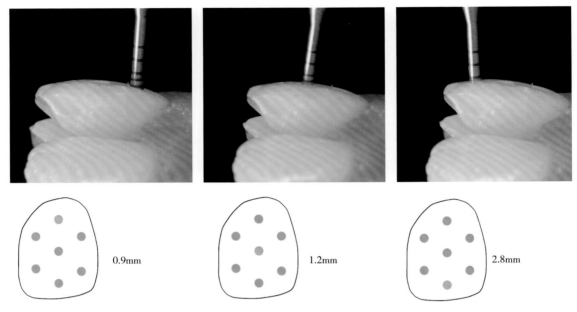

0.9mm

1.2mm

2.8mm

图 11-3-18　HX-06 深度测量杆确认定深孔深度

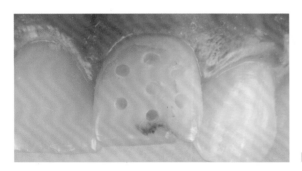

图 11-3-19　唇面定深孔

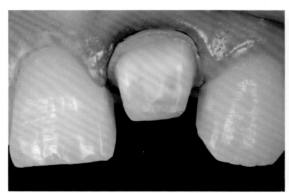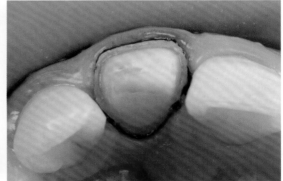

图 11-3-20　唇面及切端方向检查预备体质量

四、印模制取与临时修复

（一）印模制取

根据不同牙龈生物型选择不同的排龈方式，再根据不同操作习惯，以及材料性能选择一步法或两步法、聚醚橡胶或加成型硅橡胶法制取工作印模。具体备选方法见第八章。

（二）临时冠的制作

临时冠是牙体预备完成后的一种过渡性修复体，主要起到维持牙龈张力、保护牙髓、恢复一定美观和功能、稳定牙齿位置的作用，同时也可以起到四级预告作用，应注意收集患者反馈。目前，临床上制作临时冠的方法大致可分为直接法和间接法。直接法包括预成冠重衬、复合树脂直接制作；间接法包括热凝及自凝甲基丙烯酸甲酯树脂制作。

1. 预成冠的重衬　按材质分为聚碳酸酯和软质合金预成冠。聚碳酸酯树脂比普通塑料具备更好的强度、硬度及耐磨性，能与内衬的丙烯酸树脂形成良好的粘接。软质合金预成冠因颜色问题，仅限于后牙区域使用。使用预成冠制作临时修复体，首先，应根据基牙选择大小外形匹配的成品预成冠；其次，在预成冠的外形修改合适后，用快速自凝树脂进行口内重衬；最后，调磨、抛光完成制作。

2. 复合树脂直接制作　使用双丙烯基复合树脂制作临时冠，操作简便，色泽美观，聚合时产热少，对牙髓组织刺激小。

（1）牙体预备前，在口内或诊断蜡型上使用印模材料制作阴模（图 11-3-21）。

（2）牙体预备完成后，使用注射器或注射枪将树脂材料注入阴模对应牙位；然后，将阴模放于口内完全就位，等待 2~3 分钟；待材料呈橡胶状时，同时取出阴模及临时冠，在口外放置数分钟；待材料完全聚合凝固，修整外形、调殆、抛光，进行临时粘接（图 11-3-22）。

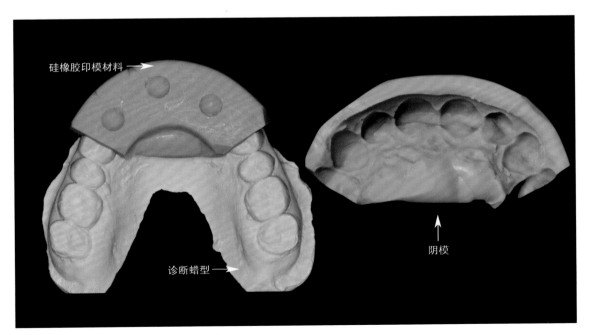

硅橡胶印模材料

阴模

诊断蜡型

图 11-3-21　在诊断蜡型上使用印模材料制作阴模

使用注射器注入树脂材料

口内直接完成临时冠制作

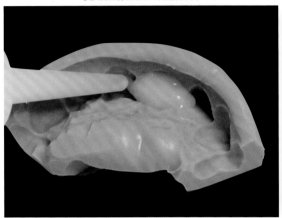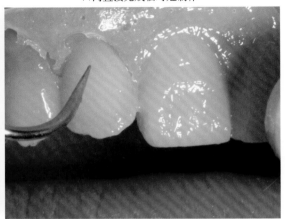

图 11-3-22   注入树脂后,在口内完全就位,获得临时修复体

3. 热凝甲基丙烯酸甲酯树脂制作   首先,将美观蜡型翻制成石膏模型或直接使用研究模型,在模型上按照牙体预备的要求进行预备,可适当减少牙体磨除量。然后,在模型上按照之前设计的牙齿外形制作蜡型,常规装盒、冲蜡、装胶、热处理、开盒、打磨、抛光。随后,在口内试戴,调改外形并重衬自凝材料,打磨抛光,进行临时粘接。

4. 自凝甲基丙烯酸甲酯树脂制作   首先,在牙体预备完成后制取印模,灌注模型。待模型硬固后取出,在基牙位置涂布分离剂,选择合适的成品牙面并修整外形。随后,用自凝甲基丙烯酸甲酯树脂完成其余牙面塑形,待其凝固后从石膏上取出。最后,口内试戴,修整外形,调殆,打磨抛光后进行临时粘接(图 11-3-23)。

模型上制作临时修复体

模型上进行预备

口外法制作完成的临时修复体

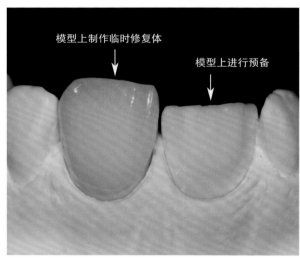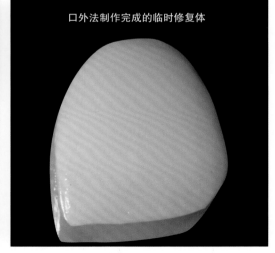

图 11-3-23   模型上预备,制作临时修复体

第四节 小结与展望

定深孔引导的数字显微精准全冠牙体预备术是典型的显微修复技术，也将是未来精准及微创修复的常用技术。这一技术有助于牙体预备的精准实施，有助于我们更好的理解，如何从"临床经验主导"的牙体预备升级到依靠数字引导的精准牙体预备手术。

参考文献

1. GILBOE D B，TETERUCK W R. Fundamentals of extracoronal tooth preparation. Part Ⅰ. Retention and resistance form［J］. The Journal of Prosthetic Dentistry，1974，32（6）：651-656.

2. PODHORSKY A，REHMANN P，WÖSTMANN B. Tooth preparation for full-coverage restorations-a literature review［J］. Clin Oral Investig，2015，19（5）：959-968.

3. 张倩倩，陈昕，赵雨薇，等. 三维打印在口腔美学修复中的应用［J］. 华西口腔医学杂志，2018，36（6）：656-661.

4. MIRANDA M E，OLIVIERI K A，RIGOLIN F J，et al. Ceramic fragments and metal-free full crowns：a conservative esthetic option for closing diastemas and rehabilitating smiles［J］. Oper Dent，2013，38（6）：567-571.

5. AL-OMARI W M，MITCHELL C A，CUNNINGHAM J L. Surface roughness and wettability of enamel and dentine surfaces prepared with different dental burs［J］. J Oral Rehabil，2001，28（7）：645-650.

6. XU H H，KELLY J R，JAHANMIR S，et al. Enamel subsurface damage due to tooth preparation with diamonds［J］. J Dent Res，1997，76（10）：1698-1706.

7. 于海洋. 口腔固定修复学［M］. 北京：人民卫生出版社，2016.

8. CHAIYABUTR Y，KOIS J C. The effects of tooth preparation cleansing protocols on the bond strength of self-adhesive resin luting cement to contaminated dentin［J］. Oper Dent，2008，33（5）：556-563.

9. AYAD M F，JOHNSTON W M，ROSENSTIEL S F. Influence of dental rotary instruments on the roughness and wettability of human dentin surfaces［J］. J Prosthet Dent，2009，102（2）：81-88.

10. 于海洋，赵雨薇，李俊颖，等. 基于牙体牙髓、牙周及功能健康的显微微创牙体预备［J］. 华西口腔医学杂志，2019，37（3）：229-235.

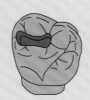

第十二章　即刻牙本质封闭与显微粘接

　　现代粘接技术,因其提供的粘接力足够强大,能够使修复体更少地依赖于需更多牙体预备量的传统机械固位形,而使得术中实施更少量、更加微创的牙体预备成为可能。通过序列的多步骤操作,在显微镜下完成涉及粘接界面的各种表面的特殊处理,如牙体组织的处理(牙釉质的酸蚀、牙本质的处理)和瓷表面的处理(喷砂、酸蚀及硅烷化)等,全瓷修复体的粘接才能最终获得成功。显微镜的运用,还可以更有效地评估边缘密合性。此外,在显微粘接(micro adhesion)阶段,也可以在光固化前保证修复体的完全就位和多余粘接剂的彻底清理。本章的重点是详细介绍粘接的每一个步骤,另外还涉及牙体预备后牙本质切割表面的即刻处理,即刻牙本质封闭(immediate dentin sealing, IDS),来保证甚至提升最后的粘接效果,减少牙本质敏感症等并发症的发生。

第一节 粘接概述与机制

一、粘接剂的概念

粘接剂通常是一种性质黏稠的流动性材料，可以将两个不同的界面粘接在一起，并且粘接的界面牢固，能够传导力量。我们把能够将修复体粘接到口腔硬组织上的材料，称为口腔粘接剂。

二、粘接的机制

形成粘接的首要条件是两个界面靠得足够近，互相接触。为了形成分子间的作用力，两个界面之间的距离应该是 1nm。

粘接力的来源有机械嵌合力、分子间作用力（范德华力和氢键）及化学键。

（一）机械嵌合力

粘接剂渗透到被粘物表面的孔隙中（如在牙体组织内部形成树脂突），形成机械锁结结构产生机械嵌合力，这种凸凹结构可以阻止相对运动的产生。摩擦力是两个互相接触的物体在外力作用下发生相对运动（或具有相对运动趋势）时接触面间的切向运动阻力，包括动摩擦和静摩擦。树脂突与被粘物之间的力属于静摩擦力。对牙体的喷砂酸蚀及瓷修复体粘接面的喷砂酸蚀等处理，可以获得微观形态上粗化的表面，有利于粘接剂在粘接面的渗入而形成机械嵌合力，从而提高粘接强度。

（二）化学键

粘接剂与被粘物之间形成化学键，产生强大的结合力，形成更加有效持久的强粘接，更能抵抗应力集中和周围环境的腐蚀。可以通过运用硅烷偶联剂，以及功能性单体材料与牙体组织中的钙离子或胶原蛋白之间的反应，来增强陶瓷与树脂的结合强度。

（三）分子间作用力

分子之间存在相互作用力。当粘接剂分子与被粘物分子相接触，相互接近到一定程度就会产生范德华力。为增加范德华力，应将各个粘接面清理干净，避免两个粘接面之间存在杂质。

三、粘接剂的种类

可用于固定修复体粘接的材料很多，通过简单区分，可分为传统的水门汀粘固材料和树脂类粘接材料两种。在前牙区，由于常用的瓷修复体有着良好的半透明性，这就要求应用于瓷修复体的粘接材料不仅需要具有良好的粘接强度，而且还应具有良好的颜色匹配性，所以大多数情况下采用树脂粘接剂进行粘接。水门汀粘固材料主要依靠机械固位，理论上全瓷冠可以使用任何水门汀粘固材料粘接。但是对于一些固位不好的病例（图 12-1-1），比如垂直高度过短，聚合角过大，边缘不完整、不连续，内冠适合度一般的基牙，采用水门汀粘固材料可能无法保证

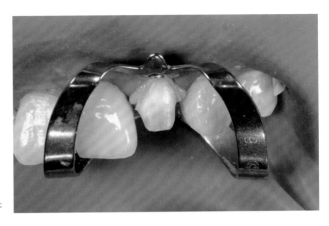

图 12-1-1 固位不好的基牙

其临床粘固效果。而树脂类粘接材料除了可以与牙面及粗糙的瓷粘接面形成机械嵌合外,还可以与牙体硬组织或瓷粘接面形成化学结合,具有更高的粘接强度,可以产生更好的粘固效果。树脂类粘接材料比传统的水门汀粘固材料稠度更大,固化后本身强度较高,水溶性极低,具有极强的封闭能力,可以为瓷修复体提供充足稳定的固位力,能使陶瓷材料的脆性降低,增强瓷修复体的机械性能,同时提高其使用寿命。现在临床上广泛使用树脂类粘接材料粘固或粘接瓷修复体,因此,本书着重介绍目前常用的树脂水门汀粘接系统。临床应用的树脂类粘接材料大多都是牙釉质、牙本质通用粘接剂,其粘接效力偏重于牙本质,对牙釉质也能有良好的粘接效果。另外,也有一些专用于牙釉质的粘接剂。

（一）根据固化方式分类

按照固化方式分类,粘接剂可以分为光固化粘接剂、化学固化粘接剂及双重固化（光固化＋化学固化）粘接剂。

在粘接瓷贴面或者较薄的全瓷冠时,由于多牙位放置易碎的瓷修复体、固化前还要尽量清除修复体边缘交界区溢出的多余粘接材料,需要一定的临床操作时间,因此不少医师倾向于选择单纯光固化粘接剂来获得充分可控的临床操作时间。而化学固化粘接剂及双重固化粘接剂会在一定的时间内固化,可操作时间不可控,而且此类粘接剂的流动性好,使得清除各处多余溢出的树脂材料变得较麻烦和困难。粘接表面非常厚的瓷修复体（大于 2mm）时,光固化的粘接剂可能固化不全,此时必须应用双重固化粘接剂。另外,瓷修复体表面深染了不透明色的情况,也应考虑使用双重固化粘接剂。

（二）根据被粘物分类

临床上常用的瓷修复体粘接剂,根据被粘物不同,分为牙釉质粘接剂、牙本质粘接剂。

1. 牙釉质粘接剂 牙釉质粘接剂是以牙釉质为作用对象的合成树脂类粘接剂。其中含有粘接性单体,为一类丙烯酸酯类单体,如甲基丙烯酸 β-羟乙酯（2-hydroxyethyl methacrylate, HEMA）、4-甲基丙烯酰氧乙基偏苯三酸酐（4-methacryloyloxyethyl trimellitate anhydride, 4-META）等,分子结构上含有强极性基团,可以与牙釉质中的羟基及钙离子形成较强的氢键、配位键及分子间作用力。目前,采用酸蚀技术进行粘接,可对牙釉质产生极大的粘接强度,其粘接强度可达到 16~36MPa,而且粘接的耐久性也较好。牙釉质粘接剂主要用于仅涉及牙釉质的粘接修复,比如将瓷贴面粘接到牙齿的唇面牙釉质上。

2. 牙本质粘接剂　牙本质粘接剂主要用于牙本质的粘接,也可用于牙釉质粘接,所以又称为牙齿粘接剂。目前,牙本质粘接剂分为酸蚀 - 冲洗粘接系统(etch-and-rinse adhesive system)和自酸蚀粘接系统(self-etch adhesive system)两类。前者有单独的酸蚀剂,能够去除玷污层;后者没有单独的酸蚀剂,依靠底涂剂或粘接剂中的酸性单体溶解玷污层,无须用水冲洗,降低了技术依赖性。根据应用步骤,酸蚀 - 冲洗粘接系统又分为"三步法"粘接剂和"两步法"粘接剂;自酸蚀粘接系统又分为"两步法"粘接剂和"一步法"粘接剂(表 12-1-1)。

表 12-1-1　牙本质粘接剂的种类

种类	酸蚀 - 冲洗粘接系统		自酸蚀粘接系统	
	"三步法"粘接剂	"两步法"粘接剂	"两步法"粘接剂	"一步法"粘接剂
组分	酸蚀剂 底涂剂 粘接树脂	酸蚀剂 底涂剂 / 粘接树脂	自酸蚀底涂剂 粘接树脂	自酸蚀底涂剂 / 粘接树脂
玷污层	去除	去除	溶解	溶解

底涂剂,又称底漆或牙本质预处理剂,通常由亲水单体(如 HEMA、二甲基丙烯酸甘油酯)组成,并溶于乙醇溶剂。这些单体在疏水结构和极性之间扮演偶联的角色,一方面,可以和牙本质连接;另一方面,可以和复合树脂聚合。

粘接树脂成分与牙釉质粘接剂类似,流动性较大,含疏水单体,如双酚 A 甲基丙烯酸缩水甘油酯(bisphenol A-glycidyl methacrylate,Bis-GMA),也含有一些亲水性的单体,如 HEMA。

四、牙釉质粘接

(一)牙釉质的结构

牙釉质是人体内矿化程度最高的硬组织,具有较高的硬度和耐磨性能。其硬度约为洛氏硬度值 296,相当于牙本质硬度(68KHN)的 5 倍。成熟牙釉质重量的 96%~97% 为无机物,其余为有机物和水。按体积计,其无机物占总体积的 86%,有机物占 2%,水占 12%。牙釉质的无机物几乎全部由含钙、磷离子的磷灰石晶体和少量的其他磷酸盐晶体等组成。

(二)牙釉质粘接的重要性

牙釉质是牙齿的保护壳,一旦牙本质暴露,就易发生微渗透,降低粘接强度。因牙釉质与长石质陶瓷的粘接强度比牙本质与长石质陶瓷的粘接强度大 2~3 倍,故前牙瓷贴面的粘接面应尽量在牙釉质内。

(三)牙釉质的处理

1. 牙釉质的酸蚀　牙釉质粘接前,其表面能低、润湿性差、与粘接剂的相互作用力弱,所以酸蚀是不可忽略的重要处理方式。市面上的酸蚀剂是 30%~40% 的磷酸溶液。酸蚀后的牙釉质中的无机物羟基磷灰石部分溶解,新鲜的牙釉质表面富含极性基团 -OH,表面呈极性化,自由能和润湿性显著增强,黏附于表面的各种软垢、菌斑及其他有机物也随之去除。同时牙釉质表面脱矿形成蜂窝状结构,促使粘接剂通过毛细作用渗入其中,固化形成树脂突(resin tag),产生机械作用力,在牙釉质与树脂间形成稳定粘接,确保获得足够的牙釉质与瓷修复体间的粘接强度。

2. 牙釉质的酸蚀步骤　临床使用的凝胶型酸蚀剂（图 12-1-2），更易于控制牙面的酸蚀面积，相对于液体酸蚀剂而言，不易外流刺激牙周组织，方便临床操作。以前常规的建议是酸蚀1 分钟，但是近年来有大量的研究表明，酸蚀 15 秒和酸蚀 1 分钟所产生的粘接强度，在抗剪切力上没有统计学差异。所以可以适当地减少牙釉质的酸蚀时间，在保证粘接效果的同时，防止牙釉质过度脱矿。按照酸蚀剂的说明书，一般酸蚀 15~20 秒即可。但是，值得注意的是，对于有较强抗酸蚀能力的氟斑牙而言，由于其牙釉质表面结构的特殊性，过短的酸蚀时间不能获得理想的酸蚀效果，因此一般应延长至 2~3 分钟。酸蚀剂的去除应该小心，使用前要隔绝酸蚀剂对非粘接区、邻牙的影响，尤其是要注意保护好邻牙，不要受到腐蚀。临床上推荐使用最细的吸唾器，首先，吸走牙齿表面大部分的酸蚀剂；然后，再用大量的水冲洗 15~20 秒以确保清除牙齿表面上所有的碎屑；之后吹干牙面，可见酸蚀后的牙釉质变成均匀的白垩色（图 12-1-3），也可以用酒精干燥处理过的表面。

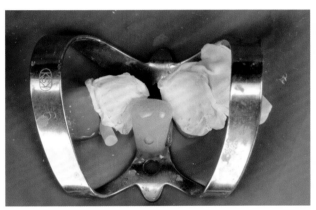

图 12-1-2　酸蚀剂

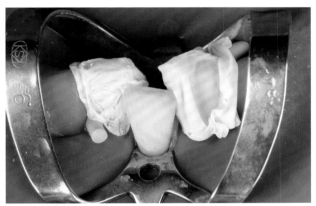

图 12-1-3　酸蚀、冲洗、吹干后的牙釉质表面形态

五、牙本质粘接

（一）牙本质的结构

正确理解牙本质的结构，在修复粘接中起着重要的作用。只有对牙本质牙髓复合体进行全面的检查，才能正确地选择合适的粘接材料与粘接技术。牙本质是潮湿的生物复合体，成熟牙本质重量的 70% 为无机物，有机物为 20%，水为 10%。按照体积计算，无机物、有机物、水分的含量约为 50%、30%、20%。牙本质是活性组织，有着独特的结构成分和特性。其有机成分、矿物质含量及硬度，在不同部位也不尽相同。牙本质硬度比牙釉质低，平均为 68KHN（硬化牙本质为 80KHN，因龋脱矿的牙本质约为 25KHN）。牙本质的有机物中，胶原蛋白约占 18%，占所有有机物的 90% 以上。牙本质中的胶原蛋白主要为 I 型胶原纤维。胶原蛋白构成了支架，在纤维孔隙中容纳了牙本质的大部分矿物质。牙本质小管（dentinal tubule）是贯通于牙本质全层的管状空间，充满了组织液和一定量的成牙本质细胞突起。牙本质小管自牙髓表面向釉牙本质界呈放射状排列，小管近髓端较粗且较致密。

（二）牙本质的处理

临床预备牙本质后，制备的牙本质表面会残留有机物和无机物的碎屑而形成玷污层。玷污层阻塞了牙本质小管的开放，降低了牙本质的渗透性。30%~35% 的磷酸溶液可以使牙本质深度脱矿，并清除牙本质小管内的碎屑，去除玷污层，提高亲水粘接性单体的渗透能力。酸蚀（etching）牙本质的一个副作用，是消除玷污层而提高了牙本质的渗透性，造成牙本质小管的暴露，小管内渗出的液体及冲洗的水导致酸蚀的牙本质变得潮湿，甚至过湿。水在粘接过程中十分重要，但也是最难控制的变量。水代替被酸溶解的矿物质来维持胶原纤维网不塌陷。在潮湿的环境中，底涂剂中含有的亲水单体更容易和牙本质结合。目前，控制潮湿到何种程度及如何控制，还需要更多的研究。

1. 酸蚀 - 冲洗粘接系统（etch-and-rinse adhesive system）的粘接机制　目前广泛采用的是"湿粘接技术"。牙本质表面酸蚀后，玷污层被去除，其下的牙本质表层脱矿，胶原纤维网暴露。牙本质表面酸蚀、冲洗后，用气枪轻吹 2~3 秒，此时的牙本质表面仍然保留一层薄层水膜，胶原纤维网保持蓬松状态，这就是所谓的湿粘接技术。反之，过度吹干会使脱矿的牙本质表面水分减少，胶原纤维网塌陷，体积变为原来的 1/3 左右，阻碍粘接性单体渗透到此区域，粘接性也会随之下降。轻吹之后，将含有水分、粘接性单体、挥发性溶剂的底涂剂涂布在牙面上，底涂剂很快与胶原纤维网中的水分混溶。之后，充分吹干，挥发性溶剂带着水分挥发，最终胶原纤维网中充满着粘接性单体并保持蓬松状态，粘接性单体得以与牙本质直接相连。然后，涂粘接树脂，粘接剂与底涂剂分子形成共聚，并渗入到胶原纤维间隙中。这样，在牙本质表面就形成了一层既有胶原纤维网又有粘接剂的混合层（hybrid layer），粘接剂进一步渗入牙本质小管中，形成树脂突。经过以上步骤，粘接剂与牙本质直接连接起来，提高了粘接强度。

2. 自酸蚀粘接系统（self-etch adhesive system）的粘接机制　自酸蚀粘接系统的底涂剂中，含有酸性较强的丙烯酸酯单体及水分，能够渗入并溶解玷污层，并使玷污层下的牙本质表层脱矿。用气枪吹去挥发性溶剂，溶剂挥发即可带走水分。这时，牙本质表面有溶解的玷污层碎屑、脱矿物碎屑、胶原纤维网层及充斥其中的丙烯酸酯单体。然后涂布粘接树脂，粘接树脂与丙烯酸酯单体聚合，最后形成了既有胶原纤维、玷污层碎屑及脱矿物碎屑，又有粘接剂的混合层。

（三）不同粘接系统的操作步骤

1. 酸蚀 - 冲洗粘接系统"三步法"

（1）市面上的酸蚀剂通常是 30%~40% 磷酸。首先，将磷酸酸蚀剂凝胶涂布于牙釉质上，然后再将酸蚀剂涂布于牙本质上（图 12-1-4）。将牙釉质的酸蚀时间控制在 15~20 秒，牙本质的酸蚀时间不多于 15 秒。

（2）冲洗 15~20 秒（图 12-1-5），轻轻吹干 2~3 秒。

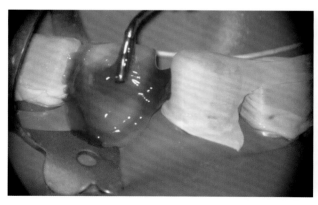

图 12-1-4　涂布酸蚀剂

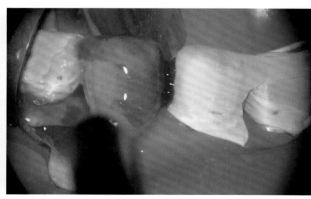

图 12-1-5　冲洗

（3）涂布底涂剂。前文已经介绍了底涂剂含有双功能的分子（是既有亲水性，也有疏水性的单体），这样它可以偶联牙本质与复合树脂。

（4）涂布粘接树脂（图 12-1-6）。

（5）吹匀粘接树脂（图 12-1-7）。

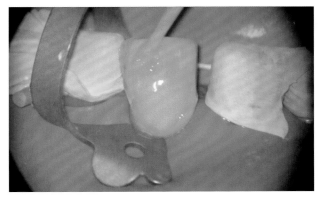
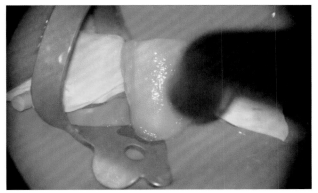

图 12-1-6　涂布粘接树脂　　　　　　　　　　图 12-1-7　轻轻吹匀粘接剂

2. 酸蚀 - 冲洗粘接系统"两步法"

（1）酸蚀，去除玷污层。酸蚀时间及步骤同"三步法"。

（2）在酸蚀后的牙面上，涂布底涂剂 / 粘接树脂。

3. 自酸蚀粘接系统"两步法"

（1）涂布底涂剂。自酸蚀底涂剂没有去除玷污层，而是通过较强的酸性（pH1.25~1.40）改变玷污层的性质，暴露了小管间胶原纤维网。

（2）涂布粘接树脂。当树脂渗透到饱含底涂剂的玷污层混合层时，可形成树脂突。

4. 自酸蚀粘接系统"一步法"　涂布粘接剂，磷酸单体溶剂可以同时完成脱矿和渗入到牙本质中形成沉淀物。这样会形成一层很薄的粘接层，其粘接强度较低，因此建议多涂布几层。

5. 选择性酸蚀（selective etching）　酸蚀 - 冲洗粘接系统与自酸蚀粘接系统，在临床效果上并无显著差异，都可取得较好的效果。但对于临床初学者而言，牙本质酸蚀的时间较难掌握。由于过长时间的磷酸酸蚀有可能会刺激牙本质，造成牙本质敏感症，还有可能因为酸蚀过深而影响粘接效果，因此在使用自酸蚀粘接系统"两步法"时，可以使用磷酸选择性酸蚀牙釉质，再使用自酸蚀粘接剂处理牙本质。这种方法提高了自酸蚀粘接系统"两步法"对边缘牙釉质的粘接效果，而且由于牙本质的酸蚀过程由自酸蚀粘接剂完成，酸蚀时间受人为干预小，效果可控。总体而言，使用自酸蚀粘接系统"两步法"，并且进行牙釉质的选择性酸蚀，可以提高粘接效果。但需要注意涂布磷酸时，应保证涂布在牙釉质上。

六、即刻牙本质封闭

（一）概念内涵

根据微创粘接修复的操作原则，牙体预备产生的切割面范围应尽量控制在牙釉质内，但是由于种种原因,如牙体的突度过大等,牙体预备可能造成牙本质暴露。作用于牙本质的外界刺激,会导致牙本质小管内液体的流动。异常的牙本质小管液流动传递到牙髓,就会引起牙髓神经纤维的兴奋,从而产生疼痛的感觉,即牙本质敏感症。为了封闭牙本质小管,隔绝这种外界的物理、化学刺激,涂布牙本质粘接剂(dentin bonding agent,DBA)成为缓解敏感的常用方法之一。传统的粘接间接修复体的方法,是在最后一次就诊时才对修复体进行牙本质粘接,这种牙本质粘接方法称为延时牙本质封闭(delayed dentin sealing,DDS)。在进行延时牙本质封闭前的1~2周,患者配戴暂时修复体期间可能会出现牙本质敏感症,并且各种外源性的污染也会严重影响以后的牙本质粘接,所以临床医师在牙体预备时就必须考虑到这些问题。使用牙本质粘接剂,以其良好的渗透性可封闭牙本质小管,这就是即刻牙本质封闭(immediate dentin sealing,IDS)的概念。这种方法不但能增强粘接力,保护牙髓牙本质复合体(dental pulp-dentin complex),还能够防止患者在暂时修复体的配戴过程中产生牙本质敏感症。

表 12-1-2 为延时牙本质封闭与即刻牙本质封闭的比较。

表 12-1-2   DDS 与 IDS 流程的比较

牙本质粘接方法	流程一	流程二	流程三	流程四	流程五	流程六	流程七
延时牙本质封闭	牙体预备	牙本质暴露	取模	修复体制作	涂布牙本质粘接剂	吹匀,不固化	粘接
即刻牙本质封闭	牙体预备	牙本质暴露	涂布牙本质粘接剂	固化	取模	修复体制作	粘接

(二)即刻牙本质封闭的机制

牙本质粘接剂(DBA)缓解牙本质敏感症的原理,是其可以渗入并聚合于暴露的牙本质胶原纤维网中,形成混合层,牢固地附着于牙本质的表面,不易脱落和降解。因此,混合层提供了一个不可渗透的封闭层,阻止细菌及其毒素侵入牙髓,并且可能作为一个绝缘层阻挡热量变化对牙髓的刺激。

运用即刻牙本质封闭后,其修复体的粘接强度显著强于使用延时牙本质封闭技术粘接的修复体。即使经过长时间的暂时修复,修复体依然能保持高度的粘接力。即刻牙本质封闭可以避免暂时修复期间,因牙本质污染而导致的最终修复体粘接力下降。

即刻牙本质封闭可广泛应用于牙体预备后导致大量牙本质暴露,需要树脂粘接的牙体缺损修复,如全冠、部分冠、嵌体、固定桥等。其不但可以减轻患者牙体预备后的不适,提高患者对医师的信任度,而且后期的粘接效果也会提高。

值得注意的是,如果后期采用磷酸锌水门汀、聚羧酸锌水门汀和玻璃离子水门汀进行最终粘接,那么即刻牙本质封闭可造成粘接强度减弱。因为磷酸锌水门汀的粘接原理是机械嵌合作用,光滑的树脂表面会降低其粘接力。聚羧酸锌水门汀和玻璃离子水门汀的粘接作用,是依靠材料中的羧基与牙本质中的钙之间的螯合作用实现的。进行即刻牙本质封闭后,树脂层将牙本质完全封闭,牙本质无法暴露,因此这两种水门汀的粘接力就会减弱。所以即刻牙本质封闭不能与以上几种粘接剂联合使用。

（三）即刻牙本质封闭（IDS）中牙本质粘接剂（DBA）的选择

如今，牙本质粘接剂已发展到第8代，牙本质粘接强度大大提高，临床操作也变得更加简便。牙本质粘接剂可以作为牙本质保护剂，用于根面脱敏和牙本质小管的封闭，可以同时实现粘接和保护两项功能，并且在自酸蚀粘接模式下和酸蚀-冲洗粘接模式下均能与牙本质形成良好的粘接。牙本质粘接剂可以分为酸蚀-冲洗粘接系统和自酸蚀粘接系统，并且两种牙本质粘接系统都可以运用到IDS中。无论是酸蚀-冲洗粘接系统的牙本质粘接剂，还是自酸蚀粘接系统的牙本质粘接剂，都可以增加修复体的粘接力，并且两者固位力无明显差异。临床上也可以使用适合抗菌的牙本质粘接剂进行牙本质封闭，理论上可以抑制细菌，从而更好地保护牙髓。

（四）操作步骤

即刻牙本质封闭操作是在牙体预备之后、取模之前进行，建议根据不同品牌粘接剂厂家的使用说明书进行操作。通常操作是在牙体预备之后选择性酸蚀暴露出的牙本质区域（图12-1-8），使用浓度为30%~40%的磷酸凝胶酸蚀15秒，然后用大量的水冲洗牙面上的磷酸凝胶（图12-1-9），吹干后按照酸蚀-冲洗粘接系统或者自酸蚀粘接系统的粘接步骤涂布粘接剂。此时使用显微镜可以清楚准确地涂布粘接剂（图12-1-10）和去除边缘溢出的多余粘接剂，之后光固化。值得注意的是，进行IDS后的预备牙体表面被一层树脂覆盖，而甲基丙烯酸树脂具有一个特性，就是在光固化后，表面存在40μm厚的氧阻聚层（oxygen-inhibition layer，OIL）不能完全固化，并且要特别注意的是，氧阻聚层会和聚醚橡胶印模材料发生反应，阻碍其固化。所以在使用聚醚橡胶印模材料取模时，需要涂一层甘油凝胶（图12-1-11）以去除氧阻聚层，并在再次光固化后进行冲洗。

即刻牙本质粘接与传统的延时牙本质粘接相比，在最终粘接的时候对于牙齿表面的处理略有不同。即刻牙本质粘接的牙齿要进行表面粗化处理，是为了再激活粘接材料。首先喷砂，之后用30%~40%的磷酸处理牙面20秒，冲洗吹干。经过以上步骤的处理，在很大程度上可以去除即刻牙本质粘接时树脂表面上的暂时粘固材料和玷污层。

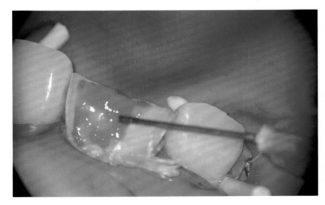

图 12-1-8　选择性酸蚀牙本质

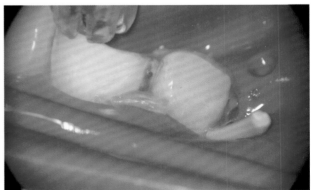

图 12-1-9　冲洗

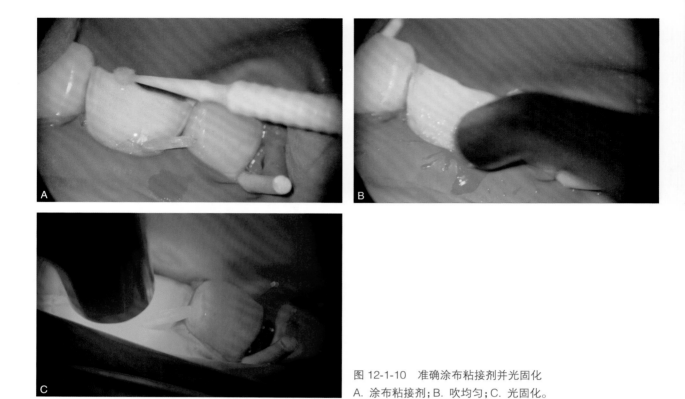

图 12-1-10 准确涂布粘接剂并光固化
A. 涂布粘接剂；B. 吹均匀；C. 光固化。

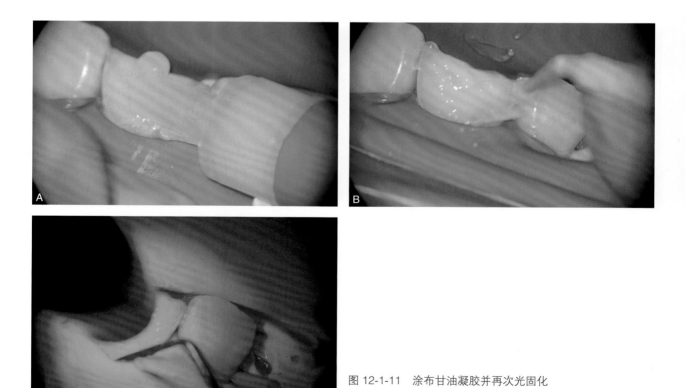

图 12-1-11 涂布甘油凝胶并再次光固化
A. 涂布甘油凝胶；B. 涂布均匀；C. 光照固化。

七、瓷修复体的处理

陶瓷是一种高表面能的材料,但是其表面能在很大程度上被其中所含的杂质影响。新鲜的瓷表面,在空气中会吸附气体和某些污物,使材料表面能降低,润湿性变差。因此,在粘接之前必须对瓷粘接面进行处理,去除表面吸附物,露出有活性的新鲜表面,以利于获得更好的粘接效果。

(一)表面清洁

清洁的瓷修复体表面有利于去除污物或水的污染,降低表面张力,提高表面活性,使粘接剂对瓷修复体有更好的润湿性,这是形成良好粘接的前提。在临床操作中,污染物可能来自于一次性无菌手套表面的滑石粉,患者的唾液、血液及黏附的菌斑,还有表面粗化处理时产生的大量碎屑。所以,在粘接修复体时强烈推荐使用丁腈手套,避免不必要的污染。目前有几种清除污染物的清洗方法,包括喷水冲洗、超声清洗等,还可以使用专门的修复体清洁产品如义获嘉的 Ivoclean 等,来去除表面松散的附着物和沉淀物。

(二)表面粗化处理

表面粗化处理(surface roughening)可以扩大粘接面积,在陶瓷粘接面上产生微孔结构,有利于形成机械锁合,并且还能活化粘接面,提高表面自由能,增加润湿性,提高粘接强度。常用的表面粗化处理方法有以下几种。

1. 氧化铝喷砂　氧化铝喷砂(图 12-1-12)可以有效地粗化陶瓷表面,并且有效地清除粘接界面的污染物,尤其适用于氧化铝类瓷贴面。其颗粒直径一般为 50μm,但喷砂的强度和时间不宜过大、过长,因为过量的喷砂会造成陶瓷成分的大量丢失,不利于粘接边缘的适合性和封闭性。对于硅酸盐类瓷修复体,使用 50μm 颗粒直径的三氧化二铝颗粒喷砂 5 秒,即可显著增加其粘接面的表面粗糙度。而对于氧化铝基陶瓷和氧化锆陶瓷,一般建议使用 50~110μm 颗粒直径的三氧化二铝颗粒喷砂 30 秒。

2. 酸蚀　氢氟酸是最为有效的玻璃陶瓷酸蚀剂,可以选择性地溶解陶瓷中的玻璃基,从而获得良好的表面粗化(图 12-1-13)。经过体积分数为 5%~10% 的氢氟酸溶液处理后,瓷贴面的粘接力及抗剪切强度显著提高。操作步骤:选取浓度为 5%~10% 的氢氟酸溶液或凝胶,涂布在瓷修复体的表面,注意不要波及粘接面之外的外表面;20~40 秒后,用大量的水冲洗。注意做好个人防护,冲洗液应用碳酸氢钠等碱性物质进行中和。

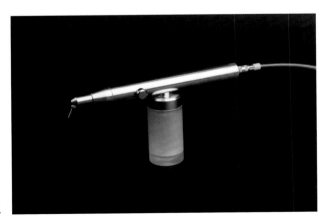

图 12-1-12　氧化铝喷砂机

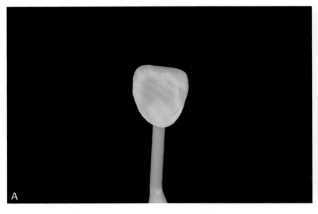
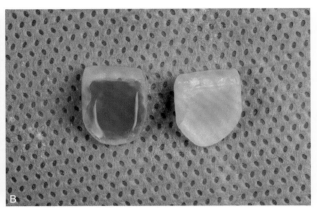

图 12-1-13   氢氟酸酸蚀
A. 酸蚀前；B. 氢氟酸酸蚀后的修复体内表面

3. 激光蚀刻   激光蚀刻指利用激光的瞬间高温高压，使陶瓷表面局部溶解和气化。激光蚀刻既能起到清洁和干燥的作用，还能获得表面均匀一致的点状倒凹结构，但其粘接强度仍小于经氢氟酸溶液酸蚀处理后的瓷贴面与牙釉质的粘接强度。

（三）化学偶联

常用的偶联剂是硅烷偶联剂，它在一定条件下可形成两种化学活性基团：分子一端的甲氧基在水解条件下形成硅醇基团（Si-OH），能够和二氧化硅表面的羟基缩合形成硅氧烷桥（Si-O-Si）连接瓷修复体粘接面；分子另一端的有机基团能与有机树脂单体发生共聚反应，连接树脂表面。此外，硅烷偶联剂能增强树脂在瓷表面的润湿性。硅烷偶联剂有利于硅酸盐陶瓷和树脂的粘接，提高粘接强度。

（四）硅涂层

硅涂层是指二氧化硅涂层，是一种提高粘接力的有效中间层。在高强度的非氧化硅基的陶瓷材料中，如氧化铝或者氧化锆基陶瓷中，因采用氢氟酸无法蚀刻，故在硅烷化之前对其粘接面进行表面改性，可使瓷贴面获得最大的抗剪切强度。

（五）小结

不同的瓷修复体有着不同的化学成分，所以应该根据材料的不同选择不同的处理方式。

1. 硅酸盐基陶瓷   对于常用的硅酸盐类瓷修复体，喷砂后氢氟酸酸蚀并配合使用硅烷偶联剂是最为有效的表面处理（surface treatment）方法。

推荐表面处理方法：氧化铝喷砂 + 氢氟酸酸蚀 + 硅烷偶联剂。

2. 氧化铝基陶瓷、氧化锆基陶瓷   基于成分的特殊性，很多表面处理手段无法应用。例如：氢氟酸酸蚀不能获得粗化表面，不能形成机械锁结结构；直接应用硅烷偶联剂也难以发挥化学偶联效应。所以，传统的酸蚀技术对此类修复体无效。但是经过表面改性之后，粘接的耐久性可以大大提高，而且实验证明，含有甲基丙烯酰癸基二氢磷酸酯（methacryloyloxydecyl dihydrogen phosphate，MDP）的金属处理剂和树脂水门汀，可以提高氧化锆的粘接强度。切记不要使用磷酸处理内表面，否则会影响后期粘接！

氧化铝基陶瓷推荐表面处理方法：氧化铝喷砂 + 硅涂层 + 硅烷偶联剂。

氧化锆基陶瓷推荐表面处理方法：氧化铝喷砂 + 含有 MDP 的金属处理剂。

八、暂时修复体的粘固

基牙预备之后需要进行暂时修复,暂时修复的目的在于满足患者在过渡时期的美观需求;保护暴露的牙本质,避免出现牙本质敏感症及防止细菌的侵入;保持修复体的间隙,防止基牙、邻牙、软组织发生移位。暂时修复体必须使用暂时粘固剂。暂时粘固剂既能够短中期地保持暂时修复体不脱位,又能够使暂时修复体较轻易地摘除。

根据最终修复体粘接时的操作,需要对暂时粘固剂进行选择。含丁香油类的暂时粘固剂,由于对牙髓具有安抚作用,且有一定的抗压强度,因此是临床常用的暂时粘固剂,但是含有丁香油酚的暂时粘固剂,如氧化锌丁香油粘固剂,对树脂与牙本质的粘接强度有不利影响,会阻碍树脂的聚合,降低其粘接效果。而使用不含丁香油的氧化锌粘固剂暂时粘固,则是一种比较安全的技术,不会影响树脂的聚合,在取下暂时修复体之后,用抛光轮也能彻底地清除残留粘固剂。

第二节 氧化锆与玻璃陶瓷的显微粘接流程

一、不同修复体材料粘接的特点

(一)玻璃基陶瓷

玻璃基陶瓷是一类临床上常用的美学性能突出的陶瓷修复材料,其特点是透光性好、美学性好,但强度不及氧化锆全瓷材料。目前常用的玻璃基陶瓷为长石质陶瓷与二硅酸锂增强玻璃陶瓷。

玻璃基陶瓷由于其含有氧化硅,所以氢氟酸可以选择性的溶解这类陶瓷表面的氧化硅成分以达到粗化表面的效果。在硅烷偶联剂的结构中,其一端的烷氧基可以与玻璃陶瓷的羟基化表面反应;另一端的有机端可以和树脂水门汀的有机基团形成聚合反应,提供化学共价键和氢键的粘接作用。

长期的临床应用及大量实验研究表明,按标准粘接流程进行粘接的玻璃基陶瓷,其粘接效果是可靠的,故玻璃基陶瓷常用于制作无固位形的瓷贴面、机械固位力弱的瓷嵌体等(图 12-2-1)。

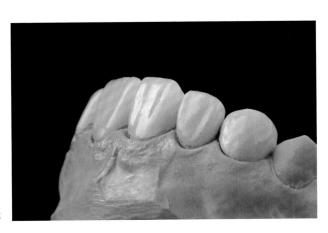

图 12-2-1 长石质玻璃陶瓷制作的贴面修复体

（二）氧化锆陶瓷

传统氧化锆陶瓷，也叫白锆，是一类新出现的数字化修复材料，强度高是其最主要的优点，但其透光性及美学性差，颜色、层次的表现能力不如玻璃基陶瓷，常用于后牙非美学区域。但改良后的氧化锆材料——高透氧化锆，其透光性增加，美观性提升明显，且保留了氧化锆类材料高强度的优势，所以近几年开始用于制作前牙修复体，并取得了较好的美学效果（图 12-2-2）。

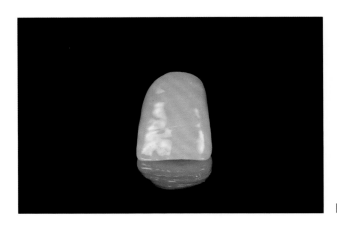

图 12-2-2　高透氧化锆制作的前牙全冠修复体

在全冠修复中，由于机械固位形的存在，使用树脂加强型玻璃离子水门汀即可为氧化锆类的修复体带来良好的粘接效果；但在机械固位力不足或使用树脂粘接剂时，由于氧化锆不与氢氟酸反应，且使用硅烷偶联剂处理提升其粘接强度的效果有限，因此使用常规处理玻璃基陶瓷的方法处理氧化锆修复体是无效的。粗化表面可以提高氧化锆的粘接强度，且氧化锆会与磷酸根单体形成化学键，其既含有磷酸根可以与氧化锆结合，又含有有机端可以与树脂水门汀聚合的 10- 甲基丙烯酰氧癸二氢磷酸酯（10-methacryloyloxydecyl dihydrogen phosphate，10-MDP）——作为氧化锆修复体的处理剂结合。有实验表明，使用含有 MDP 的瓷表面处理剂可以提高氧化锆的粘接强度，而含有 MDP 的树脂水门汀对提高氧化锆的粘接强度并无显著作用。

除了使用 MDP 等化学试剂处理外，在氧化锆的表面增加硅涂层也可提高其粘接强度，其处理方法与玻璃陶瓷类似。这种方法一般于制作时使用。

各种氧化锆粘接的长期效果仍待观察，故在临床使用中应考虑增加固位形，以保证氧化锆修复体的长期粘接效果。

二、不同材料修复体的处理

（一）玻璃基陶瓷

当修复体机械固位良好（如全冠）时，常使用树脂加强型玻璃离子水门汀进行粘接。这类粘接材料并非化学粘接，修复体的内表面可不进行处理。

当修复体机械固位不佳时，常使用树脂水门汀进行粘接，则需要对修复体进行处理。喷砂和氢氟酸的酸蚀（尤其是后者）可以有效地粗化玻璃基陶瓷的表面。在修复体制作完成后，技师会对修复体内表面进行常规喷砂或预酸蚀处理,故诊室内使用氢氟酸处理即可。酸蚀粗化后的表面因质地粗糙偏钝,呈灰白色。

　　硅烷偶联剂可以提供良好的粘接效果,故使用硅烷偶联剂对表面粗化后的玻璃基陶瓷修复体进行处理是必要的。市面上几乎所有的瓷表面处理剂都含有硅烷偶联剂,这些产品都能显著地提高玻璃基陶瓷的粘接效果。值得临床医师关注的是,不同的瓷表面处理剂的操作要求可能不同,在使用前应仔细阅读相关产品的说明书,按厂商要求进行操作,保证处理的效果。

　　在修复体进行试戴时,唾液的污染也不能忽视。唾液中包含大量的蛋白、食物残渣、细菌等有机物质,粗化后的陶瓷表面更容易附着这类有机物,影响其粘接效果。故试戴后,应对修复体内表面进行清洁,或在氢氟酸酸蚀前进行试戴。

　　玻璃基陶瓷修复体的处理流程分为以下五步(图 12-2-3)。

　　1. 试戴,检查边缘密合度、接触点、咬合情况等。

　　2. 清洁修复体内表面,干燥。

　　3. 氢氟酸酸蚀,具体时间参考所用产品的使用说明。

　　4. 使用 35% 磷酸清洗酸蚀后内表面,干燥。

　　5. 涂布硅烷偶联剂偶联,完成玻璃基陶瓷修复体的处理。

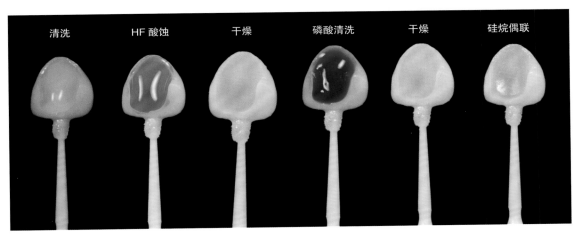

图 12-2-3　玻璃基陶瓷修复体的处理流程

（二）氧化锆陶瓷

　　当机械固位良好(如全冠)时,使用树脂加强型玻璃离子水门汀可以达到良好的粘接效果,修复体的内表面同样可不进行处理。

　　当机械固位不佳时,常使用树脂水门汀进行粘接,需要对氧化锆的内表面进行处理。喷砂可以有效地粗化氧化锆修复体的内表面,提供更大的粘接面积。多数情况下制作时会对加工完成的修复体组织面进行喷砂处理,也可以使用粗糙的金刚砂车针轻轻打磨内表面。由于氧化锆不与氢氟酸反应,故氧化锆修复体无须使用氢氟酸进行表面处理。

　　MDP 因其可以作为氧化锆与树脂水门汀之间的连接桥梁,故应使用含有 MDP 的产品对氧化锆的内表面进行处理,以提升其粘接效果。

人体唾液中含有的磷酸根离子可以与氧化锆进行化学结合,影响氧化锆与 MDP 的结合进而减弱粘接强度。故在试戴后须对唾液进行清理,可进行再次喷砂或使用专用的碱性产品清洁修复体内表面。同理,不可用磷酸清洁氧化锆修复体。

氧化锆陶瓷修复体的处理流程分为以下三步。

1. 试戴,检查边缘密合度、接触点、咬合情况等。

2. 喷砂,粗化并清洁修复体内表面。已进行喷砂的修复体应使用专用清洁剂清理修复体内表面并干燥。

3. 涂布氧化锆专用处理剂,完成氧化锆陶瓷修复体的处理。

三、不同修复体材料预备体(基牙)的处理

对于机械固位力良好的全冠等修复体,在使用树脂加强型玻璃离子水门汀进行粘接的情况下,玻璃基陶瓷和氧化锆材料的修复体均能获得良好的粘接效果。预备体仅需要清洁(浮石粉与小毛刷,或使用橡皮杯)、隔湿、干燥即可。

对于机械固位力不足的贴面及全冠、嵌体等修复体,需要使用树脂水门汀进行粘接。此时预备体表面的处理方式与直接树脂修复的方式类似,粘接剂连接了预备体表面与树脂水门汀。

表 12-2-1 是使用不同修复体材料时基牙的处理步骤。

(一)玻璃基陶瓷预备体的处理

对于全冠这类机械固位良好的修复体,当使用树脂加强型玻璃离子水门汀进行粘接时,无需使用牙体粘接剂处理预备体表面,只需要清洁基牙表面,隔湿、干燥后,即可进行粘接。

贴面、嵌体等修复体,因其机械固位效果一般,故需要依靠树脂水门汀提供的粘接力进行固位。

1. 当预备体的表面均为牙釉质(如贴面的预备体)时,预备体的处理过程为:试戴→使用浮石粉与小毛刷或者橡皮杯清洁牙面→37% 磷酸酸蚀牙釉质 15~20 秒→大量水雾冲洗 15~20 秒→隔湿→吹干牙体表面(牙釉质应呈现白垩色)→按照粘接剂说明书进行处理。

2. 当预备体的表面有牙本质(如嵌体的预备体),其处理过程如下:

(1)使用自酸蚀粘接系统:试戴→使用浮石粉与小毛刷或者橡皮杯清洁牙面→37% 磷酸选择性酸蚀牙釉质 15~20 秒→大量水雾冲洗 15~20 秒→隔湿→吹干牙体表面(牙釉质呈现白垩色,而牙本质不应被过度干燥)→按照粘接剂说明书涂布"一步法"或"两步法"自酸蚀粘接剂(与底涂剂)。

(2)使用酸蚀 - 冲洗粘接系统:试戴→使用浮石粉与小毛刷或者橡皮杯清洁牙面→37% 磷酸酸蚀牙釉质 15~20 秒,牙本质则少于 15 秒→大量水雾冲洗 15~20 秒→隔湿→吹干牙体表面(牙釉质呈现白垩色,而牙本质不应被过度干燥)→按照粘接剂说明书涂布粘接剂(与底涂剂)。

如需要使用脱敏剂,则应在涂布粘接剂前使用。

(二)氧化锆陶瓷预备体的处理

1. 预备体固位优良或尚可 全冠修复体的处理同上,在使用树脂加强型玻璃离子水门汀进行粘接时,无需对预备体表面进行特别处理。

表 12-2-1　使用不同修复体材料时基牙的处理步骤

陶瓷种类	修复体处理			预备体处理			
	粗化表面方式	试戴后清洗方法	处理剂有效成分	全冠（机械固位形良好的修复体）使用树脂加强型玻璃离子水门汀粘接	贴面（预备体表面为牙釉质）使用树脂水门汀粘接	嵌体或机械固位不良的全冠（预备体表面为牙釉质＋牙本质，或仅为牙本质）使用树脂水门汀粘接	
						自酸蚀粘接系统	酸蚀-冲洗粘接系统
玻璃基陶瓷	喷砂或使用10%氢氟酸酸蚀（常用）；长石质陶瓷酸蚀时间一般长于二硅酸锂增强型玻璃陶瓷（具体时间请参考产品说明书）	试戴后再进行氢氟酸酸蚀；若试戴前已进行酸蚀，则使用磷酸或专用清洁类产品	硅烷偶联剂（按厂商说明书操作）	预备体无需额外处理，仅需要清洁，隔湿，干燥，即可准备粘接	试戴 ↓ 使用浮石粉与小毛刷或者橡皮杯将清洁牙面 ↓ 37%磷酸蚀牙釉质15~20秒 ↓ 冲洗 ↓ 隔湿 ↓ 吹干牙体表面（牙釉质应呈现白垩色） ↓ 按照说明书使用粘接剂	试戴 ↓ 使用浮石粉与小毛刷或者橡皮杯将清洁牙面 ↓ 37%磷酸选择性酸蚀牙釉质15~20秒 ↓ 冲洗 ↓ 隔湿 ↓ 吹干牙体表面 ↓ 按照说明书涂布"一步法"或"两步法"自酸蚀粘接剂（与底涂剂）	试戴 ↓ 使用浮石粉与小毛刷或者橡皮杯将清洁牙面 ↓ 37%磷酸蚀牙釉质15~20秒，牙本质则小于15秒 ↓ 冲洗 ↓ 隔湿 ↓ 吹干牙体表面（牙釉质呈现白垩色，而牙本质不应被过度干燥） ↓ 按照说明书涂布"三步法"或"两步法"粘接剂（与底涂剂）
氧化锆陶瓷	喷砂或使用金刚砂车针轻轻打磨	试戴后喷砂或使用专用清洁类产品	MDP 等				

2. 预备体固位情况较差,需要使用树脂水门汀粘接 试戴→使用浮石粉与小毛刷或橡皮杯清洁预备体表面→37% 磷酸酸蚀牙釉质 15~20 秒→大量水雾冲洗 15~20 秒→隔湿→吹干→涂布粘接剂,并按说明书要求进行操作。

第三节 瓷贴面显微粘接流程

一、粘接树脂的选择

如果瓷贴面预备时,去除部分牙釉质的同时暴露出一些牙本质,那么酸蚀剂的刺激可能会导致牙本质小管内液体渗出。此时如果单纯使用牙釉质粘接剂,不能达到良好的粘接效果,应该选用牙本质粘接剂,穿透混合层进入牙本质小管,以获得稳定的粘接界面,达到良好的粘接效果。

二、试戴与准备

首先,在单个代型上检查瓷贴面的就位和边缘适合性。在显微镜下观察,并用探针检查(图 12-3-1)。

其次,在整体模型上,检查瓷贴面按顺序就位的情况。在显微镜下观察,并用探针轻轻检查(图 12-3-2)。

另外,瓷贴面可能由于制作时的需要,涂布了少量胶水,所以试戴时会造成就位困难。因此,试戴之前应将瓷贴面放入热水中浸泡,以去掉胶水。

接下来,去除暂时修复体。如果去除困难,可以使用超声波洁牙头破坏,或者用去冠器去除。

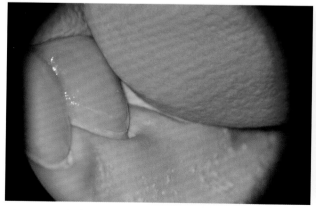

图 12-3-1 在单个代型上检查

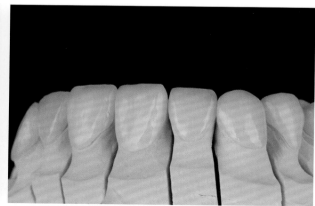

图 12-3-2 在整体模型上检查

然后,去除牙面上的临时粘接剂,可用浮石粉清洁牙面(图 12-3-3)。

接着,排龈(图 12-3-4)。

将单个瓷贴面于基牙上试戴检查(图 12-3-5)。

将成组瓷贴面于基牙上试戴检查(图 12-3-6)。

试戴的目的是检查瓷贴面是否完全就位,接触区是否紧密。在显微镜下检查颈缘、近远中邻面边缘是否密合。

当所有的瓷贴面按顺序就位后,观察瓷贴面的形态、大小是否和谐,颜色是否匹配(图 12-3-7)。

选用相应的试戴糊剂放在患者口内试戴瓷贴面,试色。经医师和患者认可后,确认水门汀选取的颜色。注意,此时千万不能让患者咬合,以防止瓷贴面折裂。对于颜色正常的基牙,透明色一般就可以达到很好的效果,但是对于四环素牙等变色基牙,必要时则应使用遮色效果的树脂水门汀(图 12-3-8)。

隔湿是粘接过程中的重要措施,上橡皮障(图 12-3-9)和排龈可以起到良好的隔湿效果。

在第一颗要粘接的基牙上放置橡皮障夹。随着粘接的进行,橡皮障夹移向下一颗需要粘接的基牙(图 12-3-10)。

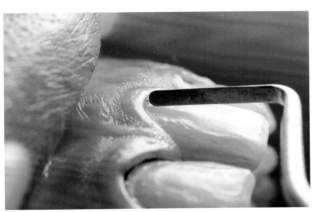

图 12-3-3　清洁牙面

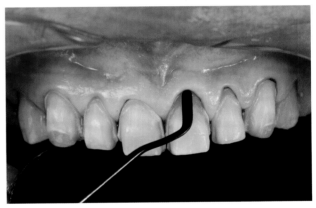

图 12-3-4　排龈

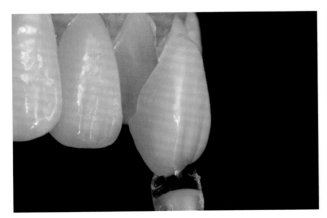

图 12-3-5　单个瓷贴面试戴

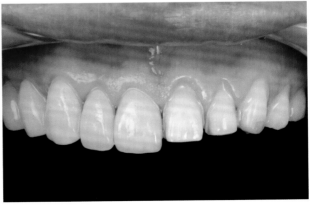

图 12-3-6　成组瓷贴面试戴

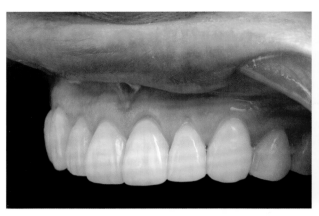

图 12-3-7   形态、大小和谐,颜色匹配

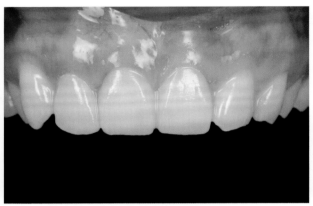

图 12-3-8   使用试戴糊剂试戴瓷贴面

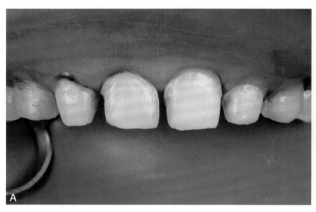

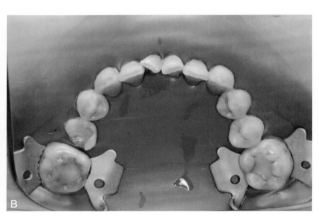

图 12-3-9   上橡皮障

A. 上颌唇面观;B. 下颌𬌗面观。

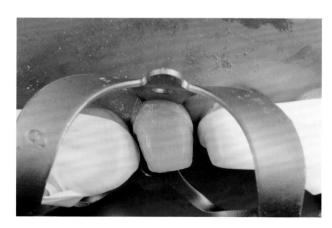

图 12-3-10   放置橡皮障夹

三、牙齿表面的处理

保护邻牙,使用特氟龙胶带或者塑料成形片与楔子(图 12-3-11)。

接着,喷砂(图 12-3-12)。

根据酸蚀 - 冲洗粘接技术,用 37% 的磷酸凝胶酸蚀 15~20 秒(图 12-3-13)。

使用细口吸唾器的强吸,吸走牙面上的大部分酸蚀剂(图 12-3-14)。

用大量水雾冲洗 15~20 秒,去除残留酸蚀剂(图 12-3-15)。

使用吸唾器吸走多余的水分,或者用气枪轻吹 2~3 秒,注意不要过度吹干牙本质(图 12-3-16)。

涂布底涂剂 30 秒,此时显微镜灯更换为橙色滤镜,防止各涂层过早固化。

待底涂剂反应完全后,涂布粘接剂,用气枪轻轻吹匀。均匀菲薄的粘接剂,有利于修复体完全就位(图 12-3-17)。此时不能光照,否则粘接剂不能形成均匀一致的薄面。

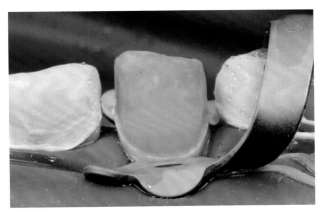

图 12-3-11　特氟龙胶带的使用

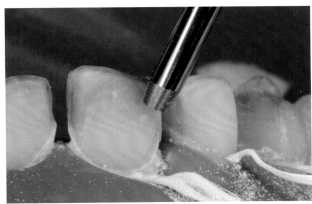

图 12-3-12　喷砂

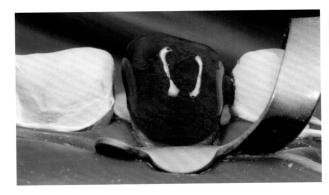

图 12-3-13　酸蚀

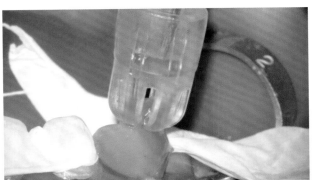

图 12-3-14　吸唾器吸走酸蚀剂

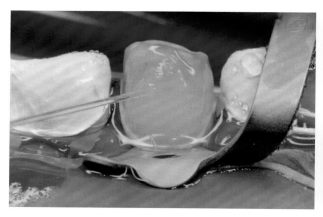

图 12-3-15　水雾冲洗去除残留酸蚀剂

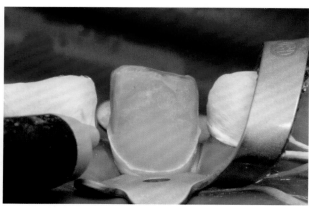

图 12-3-16　气枪吹走牙体表面水分

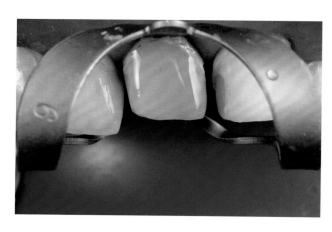

图 12-3-17　涂布粘接剂

四、瓷贴面的处理

在处理瓷贴面时,应该小心轻取瓷贴面,以防止过大的力造成瓷贴面折裂。可以用粘接棒拿取瓷贴面,但是要注意保持瓷贴面外表面干燥,粘接棒才能粘连牢固(图 12-3-18)。

距离瓷贴面 10mm 处喷砂,保持 5 秒。

用 10% 的氢氟酸酸蚀瓷贴面内表面 20 秒(图 12-3-19)。

用大量的水小心冲洗(图 12-3-20)。

接着,吹干(图 12-3-21)。

用 95% 的酒精彻底脱水。在此过程中,注意干燥后的粘接面不能再受污染。双组份的硅烷溶液提前激活。待瓷贴面内部的酒精挥发后,涂布一层硅烷偶联剂,热处理放置 90~120 秒(图 12-3-22)。

瓷贴面内表面涂布牙本质粘接剂,轻轻吹匀,保持不聚合状态。若此时牙齿表面处理还未结束,可放置在棕色遮光板下。

注意:牙齿表面的处理与瓷贴面的处理应同时进行。

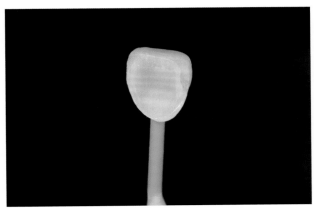

图 12-3-18　用粘接棒拿取瓷贴面

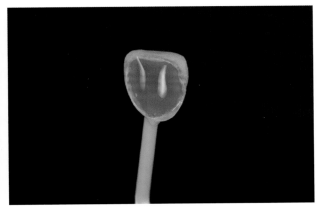

图 12-3-19　氢氟酸酸蚀

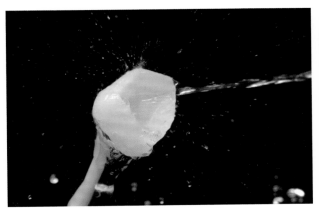

图 12-3-20　冲洗

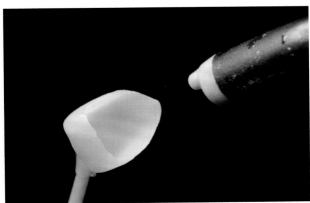

图 12-3-21　吹干

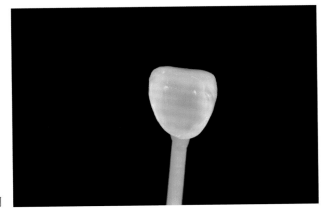

图 12-3-22　涂布硅烷偶联剂

五、就位

将事先选择的水门汀均匀涂布在瓷贴面的内表面,注意不能产生气泡(图12-3-23)。

建议使用注射混合型树脂水门汀,特别是带有专用于贴面的扁嘴输送嘴,可以防止手用调拌型树脂可能带来的气泡。

将瓷贴面在基牙上就位,用手轻轻沿试戴时确认的由切端至颈缘的方向缓慢压入就位,逐渐挤压出多余的水门汀,注意不要让瓷贴面在基牙上侧滑。此方法优于切端和颈缘同时放置的方式,有利于中央部位气泡的排出(图12-3-24)。

用小刷子或者探针去除多余的水门汀(图12-3-25)。

初步光固化5秒,再用刮治器或者牙釉质凿去除多余的水门汀(图12-3-26)。

使用牙线去除邻面多余的水门汀。

光照60秒,达到完全光固化。光固化灯开始从切端侧照射,采用强度逐渐增强的模式,可以避免水门汀因固化收缩而导致极薄的瓷贴面微折裂(图12-3-27)。

唇侧光固化,光照60秒(图12-3-28)。

在显微镜下探查边缘是否还有多余的粘接剂及水门汀(图12-3-29)。

用橡皮轮抛光,去除多余的粘接剂和水门汀(图12-3-30)。

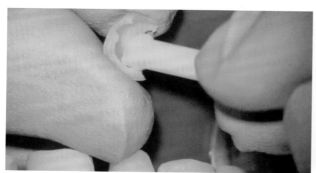

图12-3-23　涂布水门汀

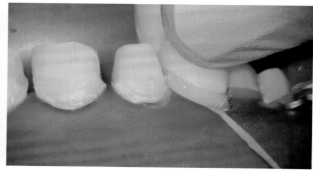

图12-3-24　涂布水门汀的瓷贴面就位于基牙

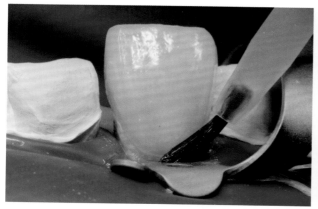

图12-3-25　用小刷子去除多余水门汀

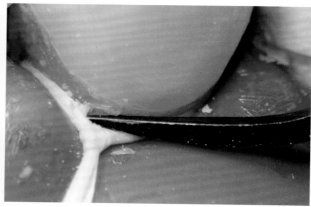

图12-3-26　用牙釉质凿去除多余水门汀

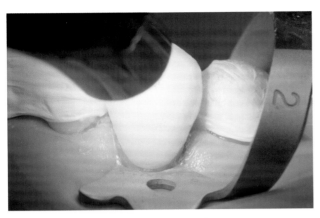

图 12-3-27　光固化灯首先由切端侧照射

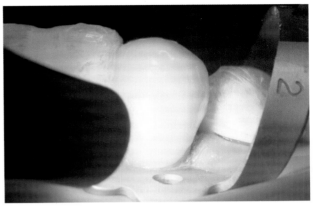

图 12-3-28　唇侧光固化

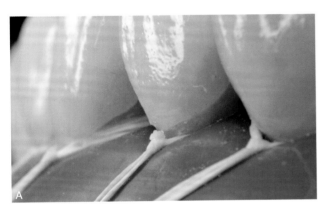

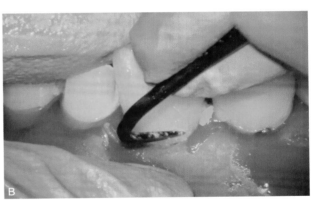

图 12-3-29　显微镜下探查边缘

A. 镜下观察；B. 镜下探查。

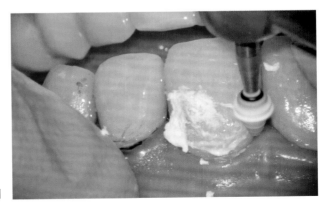

图 12-3-30　橡皮轮去除多余粘接剂

粘接多个瓷贴面时,应按照如上所述的处理方式,按顺序在每一颗牙齿上重复一遍。不建议对多颗牙齿同时进行粘接。

六、检查咬合及调𬌗

　　瓷贴面脆性较大,粘接前调𬌗容易导致瓷贴面碎裂。瓷贴面的弹性模量与牙釉质接近,在粘接完成后可形成坚固的一体结构,此时调𬌗不仅操作方便,而且不会发生破损。

　　拆除橡皮障(图 12-3-31)。

　　检查咬合。检查牙尖交错𬌗(图 12-3-32)。

　　检查侧方𬌗(图 12-3-33)。

　　检查前伸𬌗(图 12-3-34)。

　　调改,并用羊毛刷及抛光膏做最后的抛光(图 12-3-35)。

　　表 12-3-1 是瓷贴面的粘接流程。

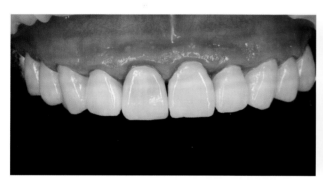

图 12-3-31　拆除橡皮障

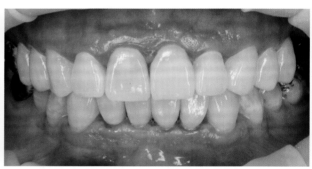

图 12-3-32　检查牙尖交错𬌗

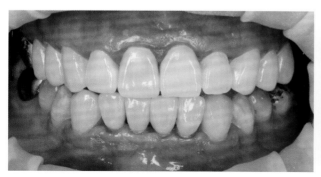

图 12-3-33　检查侧方𬌗

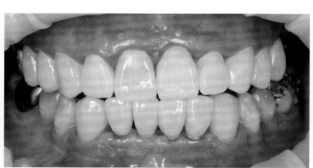

图 12-3-34　检查前伸𬌗

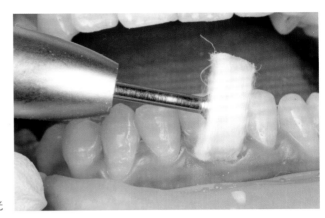

图 12-3-35 抛光

表 12-3-1 瓷贴面的粘接流程

步骤	预备牙齿	瓷贴面
试戴（a、b步骤可同时进行）	a1. 拆除暂时性修复体； a2. 清洁预备后的牙齿表面	b1. 在完整的单个代型上试戴瓷贴面； b2. 在整体模型上按顺序试戴瓷贴面
	c1. 单个瓷贴面在口内就位密合； c2. 使用试戴糊剂，按顺序将所有的瓷贴面戴入口内，就位密合； c3. 向患者展示整体效果； c4. 上橡皮障，重复前两个步骤检查密合性	
表面处理（牙齿表面处理的步骤a和c与瓷贴面表面处理的步骤b和d可同时进行）	a. 牙齿表面粗化 a1. 用特氟龙胶带或塑料牙间隙成形片与楔子保护邻牙； a2. 喷砂处理	b. 喷砂处理 b1. 50μm 三氧化二铝颗粒喷砂，距离 10mm，保持 5 秒； b2. 氢氟酸酸蚀： b2-1. 注意个人防护； b2-2. 冲洗修复体内表面，去除污染物； b2-3. 10%HF 凝胶酸蚀 20~40 秒； b2-4. 大量的水彻底冲洗吹干，用 95% 酒精彻底脱水
	c. 磷酸酸蚀 c1. 涂布 35%~37% 的磷酸凝胶酸蚀 15~20 秒； c2. 用细口吸唾器吸走大部分磷酸凝胶； c3. 用大量的水冲洗 15~20 秒； c4. 吹干牙面，可用酒精干燥	d. 硅烷化 d1. 使用之前需激活硅烷溶液； d2. 涂布硅烷偶联剂并吹干，重复 2~3 次； d3. 最后一次涂布后，干燥 1 分钟
就位（就位之前显微镜调至橙色滤镜，防止操作过程中光敏树脂固化）	a1. 涂布一层粘接树脂； a2. 轻轻吹匀树脂	b1. 涂布一层粘接树脂； b2. 轻轻吹匀树脂； b3. 置入粘接复合树脂，覆盖整个粘接面
	c1. 轻压瓷贴面缓慢就位，初步去除大量溢出的粘接剂； c2. 光固化 5 秒，用刮治器或牙釉质凿去除边缘少量的粘接剂； c3. 光固化 60 秒，彻底清除多余的粘接剂和粘接复合树脂	
调𬭩	消除早接触点，调𬭩完成后逐级抛光	

第四节　全瓷冠显微粘接流程

一、粘接剂的选择

首先,当把全瓷冠应用于前牙时,推荐选择树脂粘接剂中的牙本质粘接剂。具体原因如前所述,树脂粘接剂具有一定范围的色泽匹配性。其次,当应用于后牙时,如牙体预备质量好,具有 3~4mm 的垂直高度,轴面聚合角不超过 20°,边缘清晰,内冠贴和,此时树脂加强型玻璃离子水门汀(resin-modified glass ionomers,RMGI)是最常用的粘接材料。研究证实,树脂加强型玻璃离子水门汀能保证全瓷冠长期有效的粘接效果。但是当牙体预备不良时,如垂直高度过短,聚合角过大,边缘不连续,内冠不密合,则建议使用粘接力更强的树脂水门汀,以获得更持久的粘接效果。

二、试戴与准备

首先在单个代型上检查全瓷冠的就位和边缘适合性(图 12-4-1)。在整体模型上检查全瓷冠按顺序就位的情况。在显微镜下观察,用探针轻轻探查。

1. 去除暂时修复体　如果去除困难,可以使用超声车针磨除或去冠器去除。
2. 去除牙面上的临时粘接剂　可用浮石粉清洗牙面(图 12-4-2)。
3. 试戴检查　先单个全瓷冠于基牙上试戴检查,再使用成组全瓷冠于基牙上试戴检查。试戴的目的是检查修复体是否完全就位,接触区是否紧密。
4. 显微镜下检查　在显微镜下检查颈缘是否密合。
5. 观察整体效果　所有的修复体按顺序就位后,观察形态、大小是否和谐,颜色是否匹配。

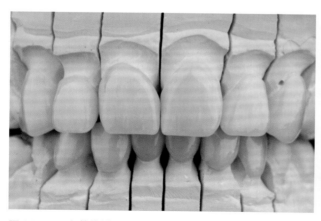

图 12-4-1　在整体模型上检查

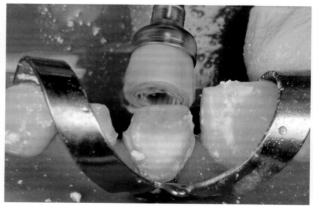

图 12-4-2　去除牙面上的临时粘接剂

6. 选择粘接剂　选用相应的试戴糊剂放在患者口内试戴试色,经医师和患者认可后,确认水门汀选取的颜色。对于颜色正常的基牙,透明色一般就可以达到很好的效果,但是对于四环素牙等变色基牙,则需要使用具有遮色效果的树脂水门汀。

三、检查咬合及调𬌗

首先,检查咬合。检查牙尖交错𬌗(图 12-4-3)。

检查侧方𬌗(图 12-4-4)。

检查前伸𬌗(图 12-4-5)。

其次,调改。

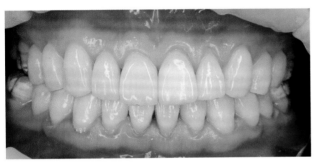

图 12-4-3　检查牙尖交错𬌗

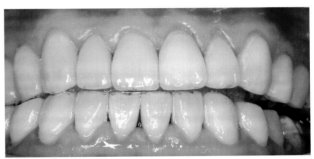

图 12-4-4　检查侧方𬌗

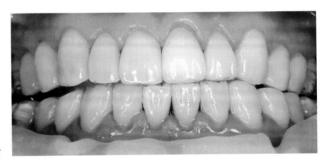

图 12-4-5　检查前伸𬌗

四、牙齿表面的处理

1. 上橡皮障　如果上橡皮障十分困难,万不得已可以选用棉卷隔湿(图 12-4-6)。

在第一颗要粘接的基牙上放置橡皮障夹,也可使用牙线压制橡皮障,暴露出完整的边缘线(图 12-4-7)。随着粘接的进行,橡皮障夹移向下一颗需要粘接的基牙。

2. 喷砂　完成喷砂处理。

3. 酸蚀　根据酸蚀-冲洗粘接技术,用 37% 的磷酸凝胶酸蚀 15~20 秒(图 12-4-8)。

使用吸唾器的强吸,吸走牙面上的大部分酸蚀剂(图 12-4-9)。

用大量水雾冲洗 15~20 秒,去除残留酸蚀剂(图 12-4-10)。

4. 粘接　使用吸唾器吸走多余的水分,或者用气枪轻吹 2~3 秒,注意不要过度吹干牙本质。然后,涂布底涂剂 30 秒。此时显微镜灯更换为橙色滤镜,防止各涂层过早固化。待底涂剂反应完全后,涂布粘接剂(图 12-4-11),轻轻吹匀。此时不能光照,若光照粘接剂,则不能形成均匀一致的薄面。注意均匀菲薄的粘接剂有利于修复体的完全就位。

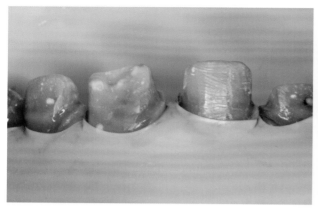

图 12-4-6　上橡皮障

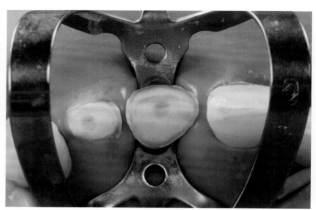

图 12-4-7　放置橡皮障夹

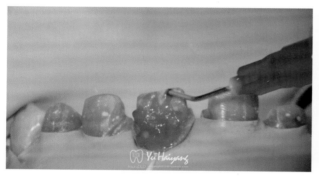

图 12-4-8　酸蚀

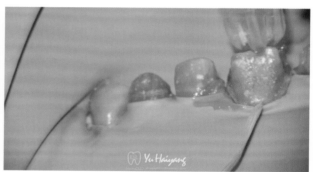

图 12-4-9　使用吸唾器吸走酸蚀剂

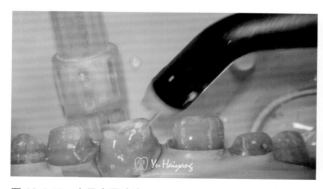

图 12-4-10　大量水雾冲洗

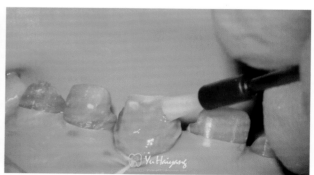

图 12-4-11　涂布粘接剂

五、全瓷冠的处理

使用专用喷砂粉末对陶瓷表面进行处理。专用喷砂粉末为含有硅涂层的氧化铝颗粒（Rocatec 系统为 110μm 颗粒直径；Cojet 系统为 38μm 颗粒直径）。通过喷砂，将 SiO_2 嵌合在氧化锆陶瓷表面（图 12-4-12）。

当全瓷冠为玻璃基类时，其与玻璃基类瓷贴面类似，可以使用 10% 的氢氟酸酸蚀全瓷冠内表面 20 秒，冲洗吹干（图 12-4-13）。

用 95% 酒精彻底脱水。在此过程中，应注意干燥后的粘接面不能再受污染（图 12-4-14）。

双组份的硅烷溶液需提前激活。修复体内部酒精挥发后，涂布一层硅烷偶联剂，放置 90~120 秒。

修复体内表面涂布牙本质粘接剂，轻轻吹匀，保持不聚合状态（图 12-4-15）。

若此时牙齿表面处理还未结束，可放置在棕色遮光板下。

注意：牙齿表面的处理和全瓷冠的处理同时进行。

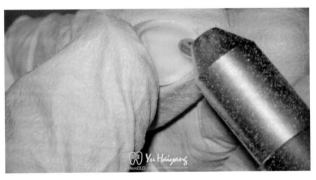

图 12-4-12 使用专用喷砂粉末处理全瓷冠内表面

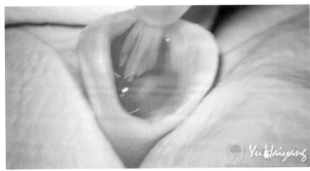

图 12-4-13 使用氢氟酸酸蚀全瓷冠内表面

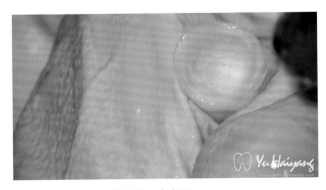

图 12-4-14 干燥后的全瓷冠内表面

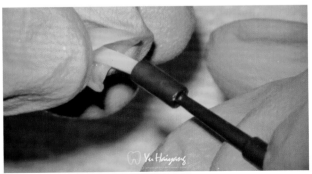

图 12-4-15 涂布粘接剂

六、就位

将事先选择的水门汀均匀涂布在修复体的内表面,注意不能产生气泡(图 12-4-16)。

建议使用注射混合型树脂水门汀,将枪头插入已输送的树脂中,防止气泡的产生(图 12-4-17)。

修复体在基牙上就位时,应用手轻轻沿试戴时确认的由切端至颈缘的方向缓慢压入就位,逐渐挤压出多余的水门汀(图 12-4-18)。

用小刷子或者探针去除多余的水门汀(图 12-4-19)。

先初步光固化 5 秒,再用刮治器或牙釉质凿去除多余的水门汀(图 12-4-20)。

使用牙线去除邻面多余的水门汀(图 12-4-21)。

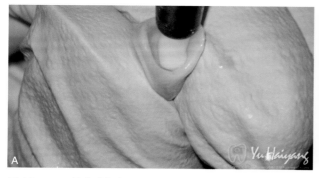
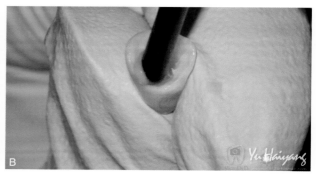

图 12-4-16　涂布水门汀
A. 将水门汀置于全瓷冠内;B. 均匀涂布。

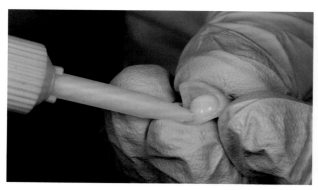

图 12-4-17　注射混合型树脂水门汀

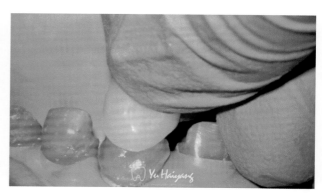

图 12-4-18　修复体就位

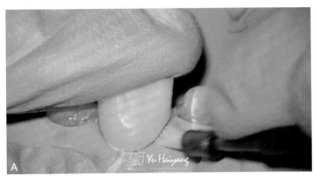
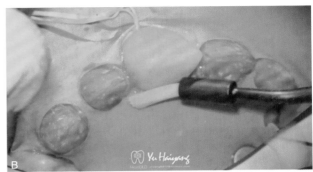

图 12-4-19　用小刷子刷去多余水门汀

A. 刷去唇面多余水门汀；B. 刷去舌面多余水门汀。

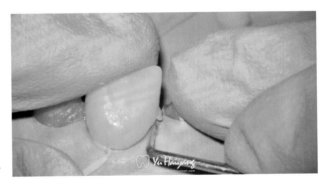

图 12-4-20　用牙釉质凿去除多余水门汀

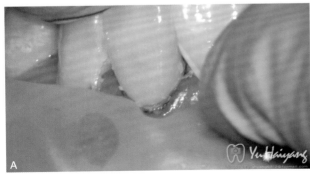
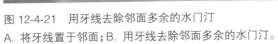
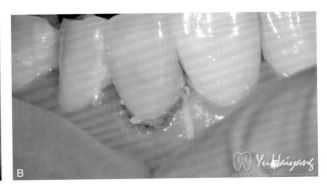

图 12-4-21　用牙线去除邻面多余的水门汀

A. 将牙线置于邻面；B. 用牙线去除邻面多余的水门汀。

完全光固化,开始从舌腭侧光照,用强度逐渐增强的模式光照 60 秒(图 12-4-22)。

唇颊侧光固化,光照 60 秒(图 12-4-23)。

在显微镜下探查边缘是否还有多余的粘接剂及水门汀(图 12-4-24)。

用橡皮轮抛光去除多余的粘接剂和水门汀,并精修抛光。

表 12-4-1 是全瓷冠的粘接流程。

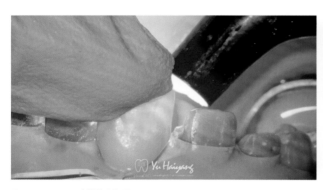

图 12-4-22　舌腭侧光照

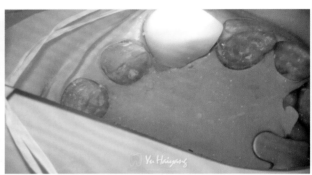

图 12-4-23　唇颊侧光照

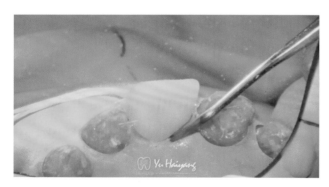

图 12-4-24　显微镜下探查边缘

表 12-4-1　全瓷冠的粘接流程

步骤	牙齿	全瓷冠
试戴	a1. 拆除暂时性修复体; a2. 清洁预备后的牙齿表面	b1. 在完整的单个代型上试戴全瓷冠; b2. 在整体模型上按顺序试戴全瓷冠
	c1. 单个全瓷冠在口内就位密合; c2. 使用试戴糊剂,按顺序将所有的全瓷冠戴入口内,就位密合; c3. 向患者展示整体效果	
调𬌗	消除早接触点,调𬌗完成后逐级抛光	

续表

步骤	牙齿	全瓷冠
表面处理	a. 排龈,上橡皮障,重复前两个步骤检查密合性; b. 牙齿表面粗化: b1. 用特氟龙胶带或塑料牙间隙成形片与楔子保护邻牙; b2. 喷砂处理	d. 喷砂与硅涂层 e. 使用专用喷砂粉末对全瓷冠内表面进行处理
	c. 磷酸酸蚀: c1. 涂布 35%~37% 磷酸凝胶酸蚀 15~20 秒; c2. 用细口吸唾器吸走大部分磷酸凝胶; c3. 用大量的水冲洗 15~20 秒; c4. 吹干牙面,可用酒精干燥	f. 硅烷化: f1. 使用之前需激活硅烷溶液; f2. 涂布硅烷偶联剂并吹干,重复 2~3 次; f3. 最后一次涂布后,干燥 1 分钟
就位 (就位之前显微镜调至橙色滤镜,防止操作过程中光敏树脂固化)	a1. 涂布一层粘接树脂; a2. 轻轻吹匀树脂	b1. 涂布一层粘接树脂; b2. 轻轻吹匀树脂; b3. 置入粘接复合树脂,覆盖整个粘接面
	c1. 轻压瓷贴面缓慢就位,初步去除大量溢出的粘接剂; c2. 光固化 5 秒,用刮治器或牙釉质凿去除边缘少量的粘接剂,用牙线清除邻面溢出的粘接剂; c3. 光固化 60 秒,彻底清除多余的粘接剂和粘接复合树脂	

第五节　小结与展望

　　牙科粘接剂经过全球各厂家近 8 次迭代的研发,获得了临床上令人满意的疗效。其发展一直由两大思路主导:一是如何在临床上更方便地进行粘接操作;二是如何让粘接效果更强更稳定。一方面,在很多情况下,操作的优良便利性与稳定可观的粘接效果是矛盾的。另一方面,在更好的显微视野下,如何实现分区粘接、分区粘接后是否一定能获得更好的粘接效果,一直是显微修复技术研究和临床实战中的热点与难点。

参考文献

1. RUNNACLES P, CORRER G M, BARATTO FILHO F, et al. Degree of conversion of a resin cement light-cured through ceramic veneers of different thicknesses and types[J]. Braz Dent J, 2014, 25(1): 38-42.

2. KIHN P W, BARNES D M. The clinical longevity of porcelain veneers: a 48-month clinical evaluation[J]. J Am Dent Assoc, 1998, 129(6): 747-752.

3. ÖZTÜRK E, BOLAY Ş, HICKEL R, et al. Shear bond strength of porcelain laminate

veneers to enamel, dentine and enamel-dentine complex bonded with different adhesive luting systems[J]. J Dent, 2013, 41(2): 97-105.

4. ADDISON O, FLEMING G J. The influence of cement lute, thermocycling and surface preparation on the strength of a porcelain laminate veneering material[J]. Dent Mater, 2004, 20 (3): 286-292.

5. BARKMEIER W W, GWINNETT A J, SHAFFER S E. Effects of enamel etching time on bond strength and morphology[J]. J Clin Orthod, 1985, 19(1): 36-38.

6. CHIDCHUANGCHAI W, VONGSAVAN N, MATTHEWS B. Sensory transduction mechanisms responsible for pain caused by cold stimulation of dentine in man[J]. Arch Oral Biol, 2007, 52(2): 154-160.

7. MAGNE P, KIM T H, CASCIONE D, et al. Immediate dentin sealing improves bond strength of indirect restorations[J]. J Prosthet Dent, 2005, 94(6): 511-519.

8. MAGNE P. Composite resins and bonded porcelain: the postamalgam era?[J]. J Calif Dent Assoc, 2006, 34(2): 135-147.

9. MAGNE P, SO W S, CASCIONE D. Immediate dentin sealing supports delayed restoration placement[J]. J Prosthet Dent, 2007, 98(3): 166-174.

10. FRANKENBERGER R, LOHBAUER U, TASCHNER M, et al. Adhesive luting revisited: influence of adhesive, temporary cement, cavity cleaning, and curing mode on internal dentin bond strength[J]. J Adhes Dent, 2007, 9(Suppl 2): 269-273.

11. JOHNSON G H, HAZELTON L R, BALES D J, et al. The effect of a resin-based sealer on crown retention for three types of cement[J]. J Prosthet Dent, 2004, 91(5): 428-435.

12. ROSA W L, PIVA E, SILVA A F. Bond strength of universal adhesives: a systematic review and meta-analysis[J]. J Dent, 2015, 43(7): 765-776.

13. DUARTE S J, DE FREITAS C R, SAAD J R, et al. The effect of immediate dentin sealing on the marginal adaptation and bond strengths of total-etch and self-etch adhesives[J]. J Prosthet Dent, 2009, 102(1): 1-9.

14. COHEN R G, RAZZANO M V. Immediate dentin sealing using an antibacterial self-etching bonding system[J]. Pract Proced Aesthet Dent, 2006, 18(9): 561-566.

15. RUEGGEBERG F A, MARGESON D H. The effect of oxygen inhibition on an unfilled/filled composite system[J]. J Dent Res, 1990, 69(10): 1652-1658.

16. MAGNE P, BELSER U. Bonded porcelain restorations in the anterior dentition: a biomimetic approach[M]. Chicago: Quintessence Publishing Company, 2002.

17. BORGES G A, SOPHR A M, DE GOES M F, et al. Effect of etching and airborne particle abrasion on the microstructure of different dental ceramics[J]. J Prosthet Dent, 2003, 89(5): 479-488.

18. BRENTEL A S, OZCAN M, VALANDRO L F, et al. Microtensile bond strength of a resin cement to feldpathic ceramic after different etching and silanization regimens in dry and aged

conditions[J]. Dent Mater, 2007, 23 (11): 1323-1331.

19. YANG B, LANGE-JANSEN H C, SCHARNBERG M, et al. Influence of saliva contamination on zirconia ceramic bonding[J]. Dent Mater, 2008, 24 (4): 508-513.

20. FEITOSA S A, PATEL D, BORGES A L S, et al. Effect of cleansing methods on saliva-contaminated zirconia-an evaluation of resin bond durability[J]. Operative Dentistry, 2015, 40 (2): 163-171.

第三篇
口腔显微修复后可能出现的问题及处理

第十三章　口腔显微修复后可能出现的问题及处理

显微修复后的高成功率与以下因素有关：①最大限度地保存了牙体组织，保护天然牙的生物力学结构；②最大限度地保存了牙釉质，保证最终的粘接效果；③最大限度地保护了牙周组织，保证牙周组织健康。但是，显微修复后依然会出现一些问题及并发症，依然需要重视日常的口腔维护（oral health maintenance），及时复诊处理发现的相关问题，才能最终获得长期、稳定、有效的修复效果。

第一节　日　常　维　护

一、正确刷牙,注意牙线的使用

显微修复后修复体的个人维护并不需要特殊的工具,牙线和牙刷的使用方法都和天然牙的相同。修复全过程中,口腔医师应反复对患者进行口腔卫生宣教,教会患者正确的水平颤动拂刷法及牙线的使用。

二、定期进行常规洁治,有问题及时就诊处理

当修复体处于牙龈发炎、探及坚硬的牙石或需要清理残余的树脂粘接剂时,需要对牙周进行洁治。禁止使用超声洁治器进行洁治,因为超声波会严重损伤瓷层,导致崩瓷或者瓷层断裂,应当使用手动洁治器械进行洁治。洁治时,应轻柔而有控制地探查刮治。洁治的方向应与龈缘平行,避免由根方向冠方的探查,这个方向的作用力会破坏边缘封闭或者在粘接界面处形成沟痕。

三、应用氟化物防龋

氟化物的使用可预防龋病,临床上多应用氟化钠凝胶(2%)或者含氟牙膏,两者对修复体均没有侵蚀性。应当注意的是,酸化磷酸盐氟化物凝胶(1.23%)绝对不能与瓷层接触,其对瓷材料有酸蚀作用,会破坏表面的瓷层。

第二节　主要并发症及其处理

显微修复后的并发症与传统修复并无差异,但是通过显微修复的方式,可以控制并发症的发生率,并更好地处理并发症。

显微修复的并发症主要包括:粘接后崩瓷与瓷折断、粘接失败、基底折断、过敏等。值得强调的是,通过术前的分析与评估,以及术中的精确控制,并发症出现的概率低且可控,预后良好,部分并发症出现后可通过简单的方法进行处理与修补。

一、崩瓷

崩瓷(porcelain cracking/cleft)指的是瓷材料自身的破裂(图13-2-1),通常是因为突然的冲击力或者异常的咬合力造成局部应力过于集中。在修复体切端或者牙尖处有微小的碎裂,这也与天然牙增龄性的牙釉质剥脱相似。

当微小的碎裂区未影响到修复体表面美观和功能时,可仅用超细的金刚砂抛光车针,对粗

糙的断裂面进行抛光处理。

当碎裂区较大时,可将瓷表面喷砂和硅烷化处理,再用复合树脂直接充填,具体步骤如下:

1. 橡皮障隔离,放置喷砂颗粒进入患者口内,同时起到隔湿作用。

2. 50μm 粒度的喷砂机在口内对崩瓷区域喷砂 15 秒,邻牙用生胶带隔离保护。

3. 涂布硅烷偶联剂,气枪吹匀,等待 5 分钟,使处理液完全挥发。

4. 涂布树脂粘接剂,吹薄,光固化。

5. 光固化复合树脂修补牙齿外形。

6. 无法通过抛光或粘接处理的崩瓷,或者患者要求重做的,需取下修复体后重新加工制作(图 13-2-2),并注意调整好咬合,认真做好医嘱。

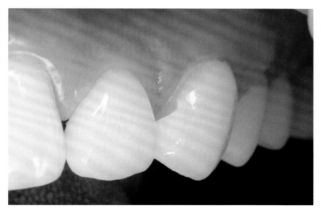

图 13-2-1　颈部崩瓷的瓷贴面

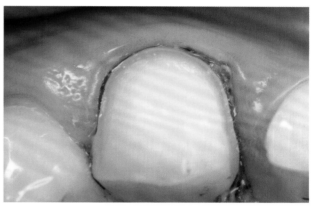

图 13-2-2　取下崩瓷的瓷贴面后待重新取模制作

二、瓷折断

导致瓷折断(porcelain fracture and exfoliation)的原因有很多,受到外力撞击、咬合应力集中等,都可能导致瓷修复体的折断(图 13-2-3,图 13-2-4)。瓷断片可通过再粘接来达到良好的美学效果,如果患者未找到断裂的碎片或不愿意行粘接修复,可以根据不同原因重新进行牙体预备或直接取模重新制作,暴露第一次修复时的牙体预备完成面,重新制作与再粘接,粘接后注意咬合的调整。

瓷断片可以再粘接时的操作步骤如下:

1. 断片位于牙龈缘的情况,应排龈。

2. 上橡皮障,隔湿与隔绝喷砂的颗粒。

3. 低速车针去除牙齿表面的旧粘接树脂。

4. 50μm 粒度的喷砂机在口内对折断区域喷砂 15 秒,邻牙用生胶带隔离保护。

5. 50μm 粒度的喷砂机在口外处理瓷断片 15 秒。

6. 瓷断片涂布硅烷偶联剂,气枪吹匀,等待 5 分钟,使处理液完全挥发。

7. 基牙折断区域及瓷断片涂布粘接剂,吹匀。

8. 瓷断片涂布树脂水门汀,就位于基牙表面。

9. 去除多余的树脂水门汀,光固化。

10. 抛光,完成粘接。

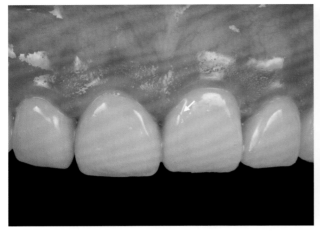

图 13-2-3　唇侧瓷折断

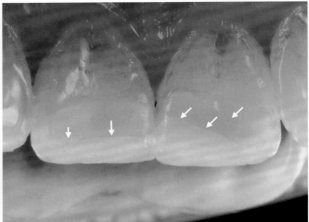

图 13-2-4　舌侧瓷折断

三、粘接失败

修复体的脱落提示粘接失败（adhesive failure/the failure of bonding），大部分的修复体脱落都可以在原位成功再粘接。在粘接前，应当彻底去除牙体表面及修复体内表面残留的粘接剂，再按照通常的粘接操作步骤进行粘接即可。

导致修复体粘接失败的原因有很多，需将下列两种情况区分清楚。

（一）粘接剂残留在牙体上

粘接剂残留在牙体上说明脱粘接发生在粘接剂 - 修复体界面，这可能是由于下列原因所致：一是不规范的粘接，如未将粘接剂涂满酸蚀后的修复体内表面；二是酸蚀界面被污染，如酸蚀后又有唾液的污染；三是没有正确使用硅烷偶联剂，如未等到硅烷偶联剂完全挥发。

（二）粘接剂残留在修复体内表面

粘接剂残留在修复体内表面说明脱粘接发生在粘接剂 - 牙体界面，这可能是由于牙体粘接面位于牙本质所致。牙本质暴露的区域过大和牙本质粘接方法的使用不当，往往会造成牙本质粘接失败。

四、牙本质敏感症

修复体粘接后还是有一定的刺激性，个别患者的个别牙位会有牙本质敏感症，一般等几天就会消失。涉及牙体颈部暴露等情况时，可采用脱敏治疗等方式处理，具体步骤如下：

1. 排龈。
2. 检查边缘线，反复涂布脱敏剂。

五、基底折断

基底折断在显微修复中出现的概率微乎其微，这类并发症的出现一般是制作或材料本身的缺陷，只能取下后重新制作，在此不再赘述。

六、边缘线色素沉着

修复体日积月累的使用及患者的一些不良口腔卫生习惯,会造成边缘线色素沉着(margin pigmentation)(图 13-2-5)。当边缘线位于龈上或者平齐龈缘时会影响修复体美观,可用精细的橡胶尖轮或超声波软毛刷去除,具体步骤如下:

1. 排龈。
2. 检查边缘线。
3. 使用柔软的橡胶尖对边缘线进行抛光。
4. 使用蘸有超细的氧化铝抛光膏的超声波软毛刷对边缘线进行抛光。
5. 检查抛光后的边缘线。

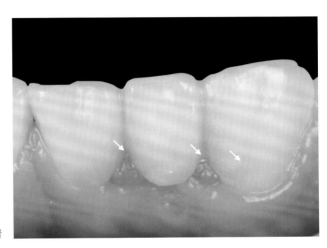

图 13-2-5　边缘线色素沉着

七、牙髓失活、继发龋

牙髓失活(pulp inactivation)、继发龋(secondary caries)等并发症出现的概率不高,出现这些并发症的原因可能是术前对基牙牙髓状态的判断有误、边缘微渗漏(microleakage)、粘接剂激惹、咬合等,应鉴别清楚,对症治疗后,再重新修复。

第三节　小结与展望

在显微修复中,临床流程比较烦琐,学习曲线比较长。不同类别、不同患者、不同牙位的治疗操作难度,可能完全不同。所以,在显微操作过程中和修复设计中,医师应当具有扎实的理论基础和娴熟的操作技能,严格把握适应证,术前分析目标修复体空间,降低显微修复后的并发症出现的概率。

参考文献

1. MORIMOTO S, ALBANESI R B, SESMA N, et al. Main clinical outcomes of feldspathic porcelain and glass-ceramic laminate veneers: a systematic review and meta-analysis of survival and complication rates[J]. Int J Prosthodont, 2016, 29(1): 38-49.

2. SAILER I, MAKAROV N A, THOMA D S, et al. All-ceramic or metal-ceramic tooth-supported fixed dental prostheses(FDPs)?A systematic review of the survival and complication rates. Part Ⅰ: Single crowns(SCs)[J]. Dent Mater, 2015, 31(6): 603-623.

3. PJETURSSON B E, SAILER I, MAKAROV N A, et al. All-ceramic or metal-ceramic tooth-supported fixed dental prostheses(FDPs)?A systematic review of the survival and complication rates. Part Ⅱ: Multiple-unit FDPs[J]. Dent Mater, 2015, 31(6): 624-639.

4. MORIMOTO S, REBELLO DE SAMPAIO F B W, BRAGA M M, et al. Survival rate of resin and ceramic inlays, onlays, and overlays: a systematic review and meta-analysis[J]. Journal of Dental Research, 2016, 95(9): 985-994.

第四篇
再次瓷美学的修复重建

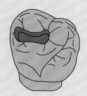

第十四章　再次瓷美学修复重建的临床决策

经过二十几年的快速发展,临床上不少患者的瓷美学修复已经进入了并发症高发期或者周期性更换期,也就是第四篇的主题——第二次或第 N 次(简称"再次"或"二次")由于各种原因来更换不可逆瓷美学修复体的再次修复重建问题。如何正确处理该问题,是我们临床医师尤其是口腔修复专科医师不得不面对的临床难点。本章从再次瓷美学修复的各种并发症的原因入手,深入浅出地提出再次瓷美学修复的临床决策树——"拆还是不拆""如何拆""如何再次修复"等临床难题,并结合典型病例分析讲解,一起探讨如何专业处理这些病例。尤其是对最新 TRS 导板技术在这类病例中的应用要点的介绍,一定会使读者获得理论认知与实用临床技术双丰收。

第一节　再次瓷美学修复时可能伴随的问题

目前瓷美学修复主要是间接修复。多年前,修复医师是对患者的修复牙进行了部分磨除后,再将制作好的修复体永久粘固在被修复的牙体组织上,瓷美学修复经过"九九八十一难"的长期口内使用后,可能出现的问题不少,主要集中在预备牙、牙周、修复体和功能等多个方面。

一、预备牙过敏性疼痛

（一）修复体粘固后过敏性疼痛

修复体粘固后过敏性疼痛（hypersensitivity）是指活髓牙经过牙体磨切后,暴露的牙本质遇冷、热刺激所出现的牙本质敏感症。主要原因有以下两种:

1. 早期主要是由于牙体预备损伤较大,术后未采取相应的预防保护措施（图 14-1-1）。

2. 早期粘固时,消毒药物、各种机械刺激或者粘固剂选择和使用不当,致使其中游离酸刺激预备牙。

（二）修复体使用一段时间后产生过敏性疼痛

其主要原因有以下三种:

1. 继发龋　多由于牙体预备时龋坏组织未去净,或未做预防性扩展。

2. 牙龈退缩　可造成牙本质暴露。

3. 粘固剂脱落或溶解　通过微渗漏造成牙本质暴露。

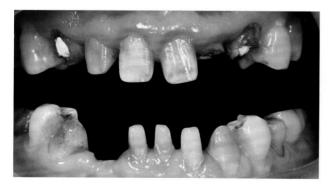

图 14-1-1　过度预备基牙

二、预备牙自发性疼痛

修复体粘固后出现预备牙自发性疼痛（spontaneous pain）多是由于牙体切割过多，粘固前未戴暂时冠、未做牙髓安抚治疗，致使牙髓受到刺激，由牙髓充血发展为牙髓炎。修复体戴用一段时间后出现的自发性疼痛，多是由于继发龋引起的牙髓炎；或是由于修复前根管治疗不完善、根尖周炎未完全控制；或是由于根管壁侧穿，未完全消除炎症；或是由于咬合创伤引起的咬合痛。

三、预备牙松动、折裂与变色

预备牙修复后，尤其是桩核冠修复后，出现患牙松动或折裂，多由于剩余牙体组织少，或者由于调𬌗不当，致使修复体有咬合高点、受力过大导致牙体抗力不足；或由于牙周疾病加重，牙周组织严重破坏而产生预备牙松动。

预备牙修复后变色，多由于预备牙的牙髓失活后，牙髓组织坏死，红细胞破裂，致使有颜色的血红蛋白分解产物进入牙本质小管而产生。

四、牙周疾病迁延或加重

修复后预备牙出现牙龈出血、红肿等牙龈炎表现，或者牙龈退缩等牙周炎表现，或者牙周疾病迁延或加重。除患者的口腔卫生维护清洁不到位、周期性牙周治疗未实施或实施不到位外，修复体方面的主要原因有以下四种：

1. 修复体轴面外形不良。
2. 冠边缘过长，边缘抛光不良，有悬突或台阶。
3. 嵌塞食物压迫。
4. 倾斜牙、异位牙修复体未能恢复其正常排列和外形。

五、修复体着色或不美观

修复体龈缘可能出现黑线的原因有以下四种（图 14-1-2）：

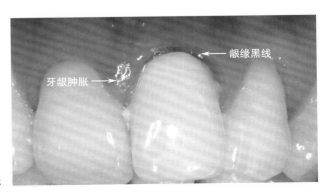

图 14-1-2 龈炎，龈缘黑线

1. 牙龈退缩后,金属烤瓷冠的金属边缘暴露。

2. 金属烤瓷冠游离出金属离子,使局部软硬组织着色。

3. 颈部肩台区牙体预备过度,相应粘接界面容易产生微渗漏,进而发生继发龋、染色等产生变色。

4. 修复体形态和颜色不美观,多由于首次修复时,修复体的设计和制作未符合美学分析设计的原则。

六、修复体松动、脱落

修复体松动、脱落是牙体缺损修复失败的常见临床表现之一,主要原因有以下三种:

1. 修复体固位力不足。

2. 咬合创伤,咬合力过大或集中,侧向力过大。

3. 粘固失败。

七、修复体破裂、折断、穿孔

修复体破裂、折断、穿孔的原因是多方面的(图 14-1-3)。

1. 外力过大造成,如受外力、咬硬物,以分层的瓷修复体多见。

2. 材料因素,如瓷材料的脆性较大,树脂强度较低,特别是在薄弱处。

3. 制作因素,如局部棱角锐边、应力集中处易折断及铸造修复体表面砂眼等。

4. 咬合力过大,如在深覆𬌗、咬合紧、存在咬合创伤时,容易出现折断。

5. 调𬌗调改过多,将𬌗面预备过薄。

6. 患者口腔副功能运动多,磨耗重,喜食硬物,有磨牙症等。

八、功能失代偿、心理问题

多见于咬合重建的患者颌位设计错误,咬合建立有功能障碍,长期使用后失代偿产生的各种功能障碍。也有部分患者的主诉问题与修复无关,需要行心理评估及相关治疗。

因此,当面对再次瓷美学修复时,医师应认真分析伴随的各种问题及并发症,科学应对才能取得更好的修复效果。

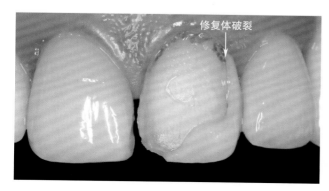

图 14-1-3　修复体破裂

第二节　TRS 导板引导下的再次瓷美学修复的临床决策树

修复医师在面对一位再次修复的患者时，首先切记不要急于拆除旧的修复体，应认真梳理各种问题，厘清诊治思路，在保证基于牙体牙髓、牙周及功能健康的基础上，在取得患者书面知情同意后，再序列开展再次修复的临床过程。

一、心理评估

根据本次修复的患者主诉，建议术前常规进行心理评估（psychological assessment）（图 14-2-1）。若主诉问题与修复无关，属于心理因素问题，则应果断放弃修复治疗，建议患者首先进行心理治疗。若主诉问题与修复相关，排除心理疾病，即可对原方案进行评估。不切合实际的心理需要是无法通过修复治疗实现的，是必须排除的病例。而后续治疗尤其是不可逆的部分，必须要获得患者的知情同意。

	从不/极少	偶尔/有时/经常
患者对自身牙齿的满意程度(Dental self-confidence)		
我为我的牙齿感到骄傲	0	
微笑时我喜欢露出牙齿	1	
当我看到镜中自己的牙齿时会感到开心	0	
我的牙齿对别人是有吸引力的		
我喜欢自己牙齿的外形		2
我觉得我牙齿的位置都长得挺好		2
牙齿对患者社交生活的影响(Social impact)		
微笑时我会刻意控制嘴唇裂开的程度以减小牙齿的暴露程度	1	
我会为不熟悉的人对我的牙齿的看法感到忧虑	1	
我害怕别人对我的牙齿发表攻击性的言论		2
因为牙齿的原因，我会避免一些社交接触		2
有时我会用手捂住嘴巴挡住牙齿		2
有时我总觉得别人在盯着我的牙齿看		3
对于我牙齿的评论很容易激怒我，哪怕只是玩笑		2
我有时会为异性对我牙齿的看法感到忧虑	1	
牙齿对患者情绪的影响(Psychological impact)		
我嫉妒别人的牙齿好看	1	
看到别人的牙齿我会感到一定程度上的紧张	1	
有时我会为自己牙齿的样子感到不开心	1	
我觉得我周围的人几乎牙齿都比我好看	1	
当我想到自己牙齿的样子的时候就会感到难受	1	
我希望我的牙齿漂亮一些	1	
患者对牙齿美观的忧虑程度(Esthetic concern)		
我不喜欢镜子里面我的牙齿的样子		3
我不喜欢照片里面我的牙齿的样子		3
我不喜欢录像里面我的牙齿的样子		3

美学修复心理评估

美观期望：

0- 没有美观要求

10- 非常美观

我的美观期望值：6 分（在下列数字上打钩）

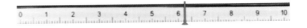

图 14-2-1　心理评估量表

二、原方案评估

患者的口腔不良卫生习惯、生活不能自理及严重器质性颞下颌关节疾病等是再次修复的相对禁忌证。纳入再次修复的病例，一般要通过临床问诊、影像学检查、美学线面分析（DLD 或 DSD 分析）及咬合等功能检查评估，判断原治疗方案是否合理。若原方案合理，则再次修复可直接复制原方案进行；若原方案不合理，应判断方案是否可以纠正。若纠正困难，则应行会诊讨论，明确合理方案；若医师无能力纠正，则应果断放弃。若可以纠正，则应更新修复方案后再行新的修复（图 14-2-2）。有以下几种主要情况值得大家关注。

1. 当基牙出现叩痛、冷热敏感等牙体牙髓症状时，应先行基牙牙髓再评估，告知患者基牙进行下一步根管治疗等相关治疗的可能性，经患者知情同意后，才能拆除旧修复体。

2. 若贴面、冠等旧修复体侵犯了基牙的生物学宽度，则再次修复时想获得健康的牙周疗效就会很困难。当肩台在龈下 2mm 以内时，可考虑行肩台提升等术式；若肩台在龈下 3mm 以内，可评估冠根比，考虑行冠延长术；若肩台在龈下 5mm 以内，评估冠根比后，可考虑行正畸牵引术；当无法纠正时，也可考虑拔除，而不要不改正就勉强重新修复。强烈建议在保证基牙的生物学宽度未侵犯或可以改正后，经患者知情同意后，才能拆除旧修复体。

3. 若患者的修复牙出现牙龈出血、红肿等牙周组织炎症症状时，必须先行牙周治疗，待炎症消失、牙周进入稳定期后，才能行修复治疗。

4. 若口内牙存在早接触、𬌗干扰等咬合问题，可以即刻改正的，可先调整口内咬合，无症状后再修复；若无法即刻改正，则应告知患者，需在后期治疗中再来纠正，或者转诊治疗后再修复。

5. 若有口颌肌肉关节紊乱问题，必须先行关节治疗，症状消失后才能行修复治疗。

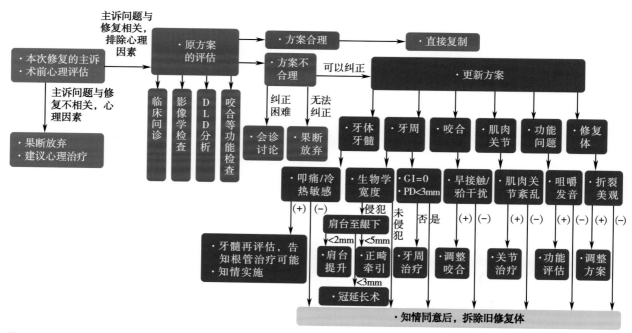

图 14-2-2   瓷美学再次修复决策树（1）：做还是不做，拆还是不拆

6. 若出现咀嚼、发音等功能问题,需要先对原修复体行功能评估。能够纠正的问题,应先设计改善方案,获得患者知情同意后再修复;不能即刻纠正或纠正困难的问题,应多学科会诊,待纠正后再修复。

7. 若只存在修复体折裂、美观等问题,可针对问题分析结论,调整更新原方案,经患者知情同意后,拆除旧修复体行再修复。

三、拆除旧修复体后修复决策

拆除旧修复体后的修复决策见图 14-2-3。

1. 首先,评估基牙牙髓状况。拆除旧修复体后,即便患者相关症状轻微,还是建议常规行预备牙的牙髓活力测试。若牙髓活力有问题,应先行牙髓相关治疗,再进行修复。

2. 其次,修复时推荐的最重要决策依据是进行目标修复体空间量的分析。当发现已有的修复空间不能满足 TRS 量的要求时,则先评估牙体预备后距髓腔的距离。若小于 1mm,则考虑能否采用对应的对厚度要求低的一体化高透氧化锆、铸瓷等修复体;如不能,则需要经患者知情同意后行根管治疗,再行牙体预备。牙体预备需要在 TRS 导板的引导下进行。若已有空间满足 TRS 量的要求,则直接分析形的要求。

3. 最后,对 TRS 的形进行分析。旧修复体满足 TRS 形的要求,可直接复制旧修复体形状;如不满足,则需要通过分析设计制作诊断蜡型,尤其是肩台区,强烈建议采用符合预设形态的钨钢车针尖端等进行改形。

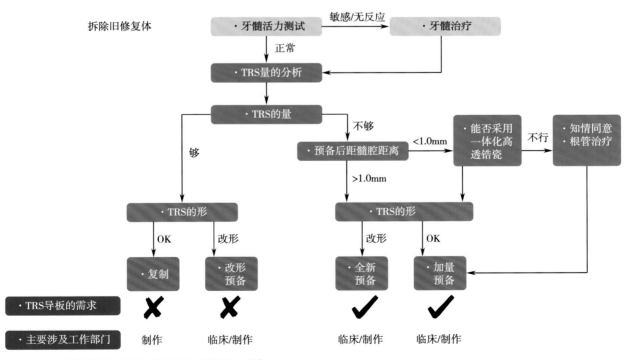

图 14-2-3　瓷美学再次修复决策树(2):拆后怎么修复

第三节　再次瓷美学修复再治疗的典型病例介绍

一、TRS 导板引导的单颗上颌前牙瓷美学再次修复一例

患者,女性,40 岁。

主诉:左侧上颌前牙烤瓷冠前突 7 年,边缘变色 5 年。

现病史:患者 7 年前行 21 烤瓷冠修复,自觉冠前突。5 年前发现边缘变色、常伴牙龈炎症,但未行诊治,现来我科就诊,要求修复以恢复美观(图 14-3-1)。

既往史:患者否认有牙周治疗史及其他口腔专科治疗史;否认有心血管疾病、糖尿病等系统病史;否认有过敏史。

全身情况及家族史:无特殊。

我们将根据前述的瓷美学再次修复决策树,进行心理评估、原方案评估及目标修复体空间评估,制订再次修复治疗方案。

1. 心理评估　根据患者主诉"左侧上颌前牙烤瓷冠前突 7 年,边缘变色 5 年",术前必须进行患者的心理评估。结果显示,该患者对自身牙齿的满意程度低;牙齿对患者社交生活的影响大,而对患者情绪的影响不大。另外,患者对牙齿美观的忧虑程度较高;患者对修复的美观期望值为 5 分,美学期望不高。根据心理评估(图 14-3-2),我们发现患者的主诉问题与修复问题相关,并与口内情况相互印证,初步排除患者因不良心理因素来就诊的可能性,初步判定该病例为常规美学修复病例。然后,我们对原修复方案的合理性进行评估。

2. 原方案评估　通过全面的临床问诊、必要的影像学检查、进一步综合的美学线面分析及咬合等功能检查,我们发现该患者的原方案不合理,且可以纠正,结论是再次修复需要更新方案,具体分析过程如下。

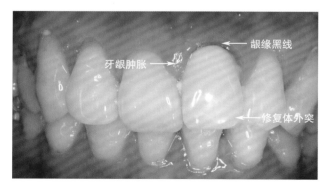

龈缘黑线

牙龈肿胀

修复体外突

图 14-3-1　左侧上颌前牙烤瓷冠修复后 7 年口内照

（1）患者否认 21 叩痛、冷热敏感等症状，X 线片示根管内高密度充填影及桩修复影，根管充填完善，桩修复根方形态欠佳，但根尖周未见明显阴影（图 14-3-3）。

（2）口内检查 21 旧修复体，见肩台等并未侵犯生物学宽度；口内牙周及口腔卫生状况检查见 21 牙龈红肿，有软垢附着，牙周探诊出血（图 14-3-4）。

	从不0/极少1	偶尔2/有时3/经常4
患者对自身牙齿的满意程度 (Dental self-confidence)		1
我为我的牙齿感到骄傲	0	
微笑时我喜欢露出牙齿	1	
当我看到镜中自己的牙齿时会感到开心	0	
我的牙齿对别人是有吸引力的	0	
我喜欢自己牙齿的外形	0	
我觉得我牙齿的位置都长得挺好	0	
牙齿对患者社交生活的影响 (Social impact)		17
微笑时我会刻意控制嘴唇裂开的程度以减小牙齿的暴露程度		2
我会为不熟悉的人对我的牙齿的看法感到忧虑		3
我害怕别人对我的牙齿发表攻击性的言论		2
因为牙齿的原因，我会避免一些社交接触		2
有时我会用手捂住嘴来挡住牙齿		3
有时我总觉得别人在盯着我的牙齿看	1	
对于我牙齿的评论很容易激怒我，哪怕只是玩笑	1	
我有时会为异性对我牙齿的看法感到忧虑		3
牙齿对患者情绪的影响 (Psychological impact)		8
我嫉妒别人的牙齿好看	1	
看到别人的牙齿我会感到一定程度上的紧张	1	
有时我会为自己牙齿的样子感到不开心	1	
我觉得我周围的人几乎牙齿都比我好看	1	
当我想到自己牙齿的样子的时候就会感到难受	1	
我希望我的牙齿漂亮一些		3
患者对牙齿美观的忧虑程度 (Esthetic concern)		9
我不喜欢镜子里面我的牙齿的样子		3
我不喜欢照片里我的牙齿的样子		3
我不喜欢录像里面我的牙齿的样子		3

美观期望：

0- 没有美观要求

10- 非常美观

我的美观期望值：5 分（在下列数字上打钩）

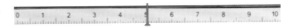

图 14-3-2　患者填写的心理评估表，排除不良心理因素的影响

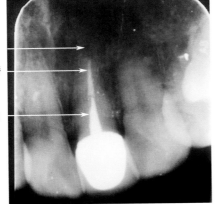

根尖未见明显暗影

根管充填完善

桩修复根方形态欠佳

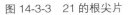

图 14-3-3　21 的根尖片

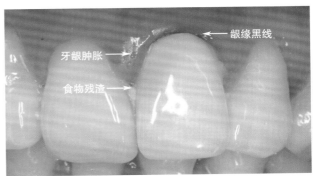

龈缘黑线

牙龈肿胀

食物残渣

图 14-3-4　牙周组织炎症

（3）咬合关系检查见前牙覆𬌗正常，深覆盖Ⅰ度，左右磨牙呈中性关系，21整体外突；口内牙未见早接触、𬌗干扰等咬合问题（图14-3-5）。

（4）咀嚼肌及颞下颌关节区检查，未发现咀嚼肌肌肉及关节区疼痛；下颌运动时未发现关节弹响、杂音等异常声音，无张口受限，开口度、开口型正常；咀嚼及发音等口腔功能检查，未发现咀嚼、发音等功能问题。

（5）旧修复体DLD虚拟美学分析显示，21冠高比为70%，与11冠高比80%不一致，11、21切缘不对称（图14-3-6）。

根据我们对原方案评估后的结果，作出以下诊断：21牙体缺损，慢性牙龈炎。然后，针对患者诊断出的问题，制订治疗方案：首先行牙周基础治疗，先消除牙周组织炎症，再获得患者的知情同意后，拆除旧修复体行修复治疗。

3. 拆除旧修复体后再进一步决策最终修复方案

（1）21牙髓状况评估：21可见金属桩核冠修复体，牙体组织呈不均匀的黑色，颈部牙龈的黑色与变色的牙体连成一片（图14-3-7）。

（2）TRS分析：首先根据DSD或DLD虚拟美学分析设计结果，制作实体的诊断蜡型（图14-3-8）。

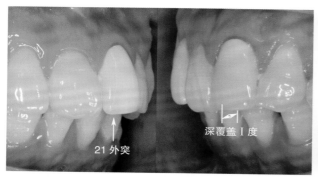

图14-3-5　咬合关系检查见患者深覆盖Ⅰ度，21整体外突

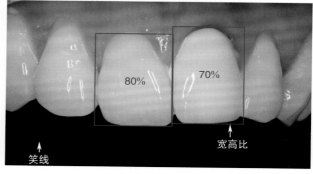

图14-3-6　旧修复体DLD虚拟美学分析

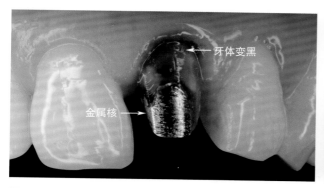

图14-3-7　取下修复体后的21口内照

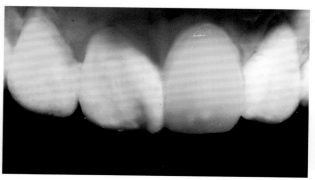

图14-3-8　21的诊断蜡型

行口内预告,患者对形态满意(图14-3-9)。

使用医技患三方认可的诊断蜡型,翻制后压膜制作得到透明的 TRS 导板(图14-3-10)。21 对应的导板内表面就是 21 诊断蜡型的外表面。将导板戴入口腔,检查是否完全就位后备用。

使用透明牙科膜片的 TRS 导板行 21 修复空间的分析(图14-3-11)。通过导板上的预设开孔,实量实测牙面到导板表面的距离,减去导板的厚度,就是已有空间深度大小,并做记录。

将测量得到的已有空间深度大小,按照牙位及测量点顺序列出,最终汇总到定深孔位点图上(图14-3-12)。

根据不同厚度的瓷修复体的遮色能力与颜色层次得出,修复体空间为 2mm 时,基牙(冠底)颜色不会透过修复体;修复体空间为 1.5mm 时,应避免基牙(冠底)较大色差;修复体空间为 1mm 时,基牙颜色会透过修复体影响美观,且机械强度相对较弱。同时,由于取 21 金属桩的风险比较大,且患者不愿意承担更换非金属桩的风险。根据患者的主诉及对材料选择决策树的分析,选择合适的修复材料,该患者的基牙需要遮色,瓷层厚度需 2mm。因此,最终选择基底瓷加饰面瓷的全瓷冠修复(图14-3-13)。确定了修复材料,即可确定目标修复体所需空间(表14-3-1)。因颈部三分之一区无法达到 2mm 以上的预备量,故原牙体的黑色在此区域会透出一部分,告之患者,并取得了患者知情同意。

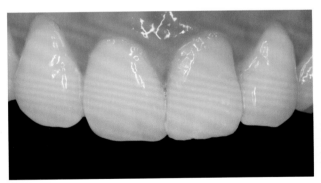

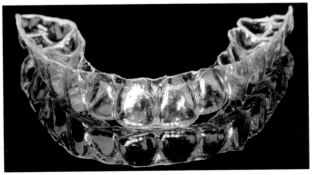

图 14-3-9　21 诊断蜡型的口内预告效果　　　　图 14-3-10　透明牙科膜片的 TRS 导板

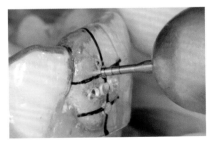

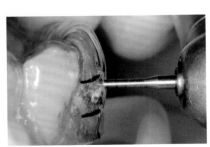

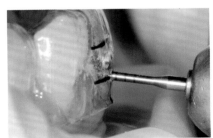

图 14-3-11　已有空间测量

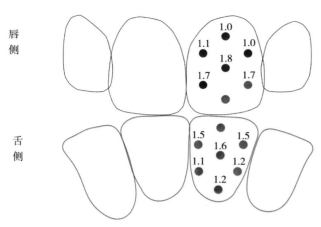

图 14-3-12　21 已有修复空间的定深孔位点图
（单位：mm）

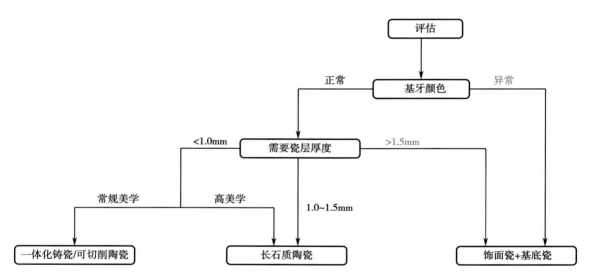

图 14-3-13　依据材料选择决策树选择合适的材料

表 14-3-1　目标修复体所需空间　　　　　　　　　　　　　　　　单位：mm

位点	所需空间
颈 1/3	1.5
中 1/3	2.0
切 1/3	2.5

　　根据表 14-3-1 的预设空间需求，结合导板实测的已有空间数值，我们发现预备体已有空间已满足 TRS 量的要求，故无需磨除牙体，仅修整边缘即可（图 14-3-14）。

　　制作完成最终修复体后进行口内试戴（图 14-3-15），患者对最终修复效果较满意，并再次填写心理评估表。结果显示，牙齿对患者社交及情绪的不良影响有所改善，患者对牙齿的忧虑程度降低，患者对修复体的美观评估为 8 分，高于修复前的美观期望值（图 14-3-16）。

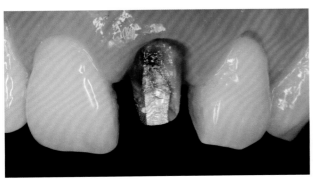

图 14-3-14　初步预备体的口内照

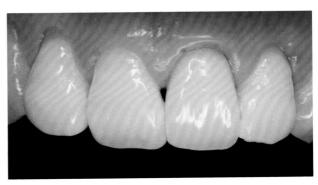

图 14-3-15　最终修复

	从不0/极少1	偶尔2/有时3/经常4
患者对自身牙齿的满意程度(Dental self-confidence)		17
我为我的牙齿感到骄傲		3
微笑时我喜欢露出牙齿		3
当我看到镜中自己的牙齿时会感到开心		3
我的牙齿对别人是有吸引力的		2
我喜欢自己牙齿的外形		4
我觉得我牙齿的位置都长得挺好		2
牙齿对患者社交生活的影响(Social impact)		7
微笑时我会刻意控制嘴唇裂开的程度以减小牙齿的暴露程度	1	
我会为不熟悉的人对我的牙齿的看法感到忧虑	1	
我害怕别人对我的牙齿发表攻击性的言论	1	
因为牙齿的原因，我会避免一些社交接触	0	
有时我会用手捂住嘴来挡住牙齿		2
有时我总觉得别人在盯着我的牙齿看	1	
对于我牙齿的评论很容易激怒我，哪怕只是玩笑	0	
我有时会为异性对我牙齿的看法感到忧虑	1	
牙齿对患者情绪的影响(Psychological impact)		2
我嫉妒别人的牙齿好看	1	
看到别人的牙齿我会感到一定程度上的紧张	1	
有时我会为自己牙齿的样子感到不开心	0	
我觉得我周围的人几乎牙齿都比我好看	0	
当我想到自己牙齿的样子的时候就会感到难受	0	
我希望我的牙齿漂亮一些	0	
患者对牙齿美观的忧虑程度(Esthetic concern)		0
我不喜欢镜子里面我的牙齿的样子	0	
我不喜欢照片里面我的牙齿的样子	0	
我不喜欢录像里面我的牙齿的样子	0	

美观评估：

0- 没有美观要求

10- 非常美观

我的美观评估值：8 分（在下列数字上打钩）

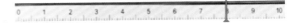

图 14-3-16　患者再次填写术后心理评估表

二、TRS 导板引导上颌中切牙瓷美学再次修复一例

患者,女性,26 岁。

主诉:上颌前牙烤瓷冠美观度差 10 余年。

现病史:患者 10 年前行 11、21 烤瓷冠修复,一直自觉烤瓷冠不美观,但期间未行针对性的诊治,现来我科就诊,要求重新修复以恢复美观(图 14-3-17)。

既往史:患者否认有牙周治疗史及其他口腔专科治疗史;否认有心血管疾病、糖尿病等系统病史;否认有过敏史。

全身情况及家族史:无特殊。

根据瓷美学再次修复决策树,对这名患者依次进行心理评估、原方案评估及目标修复体空间评估后,制订治疗方案。

1. 心理评估　根据患者主诉"上颌前牙烤瓷冠美观度差 10 余年",术前行心理评估。结果显示,主诉问题与修复直接相关,患者对自身牙齿的满意程度低;牙齿对患者社交生活的影响较大,对患者情绪的影响较小。另外,患者对牙齿美观的忧虑程度较高;患者对修复的美观期望值为 5 分,该患者为常规美学修复患者。根据心理评估,排除心理因素,可进一步进行原方案评估(图 14-3-18)。

2. 原方案评估　通过详细的问诊和细致的临床检查、必要的影像学检查、完善的咬合关系检查及功能检查,我们发现患者否认有 11、21 叩痛及冷热敏感等牙体牙髓症状;口内检查见牙周组织健康;咬合关系及功能检查均未发现明显异常。经美学及轮廓 DLD 线面关系分析,中切牙与侧切牙宽度比偏小,中切牙宽高比偏小,中切牙修复体半透明性不足,旧修复体形态和颜色与邻牙不协调(图 14-3-19)。

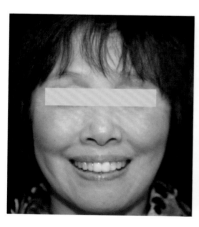
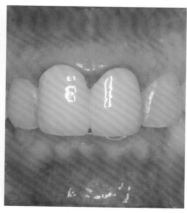

图 14-3-17　上颌中切牙烤瓷冠修复后

	从不/极少	偶尔/有时/经常
患者对自身牙齿的满意程度(Dental self-confidence)		4
我为我的牙齿感到骄傲	0	
微笑时我喜欢露出牙齿	1	
当我看到镜中自己的牙齿时会感到开心	0	
我的牙齿对别人是有吸引力的	1	
我喜欢自己牙齿的外形	1	
我觉得我牙齿的位置都长得挺好	1	
牙齿对患者社交生活的影响(Social impact)		12
微笑时我会刻意控制嘴唇裂开的程度以减小牙齿的暴露程度		2
我会为不熟悉的人对我的牙齿的看法感到忧虑		2
我害怕别人对我的牙齿发表攻击性的言论	1	
因为牙齿的原因，我会避免一些社交接触		2
有时我会用手捂住嘴来挡住牙齿		2
有时我总觉得别人在盯着我的牙齿看	1	
对于我牙齿的评论很容易激怒我，哪怕只是玩笑	1	
我有时会为异性对我牙齿的看法感到忧虑	1	
牙齿对患者情绪的影响(Psychological impact)		7
我嫉妒别人的牙齿好看	1	
看到别人的牙齿我会感到一定程度上的紧张	1	
有时我会为自己牙齿的样子感到不开心	1	
我觉得我周围的人几乎牙齿都比我好看	1	
当我想到自己牙齿的样子的时候就会感到难受	1	
我希望我的牙齿漂亮一些		2
患者对牙齿美观的忧虑程度(Esthetic concern)		9
我不喜欢镜子里面我的牙齿的样子		3
我不喜欢照片里面我的牙齿的样子		3
我不喜欢录像里面我的牙齿的样子		3

美观期望：

0- 没有美观要求

10- 非常美观

我的美观期望值：5 分（在下列数字上打钩）

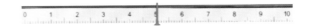

图 14-3-18　填写心理评估表，排除不良心理因素的影响

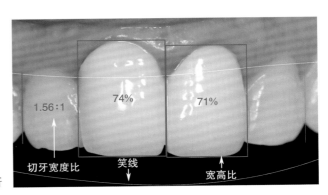

图 14-3-19　旧修复体轮廓线面关系 DLD 分析

根据原方案评估结果,作出以下诊断:11、21 牙体缺损,慢性龈炎。针对患者诊断的问题,制订治疗方案:需要更新轮廓和颜色设计等修复方案。这两颗中切牙位置比较突出,只能通过改变瓷材料的透度,来改变最终的修复效果。获得患者的知情同意后,拆除旧修复体。

　　3. 拆除旧修复体后再进一步决策最终修复方案

　　(1)11、21 牙髓状况评估:行牙髓电活力测验,12 的测量数值为 14,11 的测量数值为 15,21 的测量数值为 14,22 的测量数值为 15。说明 11、21 牙髓活力正常,可直接进行下一步的修复治疗(图 14-3-20)。

　　(2)TRS 分析:根据第一步的 DLD 轮廓美学分析设计,进一步制作实体的诊断蜡型,调整后患者对修复牙的最终轮廓形态满意(图 14-3-21)。

　　使用诊断蜡型翻制模型后,制作透明牙科膜片 TRS 导板(图 14-3-22)。此时,转移出来的 TRS 导板 11、21 的内表面,即为 11、21 诊断蜡型的轮廓外表面。

　　使用透明牙科膜片 TRS 导板行 11、21 的修复空间分析(图 14-3-23)。

　　实测实量 11、21 透明牙科膜片 TRS 导板下已有的修复空间,结果见 TRS 位点深度图(图 14-3-24)。

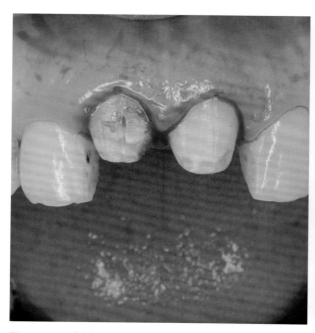

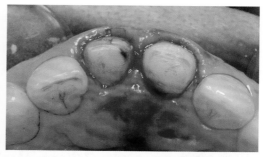

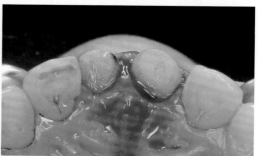

图 14-3-20　拆除旧修复体可见牙龈炎症明显,并未制备肩台

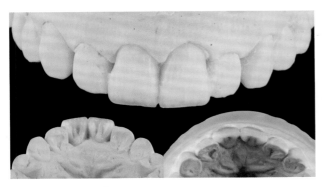

图 14-3-21　诊断蜡型

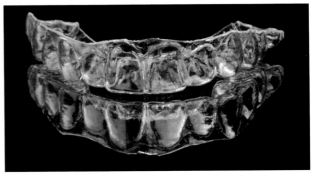

图 14-3-22　透明牙科膜片 TRS 导板

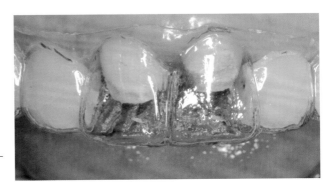

图 14-3-23　目测可见 11、21 现有的切二分之一区的修复空间过多

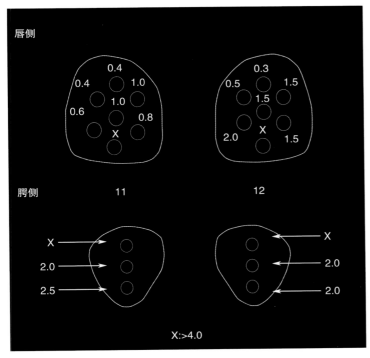

图 14-3-24　TRS 位点深度图（单位：mm）

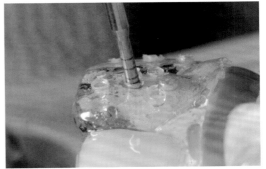

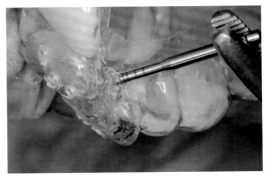

11、21 无法不前突,基牙颜色正常,瓷层厚度小于 1mm。因此,根据材料选择决策树,拟采用一体化高透氧化锆材料(图 14-3-25),即最小厚度达到 0.6mm,就可以达到美观与强度的结合点。其唇舌侧修复材料的厚度设计见表 14-3-2。原设计为联冠设计,新设计为单冠设计。由于原来方案中采用联冠修复的时间较长,新方案采用单冠设计后,11 与 21 间可能出现"黑三角",但因两牙间的牙槽骨尚未降低,"黑三角"有可能随着时间的推移而消失。

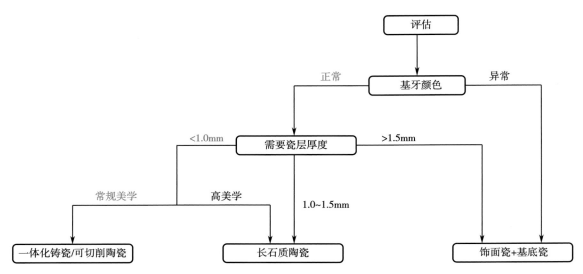

图 14-3-25 材料选择决策树

表 14-3-2 目标修复体所需空间 单位:mm

位点	所需空间
颈 1/3	0.6
中 1/3	0.8
切 1/3	1.0

将图 14-3-24 内显示的已有空间值和表 14-3-2 显示的所需目标空间值相减,就可以得到还需的修复空间量(表 14-3-3)。由此可知,该患者 11、21 的腭侧均不需要预备,唇侧仅需要颈部的少量预备,即可满足一体化高透氧化锆修复体的要求(图 14-3-26)。

表 14-3-3 需要预备的修复空间量 单位:mm

位点	11 唇侧所需空间	21 唇侧所需空间
颈 1/3 内	0.2	0.3
颈 1/3 线	0.2/0	0.1/0
中 1/3 内	0	0
切 1/3 线	0.2/0	0
切 1/3 内	0	0

颜色的选择同普通修复。使用 Vitapan 3D-Master 比色板比色,结果为 2M2(图 14-3-27)。

在 TRS 导板引导下,使用定深车针制备定深孔(图 14-3-28)。

最后在定深孔引导下,完成牙体预备(图 14-3-29)。

由于一体化高透氧化锆为数字化可切削材料,所以通过序列的 TRS 分析设计及多步转移,最终修复体轮廓与 DLD 设计、诊断蜡型完全一致(图 14-3-30)。

橡皮障隔离基牙后,采用氧化锆树脂粘接套装材料粘接 11、21 高透氧化锆全冠修复体(图 14-3-31)。

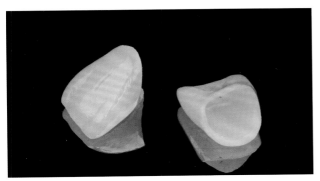

图 14-3-26　高透氧化锆修复体

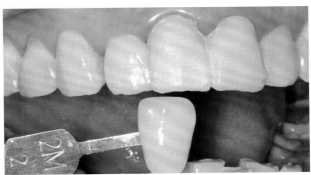

图 14-3-27　使用 Vitapan 3D-Master 比色板比色

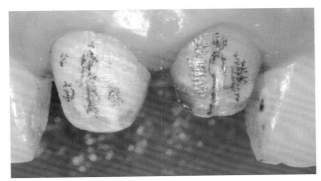

图 14-3-28　定深孔比较浅,仅需要极少量的制备

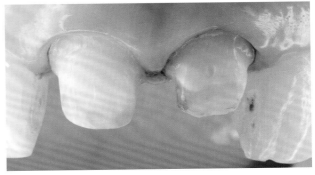

图 14-3-29　预备体

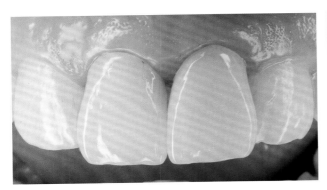

图 14-3-30　口内试戴 11、21 高透氧化锆全冠

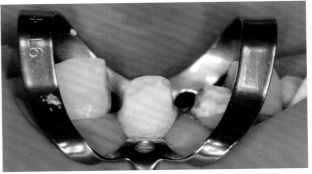

图 14-3-31　橡皮障隔湿后,完成修复体粘接

完成最终修复（图14-3-32~图14-3-34），患者对修复效果表示满意。

与旧修复体相比，再次修复后，左右侧中切牙修复体形态更对称，外突问题得到显著改善，同时修复体的颜色更协调自然（图14-3-35，图14-3-36）。

修复1个月后复诊，检查见边缘密合，牙周组织健康（图14-3-37，图14-3-38）。患者再次填写心理评估表。结果显示，患者对修复体的美观效果满意，口内牙齿对患者的社交生活及情绪的不良影响大大降低，患者不再因牙齿美观问题感到忧虑，患者对修复的美观评估值为9分，远远高于修复前的美观期望值（图14-3-39）。

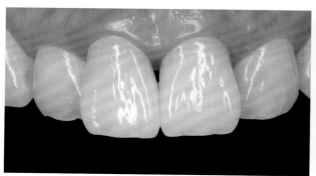

图 14-3-32　修复后口内唇面照

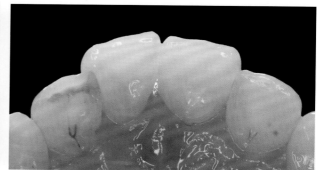

图 14-3-33　修复后口内腭面照

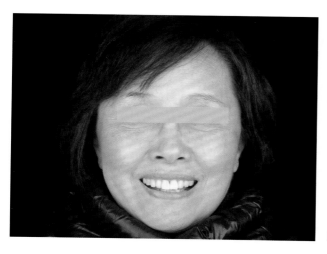

图 14-3-34　修复后面部照

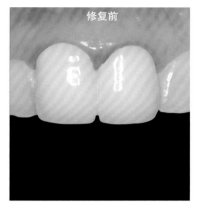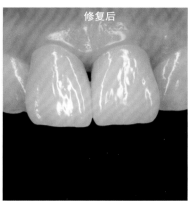

图 14-3-35　修复前后口内照

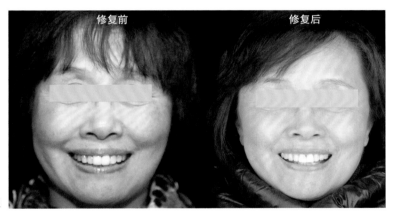

图 14-3-36　修复前后面部照

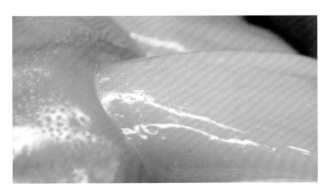

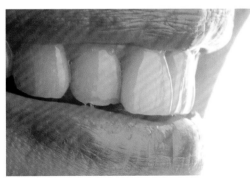

图 14-3-37　复诊口内细节图　　　　　　图 14-3-38　复诊口外照

	从不0/极少1	偶尔2/有时3/经常4
患者对自身牙齿的满意程度(Dental self-confidence)		22
我为我的牙齿感到骄傲		4
微笑时我喜欢露出牙齿		4
当我看到镜中自己的牙齿时会感到开心		4
我的牙齿对别人是有吸引力的		3
我喜欢自己牙齿的外形		4
我觉得我牙齿的位置都长得挺好		3
牙齿对患者社交生活的影响(Social impact)		2
微笑时我会刻意控制嘴唇裂开的程度以减小牙齿的暴露程度	0	
我会为不熟悉的人对我的牙齿的看法感到忧虑	0	
我害怕别人对我的牙齿发表攻击性的言论	0	
因为牙齿的原因，我会避免一些社交接触	0	
有时我会用手捂住嘴来挡住牙齿	1	
有时我总觉得别人在盯着我的牙齿看	1	
对于我牙齿的评论很容易激怒我，哪怕只是玩笑	0	
我有时会为异性对我牙齿的看法感到忧虑	0	
牙齿对患者情绪的影响(Psychological impact)		0
我嫉妒别人的牙齿好看	0	
看到别人的牙齿我会感到一定程度上的紧张	0	
有时我会为自己牙齿的样子感到不开心	0	
我觉得我周围的人几乎牙齿都比我好看	0	
当我想到自己牙齿的样子的时候就会感到难受	0	
我希望我的牙齿漂亮一些	0	
患者对牙齿美观的忧虑程度(Esthetic concern)		0
我不喜欢镜子里面的牙齿的样子	0	
我不喜欢照片里面的牙齿的样子	0	
我不喜欢录像里面的牙齿的样子	0	

美观评估：

0- 没有美观要求

10- 非常美观

我的美观评估值：9分（在下列数字上打钩）

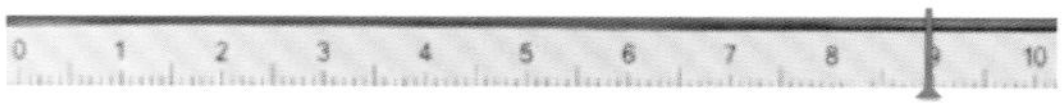

图 14-3-39　复诊时患者填写心理评估表

三、TRS 导板引导右侧上颌中切牙瓷美学再次修复一例

患者，女性，30 岁。

主诉：上颌前牙烤瓷冠边缘变色 3 年多。

现病史：患者 5 年前行 11 烤瓷冠修复，3 年前自觉冠边缘变色不美观，但一直未行诊治，现来我科就诊，要求修复以恢复美观（图 14-3-40）。

既往史：患者自述有吸烟史 10 余年，每年行牙周基础治疗，否认有其他口腔专科治疗史；否认有心血管疾病、糖尿病等系统病史；否认有过敏史。

全身情况及家族史：无特殊。

根据前述的瓷美学再次修复决策树，对这名患者进行心理评估、原方案评估及目标修复体空间评估，制订合理的治疗方案，再进行最终的修复治疗。

1. 心理评估　根据患者的主诉"上颌前牙烤瓷冠边缘变色 3 年多"，在修复前需进行患者的心理评估。结果显示，患者对自身牙齿的满意程度极低；牙齿对患者社交生活的影响较大，对患者情绪的影响较大。另外，患者对牙齿美观的忧虑程度较高；患者对修复的美观期望值为 7 分，美学期望较高（图 14-3-41）。根据心理评估，患者的主诉问题与 11 的修复体直接相关，排除心理因素。然后，进行原修复方案的评估。

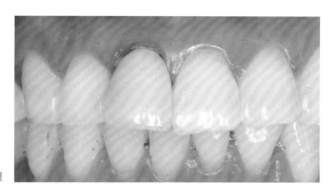

图 14-3-40 右侧上颌中切牙烤瓷冠修复口内照

	从不/极少	偶尔/有时/经常
患者对自身牙齿的满意程度(Dental self-confidence)		3
我为我的牙齿感到骄傲	0	
微笑时我喜欢露出牙齿	0	
当我看到镜中自己的牙齿时会感到开心	0	
我的牙齿对别人是有吸引力的	1	
我喜欢自己牙齿的外形	1	
我觉得我牙齿的位置都长得挺好	1	
牙齿对患者社交生活的影响(Social impact)		11
微笑时我会刻意控制嘴唇裂开的程度以减小牙齿的暴露程度		3
我会为不熟悉的人对我的牙齿的看法感到忧虑		2
我害怕别人对我的牙齿发表攻击性的言论	0	
因为牙齿的原因，我会避免一些社交接触		2
有时我会用手捂住嘴挡住牙齿		2
有时我总觉得别人在盯着我的牙齿看	1	
对于我牙齿的评论很容易激怒我，哪怕只是玩笑	0	
我有时会为异性对我牙齿的看法感到忧虑	1	
牙齿对患者情绪的影响(Psychological impact)		9
我嫉妒别人的牙齿好看	1	
看到别人的牙齿我会感到一定程度上的紧张		2
有时我会为自己牙齿的样子感到不开心	1	
我觉得我周围的人几乎牙齿都比我好看	1	
当我想到自己牙齿的样子的时候就会感到难受	1	
我希望我的牙齿漂亮一些		3
患者对牙齿美观的忧虑程度(Esthetic concern)		9
我不喜欢镜子里面我的牙齿的样子		3
我不喜欢照片里面我的牙齿的样子		3
我不喜欢录像里面我的牙齿的样子		3

美观期望：

0- 没有美观要求

10- 非常美观

我的美观期望值：7 分（在下列数字上打钩）

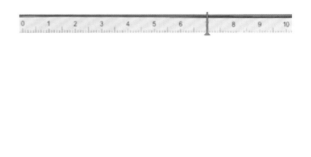

图 14-3-41 填写心理评估表,排除心理因素的不良影响

2. 原方案评估 通过详细的临床问诊及检查、必要的影像学检查及咬合等功能检查，我们发现患者否认存在 11 叩痛、冷热敏感等牙体牙髓症状；口内检查 11 未见牙龈炎症，牙周探诊未见探诊出血，口内可见牙石及色素沉着；咬合及功能检查均未发现明显异常（图 14-3-42）。

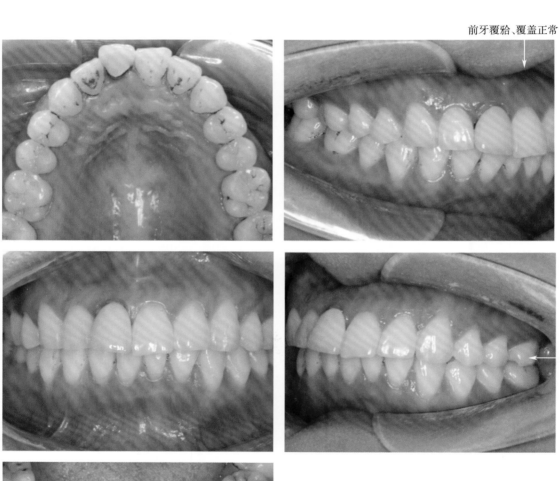

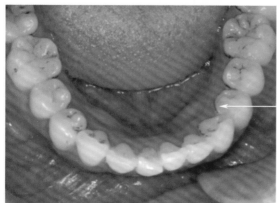

图 14-3-42　口内检查

在患者口内的正面黑底板照上行 DLD 虚拟美学分析。美学及 DLD 轮廓分析发现,11 的旧修复体形态与 21 不对称,颜色、质地等与邻牙不协调,但宽高比比较接近(图 14-3-43)。

根据原方案评估结果,作出以下诊断:11 牙体缺损,慢性牙龈炎。针对患者诊断的问题,制订治疗方案:需要更新轮廓和颜色设计等修复方案,获得患者的知情同意后,拆除旧修复体,行修复治疗。

3. 拆除旧修复体后再进一步决策最终修复方案

(1)11 牙髓状况评估:主诉的 11 有根管治疗史,可见金属桩核冠修复体,未见根尖周炎等症状,可进一步行修复治疗(图 14-3-44)。

(2)TRS 分析:根据前述的 DLD 虚拟美学分析设计结果,进一步制作实体的诊断蜡型。患者对形态表示满意(图 14-3-45)。

使用诊断蜡型翻制模型后,制作透明牙科膜片 TRS 导板(图 14-3-46)。此时,转移出来的 TRS 导板 11 的内表面,即为 11 诊断蜡型的轮廓外表面。

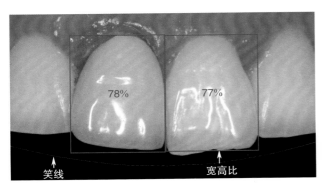

图 14-3-43　11 的旧修复体的美学分析

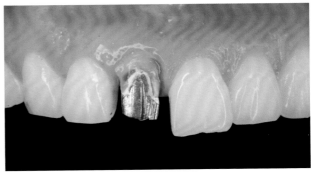

图 14-3-44　拆除旧修复体

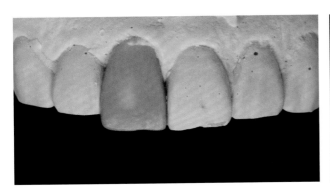

图 14-3-45　诊断蜡型效果

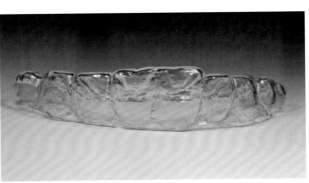

图 14-3-46　透明牙科膜片 TRS 导板

　　根据材料选择的决策树分析,因基牙呈金属桩颜色,瓷层厚度大于 1.5mm,拟采用基底瓷加饰面瓷的全瓷冠材料。使用透明牙科膜片 TRS 导板行空间分析,测量已有空间(图 14-3-47)。结合修复材料的厚度及已有空间测量结果,得到还需要的修复空间量(表 14-3-4)。

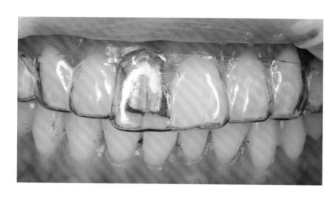

图 14-3-47　实测实量 11 已有修复空间

表 14-3-4　修复空间分析　　　　　　　　　　　　　　　　　单位:mm

位点	目标修复体空间	已有空间	需要预备的空间
颈 1/3	1.5	1.3	0.2
中 1/3	2.0	1.8	0.2
切 1/3	2.5	2.0	0.5

　　牙体预备前使用 Vitapan 3D-Master 比色板比色,结果为 2M2(图 14-3-48)。

　　牙体预备时,首先在 TRS 导板引导下,在 11 上制备定深孔(图 14-3-49)。实测发现剩余桩核的厚度大于 1mm,可继续使用。

　　去除继发龋,填补空隙,在 TRS 导板引导下完成最终的牙体预备(图 14-3-50)。

　　制作完成的最终修复体(图 14-3-51)在口内试戴,患者对最终修复效果表示满意。检查修复体密合性、邻接关系及咬合后,即可进行最终修复体的粘接。

　　行最终修复体的粘接时,应先使用橡皮障隔离基牙,然后按照全瓷冠粘接流程,使用树脂水门汀材料粘接 11 的全冠修复体,随后清除多余的粘接剂,完成再次修复(图 14-3-52~图 14-3-54)。

　　患者再次填写心理评估表。结果显示,患者对修复的美观效果表示满意,修复后牙齿对患者社交生活和情绪的影响有了明显的改善,患者对牙齿美观不再感到忧虑,美观评估值为 9 分(图 14-3-55)。修复前后比较发现,修复后修复体的形态个性化提升,与邻牙形态更协调;修复体颜色较旧修复体有明显改善,修复体不再显得死板,自然度得到显著提高(图 14-3-56)。

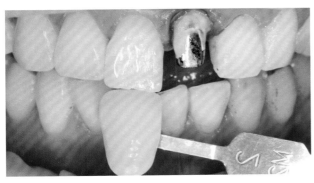

图 14-3-48　使用 Vitapan 3D-Master 比色板比色

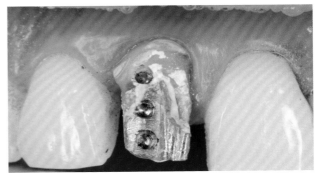

图 14-3-49　11 上显示的 3 个定深孔

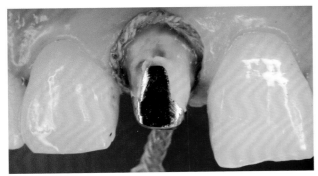

图 14-3-50　预备体

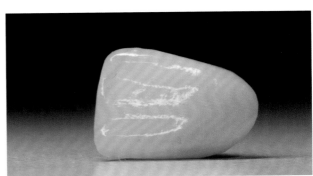

图 14-3-51　最终修复体

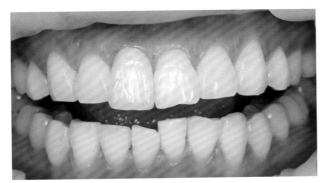

图 14-3-52　修复后口内正面照

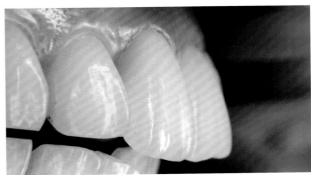

图 14-3-53　修复后口内侧面照

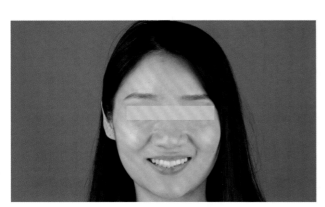

图 14-3-54 11 修复后面部照

	从不0/极少1	偶尔2/有时3/经常4
患者对自身牙齿的满意程度(Dental self-confidence)		23
我为我的牙齿感到骄傲		4
微笑时我喜欢露出牙齿		4
当我看到镜中自己的牙齿时会感到开心		4
我的牙齿对别人是有吸引力的		3
我喜欢自己牙齿的外形		4
我觉得我牙齿的位置都长得挺好		4
牙齿对患者社交生活的影响(Social impact)		3
微笑时我会刻意控制嘴唇裂开的程度以减小牙齿的暴露程度	0	
我会为不熟悉的人对我的牙齿的看法感到忧虑	0	
我害怕别人对我的牙齿发表攻击性的言论	0	
因为牙齿的原因，我会避免一些社交接触	0	
有时我会用手捂住嘴来挡住牙齿		2
有时我总觉得别人在盯着我的牙齿看	1	
对于我牙齿的评论很容易激怒我，哪怕只是玩笑	0	
我有时会为异性对我牙齿的看法感到忧虑	0	
牙齿对患者情绪的影响(Psychological impact)		1
我嫉妒别人的牙齿好看	0	
看到别人的牙齿我会感到一定程度上的紧张	1	
有时我会为自己牙齿的样子感到不开心	0	
我觉得我周围的人几乎牙齿都比我好看	0	
当我想到自己牙齿的样子的时候就会感到难受	0	
我希望我的牙齿漂亮一些	0	
患者对牙齿美观的忧虑程度(Esthetic concern)		0
我不喜欢镜子里面我的牙齿的样子	0	
我不喜欢照片里面我的牙齿的样子	0	
我不喜欢录像里面我的牙齿的样子	0	

美观评估：

0- 没有美观要求

10- 非常美观

我的美观评估值：9分（在下列数字上打钩）

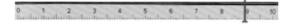

图 14-3-55 修复后患者再次填写心理评估表

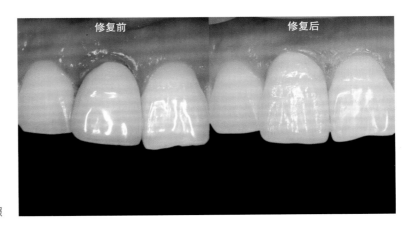

图 14-3-56 11 修复前后口内照

四、TRS 导板引导上下颌瓷美学再次修复一例

患者,女性,25 岁。

主诉:前牙烤瓷冠不美观 8 年多。

现病史:患者因重度四环素牙于 8 年前行 14—24 和 34—44 烤瓷冠修复,现因不美观来我科就诊,要求拆冠后重新修复(图 14-3-57)。

既往史:患者自述有四环素药物服用史,否认有牙周治疗史及其他口腔专科治疗史;否认有心血管疾病、糖尿病等系统病史;否认有过敏史。

全身情况及家族史:无特殊。

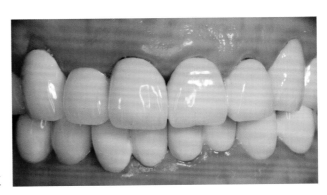

图 14-3-57 前牙烤瓷冠修复

我们将根据瓷美学再次修复决策树,行心理评估、原方案评估及目标修复体空间评估,制订治疗方案。

1. **心理评估**　根据患者主诉"前牙烤瓷冠不美观8年多",术前必须进行患者的心理评估。结果显示,患者对自身牙齿的满意程度低;牙齿对患者社交生活的影响大,对患者情绪的影响较大。另外,患者对牙齿美观的忧虑程度较高;患者对修复的美观期望值为7分,患者的美学期望较高(图14-3-58)。根据心理评估,我们发现患者的主诉问题与修复问题相关,初步排除患者因不良心理因素来就诊的可能性。然后,我们对原修复方案的合理性进行评估。

2. **原方案评估**　通过全面的临床问诊、必要的影像学检查、进一步的美学线面分析及咬合等功能检查,我们发现原方案不合理,且可以纠正。根据原方案评估结果更新方案,行牙周基础治疗,消除牙周组织炎症后,获得患者的知情同意后,行修复治疗,具体分析如下。

(1)患者否认存在14—24和34—44叩痛、冷热敏感等症状,X线片示14—24和34—44根尖周未见明显低密度影(图14-3-59)。

(2)口内检查14—24和34—44旧修复体,发现肩台等未侵犯生物学宽度。口内牙周及口腔卫生状况检查见11、21牙龈红肿,牙周探诊见探诊出血(图14-3-60)。

	从不0/极少1	偶尔2/有时3/经常4
患者对自身牙齿的满意程度(Dental self-confidence)		0
我为我的牙齿感到骄傲	0	
微笑时我喜欢露出牙齿	0	
当我看到镜中自己的牙齿时会感到开心	0	
我的牙齿对别人是有吸引力的	0	
我喜欢自己牙齿的外形	0	
我觉得我牙齿的位置都长得挺好	0	
牙齿对患者社交生活的影响(Social impact)		15
微笑时我会刻意控制嘴唇裂开的程度以减小牙齿的暴露程度		3
我会为不熟悉的人对我的牙齿的看法感到忧虑		2
我害怕别人对我的牙齿发表攻击性的言论		2
因为牙齿的原因,我会避免一些社交接触	1	
有时我会用手语挡住嘴来挡住牙齿		3
有时我总觉得别人在盯着我的牙齿看	1	
对于我牙齿的评论很容易激怒我,哪怕只是玩笑	1	
我有时会为异性对我牙齿的看法感到忧虑		2
牙齿对患者情绪的影响(Psychological impact)		11
我嫉妒别人的牙齿好看	0	
看到别人的牙齿我会感到一定程度上的紧张		3
有时我会为自己牙齿的样子感到不开心		2
我觉得我周围的人几乎牙齿都比我好看		2
当我想到自己牙齿的样子的时候就会感到难受	1	
我希望我的牙齿漂亮一些		3
患者对牙齿美观的忧虑程度(Esthetic concern)		9
我不喜欢镜子里面我的牙齿的样子		3
我不喜欢照片里面我的牙齿的样子		3
我不喜欢录像里面我的牙齿的样子		3

美观期望:

0- 没有美观要求

10- 非常美观

我的美观期望值:7分(在下列数字上打钩)

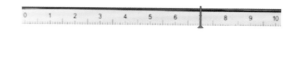

图14-3-58　患者填写的心理评估表

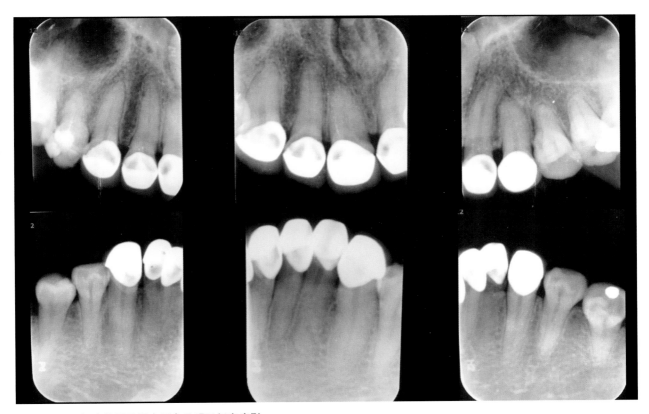

图 14-3-59 根尖片显示根尖周未见明显低密度影

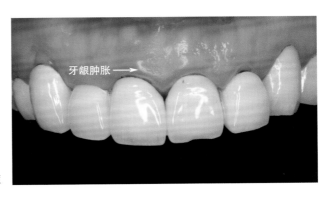

图 14-3-60 牙周组织炎症

（3）咬合关系检查见左右磨牙呈中性关系，口内牙无早接触、殆干扰等咬合问题。

（4）咀嚼肌及颞下颌关节区检查，未发现咀嚼肌肌肉及关节区疼痛；下颌运动时，未发现关节弹响、杂音等，无张口受限，开口度、开口型正常；功能检查，未发现咀嚼、发音等功能问题。

（5）根据 DLD 虚拟美学分析，原修复体形态不协调，颜色死板，半透明性差，更新修复方案。

根据原方案评估结果，作出以下诊断：14—24 和 34—44 牙体缺损，四环素牙，慢性牙龈炎。针对患者诊断的问题，制订治疗方案：需要更新轮廓和颜色设计等修复方案，获得患者的知情同意后，拆除旧修复体，行修复治疗。

3. 拆除旧修复体后再进一步决策最终修复方案

（1）牙髓状况评估：14—24和34—44均为预备体，牙髓状况未见明显异常，可行修复（图14-3-61）。

（2）TRS分析：首先根据DLD虚拟美学分析设计，在exocad软件内制作数字化诊断蜡型（图14-3-62）。

待数字化诊断蜡型获得医技患三方认可后，在exocad软件内制作TRS导板，将导板数据导入三维打印机，制作完成三维打印TRS导板（图14-3-63）。

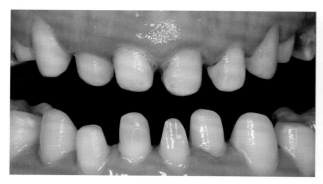

图14-3-61　拆除旧修复体

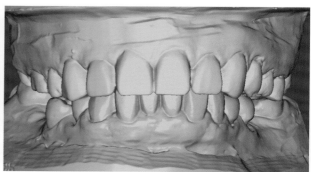

图14-3-62　数字化诊断蜡型

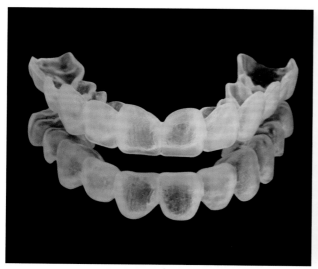

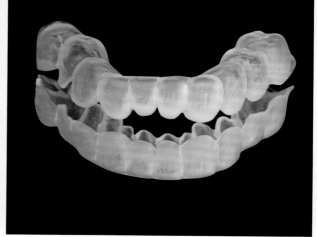

图14-3-63　三维打印TRS导板

三维打印 TRS 导板的内表面就是数字化诊断蜡型的外表面。将导板戴入患者口内，检查导板完全就位后，使用三维打印 TRS 导板测量 14—24 和 34—44 的已有空间（图 14-3-64）。通过导板上的预设开孔，实测实量牙面到导板表面的距离，再减去导板的厚度，就是已有空间深度大小。

　　根据材料选择的决策树选择合适的修复材料（图 14-3-65）。该患者基牙的颜色正常，瓷层厚度大于 1.5mm，因此选择基底瓷加饰面瓷的全瓷冠修复。结合修复材料的目标厚度及已有空间测量结果，两者相减即得到 14—24 和 34—44 的牙体预备量（图 14-3-66）。

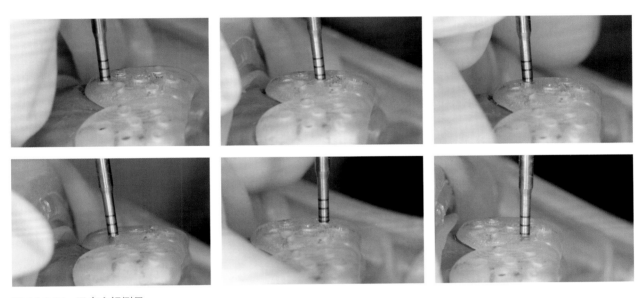

图 14-3-64　已有空间测量

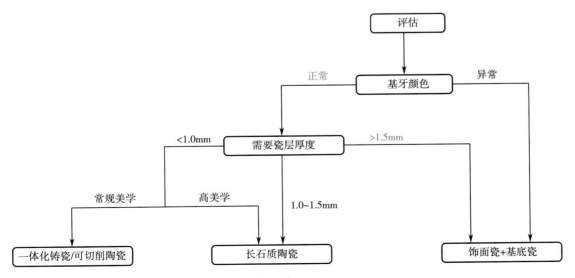

图 14-3-65　根据材料选择的决策树选择合适的修复材料

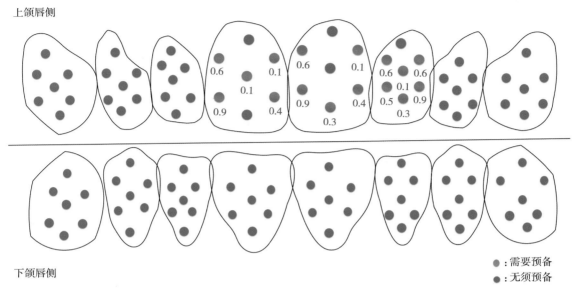

上颌唇侧

下颌唇侧

●：需要预备
●：无须预备

图 14-3-66   需要预备的部位及预备量（单位：mm）

牙体预备前，先使用 Vitapan 3D-Master 比色板比色，结果为 2M1（图 14-3-67）。

牙体预备应在 TRS 导板引导下进行，先在 14—24 和 34—44 制备定深孔，再以定深孔为指导，完成牙体预备（图 14-3-68）。

最终修复体依据诊断蜡型制作（图 14-3-69，图 14-3-70）。将制作完成的最终修复体在患者口内试戴，患者对最终修复效果较满意。

制作完成的最终修复体口内试戴后，检查见边缘密合，形态及颜色良好，即可使用树脂水门汀进行修复体的最终粘接（图 14-3-71~ 图 14-3-73）。对比再次修复前后的口内照，修复后的修复体形态及颜色均得到了明显改善（图 14-3-74）。

修复 1 年后复诊，检查见边缘密合，牙周组织健康（图 14-3-75~ 图 14-3-77）。

患者再一次行心理评估。结果显示，患者对修复的满意度高；修复后牙齿对患者的社交生活和情绪的影响，有了明显的改善；患者对牙齿美观不再感到忧虑，患者的美观评估值为 10 分（图 14-3-78）。

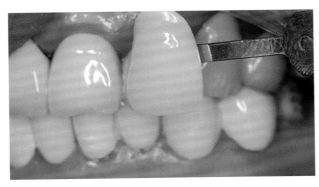

图 14-3-67 比色

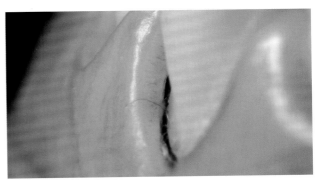

图 14-3-68 预备体边缘

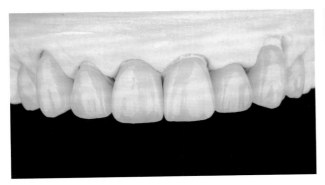

图 14-3-69 最终上颌修复体

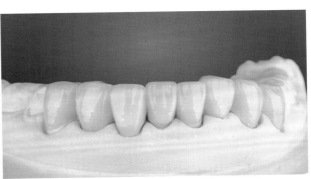

图 14-3-70 最终下颌修复体

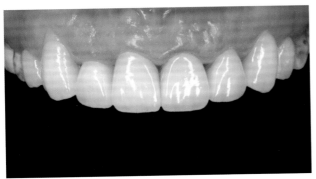

图 14-3-71 上颌修复后

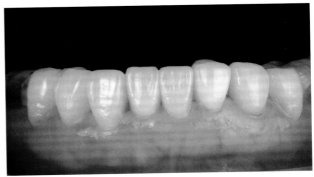

图 14-3-72 下颌修复后

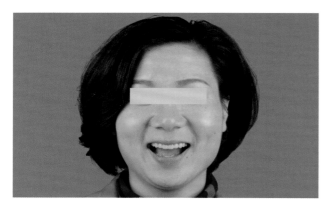

图 14-3-73　修复后面部照

修复前　　　　　　　　　　　　　　　　　修复后

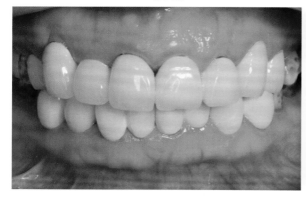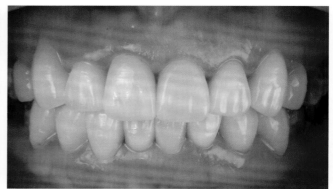

图 14-3-74　再次修复前后口内照

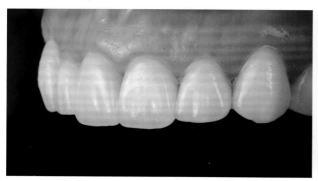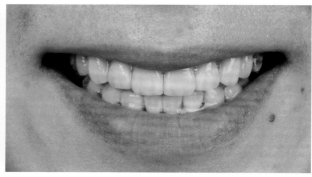

图 14-3-75　复诊口内侧面照　　　　　　图 14-3-76　复诊口外正面照

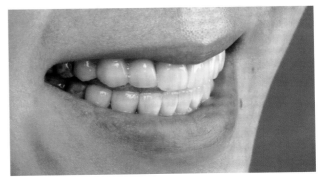

图 14-3-77　复诊口外侧面照

	从不0/极少1	偶尔2/有时3/经常4
患者对自身牙齿的满意程度(Dental self-confidence)		24
我为我的牙齿感到骄傲		4
微笑时我喜欢露出牙齿		4
当我看到镜中自己的牙齿时会感到开心		4
我的牙齿对别人是有吸引力的		4
我喜欢自己牙齿的外形		4
我觉得我牙齿的位置都长得挺好		4
牙齿对患者社交生活的影响(Social impact)		2
微笑时我会刻意控制嘴唇裂开的程度以减小牙齿的暴露程度	0	
我会为不熟悉的人对我的牙齿的看法感到忧虑	0	
我害怕别人对我的牙齿发表攻击性的言论	0	
因为牙齿的原因，我会避免一些社交接触	0	
有时我会用手捂住嘴来挡住牙齿	1	
有时我总觉得别人在盯着我的牙齿看	1	
对于我牙齿的评论很容易激怒我，哪怕只是玩笑	0	
我有时会为异性对我牙齿的看法感到忧虑	0	
牙齿对患者情绪的影响(Psychological impact)		1
我嫉妒别人的牙齿好看	0	
看到别人的牙齿我会感到一定程度上的紧张	1	
有时我会为自己牙齿的样子感到不开心	0	
我觉得我周围的人几乎牙齿都比我好看	0	
当我想到自己牙齿的样子的时候就会感到难受	0	
我希望我的牙齿漂亮一些	0	
患者对牙齿美观的忧虑程度(Esthetic concern)		0
我不喜欢镜子里面我的牙齿的样子	0	
我不喜欢照片里面我的牙齿的样子	0	
我不喜欢录像里面我的牙齿的样子	0	

美观评估：

0- 没有美观要求

10- 非常美观

我的美观评估值：10 分（在下列数字上打钩）

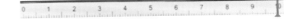

图 14-3-78　患者再次填写心理评估表

五、钛金属打印不等厚度导板联合修复牙体与牙列缺损一例

患者,女性,23 岁。

主诉:上颌前牙修复体破损 1 年,后牙牙列缺损 10 年。

现病史:患者 10 年前拔除右侧上颌后牙,未行修复;3 年前 21、22 行根管治疗后树脂贴面修复;1 年前左侧上颌后牙牙冠因龋缺损,现因自觉上颌前牙修复体破损来我科就诊,要求修复上颌前牙及双侧后牙(图 14-3-79)。

既往史:患者否认有牙周治疗史及其他口腔专科治疗史;否认有心血管疾病、糖尿病等系统病史;否认有过敏史。

全身情况及家族史:无特殊。

根据瓷美学再次修复决策树,对这名患者依次进行心理评估、原方案评估及目标修复体空间评估,制订治疗方案。

1. 心理评估　根据患者主诉"上颌前牙修复体破损 1 年,后牙牙列缺损 10 年",术前对其进行心理评估。结果显示,主诉问题与修复直接相关,患者对自身牙齿的满意程度低;牙齿对患者社交生活的影响较大,对患者情绪的影响较大。另外,患者对牙齿美观的忧虑程度较高;患者对修复的美观期望值为 7 分,该患者为常规美学患者(图 14-3-80)。根据心理评估,排除心理因素,可进一步进行原方案评估。

2. 原方案评估　通过全面的临床问诊、必要的影像学检查、进一步的美学线面分析及咬合等功能检查,我们发现原方案不合理,且可以纠正。根据原方案评估结果更新方案,行牙周基础治疗,消除牙周组织炎症后,获得患者的知情同意后,行修复治疗,具体分析如下。

(1)患者否认存在 21 和 22 叩痛、冷热敏感等症状。CBCT 示 21、22 根尖周未见明显低密度影;14 缺失;24 残根,根尖周未见明显低密度影(图 14-3-81)。

(2)口内检查见 21、22 旧修复体,发现肩台等未侵犯生物学宽度;口内牙周及口腔卫生状况检查见菌斑(+),牙石(+),探诊出血(图 14-3-82)。

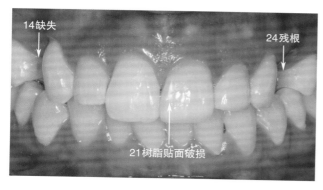

图 14-3-79　患者上颌前牙修复体破损,后牙牙列缺损

	从不0/极少1	偶尔2/有时3/经常4
患者对自身牙齿的满意程度(Dental self-confidence)		2
我为我的牙齿感到骄傲	0	
微笑时我喜欢露出牙齿	0	
当我看到镜中自己的牙齿时会感到开心	0	
我的牙齿对别人是有吸引力的	0	
我喜欢自己牙齿的外形	0	2
我觉得我牙齿的位置都长得挺好	0	
牙齿对患者社交生活的影响(Social impact)		14
微笑时我会刻意控制嘴唇裂开的程度以减小牙齿的暴露程度		2
我会为不熟悉的人对我的牙齿的看法感到忧虑	1	
我害怕别人对我的牙齿发表攻击性的言论		2
因为牙齿的原因，我会避免一些社交接触	1	
有时我会用手捂住嘴巴来挡住牙齿		3
有时我总觉得别人在盯着我的牙齿看		2
对于我牙齿的评论很容易激怒我，哪怕只是玩笑	1	
我有时会为异性对我牙齿的看法感到忧虑		2
牙齿对患者情绪的影响(Psychological impact)		13
我嫉妒别人的牙齿好看	0	
看到别人的牙齿我会感到一定程度上的紧张		2
有时我会为自己牙齿的样子感到不开心		2
我觉得我周围的人几乎牙齿都比我好看		2
当我想到自己牙齿的样子的时候就会感到难受		3
我希望我的牙齿漂亮一些		4
患者对牙齿美观的忧虑程度(Esthetic concern)		9
我不喜欢镜子里面我的牙齿的样子		3
我不喜欢照片里面我的牙齿的样子		3
我不喜欢录像里面我的牙齿的样子		3

美观期望：

0- 没有美观要求

10- 非常美观

我的美观期望值：7 分（在下列数字上打钩）

图 14-3-80　患者填写心理评估表

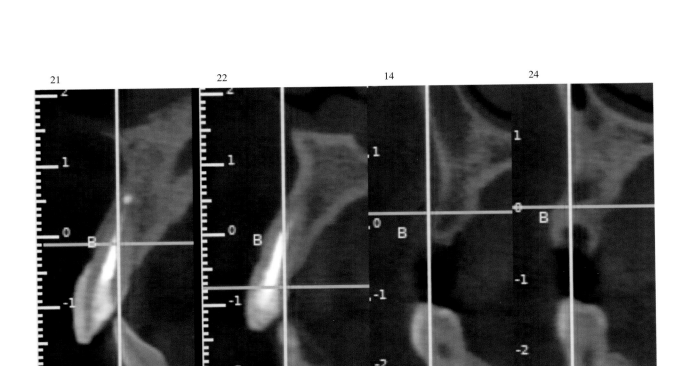

图 14-3-81　患者的影像学检查

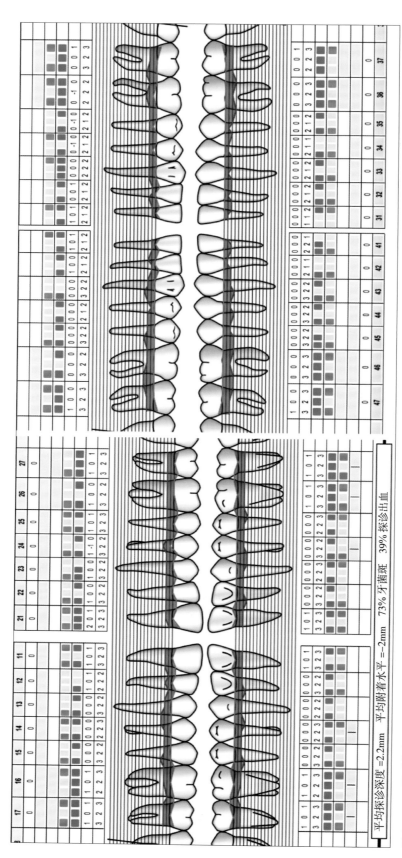

图 14-3-82 通过临床检查填写牙周量表

（3）咬合关系检查见左右磨牙呈中性关系，前牙覆𬌗、覆盖正常，口内牙牙尖交错位未见早接触点，前伸及左右侧方运动未见咬合干扰等咬合问题（图 14-3-83）。

（4）咀嚼肌及颞下颌关节区检查，未发现咀嚼肌肌肉及关节区疼痛；下颌运动时，未发现关节弹响、杂音等，无张口受限，开口度、开口型正常；功能检查，未发现咀嚼、发音等功能问题。

（5）在患者的口内正面黑底板照上进行 DLD 虚拟美学分析，见前牙宽度比例及宽高比符合正常范围，但 21 原修复体已破损折裂，折裂线局部修复体变色，且 21 修复体形态与 11 形态不够对称，应更新修复方案（图 14-3-84）。

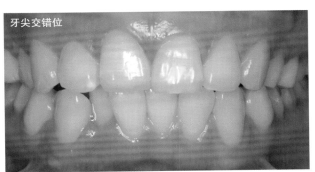
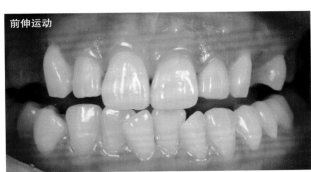
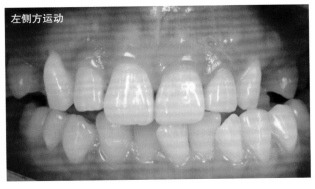
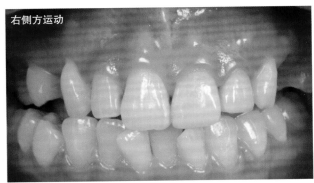

图 14-3-83 通过咬合关系检查排除咬合问题

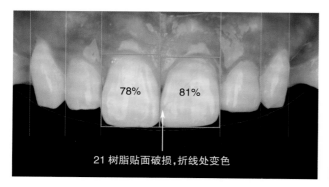

图 14-3-84 DLD 虚拟美学分析

（6）同时我们对患者的种植空间进行了分析,使用 HX 种植实测套装在口内及研究模型上进行空间分析,使用 CBCT 重建三维模型,行影像学分析。首先进行开口度分析,术区开口度达 40mm,该患者的开口度可进行导板引导的种植手术（图 14-3-85）。

在患者口内,使用 HX 种植实测套装对术区的三维空间,即颊舌向、近远中向和咬合空间进行测量（图 14-3-86）。该患者 14 的颊舌径仅为 3.5mm,未达到理想颊舌径 6mm 的要求;14 近远中径为 5mm,也未达到理想近远中径 7~10mm 的要求;冠修复空间为 5mm,达到了理想冠修复空间 5~10mm 的要求。该患者 24 的颊舌径为 6mm,近远中径为 7mm,冠修复空间为 6mm,均满足理想三维空间的要求（表 14-3-5）。

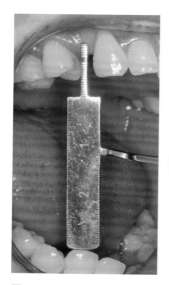

图 14-3-85 测量患者的开口度,术区开口度达 40mm

开口度分析

牙位	术区开口度	植入方式
14、24	40mm	导板

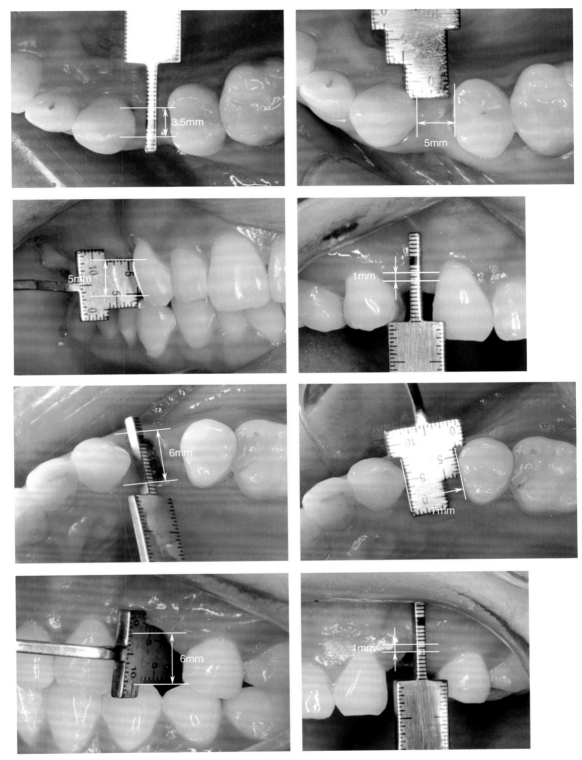

图 14-3-86　使用 HX 种植实测套装对口内术区的三维空间进行测量

表 14-3-5　口内术区的三维空间量汇总　　　　　　　　　　　　　　　单位：mm

牙位	颊舌径	近远中径	冠修复空间
14	3.5	5.0	5.0
24	6.0	7.0	6.0
理想状态	≥6.0	5.0~7.0（前牙） 7.0~10.0（后牙）	5.0~10.0

　　在患者的模型上，使用 HX 种植实测套装对术区的三维空间，即颊舌向、近远中向和咬合空间进行测量（图 14-3-87）。该患者 14 的颊舌径为 5mm，未达到理想颊舌径 6mm 的要求；近远中径为 4.5mm，也未达到理想近远中径 7~10mm 的要求；冠修复空间为 6mm，达到了理想冠修复空间 5~10mm 的要求。该患者 24 的颊舌径、近远中径、冠修复空间均为 7mm，满足了理想三维空间的要求（表 14-3-6）。

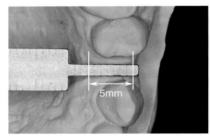
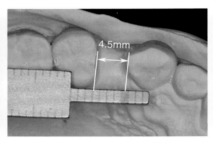
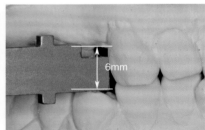
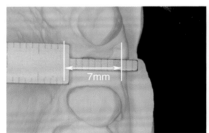
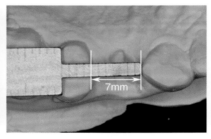
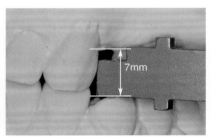

图 14-3-87　使用 HX 种植实测套装对模型上术区的三维空间进行测量

表 14-3-6　模型上术区的三维空间量汇总　　　　　　　　　　　　　　单位：mm

牙位	颊舌径	近远中径	冠修复空间
14	5.0	4.5	6.0
24	7.0	7.0	7.0
理想状态	≥6.0	5.0~7.0（前牙） 7.0~10.0（后牙）	5.0~10.0

在CBCT上进一步对术区的三维空间,即颊舌向、近远中向和骨高度进行影像学测量(图14-3-88)。该患者14的颊舌径为3.02mm,未达到理想颊舌径6.00mm的要求;近远中径为6.04mm,也未达到理想近远中径7.00mm的要求;骨高度为16.50mm,达到了理想冠修复空间10.00mm的要求。该患者24颊舌径为6.69mm,近远中径为8.33mm,冠修复空间为13.19mm,均满足理想三维空间的要求(表14-3-7)。

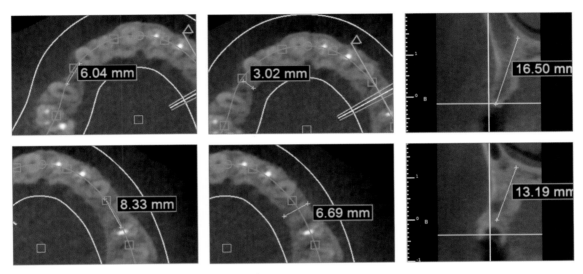

图 14-3-88　在 CBCT 上对术区的三维空间进行测量

表 14-3-7　CBCT 上术区的三维空间量汇总　　　　　　　　　　单位：mm

牙位	颊舌径	近远中径	骨高度
14	3.02	6.04	16.50
24	6.69	8.33	13.19
理想状态	≥6.00	≥7.00（骨面）	≥10.00

根据以上分析,14的近远中径小,不满足种植空间的要求,已有近远中修复空间为4.5mm,需要调磨邻牙:13远中切1/3牙体组织需要磨除1mm,15近中需要磨除1mm。可提供空间较理想的空间偏小,徒手种植难以达到精度要求,需要采用导板引导的种植手术。

最终根据原方案评估结果,作出以下诊断:21、22牙体缺损,24残根,14缺失,慢性牙龈炎。针对患者诊断的问题,制订相应的治疗方案。该患者需要更新轮廓和修复材料设计等修复方案,获得患者的知情同意后,进行14、24种植修复,以及21、22全冠修复治疗。

3. 修复决策与实施

(1)牙周治疗:根据牙周序列治疗流程,行牙周基础治疗和口腔卫生宣教;治疗结束3个月后患者复诊,通过临床检查再次填写牙周量表,发现牙周炎症消退,可进行下一步治疗(图14-3-89)。

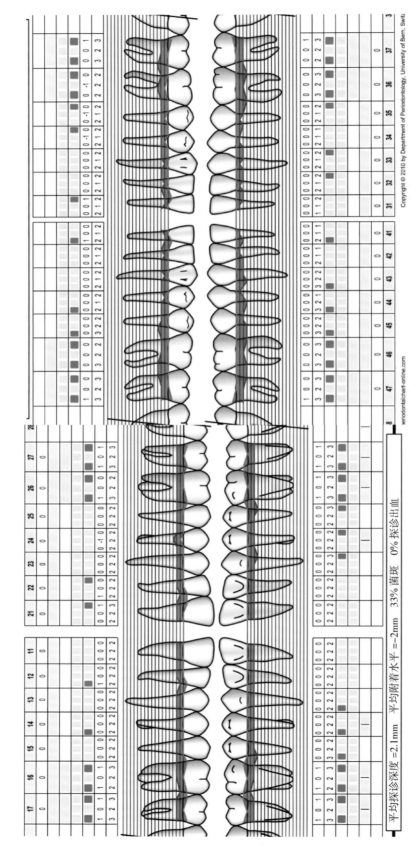

图 14-3-89 患者牙周治疗后 3 个月复诊时再次填写牙周量表

（2）21、22牙髓状况评估：21、22均为死髓牙，未见根尖周炎等症状体征，可行下一步修复治疗。

（3）TRS分析：上颌前牙的美学设计根据第一步的DLD轮廓美学分析，行DLD虚拟美学设计，使用口内正面黑底板照行美学预告，与患者沟通预期的修复效果，患者对修复牙的最终轮廓形态满意（图14-3-90）。患者前牙旧修复体为树脂材料，根据修复方式选择决策树，因前牙根管治疗后缺损较大，初次修复时已大量磨除了牙体组织，现难以保证足够的牙釉质粘接面积，经医技患三方沟通后选择全瓷冠修复（图14-3-91）。

根据前牙的DLD虚拟美学设计，制作数字化诊断蜡型。在数字化蜡型上行虚拟预备，结合虚拟预备及原始牙面测量已有空间大小（图14-3-92）。根据已有空间及患者的主诉，遵循材料选择决策树，选择铸瓷材料（图14-3-93）。

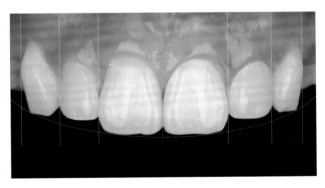

图14-3-90　前牙的DLD虚拟美学设计

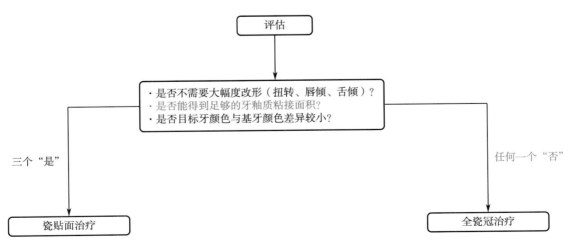

图14-3-91　修复方式选择决策树

唇颊侧

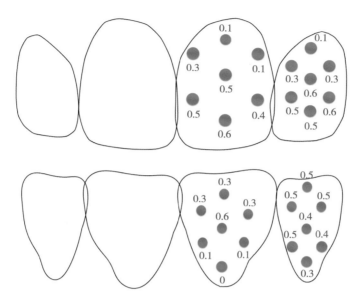

舌腭侧

● :需要预备
● :不需要预备

图 14-3-92 21、22 已有空间汇总（单位：mm）

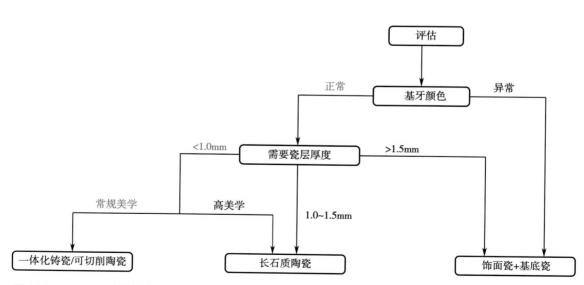

图 14-3-93 21、22 材料选择决策树

我们根据上述的种植空间分析,进一步行 14、24 的种植体位置设计。14 颊舌向及近远中向的空间均偏小,计划植入直径 3.3mm,长度 8mm 的骨水平种植体。24 各空间均满足理想三维空间的要求,计划植入直径 4.1mm,长度 10mm 的骨水平种植体(图 14-3-94)。

　　在 exocad 软件内,利用数字化蜡型及虚拟预备,设计引导 21、22 牙体预备的不等厚度导板,使虚拟车针钻入导板的深度统一为 4mm;同时,在同一导板上设计 14、24 的种植体植入引导环。两侧导板末端延伸到左右第一磨牙以提供足够的牙支持式固位力(图 14-3-95)。因本病例的牙体预备及牙种植精度要求高,且涉及牙位跨越两侧牙弓,需较高精度的导板材料,故选择钛金属材料(图 14-3-96)。

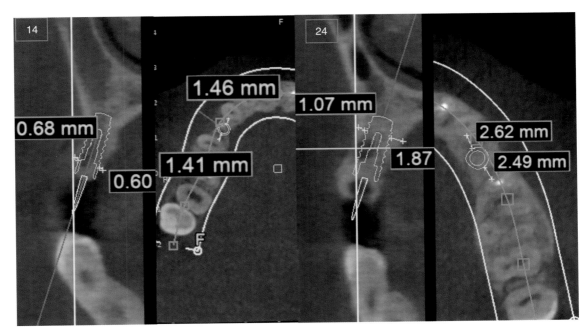

图 14-3-94　14、24 种植体位点设计

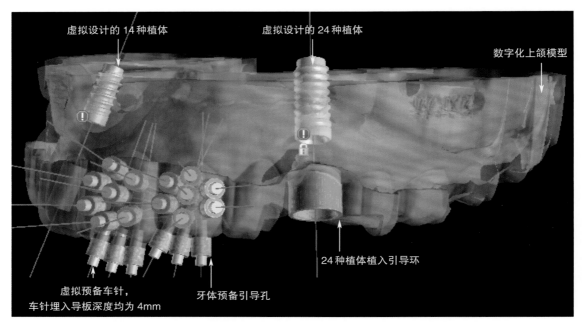

虚拟设计的 14 种植体

虚拟设计的 24 种植体

数字化上颌模型

24 种植体植入引导环

虚拟预备车针，
车针埋入导板深度均为 4mm

牙体预备引导孔

图 14-3-95　不等厚度导板联合修复牙体与牙列缺损

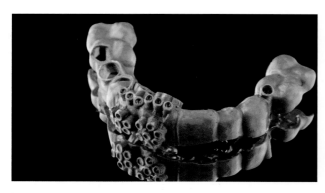

图 14-3-96　钛金属打印的牙体预备及牙种植联
合引导导板

在钛金属打印的牙体预备及牙种植联合引导导板的引导下,在同一天行牙体预备与种植体植入术,减少患者的就诊次数,简化诊疗流程。手术当天,我们先使用 Vitapan 3D-Master 比色板比色,结果为 2M1(图 14-3-97)。

将导板戴入患者口内,检查导板是否完全就位,使口内导板固位稳定,与牙面紧密接触(图 14-3-98)。

本病例使用带有止动环的定深车针,止动环的刻度即为 4mm,在每个定深孔将车针缓慢预备至止动环深度,并使用测量杆实测预备深度(图 14-3-99),完成 21、22 的定深孔制备(图 14-3-100,图 14-3-101)。

在定深孔引导下,按照显微全冠预备流程,完成 21、22 牙体预备(图 14-3-102,图 14-3-103)。

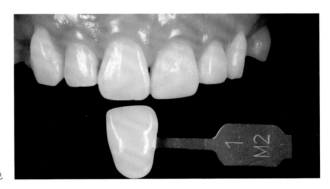

图 14-3-97　使用 Vitapan 3D-Master 比色板比色

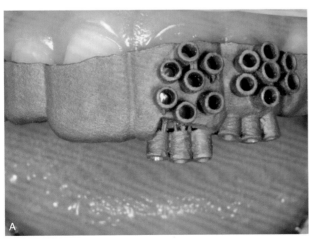

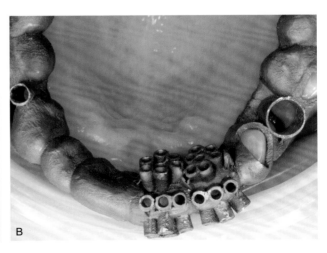

图 14-3-98　检查导板完全就位
A. 导板戴入唇面观;B. 导板戴入殆面观。

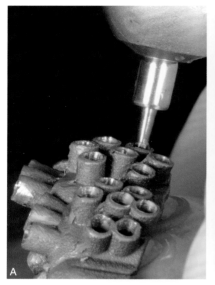 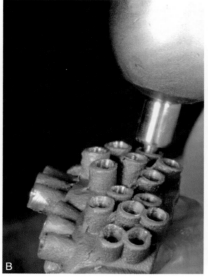 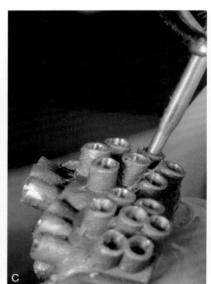

图 14-3-99 止动车针制备定深孔

A. 带止动环的定深车针钻入导板；B. 以止动环为止点；C. 测量杆实测预备深度。

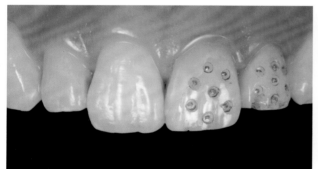 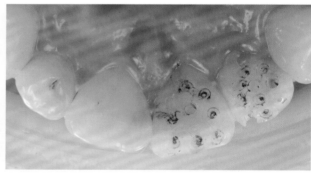

图 14-3-100 21、22 制备完成的唇面定深孔

图 14-3-101 21、22 制备完成的腭面定深孔

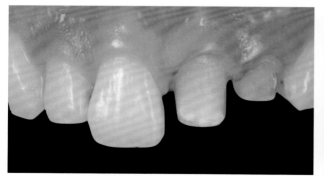 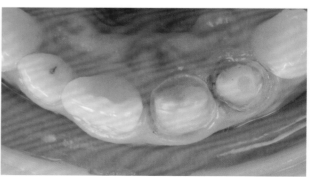

图 14-3-102 21、22 牙体预备后唇面观

图 14-3-103 21、22 牙体预备后腭面观

在同一天,行 14、24 的种植体植入术。术前测量血压、心率分别为 111/89mmHg、68 次/分。常规消毒、铺巾后,使用阿替卡因麻醉剂行 14、24 术区的局部浸润麻醉。待麻药显效后,微创拔除 24 残根,搔刮拔牙窝,清理炎性肉芽组织(图 14-3-104)。于 14 术区牙槽嵴顶黏膜翻全厚瓣,清理软组织,暴露干净的骨面。

将消毒后的导板戴入患者口内,核对导板已完全就位,与牙面紧密接触(图 14-3-105)。

在导板引导下,在生理盐水冷却下,于 14 牙位植入引导环内,使用先锋钻直接钻入,第一钻钻至半程后使用 HX 种植实测套装进行实测,核查颊舌向、近远中向位置及轴向与设计是否相符(图 14-3-106)。

经实测确认位置后,在生理盐水冷却下,先锋钻于 14 牙位继续钻入至止动环深度,进一步实测,核查钻入骨内深度达 8mm,颊舌向、近远中向位置与设计是否相符(图 14-3-107)。

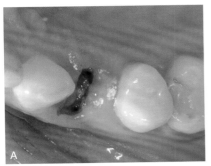
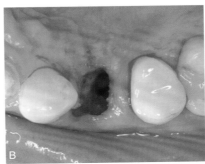
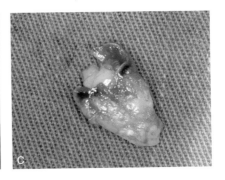

图 14-3-104　微创拔除 24 残根

A. 24 残根拔除前;B. 24 拔牙窝;C. 拔除的 24 残根。

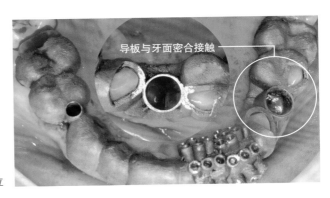

图 14-3-105　戴入导板,检查完全就位

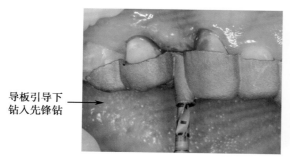

导板引导下
钻入先锋钻

核对钻入轴向

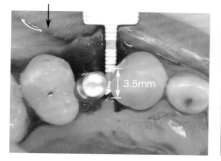

腭侧骨壁宽度测量

3.5mm

颊侧骨壁宽度测量

3.5mm

近远中位置测量

5mm

图 14-3-106　14 牙位先锋钻钻入半程实测

导板引导下
钻入先锋钻

核对先锋钻钻
入深度至8mm

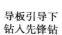
腭侧骨壁宽度测量

3.5mm

颊侧骨壁宽度测量

3.5mm

近远中位置测量

5mm

图 14-3-107　14 牙位先锋钻钻入全程实测

先锋钻确定种植窝的位置及轴向后,在生理盐水冷却下,使用扩孔钻继续制备 14 的种植窝,直至钻入全程,再次进行实测,核查钻入骨内深度达 8mm,颊舌向、近远中向位置与设计是否相符(图 14-3-108),完成 14 种植窝的预备。

同理,预备 24 的种植窝。在生理盐水冷却下,于导板 24 牙位引导环及套筒的引导下钻入先锋钻,钻入半程时进行实测,核查颊舌向位置及钻入深度与设计是否相符(图 14-3-109)。使用 HX 种植实测套装测量,见钻针在牙颈部距近远中邻牙均为 3mm,在切端平面距近远中邻牙均为 4mm,可见钻针近远中位置及轴向与设计相符(图 14-3-110),继续将先锋钻钻入至止动环深度。

先锋钻确定种植窝的位置及轴向后,在生理盐水冷却下,使用扩孔钻逐级扩孔,制备 24 的种植窝,𬌗面检查钻针位于引导环中心(图 14-3-111),完成 24 种植窝的制备。

沿着制备完成的种植窝,在 14 牙位植入直径 3.3mm、长度 8mm 的骨水平种植体;在导板引导下,在 24 牙位植入直径 4.1mm、长度 10mm 的骨水平种植体(图 14-3-112)。种植体植入后再次使用 HX 种植实测套装进行实测,核查颊舌向、近远中向位置与设计是否相符(图 14-3-113)。

14、24 牙位种植体上分别旋入覆盖螺丝,于 24 种植位点放置骨粉,上方覆盖事先用自体血离心压膜制成的浓缩生长因子(concentrated growth factors, CGF)膜(图 14-3-114),严密缝合。

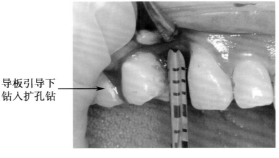
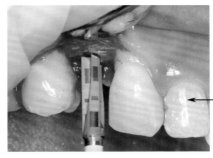

导板引导下钻入扩孔钻

核对扩孔钻钻入深度至8mm

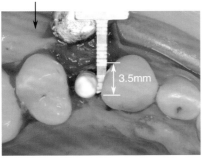
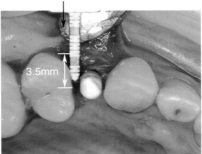
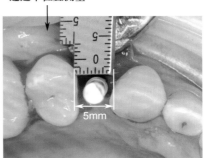

腭侧骨壁宽度测量　　颊侧骨壁宽度测量　　近远中位置测量

3.5mm　　3.5mm　　5mm

图 14-3-108　14 牙位扩孔钻钻入全程实测

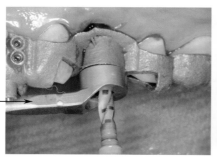

导板引导下
钻入先锋钻

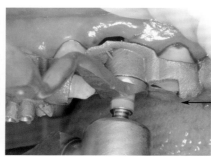

先锋钻钻入
至止动环

腭侧骨壁宽度测量　　　　　　　颊侧骨壁宽度测量　　　　　　核对先锋钻钻入骨内深度至10mm

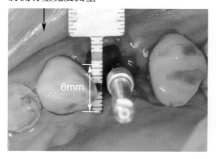

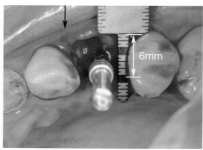

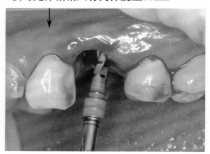

图 14-3-109　24 牙位先锋钻钻入半程实测

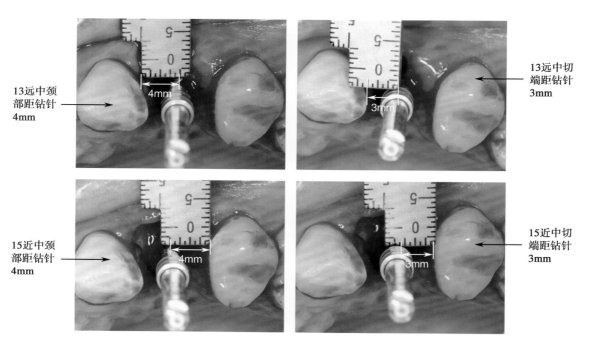

13远中颈
部距钻针
4mm

13远中切
端距钻针
3mm

15近中颈
部距钻针
4mm

15近中切
端距钻针
3mm

图 14-3-110　通过实测实量检查近远中轴向

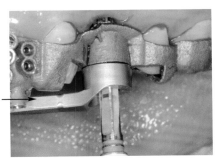

导板引导下钻入
2.8mm 扩孔钻

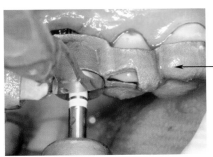

扩孔钻钻入至
止动环深度

导板引导下钻入 3.5mm 扩孔钻　　　扩孔钻钻入至止动环深度　　　核对钻针位于导环中心

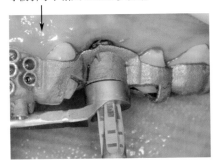

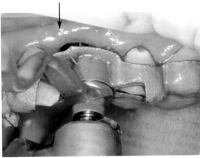

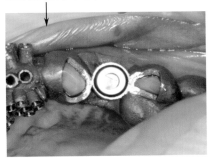

图 14-3-111　24 牙位扩孔钻逐级备洞

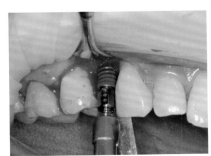

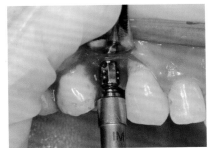

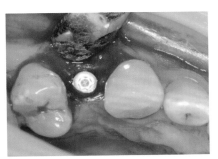

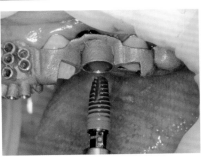

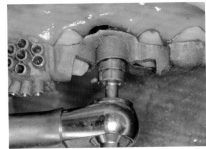

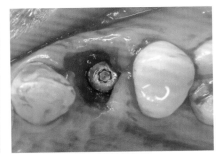

图 14-3-112　14、24 牙位植入种植体

14

近远中向测量  颊舌向测量

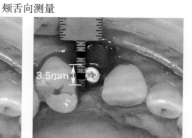

3mm 3mm 3.5mm 3.5mm

24

近远中向测量 颊舌向测量

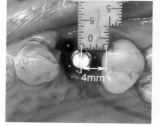 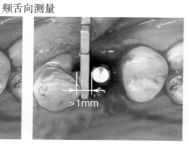

4mm 4mm >1mm >1mm

图 14-3-113 种植体植入后实测实量

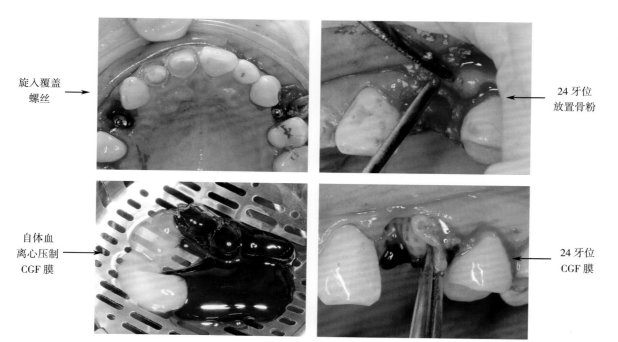

旋入覆盖
螺丝

24 牙位
放置骨粉

自体血
离心压制
CGF 膜

24 牙位
CGF 膜

图 14-3-114 24 位点放置骨粉及 CGF 膜

种植术后拍摄 CBCT，核查种植体位置，进行颊舌向及近远中向的误差分析。在颊舌向上，14 的颊侧误差为 0.07mm，腭侧误差为 0.06mm；24 的颊侧误差为 0.25mm，腭侧误差为 0.36mm（图 14-3-115）。在近远中向上，14 的近中误差为 0.00mm，远中误差为 0.02mm；24 的近中误差为 0.04mm，远中误差为 0.31mm（图 14-3-116）。综合上述分析，本病例的误差控制在 0.4mm 内，满足我们对精度的要求。

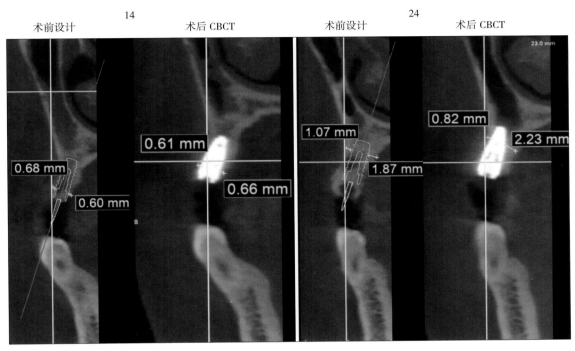

图 14-3-115　14、24 牙位种植体位置的颊舌向误差分析

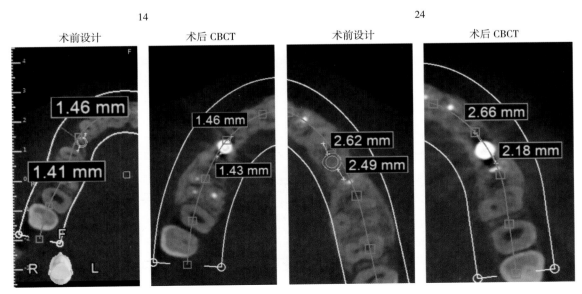

图 14-3-116　14、24 牙位种植体位置的近远中向误差分析

根据术前的蜡型设计制作最终的修复体（图 14-3-117）。将最终修复体在口内试戴，待患者对最终修复效果满意后，使用橡皮障隔离基牙，基牙经 37% 磷酸酸蚀，树脂粘接剂处理；同时修复体经氢氟酸酸蚀，树脂粘接剂处理。最终，使用通用型双重固化树脂水门汀粘固 21、22 全瓷冠（图 14-3-118），清除多余的粘接剂，检查修复体边缘密合性（图 14-3-119）。

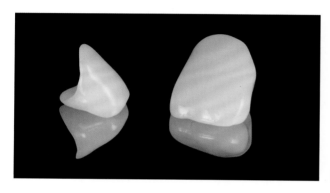

图 14-3-117 制作完成的最终修复体

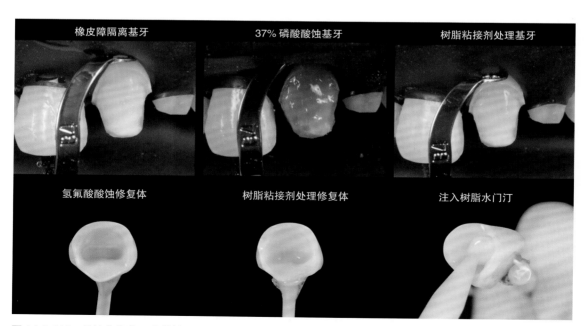

图 14-3-118 最终修复体口内粘接

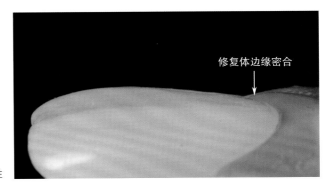

修复体边缘密合

图 14-3-119　检查修复体边缘密合性

　　患者修复后再次填写心理评估表。结果显示,患者对修复体的美观效果表示满意;修复后患者的牙齿对社交生活和情绪的不良影响有了明显的改善,患者不再对自己牙齿的美观感到忧虑,美观评估值为 9 分(图 14-3-120)。较修复前相比,修复后 21 的形态更加个性化,与 11 形态更对称;同时解决了修复体强度不高,折裂后变色的问题(图 14-3-121)。

	从不0/极少1	偶尔2/有时3/经常4
患者对自身牙齿的满意程度(Dental self-confidence)		20
我为我的牙齿感到骄傲		3
微笑时我喜欢露出牙齿		4
当我看到镜中自己的牙齿时会感到开心		3
我的牙齿对别人是有吸引力的		3
我喜欢自己牙齿的外形		4
我觉得我牙齿的位置都长得挺好		3
牙齿对患者社交生活的影响(Social impact)		1
微笑时我会刻意控制嘴唇裂开的程度以减小牙齿的暴露程度	0	
我会为不熟悉的人对我的牙齿的看法感到忧虑	0	
我害怕别人对我的牙齿发表攻击性的言论	0	
因为牙齿的原因,我会避免一些社交接触	0	
有时我会用手捂住嘴巴挡住牙齿	1	
有时我总觉得别人在盯着我的牙齿看	0	
对于我牙齿的评论很容易激怒我,哪怕只是玩笑	0	
我有时会为异性对我牙齿的看法感到忧虑	0	
牙齿对患者情绪的影响(Psychological impact)		1
我嫉妒别人的牙齿好看	0	
看到别人的牙齿我会感到一定程度上的紧张	1	
有时我会为自己牙齿的样子感到不开心	0	
我觉得我周围的人几乎牙齿都比我好看	0	
当我想到自己牙齿的样子的时候就会感到难受	0	
我希望我的牙齿漂亮一些	0	
患者对牙齿美观的忧虑程度(Esthetic concern)		0
我不喜欢镜子里面我的牙齿的样子	0	
我不喜欢照片里我的牙齿的样子	0	
我不喜欢录像里面我的牙齿的样子	0	

美观评估:

0- 没有美观要求

10- 非常美观

我的美观评估值:9 分(在下列数字上打钩)

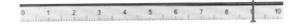

图 14-3-120　患者再次填写心理评估表

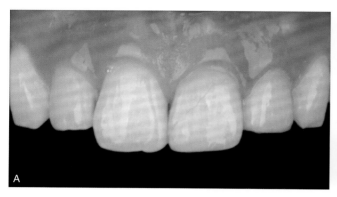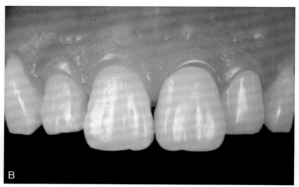

图 14-3-121 21、22 修复前后口内照
A. 修复前;B. 修复后。

六、HX 种植实测套装辅助后牙旧修复体折裂再次修复的种植体植入术一例

患者,男性,23 岁。

主诉:左侧上颌后牙修复体脱落 3 个月。

现病史:患者 3 个月前左侧上颌后牙牙冠脱落,现来我科就诊,要求修复左侧上颌后牙(图 14-3-122)。

既往史:患者否认有牙周治疗史及其他口腔专科治疗史;否认有心血管疾病、糖尿病等系统病史;否认有过敏史。

全身情况及家族史:无特殊。

根据瓷美学再次修复决策树,对这名患者依次进行心理评估、原方案评估及目标修复体空间评估,制订治疗方案。

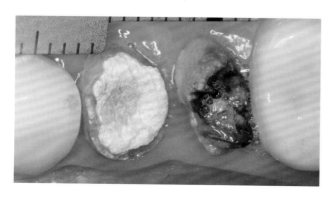

图 14-3-122 左侧上颌前磨牙旧修复体脱落

1. 心理评估　根据患者主诉"左侧上颌后牙修复体脱落 3 个月"，术前行心理评估。结果显示，主诉问题与修复直接相关，患者对自身牙齿的满意程度尚可；牙齿对患者社交生活的影响较小，对患者情绪的影响较小（图 14-3-123）。根据心理评估，排除心理因素，可进一步进行原方案评估。

2. 原方案评估　通过全面的临床问诊、必要的影像学检查、进一步的美学线面分析及咬合等功能检查，我们发现原方案不合理，且可以纠正。根据原方案评估结果更新方案，获得患者的知情同意后，行种植修复治疗，具体分析如下。

	从不0/极少1	偶尔2/有时3/经常4
患者对自身牙齿的满意程度(Dental self-confidence)		8
我为我的牙齿感到骄傲	1	
微笑时我喜欢露出牙齿	1	
当我看到镜中自己的牙齿时会感到开心	1	
我的牙齿对别人是有吸引力的	1	
我喜欢自己牙齿的外形	0	2
我觉得我牙齿的位置都长得挺好		2
牙齿对患者社交生活的影响(Social impact)		2
微笑时我会刻意控制嘴唇裂开的程度以减小牙齿的暴露程度	1	
我会为不熟悉的人对我的牙齿的看法感到忧虑	0	
我害怕别人对我的牙齿发表攻击性的言论	0	
因为牙齿的原因，我会避免一些社交接触	0	
有时我会用手捂住嘴来挡住牙齿	0	
有时我总觉得别人在盯着我的牙齿看	0	
对于我牙齿的评论很容易激怒我，哪怕只是玩笑	0	
我有时会为异性对我牙齿的看法感到忧虑	1	
牙齿对患者情绪的影响(Psychological impact)		4
我嫉妒别人的牙齿好看	1	
看到别人的牙齿我会感到一定程度上的紧张	1	
有时我会为自己牙齿的样子感到不开心	1	
我觉得我周围的人几乎牙齿都比我好看	1	
当我想到自己牙齿的样子的时候就会感到难受	1	
我希望我的牙齿漂亮一些	1	
患者对牙齿美观的忧虑程度(Esthetic concern)		3
我不喜欢镜子里面我的牙齿的样子	1	
我不喜欢照片里面我的牙齿的样子	1	
我不喜欢录像里面我的牙齿的样子	1	

美观期望：

0- 没有美观要求

10- 非常美观

我的美观期望值：7 分（在下列数字上打钩）

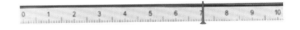

图 14-3-123　患者填写的心理评估表

（1）患者否认存在 24 叩痛、冷热敏感等症状；CBCT 示 24、25 残根，根尖周见低密度影；口内检查牙周及口腔卫生状况，菌斑（–），牙石（–），未见探诊出血；咬合关系检查见左右磨牙呈中性关系，前牙覆𬌗、覆盖正常，口内牙牙尖交错位未见早接触点，前伸及左右侧方运动未见咬合干扰等咬合问题；患者咀嚼肌及颞下颌关节区检查，未发现咀嚼肌肌肉及关节区疼痛；下颌运动时，未发现关节弹响、杂音等，无张口受限，开口度、开口型正常；功能检查，未发现咀嚼、发音等功能问题。

（2）使用 HX 种植实测套装在口内及研究模型上进行目标修复体空间分析，使用 CBCT 重建三维模型，行影像学分析。首先进行开口度分析，术区开口度达 40mm，该患者的开口度可进行种植手术（图 14-3-124）。

在患者口内，使用 HX 种植实测套装对种植术区的三维空间，即颊舌向、近远中向和咬合空间进行测量（图 14-3-125）。该患者 24、25 的颊舌径达到理想颊舌径 6mm 的要求；24、25 为连续缺失，近远中径为 13mm，未达到理想单颗后牙近远中径 7~10mm 的要求；24、25 冠修复空间为 5~7mm，达到了理想冠修复空间 5~10mm 的要求（表 14-3-8）。

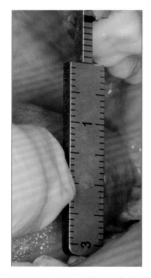

开口度分析

牙位	术区开口度	植入方式
24、25	33~43mm	徒手

图 14-3-124 测量患者的开口度，术区开口度达 40mm

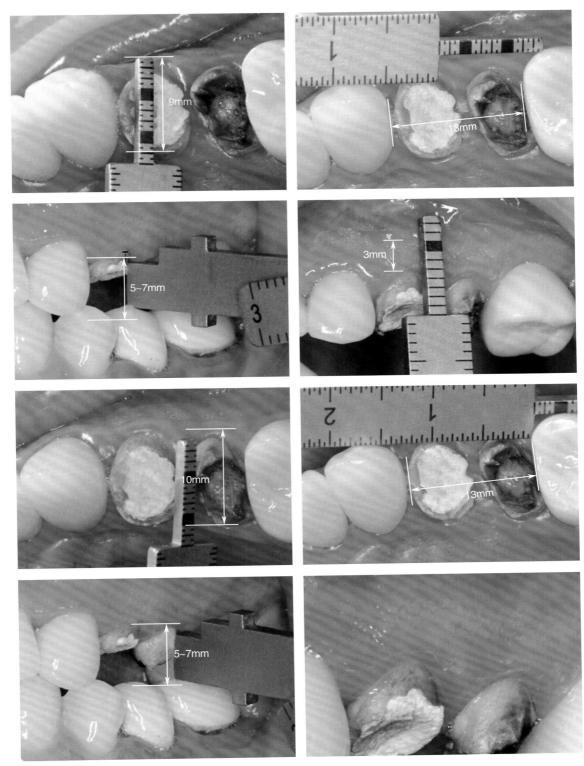

图 14-3-125 使用 HX 种植实测套装对口内术区的三维空间进行测量

表 14-3-8　口内术区的三维空间量汇总　　　　　　　　　　　　　　　　单位：mm

牙位	颊舌径	近远中径	冠修复空间
24	> 6.0	13.0（连续缺失）	5.0~7.0
25	> 6.0		5.0~7.0
理想状态	≥6.0	5.0~7.0（前牙） 7.0~10.0（后牙）	5.0~10.0

　　在患者的模型上，使用 HX 种植实测套装对术区的三维空间，即颊舌向、近远中向和咬合空间进行测量（图 14-3-126）。该患者 24、25 的颊舌径均达到理想颊舌径 6mm 的要求；24、25 为连续缺失，近远中径为 13mm，未达到理想单颗后牙近远中径 7~10mm 的要求；24、25 冠修复空间为 5~7mm，达到了理想冠修复空间 5~10mm 的要求（表 14-3-9）。

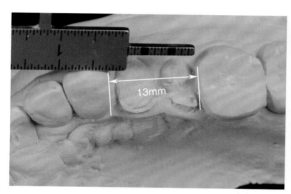
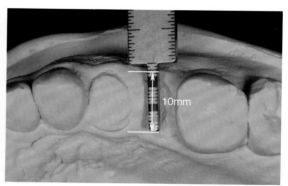
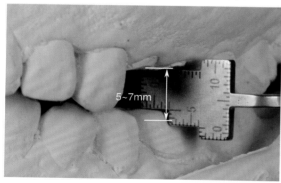
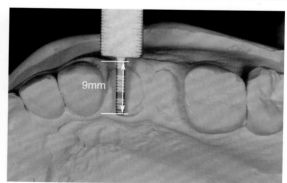

图 14-3-126　使用 HX 种植实测套装对模型上术区的三维空间进行测量

表 14-3-9　模型上术区的三维空间量汇总　　　　　　　　　　　　　　　单位：mm

牙位	颊舌径	近远中径	冠修复空间
24	9.0	13.0（连续缺失）	5.0~7.0
25	10.0		5.0~7.0
理想状态	≥6.0	5.0~7.0（前牙） 7.0~10.0（后牙）	5.0~10.0

在 CBCT 上进一步对术区的三维空间，即颊舌向、近远中向和咬合空间进行影像学测量（图 14-3-127）。该患者 24、25 的颊舌径、近远中径和冠修复均满足理想三向空间（three-direction space）的要求（表 14-3-10）。

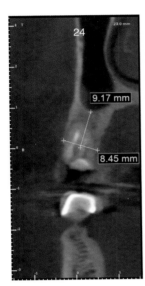 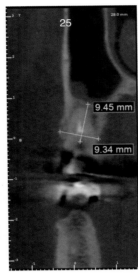 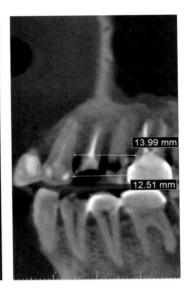

图 14-3-127　CBCT 上对术区的三维空间进行测量

表 14-3-10　CBCT 上术区的三维空间量汇总　　　　　　　　　单位：mm

牙位	颊舌径	近远中径	骨高度
24	8.45	13.99（连续缺失）	9.17
25	9.34		9.45
理想状态	≥6.00	≥7.00（骨面）	≥10.00

根据原方案评估结果，作出以下诊断：24、25 残根。针对患者诊断的问题，制订相应的治疗方案。该患者需要更新轮廓和修复材料设计等修复方案，获得患者的知情同意后，进行 24、25 种植修复治疗。

3. 修复决策与实施

（1）24、25 牙髓状况评估：24、25 均为死髓牙，可见根尖周低密度影，残根断面均达到牙龈以下，需要行种植修复治疗。

（2）根据上述的种植空间分析，进一步行 24、25 的种植体位置设计。24、25 连续缺失，近远中向的空间偏小，计划植入直径 3.3mm，长度 10mm 的骨水平种植体（图 14-3-128）。

根据设计的种植体，选择 HX 种植实测套装的定位尺。根据 CBCT 上模拟种植体的空间分析，选择单颗前磨牙 / 磨牙定位尺，然后分别在口内及模型上行模拟种植（图 14-3-129）。

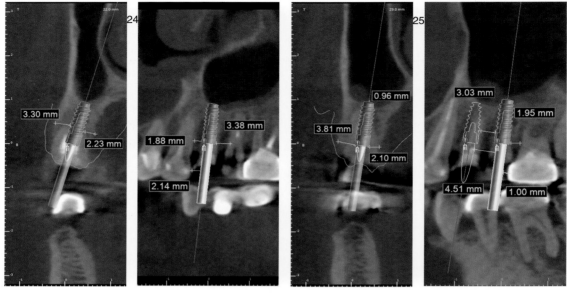

图 14-3-128　24、25 种植位点设计

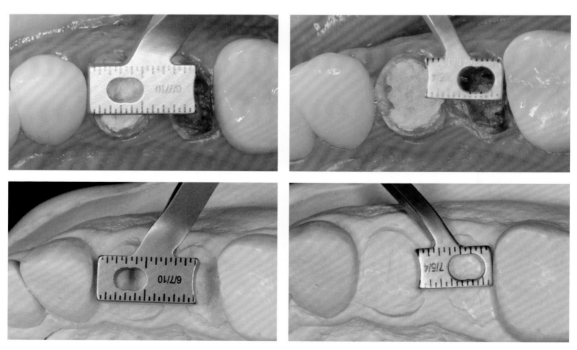

图 14-3-129　使用定位尺在口内及模型上行模拟种植

（3）24和25行即刻拔除、即刻种植体植入。术前测量血压、心率分别为108/81mmHg、65次／分。常规消毒、铺巾后，使用阿替卡因麻醉剂行24、25术区的局部浸润麻醉。待麻药显效后，微创拔除24、25残根，搔刮拔牙窝，清理炎性肉芽组织。测量24拔牙窝颊侧软组织深度为4mm，25拔牙窝颊侧软组织深度为3mm（图14-3-130）。

将消毒后的定位尺戴入患者口内，分别紧靠前后邻牙，核对定位尺已完全就位，与牙面紧密接触。在定位尺引导下，生理盐水冷却，使用先锋钻直接钻入；第一钻钻至半程后，使用HX种植实测套装进行实测（图14-3-131）。

核查颊舌向、近远中向位置及轴向与设计是否相符，测量24牙位先锋钻近中边缘距23远中颈部3mm，24牙位及25牙位先锋钻边缘间距5mm，25牙位先锋钻远中边缘距26近中颈部1mm；测量先锋钻在颊舌向的位置居中。经实测实量确认位置后，在生理盐水冷却下，先锋钻于24牙位继续钻入至止动环深度，进一步实测，核查钻入骨内深度达10mm。在生理盐水冷却下，使用扩孔钻继续制备种植窝，24、25牙位先锋钻边缘间距在颈部水平及接触点水平均为4.5mm，确定两钻在近远中方向上平行，完成24、25种植窝的预备（图14-3-132）。

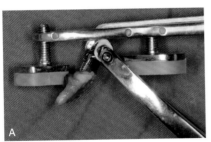
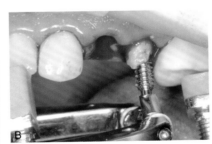
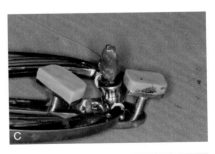
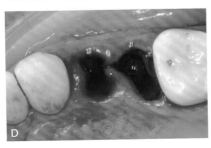
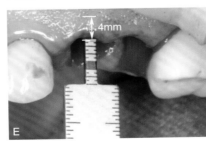
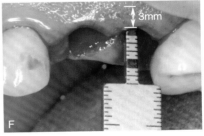

图14-3-130 微创拔除24、25残根
A. 拔除的24残根；B. 25残根拔除；C. 拔除的25残根；D. 拔牙窝；E、F. 24、25拔牙窝颊侧软组织深度测量。

定位尺就位

定位尺引导位先锋钻钻入

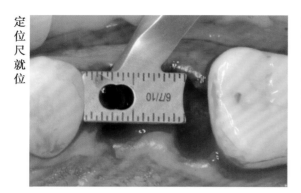
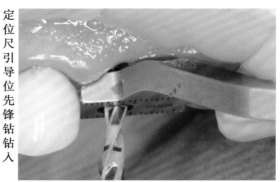
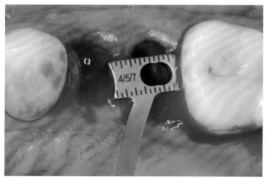
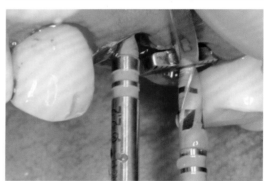

图 14-3-131 定位尺引导先锋钻钻入半程

先锋钻钻入后近远中位置实测实量

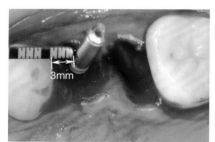
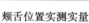
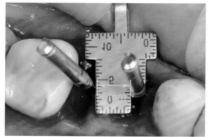

颊舌位置实测实量

扩孔钻钻入后近远中轴向实测实量

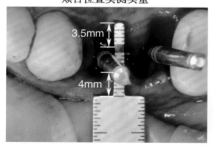
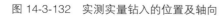
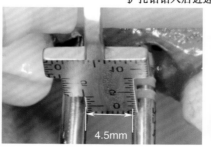
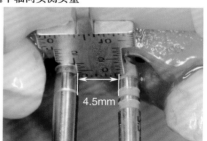

图 14-3-132 实测实量钻入的位置及轴向

沿着制备完成的种植窝，在 24、25 牙位分别植入直径 3.3mm，长度 10mm 的骨水平种植体（图 14-3-133）。种植体植入后，再次使用 HX 种植实测套装进行实测，核查颊舌向、近远中向位置与设计是否相符。在 24、25 牙位种植体上分别旋入愈合帽。

　　种植术后拍摄 CBCT，核查种植体位置，进行颊舌向及近远中向的误差分析。在颊舌向上，24、25 牙位种植体的误差均在 0.5mm 以内（图 14-3-134）；在近远中向上，24、25 牙位种植体的误差也均在 0.5mm 以内（图 14-3-135）。综合上述分析，本病例的误差控制满足我们对精度的要求。

种植体植入　　　　　　　　　　　　　　　近远中向位置测量

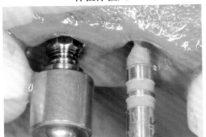
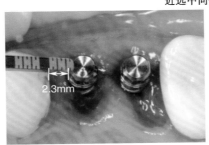
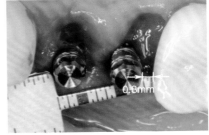

颊舌向位置测量

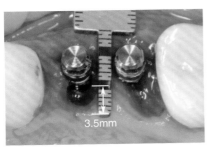
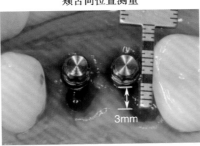
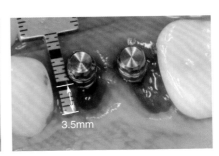

图 14-3-133　种植体植入后实测实量

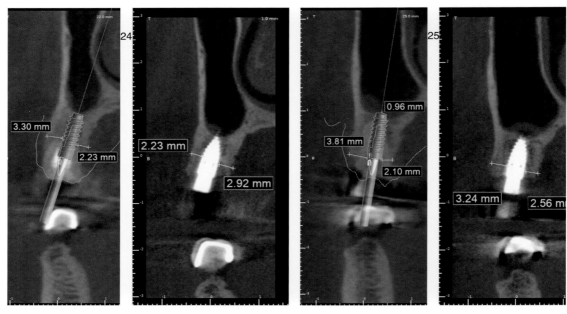

图 14-3-134　24、25 牙位种植体位置的颊舌向误差分析

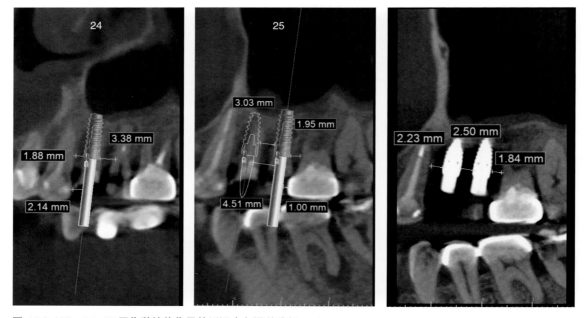

图 14-3-135　24、25 牙位种植体位置的近远中向误差分析

（4）种植体植入6个月后，检查种植体植入位点愈合良好，测量种植体的稳定性，可以进行种植上部修复（图14-3-136）。

使用测量尺测量种植体上部修复的三向空间，分别测量24牙位近远中及颊舌向修复空间，测量24、25牙位的冠修复高度均为5~7mm，满足修复空间的要求。测量24、25区植体的穿龈深度为4.5mm（图14-3-137）。根据修复空间实测值，按照《数字引导式种植术》中种植上部修复设计的"LIGHTS"法则，24、25区植体的基台选择直径为3.5mm，穿龈高度为3mm，基台高度为4mm的粘接基台。

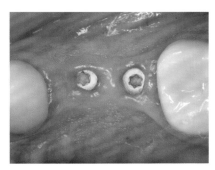
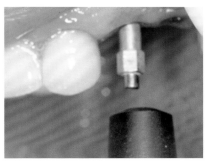
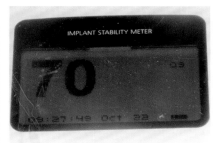

图 14-3-136　种植体植入后6个月复诊，测量稳定性

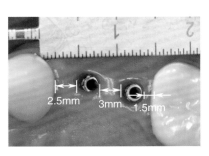
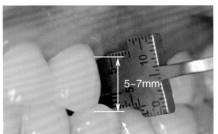
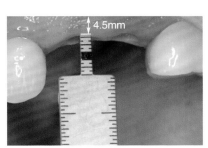
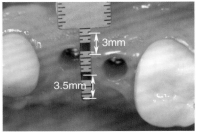
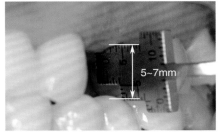
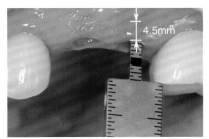

图 14-3-137　使用测量尺进行种植上部修复的空间分析

（5）模型上检查基台及上部冠修复体后，在口内旋下愈合帽，试戴基台及上部冠修复体，检查邻面接触点，检查及调整咬合后，完成粘接（图14-3-138）。

患者修复后再次填写心理评估表。结果显示，患者对修复体的美观效果表示满意；修复后患者的牙齿对社交生活和情绪的不良影响有了明显的改善，患者不再对自己牙齿的美观感到忧虑，美观评估值为9分（图14-3-139）。

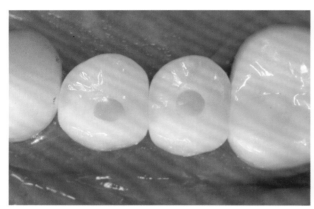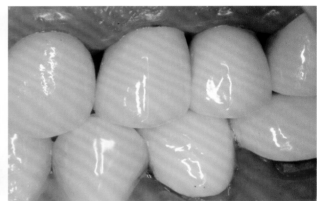

图 14-3-138　完成种植修复

	从不0/极少1	偶尔2/有时3/经常4
患者对自身牙齿的满意程度(Dental self-confidence)		20
我为我的牙齿感到骄傲		3
微笑时我喜欢露出牙齿		4
当我看到镜中自己的牙齿时会感到开心		3
我的牙齿对别人是有吸引力的		3
我喜欢自己牙齿的外形		4
我觉得我牙齿的位置都长得挺好		3
牙齿对患者社交生活的影响(Social impact)	0	
微笑时我会刻意控制嘴唇裂开的程度以减小牙齿的暴露程度	0	
我会为不熟悉的人对我的牙齿的看法感到忧虑	0	
我害怕别人对我的牙齿发表攻击性的言论	0	
因为牙齿的原因，我会避免一些社交接触	0	
有时我会用手捂住嘴来挡住牙齿	0	
有时我总觉得别人在盯着我的牙齿看	0	
对于我牙齿的评论很容易激怒我，哪怕只是玩笑	0	
我有时会为异性对我牙齿的看法感到忧虑	0	
牙齿对患者情绪的影响(Psychological impact)	0	
我嫉妒别人的牙齿好看	0	
看到别人的牙齿我会感到一定程度上的紧张	0	
有时我会为自己牙齿的样子感到不开心	0	
我觉得我周围的人几乎牙齿都比我好看	0	
当我想到自己牙齿的样子的时候就会感到难受	0	
我希望我的牙齿漂亮一些	0	
患者对牙齿美观的忧虑程度(Esthetic concern)	0	
我不喜欢镜子里面我的牙齿的样子	0	
我不喜欢照片里面我的牙齿的样子	0	
我不喜欢录像里面我的牙齿的样子	0	

美观评估：

0- 没有美观要求

10- 非常美观

我的美观评估值：9分（在下列数字上打钩）

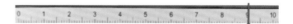

图 14-3-139　种植修复后患者再次填写心理评估表

第四节　小结与展望

瓷美学再次修复决策树（见图 2-4-4）为再次修复病例的处理方式提供了参考，TRS 导板技术在再次修复病例中起到了指导性的作用，为基于牙体牙髓、牙周及功能健康的瓷美学再次修复奠定了基础。

参考文献

1. YU H Y, ZHAO Y W, LI J Y, et al. Minimal invasive microscopic tooth preparation in esthetic restoration：a specialist consensus［J］. Int J Oral Sci, 2019, 11（3）：31.

2. 于海洋, 赵雨薇, 李俊颖, 等 . 基于牙体牙髓、牙周及功能健康的显微微创牙体预备［J］. 华西口腔医学杂志, 2019, 37（3）：229-235.

3. STOLL R, SIEWEKE M, PIEPER K, et al. Longevity of cast gold inlays and partial crowns：a retrospective study at a dental school clinic［J］. Clin Oral Investig, 1999, 3（2）：100-104.

4. LIBBY G, ARCURI M R, LAVELLE W E, et al. Longevity of fixed partial dentures［J］. J Prosthet Dent, 1997, 78（2）：127-131.

5. 于海洋, 李俊颖 . 目标修复体空间的内涵、分析设计及临床转移实施［J］. 华西口腔医学杂志, 2015, 33（2）：111-114.

6. CENCI M S, RODOLPHO P A, PEREIRA-CENCI T, et al. Fixed partial dentures in an up to 8-year follow-up［J］. J Appl Oral Sci, 2010, 18（4）：364-371.

7. 于海洋, 罗天 . 目标修复体空间中的数量及数量关系在精准美学修复中的应用［J］. 华西口腔医学杂志, 2016, 34（3）：223-228.

8. FRADEANI M, REDEMAGNI M. An 11-year clinical evaluation of leucite-reinforced glass-ceramic crowns：a retrospective study［J］. Quintessence Int, 2002, 33（7）：503-510.

9. 张倩倩, 陈昕, 赵雨薇, 等 . 三维打印在口腔美学修复中的应用［J］. 华西口腔医学杂志, 2018, 36（6）：656-661.

10. 陈端婧, 李俊颖, 于海洋 . 美学修复临床路径再造［J］. 中国实用口腔科杂志, 2015, 8（2）：65-68.

11. LIU C X, GUO J, GAO J, et al. Computer-assisted tooth preparation template and predesigned restoration：a digital workflow［J］. Int J Comput Dent, 2020, 23（4）：351-362.

12. GAO J, LI J Y, LIU C X, et al. A stereolithographic template for computer-assisted teeth preparation in dental esthetic ceramic veneer treatment［J］. J Esthet Restor Dent, 2020, 32（8）：763-769.

13. 刘春煦, 高静, 赵雨薇, 等 . 一种三维打印定深孔导板引导的精准牙体预备技术［J］. 华西口腔医学杂志 . 2020, 38（3）：350-355.

第五篇

目标修复体空间引导下的咬合重建及数字口腔显微修复案例

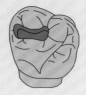

第十五章　目标修复体空间引导下的咬合重建

　　口腔修复医师在以消除病症、改善功能和美观为目标展开实际临床操作时，往往难以避免对咬合的改动。从简单的单颗牙调𬌗到复杂的全口无牙颌的咬合重建（occlusal reconstruction），口颌系统（stomatognathic system）作为一个功能整体的概念不容忽视。自𬌗学学说提出以来，虽然不同学派关于𬌗接触标准的认知不同，但是包括牙齿、颞下颌关节（temporomandibular joint, TMJ）、肌肉及支持组织在内的口颌系统达到长期健康稳定作为整体牙科学的目标，已经获得口腔医学界的一致认可。因此，针对不同咬合问题如何采取不同处理方式，根据不同咬合情况如何进行定量调整，是口腔修复医师时常面对的棘手难题。本章从咬合重建的基本流程入手，结合显微 TRS 导板技术在典型案例中的应用分析，从临床实际应用的角度展开要点解析。

第一节　咬合重建的治疗前综合评估

　　面对涉及咬合问题的部分疑难病例,修复科医师不仅要考虑牙齿的问题,更要充分考虑整个口颌系统的健康,通过全面的口颌系统功能检查、面对面的医患沟通、详尽地收集患者的基本信息,从而作出准确的诊断,进而制订综合清晰的治疗计划,步步为营,为后期集功能美学于一体的修复效果奠定基石。

一、临床问诊与风险评估

　　临床问诊除了可以帮助医师了解患者的病史和牙科治疗史外,还可以帮助医师了解患者的治疗意图及治疗期望值。初诊时,建议修复医师与患者进行一次面对面的单独交谈。一方面,该交谈可以帮助建立一种贯穿始终的良好医患关系;另一方面,根据患者反应,医师可以初步判断患者口颌系统的健康状况,并同时进行治疗风险评估(risk assessment)。

　　根据患者主诉,术前建议常规进行心理评估(psychological assessment)及治疗意愿评估(图 15-1-1)。若主诉问题与修复无关,属于心理因素问题,则果断放弃,建议患者先行心理治

	从不0/极少1	偶尔2/有时3/经常4
患者对自身牙齿的满意程度(Dental self-confidence)		1
我为我的牙齿感到骄傲	0	
微笑时我喜欢露出牙齿	1	
当我看到镜中自己的牙齿时会感到开心	0	
我的牙齿对别人是有吸引力的	0	
我喜欢自己牙齿的外形	0	
我觉得我牙齿的位置都长得挺好	0	
牙齿对患者社交生活的影响(Social impact)		11
微笑时我会刻意控制嘴唇裂开的程度以减小牙齿的暴露程度		3
我会为不熟悉的人对我的牙齿的看法感到忧虑	1	
我害怕别人对我的牙齿发表攻击性的言论	1	
因为牙齿的原因,我会避免一些社交接触	1	
有时我会用手捂住嘴来挡住牙齿		2
有时我总觉得别人在盯着我的牙齿看	1	
对于我牙齿的评论很容易激怒我,哪怕只是玩笑	1	
我有时会为异性对我牙齿的看法感到忧虑	1	
牙齿对患者情绪的影响(Psychological impact)		9
我嫉妒别人的牙齿好看	0	
看到别人的牙齿我会感到一定程度上的紧张	1	
有时我会为自己牙齿的样子感到不开心		2
我觉得我周围的人几乎牙齿都比我好看	1	
当我想到自己牙齿的样子的时候就会感到难受		2
我希望我的牙齿漂亮一些		3
患者对牙齿美观的忧虑程度(Esthetic concern)		9
我不喜欢镜子里面的牙齿的样子		3
我不喜欢照片里面我牙齿的样子		3
我不喜欢录像里面我牙齿的样子		3

美学修复心理评估

美观期望:

0- 没有美观要求

10- 非常美观

我的美观期望值:6 分(在下列数字上打钩)

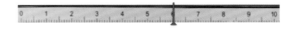

图 15-1-1　心理评估量表

疗。若主诉问题与修复相关,排除心理因素,即可进行下一步的临床检查。另外,由于后续修复治疗往往是不可逆的,所以治疗前需要充分尊重患者意愿,告知患者病情、治疗方案及可能出现的并发症的详情,在获得患者书面知情同意的前提下,方可谨慎采取治疗措施。

二、口颌系统的检查

完整的口颌系统的检查包括五个方面的内容:牙列检查、牙周检查、咬合关系检查、颞下颌关节检查及咀嚼肌功能检查。

1. 牙列检查　检查全口牙列是否完整,牙体是否缺损,是否磨损或磨耗,有无龋齿,有无修复体,探诊及叩诊有无异常反应。影像学检查可以用于牙髓治疗情况和根尖周情况的评估。

2. 牙周检查　通过探诊釉牙骨质界水平和牙周袋深度可以计算牙周附着水平,个别位点的深牙周袋应结合后续咬合检查,排除是否为咬合病因,同时可探查各个牙位结石、牙龈出血情况、根分叉病变等情况,填写牙周检查表可反映患者口内的牙周基本情况。美学区附着龈的对称性和美观性,可以为后期美学设计提供重要信息;缺牙区附着龈的宽度,也可以为后期治疗方案的选择提供重要凭据。对于口内修复体的检查,要注意观察修复体的边缘是否侵犯生物学宽度,若涉及咬合重建的基牙生物学宽度被侵犯,必要时可考虑牙冠延长术或正畸牵引术等,帮助重建符合生理健康的牙周组织。

3. 咬合关系检查　牙尖交错位时,全口牙列咬合力均匀分布。此时用全口牙列咬合纸检查咬合时,全口牙列大部分咬合点均匀分布在后牙区,左右侧咬合接触点的数目和分布位置接近。前伸运动时,咬合接触点分布在前牙区边缘嵴或切缘位置,后牙无𬌗干扰点。侧方运动时,咬合接触点主要分布在尖牙位置(组牙功能𬌗同时分布在尖牙和前磨牙),而后牙无𬌗干扰点。咬合检查发现口内牙存在明确的早接触、𬌗干扰点时,可以即刻调改,观察患者伴随的咬合症状是否缓解;若咬合问题无法明确,建议增加辅助检查,明确诊断后再行处理。

4. 颞下颌关节检查　检查颞下颌关节有无弹响、疼痛、运动障碍。通过关节触诊检查双侧颞下颌关节是否有弹响,若出现关节弹响,应记录弹响出现的部位、性质等;若出现关节区疼痛,应按顺序依次扪诊关节区及各肌肉韧带,注意区分关节源性疼痛及咀嚼肌疼痛;下颌功能运动检查包括开口型和开口度的检查,嘱患者缓慢张口至最大,观察患者的开口型,若有偏斜或关节绞锁,应记录异常开口型的方向;开口度的检查包含自由开口度、被动开口度、前伸及侧方运动范围,一般来说,自由开口度的范围为 37~45mm,左右侧方运动范围为 9~12mm。

5. 咀嚼肌检查　健康的咀嚼肌在行使功能运动时,应该没有触诊疼痛。触诊不适,提示肌肉功能亢进或不协调。进行触诊检查时,通常按照先口外触诊,后口内触诊的方式,依次检查颞肌、咬肌、翼内肌、二腹肌、胸锁乳突肌、翼外肌等肌群。若咀嚼肌触诊出现阳性体征,说明咀嚼肌存在功能失调。此时如果草率进行修复治疗,由于髁突位置不稳定,可能会影响最终修复体的咬合,因此建议在肌肉恢复健康状态之前,不要轻举妄动。

6. 美学评估　制订涉及咬合问题的修复方案,应当兼顾功能健康与外形美观。使用数码照片和研究模型记录患者的初始美学信息,通过 DLD 或者 DSD 进行美学评估,不仅要关注单颗牙的美学效果,也要关注美学区牙位与周围唇面部组织的协调性。美学评估是功能与美学设计的前提,前牙区的切缘位置、牙齿比例及排列对于整个口颌系统的协调具有重要意义。

三、影像学检查

影像学检查能够为临床一般检查提供补充信息,为口颌系统完整性的检查提供重要的诊断依据。针对不同的诊断需要,可以选择不同的影像学检查。常见的影像学检查包含 X 线片、曲面体层片、CBCT、磁共振成像(magnetic resonance imaging, MRI)等。X 线片主要用于提供单颗牙或一组牙的牙体、牙髓、牙周的形态信息,用于明确牙位的疾病诊断;曲面体层片可以提供全口牙列、颌骨、上颌窦、颞下颌关节等的信息,较 X 线片范围更广,但由于存在影像重叠失真的问题,一般仅作参考;CBCT 可以从多个截面显示全口牙列、颌骨、上颌窦、颞下颌关节等结构的信息,避免了曲面体层片影像变形失真的问题,应用较为广泛;磁共振成像一般用于软组织的成像,对于需要进行颞下颌关节关节盘、肌肉和韧带等软组织影像学检查的患者,使用磁共振成像的检查效果优于其他,注意磁共振成像对于关节盘的成像效果不可被曲面体层片或者 CBCT 取代。

四、诊断模型上殆架

通过取印模获得上下颌模型,上颌模型通过面弓转移到殆架上,口内法获得正中关系(centric relation)记录后,口外利用正中关系记录,将下颌模型转移到殆架上。通过诊断模型(diagnosis model)上殆架,可实现口外全方位观察静态与动态下颌牙列接触的先后顺序与咬合关系,为 TRS 导板技术的定量分析提供准确的颌位记录。

第二节 TRS 导板技术引导咬合重建的典型案例分析

目标修复体空间(target restorative space, TRS)技术定点实测实量、精准预备引导的优势,恰好弥补了咬合重建实现定量空间分析与设计转移的空白。本节通过介绍分析 TRS 导板技术在咬合重建典型案例中的应用,回顾咬合重建的基本流程,并着重解析 TRS 导板技术的临床实际应用要点。

一、TRS 导板引导上下颌瓷美学与功能二次修复一例

患者,男性,65 岁。

主诉:全口牙列修复后不满意美观伴面部肌肉疼痛 3 个月。

现病史:患者半年前行全口冠桥修复,对美学效果不满意;3 个月前起咀嚼时面部肌肉疼痛;2 个月前行下颌前牙根管治疗,疼痛未解决,现来我科就诊(图 15-2-1)。

既往史:患者否认有牙周治疗史及其他口腔专科治疗史;否认有心血管疾病、糖尿病等系统病史;否认有过敏史。

全身情况及家族史:无特殊。

我们将根据瓷美学二次修复决策树,行心理评估、原方案评估及目标修复体空间评估,制订二次修复的治疗方案。

　　1. 心理评估　根据患者主诉"全口牙列修复后不满意美观伴面部肌肉疼痛3个月",术前必须进行患者的心理评估。结果显示,患者对自身牙齿的满意程度低;牙齿对患者社交生活的影响大,对患者情绪的影响不大。另外,患者对牙齿美观的忧虑程度较高;患者对修复的美观期望值为6分,该患者为常规美学患者(图15-2-2)。根据心理评估,我们发现患者的主诉问题与修复问题相关,并初步排除患者因不良心理因素前来就诊的可能性。然后,我们对原修复方案的合理性进行评估。

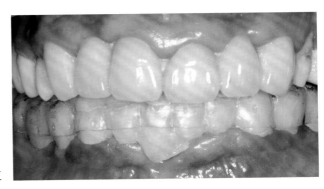

图 15-2-1　上颌前牙烤瓷冠修复,下颌牙临时修复

	从不0/极少1	偶尔2/有时3/经常4
患者对自身牙齿的满意程度(Dental self-confidence)		1
我为我的牙齿感到骄傲	0	
微笑时我喜欢露出牙齿	1	
当我看到镜中自己的牙齿时会感到开心	0	
我的牙齿对别人是有吸引力的	0	
我喜欢自己牙齿的外形	0	
我觉得我牙齿的位置都长得挺好	0	
牙齿对患者社交生活的影响(Social impact)		11
微笑时我会刻意控制嘴唇裂开的程度以减小牙齿的暴露程度		3
我会为不熟悉的人对我的牙齿的看法感到忧虑	1	
我害怕别人对我的牙齿发表攻击性的言论	1	
因为牙齿的原因,我会避免一些社交接触	1	
有时我会用手捂住嘴来挡住牙齿		2
有时我总觉得别人在盯着我的牙齿看	1	
对于我牙齿的评论很容易激怒我,哪怕只是玩笑	1	
我有时会为异性对我牙齿的看法感到忧虑	1	
牙齿对患者情绪的影响(Psychological impact)		9
我嫉妒别人的牙齿好看	0	
看到别人的牙齿我会感到一定程度上的紧张	1	
有时我会为自己牙齿的样子感到不开心		2
我觉得我周围的人几乎牙齿都比我好看	1	
当我想到自己牙齿的样子的时候就会感到难受		2
我希望我的牙齿漂亮一些		3
患者对牙齿美观的忧虑程度(Esthetic concern)		9
我不喜欢镜子里面我的牙齿的样子		3
我不喜欢照片里面我的牙齿的样子		3
我不喜欢录像里面我的牙齿的样子		3

美观期望:

0- 没有美观要求

10- 非常美观

我的美观期望值:6分(在下列数字上打钩)

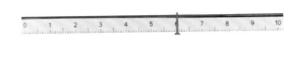

图 15-2-2　填写的心理评估表

2. 原方案评估

（1）口外检查见患者颌面部对称,面下 1/3 等面部比例未见明显异常（图 15-2-3）。

（2）咀嚼肌及关节区肌肉触诊检查见患者左右两侧的咬肌及颞肌中份有触痛（图 15-2-4）。

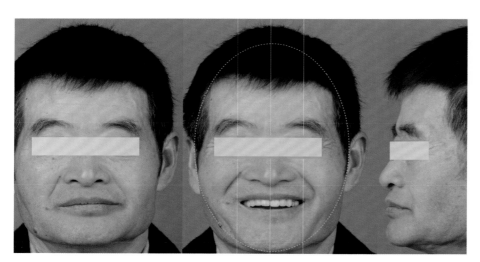

图 15-2-3　口外检查

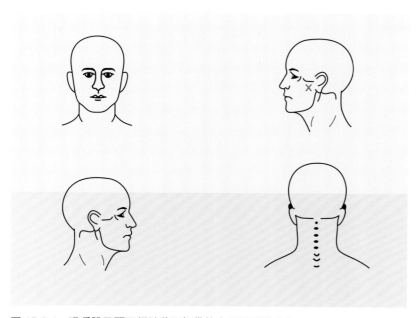

图 15-2-4　咀嚼肌及颞下颌关节区韧带检查见咀嚼肌疼痛

（3）关节区检查下颌运动时,未发现关节弹响、杂音等异常关节音,无张口受限,开口度、开口型正常（图 15-2-5）。

（4）牙列检查见 16、14、12、22、36、37、47 缺失,17—23 全瓷固定桥修复,24—27 临时冠修复,35—46 临时冠修复;口内牙均已行根管治疗,口内余留牙无叩痛,无明显松动及冷热敏感等症状（图 15-2-6）。

（5）通过牙周检查并填写牙周量表,发现口内多颗牙牙龈红肿,牙周探诊见探诊出血,多颗牙有附着丧失（图 15-2-7）。

（6）咬合关系检查见原有咬合关系丧失,口内牙未见明显的早接触、殆干扰等咬合问题（图 15-2-8）。

（7）影像学检查中根尖片示口内牙根尖周未见明显低密度影;CT 示关节区骨质未见明显异常（图 15-2-9）。

关节音听诊:无

关节扣诊:

关节囊外侧（静止）	–	–
关节囊外侧（运动）	–	–
颞下颌韧带	–	–
关节盘后区	–	–

关节运动:　开口型:不偏斜,呈"↓";
　　　　　最大自由开口度:3.2cm,被动增大;
　　　　　关节动度双侧一致;前伸及侧方运动无异常

图 15-2-5　关节区检查

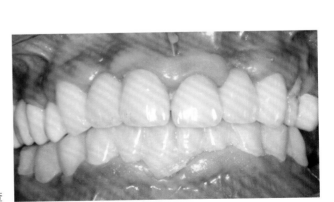

图 15-2-6　牙列检查

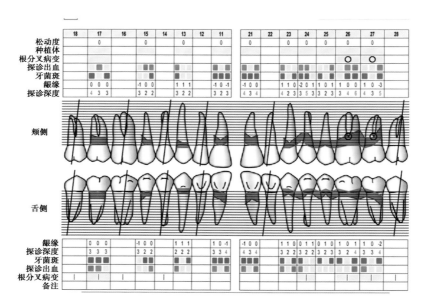

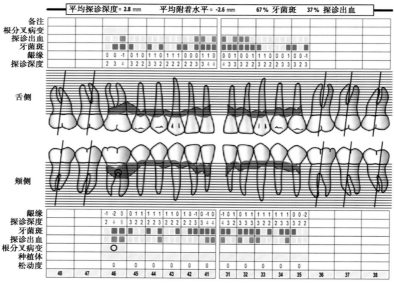

图 15-2-7 牙周量表

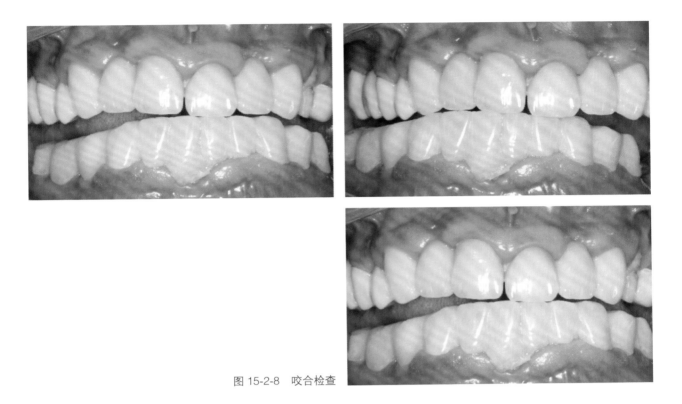

图 15-2-8 咬合检查

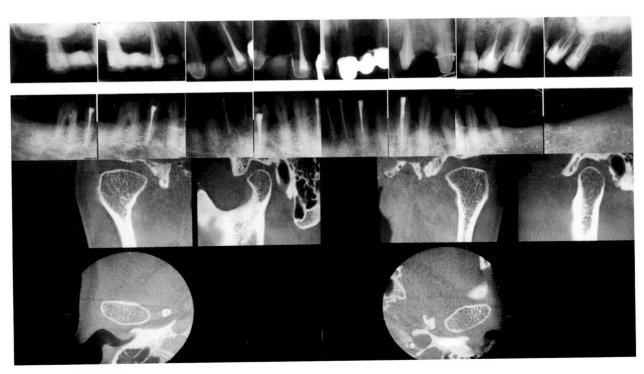

图 15-2-9 影像学检查

（8）综合上述评估，作出以下诊断：牙列缺损（16、14、12、22、36、37、47 缺失），11、13、15、17、21、23、24—27、35—46 牙体缺损，双侧咀嚼肌功能紊乱，重度慢性牙周炎（图 15-2-10）。

根据该患者诊断出的问题，制订相应的治疗方案。该患者首先需要通过序列的牙周综合治疗，消除牙周炎症；同时通过颞下颌关节治疗解决咀嚼肌功能紊乱问题，确定稳定的咬合关系。完成这两步治疗之后，再更新修复体的轮廓和颜色设计等修复方案，获得患者的知情同意后，拆除旧修复体，进行 16、14、36、37、46 种植修复；11—13、21—23 全冠固定桥修复及余牙全瓷冠修复治疗。

3. 拆除旧修复体后再进一步决策最终修复方案

（1）牙周治疗：根据牙周序列治疗流程，行牙周基础治疗和口腔卫生宣教（图 15-2-11）。

3 个月后复诊，通过细致的临床检查再次填写牙周量表，我们发现患者的牙周炎症消退，可进行下一步治疗（图 15-2-12）。

牙列缺损（16、14、12、22、36、37、47）
牙体缺损（11、13、15、17、21、23、24—27、35—46）
咀嚼肌功能紊乱（双侧）
慢性牙周炎（重度）

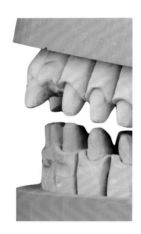

图 15-2-10   该患者的诊断结果

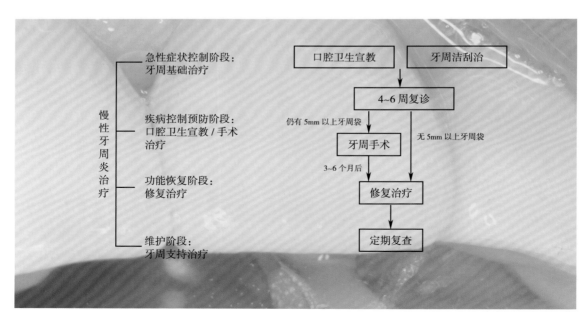

图 15-2-11   根据牙周序列治疗流程行牙周治疗

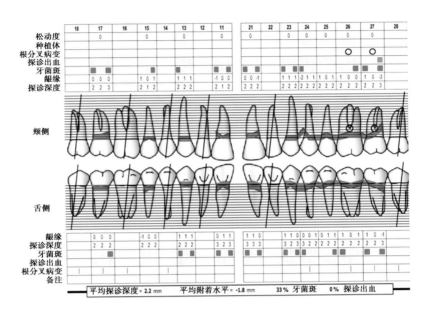

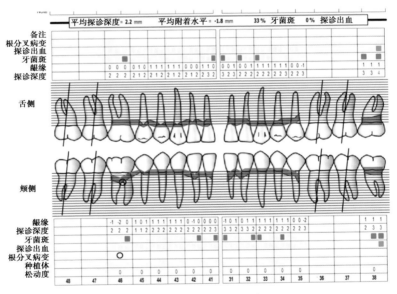

图 15-2-12　患者 3 个月后复诊时再次填写牙周量表

（2）稳定咬合，解决功能问题：通过𬌗架转移咬合板的咬合关系，在𬌗架上制作第一副过渡性义齿（transitional removable denture）（图 15-2-13）。

将𬌗架上制作完成的第一副过渡性义齿戴入患者口内（图 15-2-14）。

戴入第一副过渡性义齿 3 个月后复诊，咀嚼肌及关节区触诊检查未见咀嚼肌及颞下颌关节韧带触痛，影像学检查见关节未见明显异常，患者的咬合关系稳定（图 15-2-15）。

待牙周炎症消退且患者口腔卫生维护良好，同时咀嚼肌疼痛消失且咬合关系稳定后，进一步行牙列缺损及牙体缺损的二次修复。首先对于牙列缺损，原修复方案为全口牙列的全瓷固定桥修复，二次修复上颌前牙区保留全瓷固定桥修复设计，后牙区考虑到该患者咬合力较大、清洁困难等因素，选择种植支持全冠修复；而对于牙体缺损的修复方案，下颌前牙因剩余的牙体组织较少，设计为纤维桩 + 全冠修复，其他牙体缺损的患牙均设计为全冠修复（图 15-2-16）。

使用口内正面照进行 DLD 虚拟美学分析，结果显示该患者非中位笑线，上颌前牙宽度比例协调，但中切牙的宽高较大（图 15-2-17），龈缘曲线不协调，旧修复体颜色不自然，显得死板。

使用动态颜面部扫描仪获得患者动态的颜面部扫描模型，在颜面部扫描模型上进一步行发音分析（图 15-2-18）。"M"音、"E"音、"F"音及"V"音分析提示，11 及 21 切缘位置可保持不变或增长 0.5mm，轴向可保持不变。

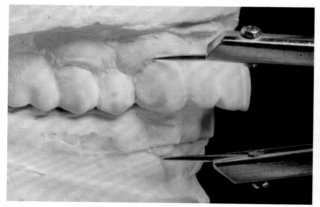
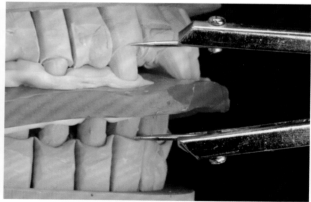
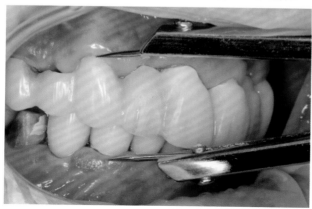

图 15-2-13　转移咬合板的咬合关系

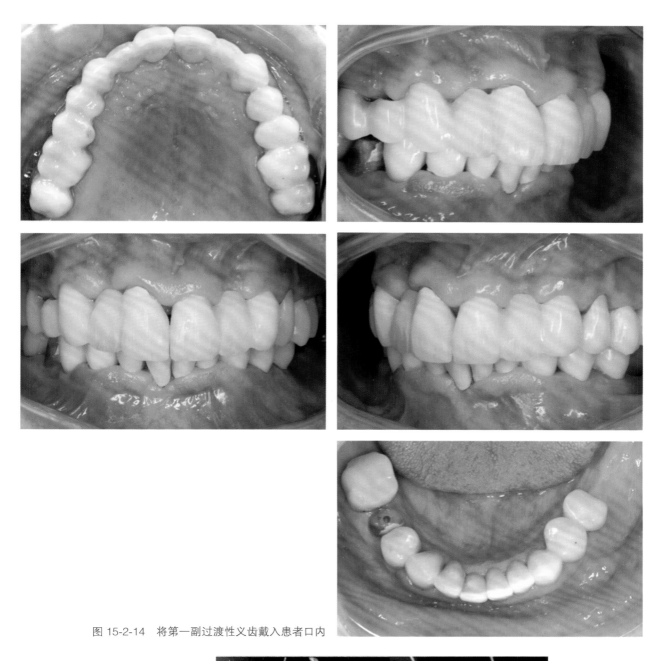

图 15-2-14 将第一副过渡性义齿戴入患者口内

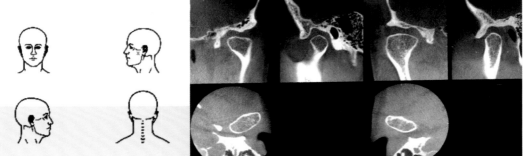

图 15-2-15 3个月后复诊行肌肉触诊及影像学检查见功能问题消除

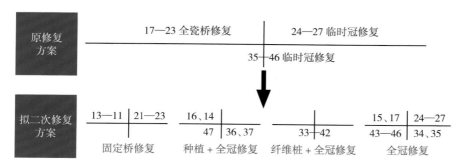

图 15-2-16　该患者二次修复方案的决策

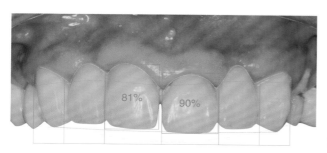

图 15-2-17　在口内正面照上行 DLD 虚拟美学分析

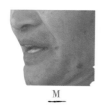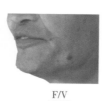

M　　　　　　　E　　　　　　　F/V　　　　图 15-2-18　发音分析

结合 DLD 虚拟美学分析与语音分析，在口内正面照上完成虚拟美学设计（图 15-2-19），龈缘曲线不协调，但患者为中位笑线，临床冠根比小于 1:2，牙冠延长术风险高，经医技患三方沟通后，选择保留现有龈缘曲线位置。

根据 DLD 虚拟美学分析设计结果，制作实体的诊断蜡型（图 15-2-20）。

使用医技患三方认可的诊断蜡型制作 TRS 导板，通过模型扫描得到数字化诊断蜡型，在 exocad 软件内设计 TRS 导板，将设计的数据导入三维打印机，制作三维打印 TRS 导板（图 15-2-21）。

导板内表面就是对应诊断蜡型的外表面。将导板戴入口内，检查是否完全就位，测量已有空间，通过导板上的预设开孔，实量实测牙面到导板表面的距离，减去导板的厚度，就是已有空间深度大小，并做记录（图 15-2-22）。

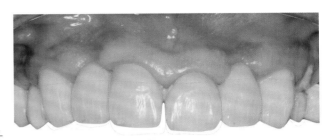

图 15-2-19　DLD 虚拟美学设计

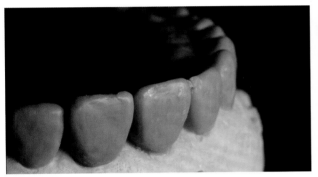

图 15-2-20　根据虚拟美学设计制作实体诊断蜡型

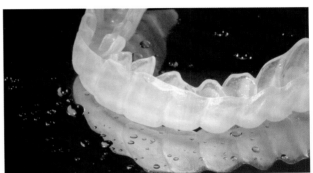

图 15-2-21　三维打印 TRS 导板

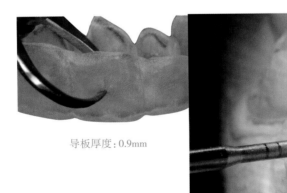

导板厚度：0.9mm

图 15-2-22　实量实测牙面到导板表面的距离，减去导板的厚度 0.9mm，就是已有空间深度

评估该患者余留牙齿的已有空间，根据材料选择决策树，患者基牙的颜色正常，瓷层厚度小于 1mm，选择一体化高透氧化锆材料，以满足有限的修复空间内对强度的要求。根据一体化的高透氧化锆材料所需的目标设计厚度，以及已有的深度，确定预备方案，我们发现仅有三个牙位需要预备，目标修复体空间分析及预备方案如图 15-2-23 所示。

在 TRS 导板引导下，使用定深车针制备定深孔，在定深孔引导下完成牙体预备（图 15-2-24）。

牙体预备时，转移第一副过渡性义齿的咬合关系到𬌗架，在𬌗架上制作第二副过渡性义齿，戴入患者口内，进一步稳定患者的咬合关系（图 15-2-25）。

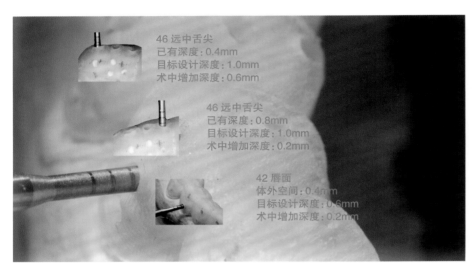

图 15-2-23　预备方案确定

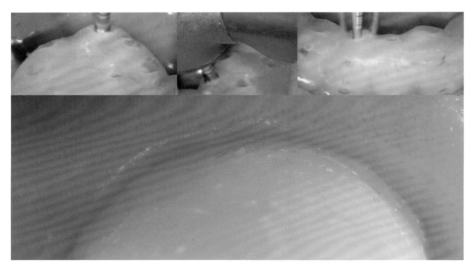

图 15-2-24　定深孔引导下完成牙体预备

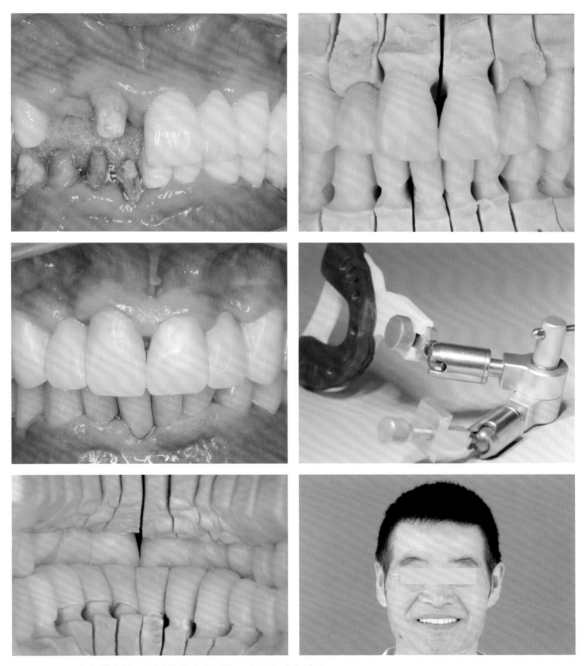

图 15-2-25　患者戴入第二副过渡性义齿以进一步稳定咬合关系

在目标修复体空间的引导下完成种植导板的设计,在种植导板的指导下完成种植体植入。待种植体植入 4 个月后,我们发现患者的骨结合已稳定,种植体稳定系数(implant stability quotient, ISQ)值已达 80,戴入种植支持式过渡性义齿,进一步保证患者咬合关系的稳定(图 15-2-26)。

　　评估过渡性义齿的功能及咬合,确定功能及咬合稳定,在患者对修复体的形态满意后复制过渡性义齿形态,制作最终修复体(图 15-2-27,图 15-2-28)。

　　患者戴入最终修复体 1 年后复诊,咬合检查见咬合关系稳定,未见明显的早接触或咬合干扰点,口内的牙周组织健康(图 15-2-29,图 15-2-30)。

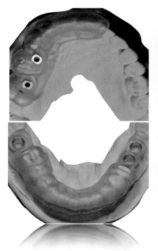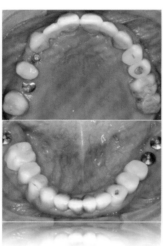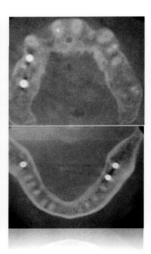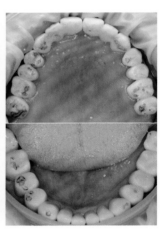

图 15-2-26　种植修复

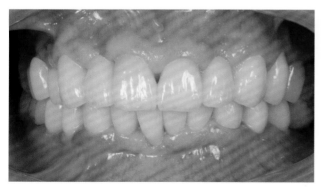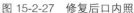

图 15-2-27　修复后口内照

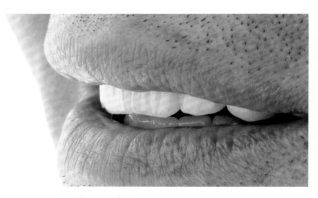

图 15-2-28　修复后口外照

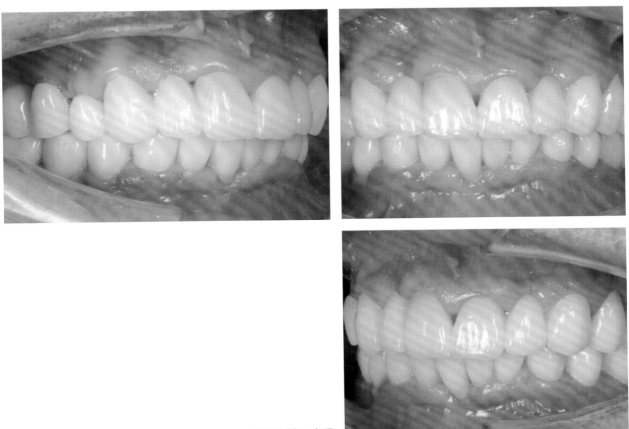

图 15-2-29　1 年后复诊口内照

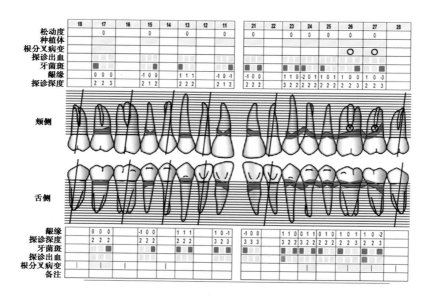

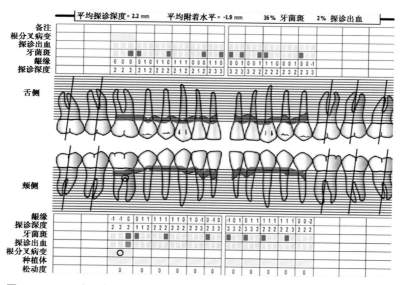

图 15-2-30　1 年后复诊牙周量表

修复 2 年后复诊, 检查见边缘密合(图 15-2-31), 患者再次填写心理评估表。结果显示, 患者对修复体的满意程度较高, 牙齿对患者社交生活及情绪的影响不大, 患者对牙齿美观的忧虑程度低; 患者对修复的美观评估值为 9 分, 高于修复前的美观期望值(图 15-2-32)。

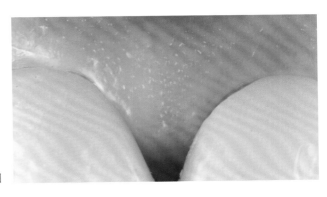

图 15-2-31　2 年后复诊细节图

	从不0 / 极少1	偶尔2 / 有时3 / 经常4
患者对自身牙齿的满意程度(Dental self-confidence)		16
我为我的牙齿感到骄傲		2
微笑时我喜欢露出牙齿		2
当我看到镜中自己的牙齿时会感到开心		4
我的牙齿对别人是有吸引力的		2
我喜欢自己牙齿的外形		3
我觉得我牙齿的位置都长得挺好		3
牙齿对患者社交生活的影响(Social impact)		2
微笑时我会刻意控制嘴唇裂开的程度以减小牙齿的暴露程度	0	
我会为不熟悉的人对我的牙齿的看法感到忧虑	0	
我害怕别人对我的牙齿发表攻击性的言论	0	
因为牙齿的原因, 我会避免一些社交接触	0	
有时我会用手捂住嘴来挡住牙齿	1	
有时我总觉得别人在盯着我的牙齿看	1	
对于我牙齿的评论很容易激怒我, 哪怕只是玩笑	0	
我有时会为异性对我牙齿的看法感到忧虑	0	
牙齿对患者情绪的影响(Psychological impact)		2
我嫉妒别人的牙齿好看	0	
看到别人的牙齿我会感到一定程度上的紧张		2
有时我会为自己牙齿的样子感到不开心	0	
我觉得我周围的人几乎牙齿都比我好看	0	
当我想到自己牙齿的样子的时候就会感到难受	0	
我希望我的牙齿漂亮一些	0	
患者对牙齿美观的忧虑程度(Esthetic concern)		0
我不喜欢镜子里面我的牙齿的样子	0	
我不喜欢照片里面我的牙齿的样子	0	
我不喜欢录像里面我的牙齿的样子	0	

美观评估:

0- 没有美观要求

10- 非常美观

我的美观评估值:9 分(在下列数字上打钩)

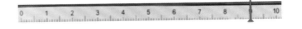

图 15-2-32　患者再次填写的心理评估表

二、TRS 导板引导上下颌瓷美学二次修复一例

患者,男性,82 岁。

主诉:烤瓷牙修复后崩瓷 3 年。

现病史:患者 5 年前于 13、14、16、25、26 牙位处植入种植体,14—16 种植 + 固定桥修复,25、26 种植 + 联冠修复;31—34、41—44 烤瓷固定桥修复,35、36、45、46 种植 + 联冠修复。现对修复体美观及功能不满意,来我科就诊(图 15-2-33)。

既往史:患者自述有口腔外科治疗史、修复治疗史;否认有金属及牙用材料过敏史;否认有冠心病、糖尿病病史;否认有病毒性肝炎、肺结核等传染性疾病;否认吸烟史、磨牙症、口呼吸;否认有过敏史。

全身情况及家族史:无特殊。

我们将根据前述的瓷美学二次修复决策树,进行心理评估、原方案评估及目标修复体空间评估,制订二次修复治疗方案。

1. 心理评估 根据患者主诉"烤瓷牙修复后崩瓷 3 年",术前必须进行心理评估,填写心理评估表。结果显示,该患者对自身牙齿的满意程度低;牙齿对患者的社交生活和情绪有一定的影响,患者对牙齿美观的忧虑程度较高;患者对修复的美观期望值为 5 分,该患者为常规美学患者(图 15-2-34)。主诉问题与修复相关,排除心理因素,可进行原方案评估。

2. 原方案评估

(1)口外检查见患者精神状态尚可,颌面部对称,颌面部皮肤无破损,比例无明显异常,笑线较低。咀嚼肌及颞下颌关节区触诊检查未见肌肉触痛等异常。下颌运动时,无关节弹响、杂音,无张口受限,开口度、开口型正常(图 15-2-35)。

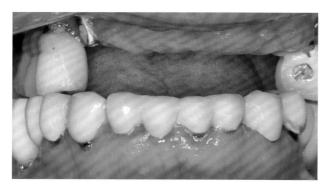

图 15-2-33 初诊口内照

	从不0/极少1	偶尔2/有时3/经常4
患者对自身牙齿的满意程度(Dental self-confidence)		3
我为我的牙齿感到骄傲	1	
微笑时我喜欢露出牙齿	1	
当我看到镜中自己的牙齿时会感到开心	1	
我的牙齿对别人是有吸引力的	0	
我喜欢自己牙齿的外形	0	
我觉得我牙齿的位置都长得挺好	0	
牙齿对患者社交生活的影响(Social impact)		9
微笑时我会刻意控制嘴唇裂开的程度以减小牙齿的暴露程度	1	
我会为不熟悉的人对我的牙齿的看法感到忧虑	1	
我害怕别人对我的牙齿发表攻击性的言论	1	
因为牙齿的原因,我会避免一些社交接触	1	
有时我会用手捂住嘴来挡住牙齿		2
有时我总觉得别人在盯着我的牙齿看	1	
对于我牙齿的评论很容易激怒我,哪怕只是玩笑	1	
我有时会为异性对我牙齿的看法感到忧虑	1	
牙齿对患者情绪的影响(Psychological impact)		9
我嫉妒别人的牙齿好看	0	
看到别人的牙齿我会感到一定程度上的紧张	1	
有时我会为自己牙齿的样子感到不开心		2
我觉得我周围的人几乎牙齿都比我好看	1	
当我想到自己牙齿的样子的时候就会感到难受		3
我希望我的牙齿漂亮一些		2
患者对牙齿美观的忧虑程度(Esthetic concern)		9
我不喜欢镜子里面我的牙齿的样子		3
我不喜欢照片里面我的牙齿的样子		3
我不喜欢录像里面我的牙齿的样子		3

美观期望:

0- 没有美观要求

10- 非常美观

我的美观期望值:5分(在下列数字上打钩)

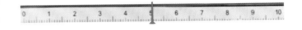

图 15-2-34　患者先填写心理评估表,排除不良心理因素的影响

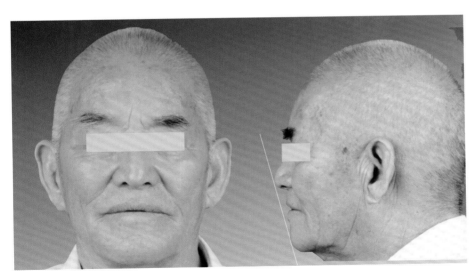

图 15-2-35　口外检查

（2）牙列检查见 14—16 种植 + 固定桥修复，25、26 种植 + 联冠修复，修复体崩瓷，无松动；13 见种植基台，基台位置偏唇侧，基台边缘距离后牙咬合平面约 10mm；31—34、41—44 烤瓷联冠修复，颈缘密合度不佳；35、36、45、46 种植 + 联冠修复，无松动；前牙反𬌗，后牙无覆𬌗、覆盖；软组织未见明显异常（图 15-2-36）。

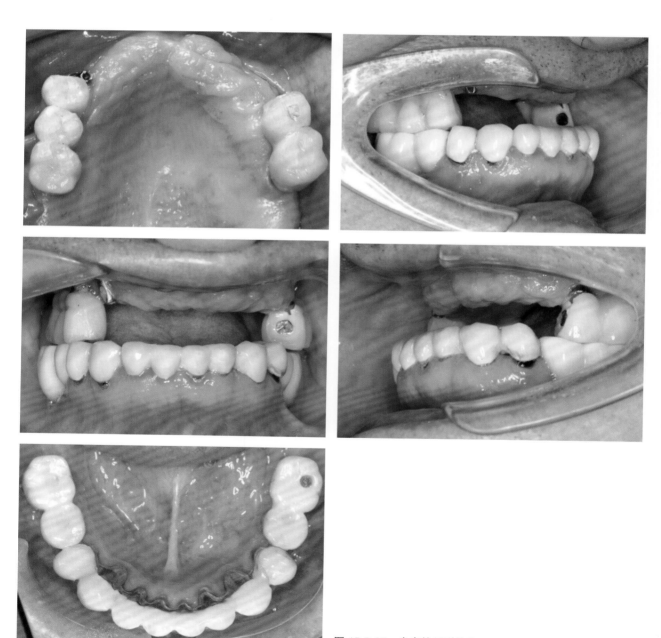

图 15-2-36　患者的牙列检查

（3）通过细致的牙周检查填写牙周量表，我们发现该患者口内多处牙龈红肿，牙周探诊见探诊出血，多颗牙有附着丧失（图 15-2-37）。

（4）影像学检查见患者口内有多颗种植牙，口内 32—42 根尖周见低密度影，其余牙根尖周未见明显异常（图 15-2-38）。

（5）根据原方案评估结果，作出以下诊断：上颌牙列缺失，下颌牙列缺损（35—37、45—47）及牙体缺损（31—34、41—44），慢性牙周炎（图 15-2-39）。

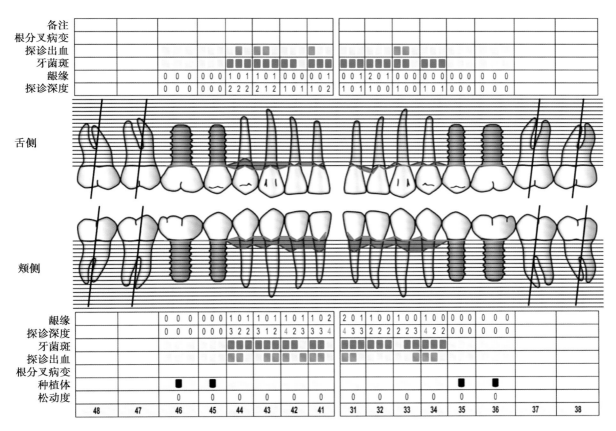

图 15-2-37　通过牙周检查填写牙周量表

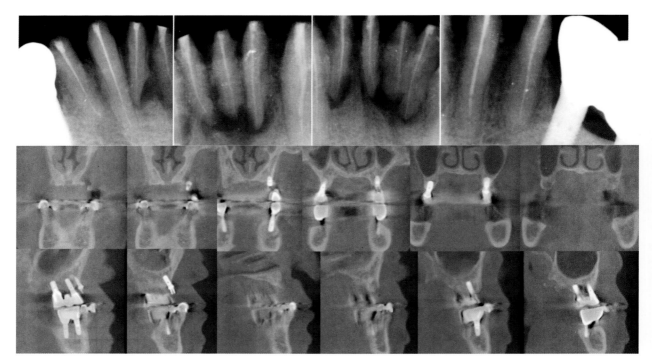

图 15-2-38　影像学检查

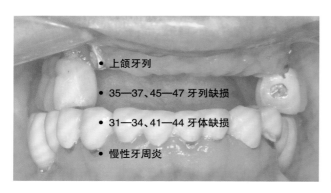

- 上颌牙列
- 35—37、45—47 牙列缺损
- 31—34、41—44 牙体缺损
- 慢性牙周炎

图 15-2-39　患者的诊断

　　3. 拆除旧修复体后再进一步决策最终修复方案　根据诊断，进行问题分析。患者牙周方面存在多牙位菌斑堆积、探诊出血；咬合方面，存在前牙反𬌗、后牙无覆𬌗、覆盖；美学方面，存在 14、16 牙位种植＋固定桥修复，25、26 牙位种植＋联冠修复，修复体美观性差、颈缘密合度不佳；31—34、41—44 烤瓷联冠修复，颈缘密合度不佳，修复体美观性差（图 15-2-40）。

　　根据该患者存在的问题进行分析总结，逐一选择最合适的治疗方案，从而制订该患者的诊疗计划（图 15-2-41）。

牙周：多牙位菌斑堆积、探诊出血
咬合：前牙反殆、后牙无覆殆覆盖
美学：
14—16 种植 + 冠桥修复, 25、26 种植 + 联冠修复, 修复体美观性差、颈缘密合度不佳;
34—34、41—44 烤瓷联冠修复, 颈缘密合度不佳, 修复体美观性差

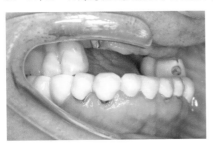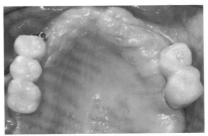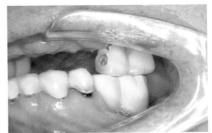

图 15-2-40　患者存在问题的分析总结

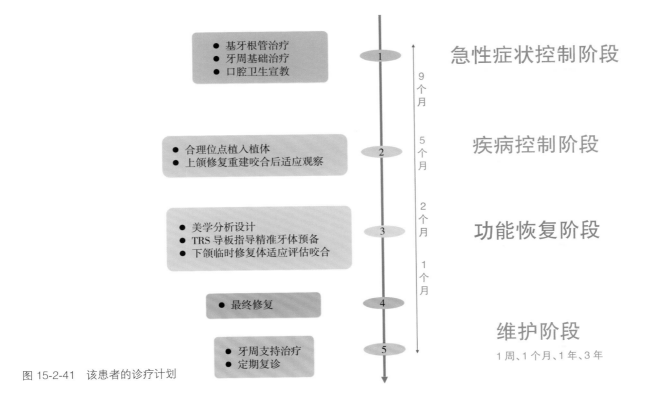

图 15-2-41　该患者的诊疗计划

根据诊疗计划逐步进行修复治疗,首先选择修复材料,结合强度及美观两大因素综合考虑,经医技患三方沟通后,最终前牙选择双侧瓷结构——氧化锆内冠＋饰面瓷材料;后牙选择单层瓷结构——高透氧化锆一体冠(图 15-2-42)。

　　(1)根据事先制订的诊疗计划,进行急性症状控制阶段的治疗(图 15-2-43)。

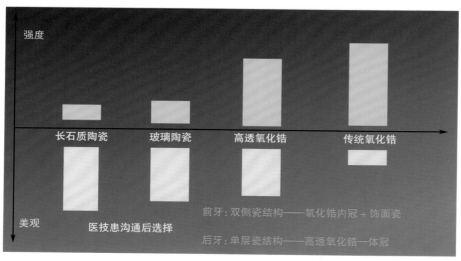

图 15-2-42　修复体材料选择

急性症状控制阶段

1　基牙根管治疗

2　牙周基础治疗

3　口腔卫生宣教

图 15-2-43　急性症状控制阶段

急性症状控制阶段的第一步,拆除患者下颌前牙的旧修复体,并完成下颌前牙的根管治疗（图 15-2-44）。

　　急性症状控制阶段的第二步,行牙周基础治疗,并进行口腔卫生宣教,基础治疗完成 3 个月后复诊。此时,患者的牙周炎症消退,可进入疾病控制阶段。

　　（2）疾病控制阶段的治疗分为四步（图 15-2-45）。

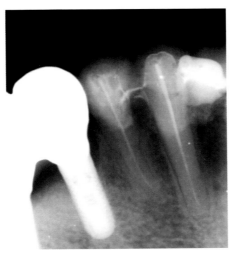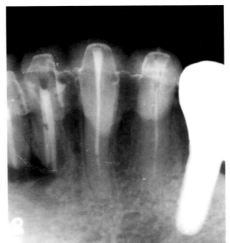

图 15-2-44　下颌前牙根管治疗后 X 线片

疾病控制阶段

1　种植计划的制订

2　合理位点植入种植体

3　诊断蜡型试戴评估

4　上颌最终修复体重建咬合,适应评估

图 15-2-45　疾病控制阶段

疾病控制阶段的第一步,目标修复体空间引导种植体设计与种植导板设计(图 15-2-46)。

疾病控制阶段的第二步,按照种植术前计划,完成该患者的种植体植入手术(图 15-2-47)。

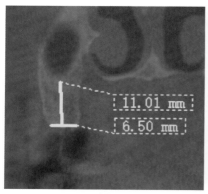
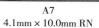

A7
4.1mm × 10.0mm RN

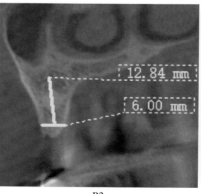

B3
4.1mm × 10.0mm RC

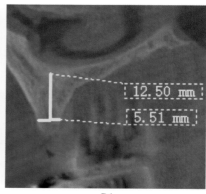

B4
4.1mm × 10.0mm RC+GBR

图 15-2-46 目标修复体空间引导制订种植手术计划

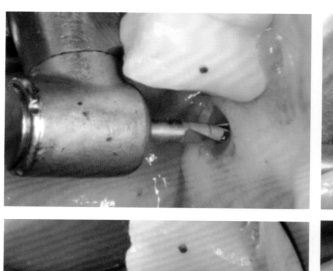

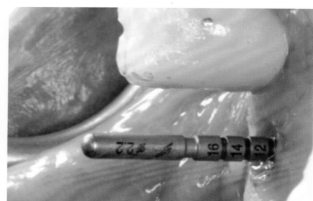

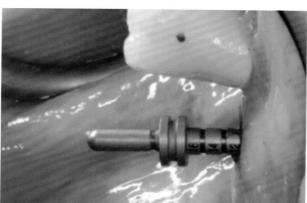

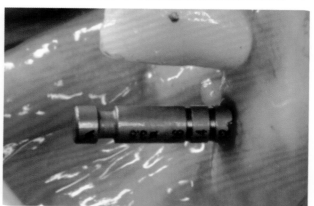

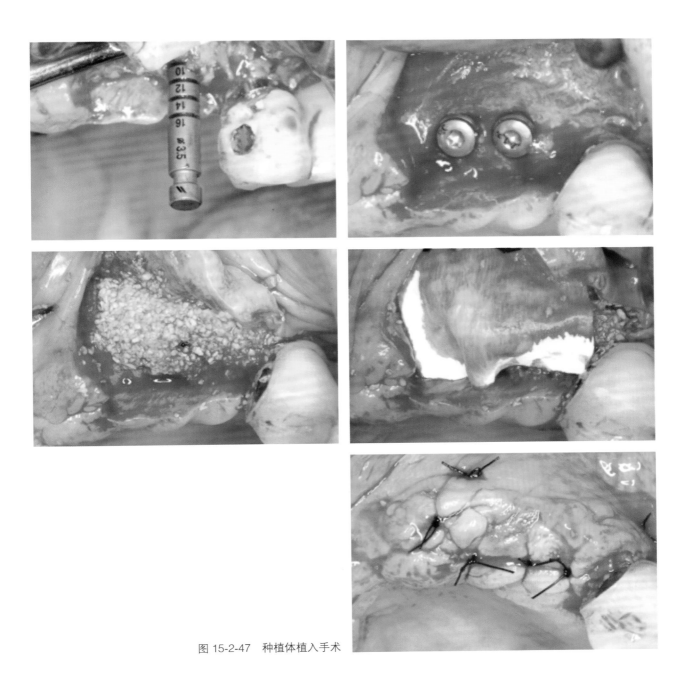

图 15-2-47　种植体植入手术

种植体植入术后，进行影像学检查，核对种植体位置，检查见种植体均在理想的种植位点（图 15-2-48）。

　　患者完成种植体植入，术后 9 个月时复诊，检查见骨结合良好，ISQ 值已达 80，对种植位点的软组织进行软组织塑形（图 15-2-49）。

　　疾病控制阶段的第三步，完成上颌修复，形成稳定的咬合关系。

　　首先制作个性化托盘，使用个性化托盘制取印模（图 15-2-50）。

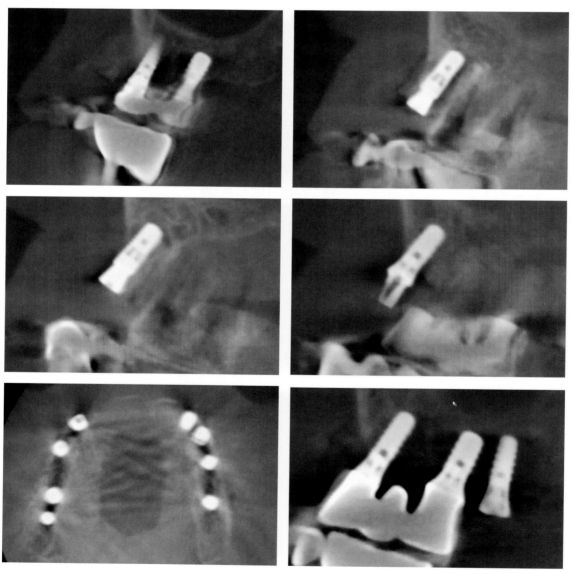

图 15-2-48　种植术后影像学检查

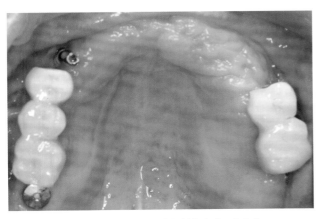
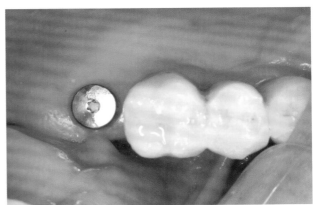

图 15-2-49 种植术后 9 个月,进行软组织塑形手术

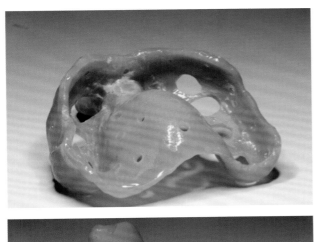
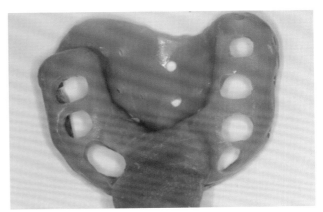

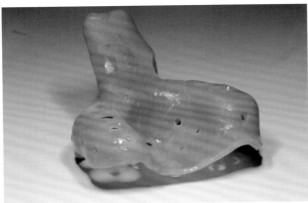
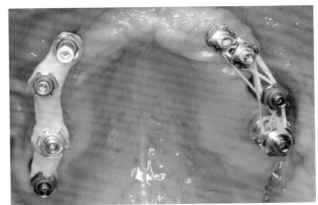

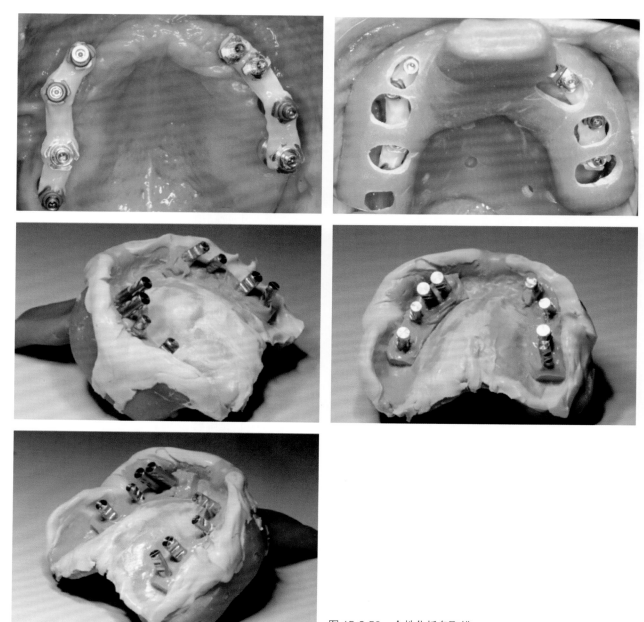

图 15-2-50　个性化托盘取模

灌注石膏模型,在模型上制作第一副诊断蜡型(图 15-2-51)。

试戴第一副诊断蜡型,检查垂直距离合适,咬合关系稳定(图 15-2-52)。

确定了合适的垂直距离及正确的颌位关系后,转移咬合关系到𬌗架,(图 15-2-53)。

在𬌗架上制作第二副诊断蜡型,并在患者口内试戴蜡型(图 15-2-54)。

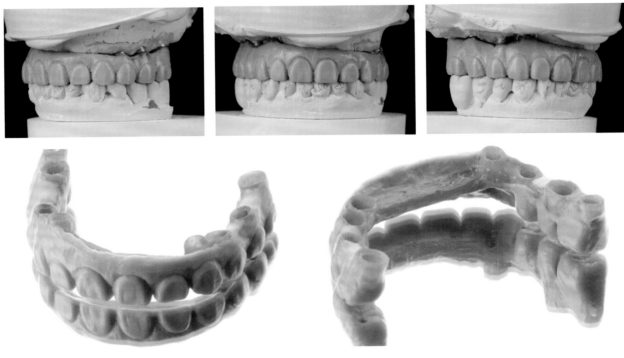

图 15-2-51 第一副诊断蜡型

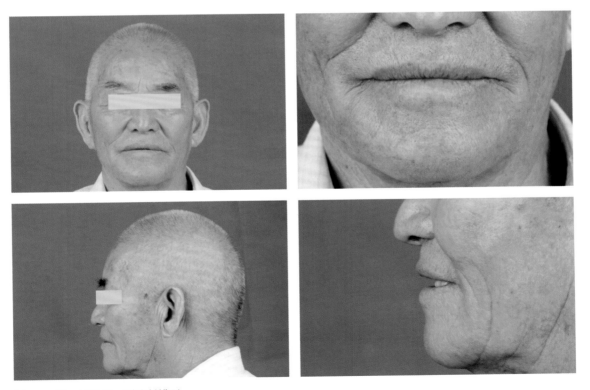

图 15-2-52 试戴第一副诊断蜡型

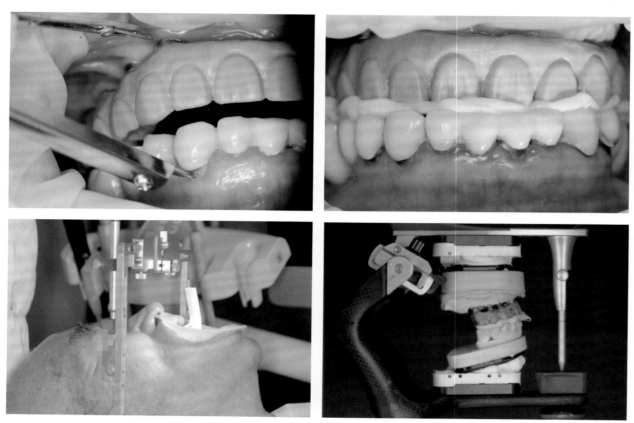

图 15-2-53 转移咬合关系

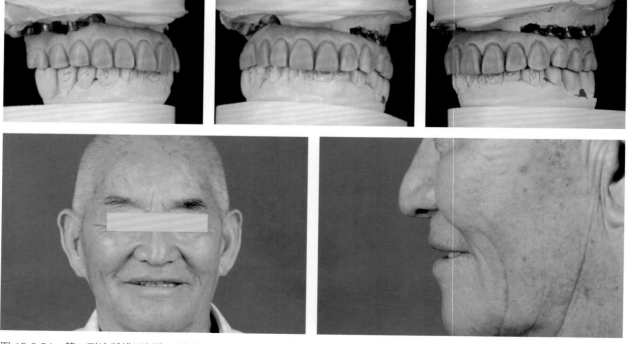

图 15-2-54 第二副诊断蜡型制作及试戴

将实体模型及蜡型扫描，获得数字化模型及蜡型数据，在 exocad 软件内设计并制作支架（图 15-2-55）。

　　在口内试戴制作完成的支架，检查支架的适合性（图 15-2-56）。

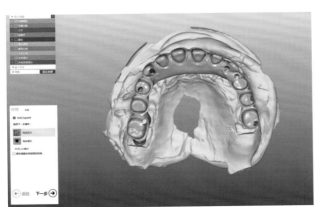
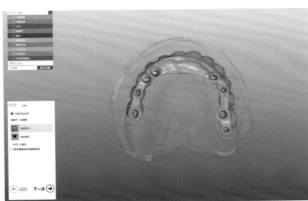
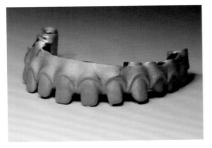
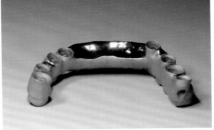
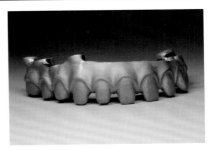

图 15-2-55　支架设计与制作

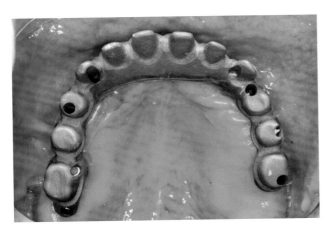
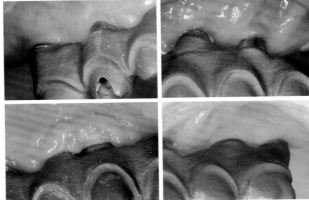

图 15-2-56　口内试戴支架

在检查合适的支架上，进一步切削高透氧化锆内冠（图 15-2-57）。

　　在高透氧化锆内冠制作完成的基础上，在显微镜下进行分层堆塑（图 15-2-58）。

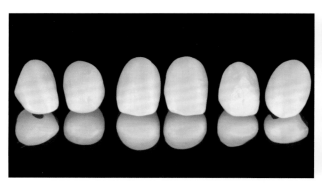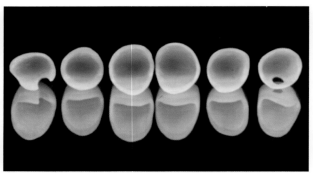

图 15-2-57　高透氧化锆内冠

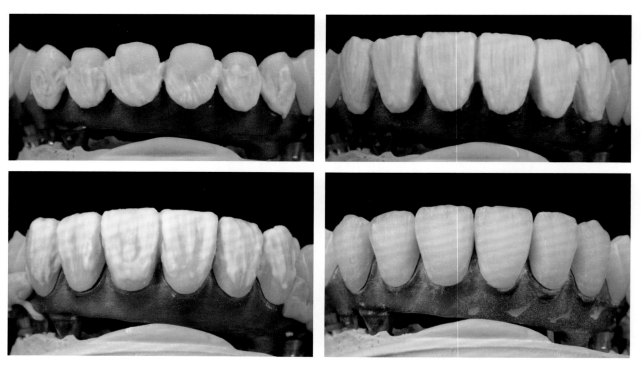

图 15-2-58　分层堆塑

完成最终冠修复体的制作（图 15-2-59）。

疾病控制阶段的第四步，在患者口内试戴制作完成的上颌修复体，确定咬合关系稳定，修复体密合（图 15-2-60）。

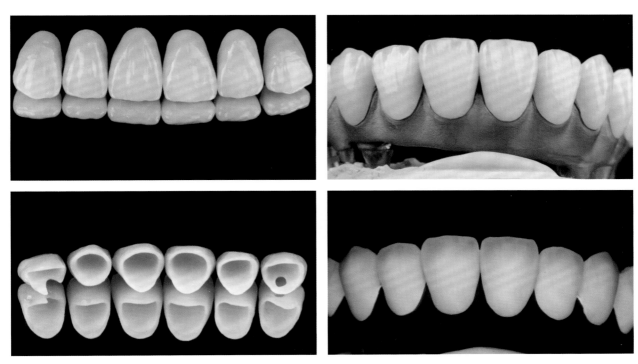

图 15-2-59　冠修复体

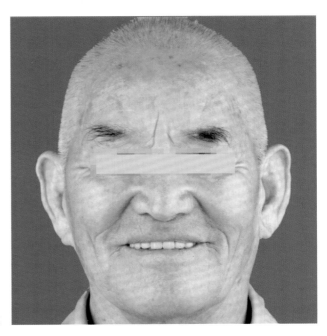

图 15-2-60　口内试戴

然后,粘固牙冠(图 15-2-61)。

同时制作义龈,满足粉色美学的要求(图 15-2-62)。

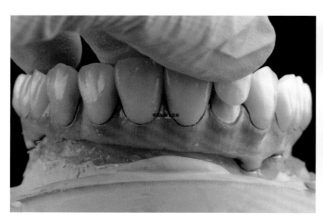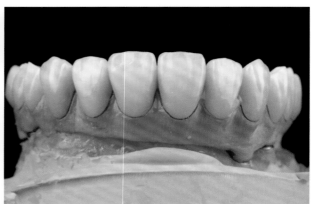

图 15-2-61　粘固牙冠

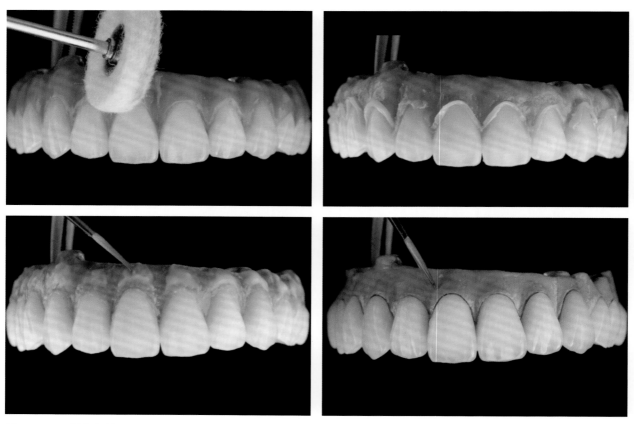

图 15-2-62　制作义龈

完成最终上颌修复体（图 15-2-63 ）。

在患者口内戴入最终完成的上颌修复体，检查见修复体密合，其形态、颜色良好（图 15-2-64，图 15-2-65 ）。

（3）功能恢复阶段的治疗分为五步（图 15-2-66 ）。

功能恢复阶段的第一步是再次转移咬合关系（图 15-2-67 ）。

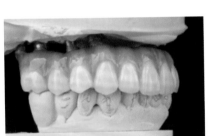
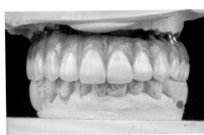
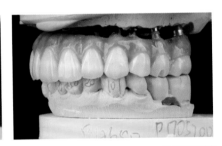
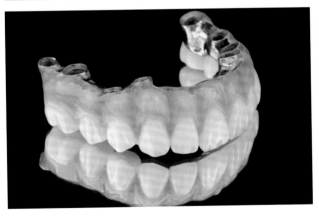
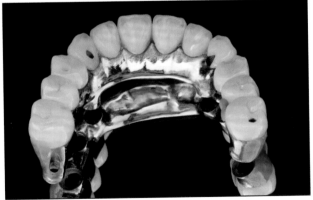

图 15-2-63 上颌修复体

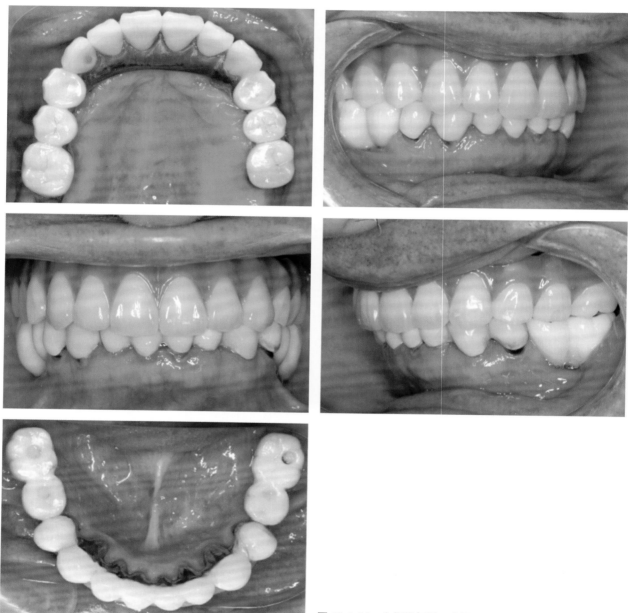

图 15-2-64 上颌修复后口内照

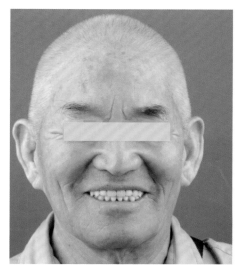
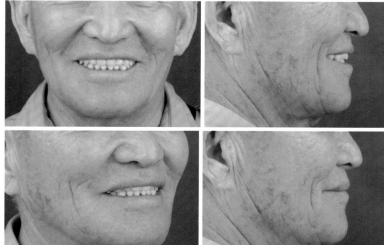

图 15-2-65　上颌修复后面部照

功能恢复阶段

1　美学分析设计

2　mock-up 口内预告

3　TRS 导板引导精准牙体预备

4　下颌临时修复体适应评估咬合

5　下颌最终修复

图 15-2-66　功能恢复阶段

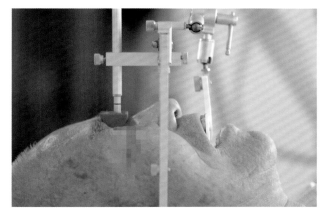
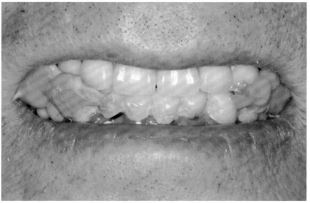

图 15-2-67　转移咬合关系

根据虚拟的 DSD/DLD 美学分析设计制作蜡型,行口内美学预告,患者表示满意（图 15-2-68 ）。

　　使用医技患三方认可的诊断蜡型,翻制后压膜制作得到透明的 TRS 导板（图 15-2-69 ）。

　　牙体预备前使用 Vitapan 3D-Master 比色板比色,结果为 2M2（图 15-2-70 ）。

　　在 TRS 导板引导下进行修复空间测量,通过导板上的预设开孔,实量实测牙面到导板表面的距离,然后减去导板的厚度,就是已有空间深度大小,并做记录（图 15-2-71 ）。

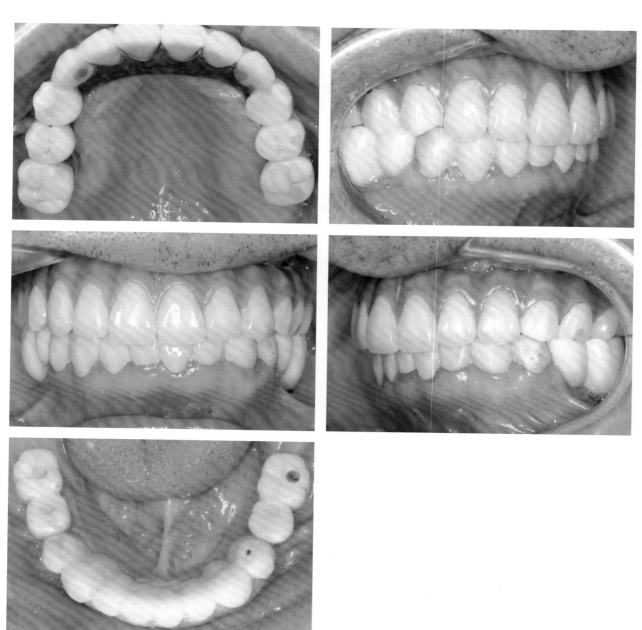

图 15-2-68　美学预告

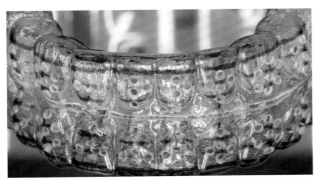

图 15-2-69　透明 TRS 导板

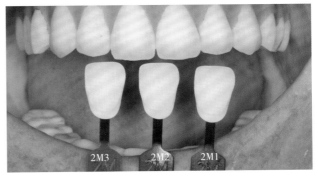

图 15-2-70　比色（过滤偏振光后）

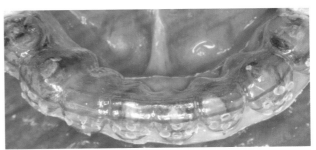

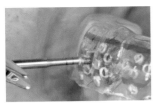

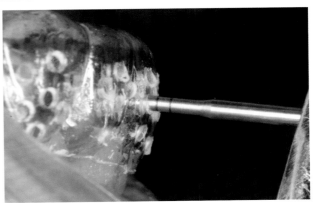

图 15-2-71　透明 TRS 导板引导牙体预备

根据一体化的高透氧化锆材料所需的目标设计厚度，以及测得的已有深度，确定预备方案，发现所有牙位的已有深度均满足高透氧化锆材料所需的 0.6mm 的最小厚度。因此，不需要更多的预备，修整肩台部分即可（图 15-2-72）。

制作完成最终的修复体后口内试戴，患者对最终修复效果表示满意（图 15-2-73）。

检查修复体的密合性、邻接关系及咬合关系后，使用树脂水门汀粘接下颌修复体，清除多余的粘接剂，完成修复（图 15-2-74，图 15-2-75）。

二次修复前后对比，可见修复体明显改善了前牙的美观效果（图 15-2-76）。

患者戴用最终修复体 1 年后复诊（图 15-2-77），患者对修复体的形态及颜色均表示满意，并再一次填写心理评估表。结果显示，患者对修复体的满意程度较高；牙齿对患者社交生活及情绪的影响不大，患者对牙齿美观的忧虑程度低；患者对修复的美观评估值为 8 分（图 15-2-78）。

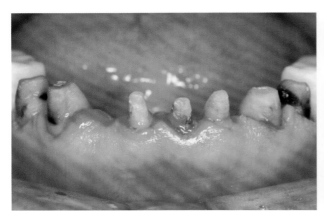
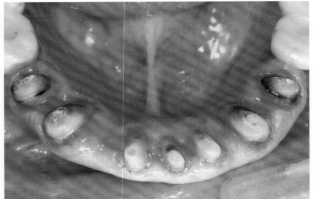

图 15-2-72　修整肩台

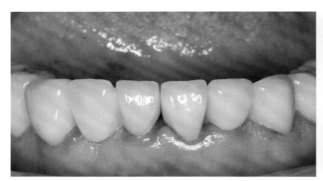

图 15-2-73　下颌最终修复体试戴

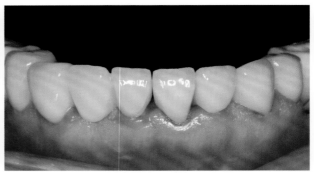

图 15-2-74　下颌修复后正面照

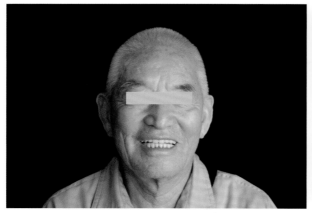
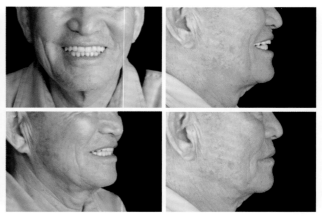

图 15-2-75　修复后面部照

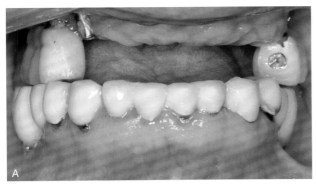

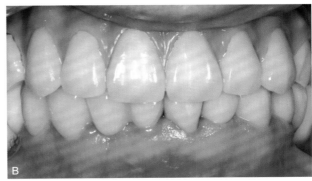

图 15-2-76　二次修复前后口内照

A. 修复前；B. 修复后。

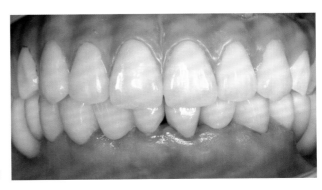

图 15-2-77　复诊正面咬合照

	从不0/极少1	偶尔2/有时3/经常4
患者对自身牙齿的满意程度(Dental self-confidence)		17
我为我的牙齿感到骄傲		3
微笑时我喜欢露出牙齿		3
当我看到镜中自己的牙齿时会感到开心		3
我的牙齿对别人是有吸引力的		2
我喜欢自己牙齿的外形		3
我觉得我牙齿的位置都长得挺好		3
牙齿对患者社交生活的影响(Social impact)		1
微笑时我会刻意控制嘴唇裂开的程度以减小牙齿的暴露程度	0	
我会为不熟悉的人对我的牙齿的看法感到忧虑	0	
我害怕别人对我的牙齿发表攻击性的言论	0	
因为牙齿的原因，我会避免一些社交接触	0	
有时我会用手捂住嘴来挡住牙齿	0	
有时我总觉得别人在盯着我的牙齿看	1	
对于我牙齿的评论很容易激怒我，哪怕只是玩笑	0	
我有时会为异性对我牙齿的看法感到忧虑	0	
牙齿对患者情绪的影响(Psychological impact)		1
我嫉妒别人的牙齿好看	0	
看到别人的牙齿我会感到一定程度上的紧张	1	
有时我会为自己牙齿的样子感到不开心	0	
我觉得我周围的人几乎牙齿都比我好看	0	
当我想到自己牙齿的样子的时候就会感到难受	0	
我希望我的牙齿漂亮一些	0	
患者对牙齿美观的忧虑程度(Esthetic concern)		0
我不喜欢镜子里面我的牙齿的样子	0	
我不喜欢照片里面我的牙齿的样子	0	
我不喜欢录像里面我的牙齿的样子	0	

美观评估：

0- 没有美观要求

10- 非常美观

我的美观评估值：8 分（在下列数字上打钩）

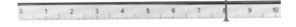

图 15-2-78　患者再次填写的心理评估表

三、数字化堆积导板引导下咬合重建一例

患者,男性,45 岁。

主诉:全口多数牙缺失,伴全口余留牙松动数年。

现病史:患者数年前出现左侧上颌后牙、右侧上颌后牙及右侧下颌后牙松动,遂行左侧上颌后牙、右侧上颌后牙及右侧下颌后牙拔除术,未恢复双侧后牙咀嚼功能;后自觉全口余留牙松动,咀嚼功能受限,现来我科就诊(图 15-2-79)。

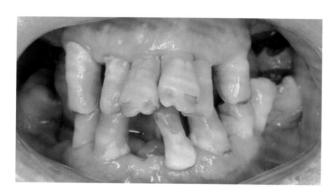

图 15-2-79 初诊口内照

既往史:患者否认有牙周治疗史;否认有心血管疾病、糖尿病等系统病史;否认有过敏史。患者有 20 余年吸烟史,每日 15 支以上。

全身情况及家族史:无特殊。

我们将根据瓷美学二次修复决策树,进行心理评估、检查评估及目标修复体空间评估,制订咬合重建治疗方案。

1. 心理评估　根据患者主诉"全口多数牙缺失伴余留牙松动数年",术前必须进行心理评估,填写心理评估表。结果显示,该患者对自身牙齿的满意程度低;牙齿对患者的社交生活和情绪有一定的影响,患者对牙齿美观的忧虑程度较高;患者对修复的美观期望值为 5 分,该患者为常规美学患者(图 15-2-80)。主诉问题与修复相关,排除心理因素,可行检查评估和病因诊断。

2. 检查评估

(1)口外检查见患者颌面部对称,颌面部皮肤无破损,比例无明显异常,笑线较低(图 15-2-81)。咀嚼肌及颞下颌关节区触诊检查,未见肌肉触痛等异常。下颌运动时,无关节弹响、杂音,无张口受限,开口度、开口型正常(图 15-2-82)。

(2)牙列检查见 14—17、24—27、36、32、41、42、45、46 缺失,邻牙向缺牙间隙倾斜;38 伸长,对颌牙缺失;12、31、34 松动Ⅲ度,13、11、21—23、37、35、33、43、44、47 松动Ⅱ度,38 松动Ⅰ度;上颌前牙区唇侧倾斜;前牙区Ⅰ度深覆𬌗,Ⅱ度深覆盖,后牙区无咬合;软组织未见明显异常(图 15-2-83)。

(3)通过细致的牙周探诊,并填写牙周量表,牙周检查见患者全口多数牙探诊出血,全口余留牙牙龈退缩至根上 1/3 至根中 1/3;全口牙平均牙周附着丧失为 7.2mm(图 15-2-84)。

	从不0/极少1	偶尔2/有时3/经常4
患者对自身牙齿的满意程度(Dental self-confidence)		1
我为我的牙齿感到骄傲	0	
微笑时我喜欢露出牙齿	1	
当我看到镜中自己的牙齿时会感到开心	0	
我的牙齿对别人是有吸引力的	0	
我喜欢自己牙齿的外形	0	
我觉得我牙齿的位置都长得挺好	0	
牙齿对患者社交生活的影响(Social impact)		11
微笑时我会刻意控制嘴唇裂开的程度以减小牙齿的暴露程度		2
我会为不熟悉的人对我的牙齿的看法感到忧虑	1	
我害怕别人对我的牙齿发表攻击性的言论	1	
因为牙齿的原因，我会避免一些社交接触	1	
有时我会用手捂住嘴来挡住牙齿		2
有时我总觉得别人在盯着我的牙齿看	1	
对于我牙齿的评论很容易激怒我，哪怕只是玩笑	1	
我有时会为异性对我牙齿的看法感到忧虑	1	
牙齿对患者情绪的影响(Psychological impact)		9
我嫉妒别人的牙齿好看	0	
看到别人的牙齿我会感到一定程度上的紧张	1	
有时我会为自己牙齿的样子感到不开心		2
我觉得我周围的人几乎牙齿都比我好看	1	
当我想到自己牙齿的样子的时候就会感到难受		2
我希望我的牙齿漂亮一些		2
患者对牙齿美观的忧虑程度(Esthetic concern)		9
我不喜欢镜子里面我的牙齿的样子		3
我不喜欢照片里面我的牙齿的样子		2
我不喜欢录像里面我的牙齿的样子		3

美观期望：

0- 没有美观要求

10- 非常美观

我的美观期望值：5分（在下列数字上打钩）

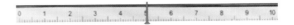

图 15-2-80　患者先填写心理评估表，排除不良心理因素的影响

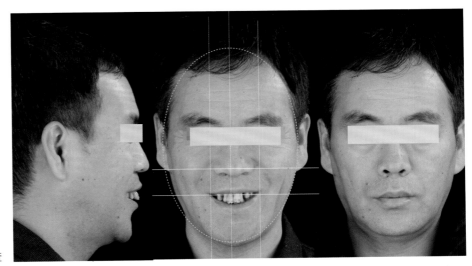

图 15-2-81　口外检查

关节音听诊：无

关节扣诊：

关节囊外侧（静止）	–	–
关节囊外侧（运动）	–	–
颞下颌韧带	–	–
关节盘后区	–	–

关节运动：开口型：不偏斜，呈"↓"；
最大自由开口度：3.7cm，被动增大；
关节动度双侧一致；前伸及侧方运动无异常

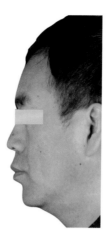

图 15-2-82 颞下颌关节区检查

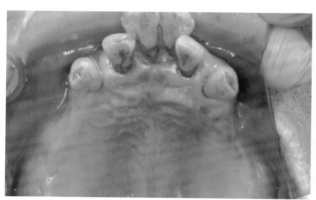
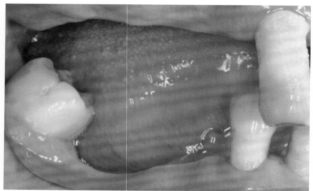
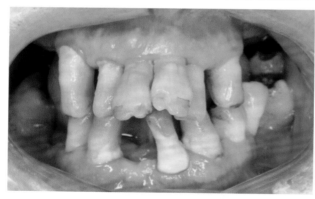
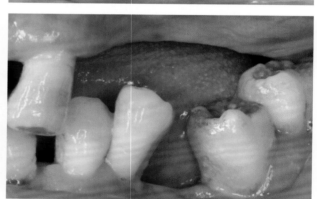
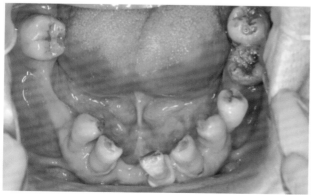

图 15-2-83 牙列检查

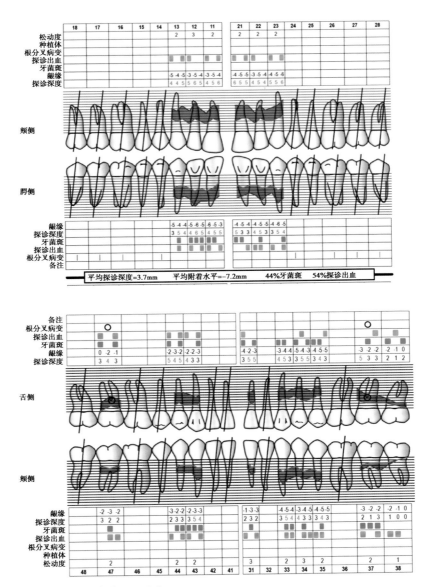

图 15-2-84　患者的牙周量表

（4）影像学检查见23根尖周牙槽骨吸收至根中1/3，13—22、37、38、35、33、31、43、44、47根尖周牙槽骨吸收至根尖1/3，根尖周未见明显低密度影。上下颌牙槽骨骨量尚可（图15-2-85）。

（5）综合上述检查分析结果，作出以下诊断：上下颌牙列缺损（14—17、24—27、36、32、41、42、45、46），38伸长，重度慢性牙周炎（图15-2-86）。

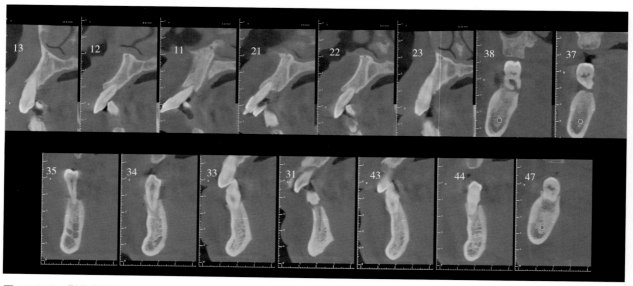

图 15-2-85　影像学检查

牙列缺损（14—17、24—27、36、32、41—42、45、46）
38 阻生牙伸长
慢性牙周炎（重度）

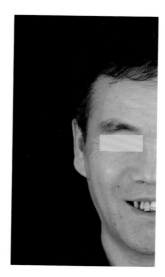

图 15-2-86　患者的诊断

3. 最终修复方案决策与实施 根据该患者的诊断,进行问题分析,制订相应的治疗方案。

患者双侧后牙无咬合,前牙松动,缺乏稳定的咬合关系;口内余留牙松动、移位明显,结合 CBCT 检查结果显示 13—23、37、38、35、33、31、43、44、47 无保留价值,建议拔除全口余留牙,拟行上下颌牙列即刻拔除即刻种植即刻修复("三即方案")。根据患者骨量和最终修复体的类型、材料,制订了全口可摘义齿、全颌(半颌)覆盖式种植义齿和固定式种植义齿三种方案供患者选择(图 15-2-87)。然后,与患者详细讨论三种方案的治疗流程、费用、周期及可能出现的并发症等,结合患者的主观意愿和经济条件等,最终确定固定式种植义齿的修复方案,获得患者的知情同意后,拟开展种植修复方案设计与实施。

根据患者存在的问题进行分析总结,选择最合适的治疗方案,从而制订患者的诊疗计划(图 15-2-88)。

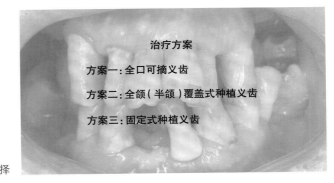

图 15-2-87 患者的方案选择

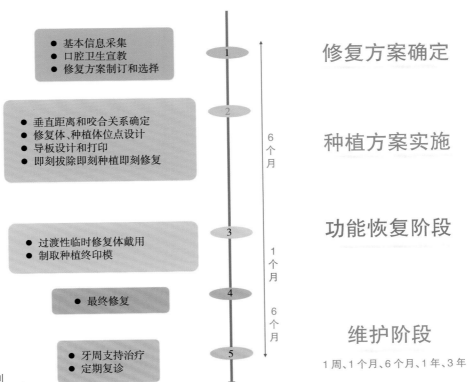

图 15-2-88 患者的诊疗计划

确定垂直距离和咬合关系,首先将术前 CBCT 数据导出为 STL 格式,构建上下颌三维图像(图 15-2-89),在 Meshmixer 软件内设计个性化哥特式弓。三维打印个性化哥特式弓的基托,利用余留牙之间的间隙辅助口内就位。基托工作面设计凹槽与哥特式弓的金属板形成锁结结构。术前利用口内扫描数据 3D 树脂打印上下颌牙列模型,测试个性化哥特式弓的固位力和稳定性,以确保口内就位良好(图 15-2-90)。

　　口内就位个性化哥特式弓,调整哥特式弓金属板的调节螺丝;口外测量面下 1/3 高度适当后,锁定调节螺丝,确定垂直距离(图 15-2-91)。在上颌哥特式弓金属板上放置红蜡,嘱患者

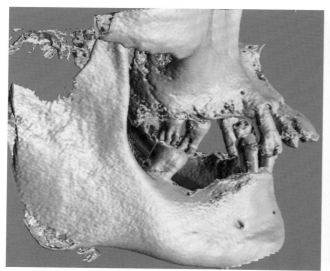
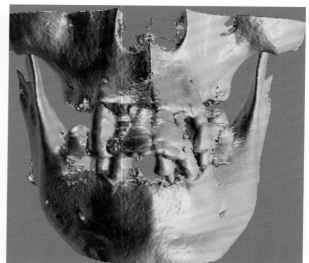
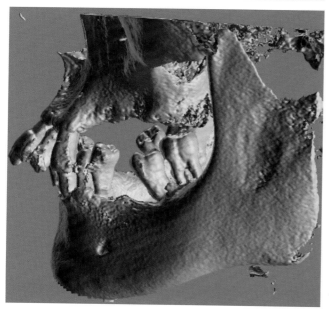

图 15-2-89 上下颌三维图像建立

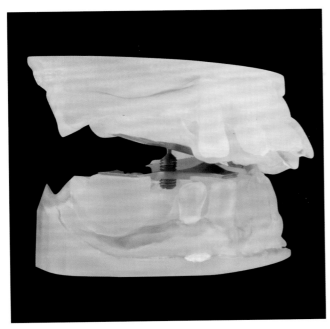

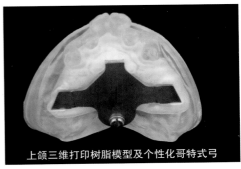

上颌三维打印树脂模型及个性化哥特式弓

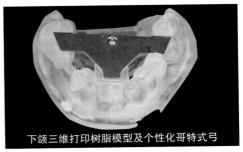

下颌三维打印树脂模型及个性化哥特式弓

图 15-2-90 上下颌牙列模型及个性化哥特式弓

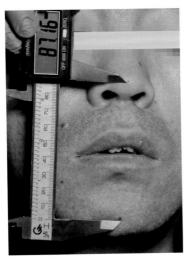

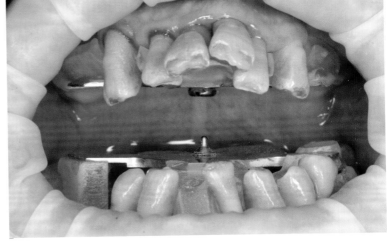

图 15-2-91 垂直距离确定

行前伸及左右侧方运动。上颌哥特弓金属板的箭头尖端指向正中关系位或适应性正中关系位,此位置确定后在上下颌之间注入咬合硅橡胶固定上下颌关系,嘱患者配戴个性化哥特式弓拍摄 CBCT(包含双侧颞下颌关节及外耳道),并进行颜面部扫描(图 15-2-92)。

利用新拍摄的 CBCT 在 Blue Sky 软件中重建上下颌骨三维图像,导入 Meshmixer 软件,利用双侧 Bergstrom 点设置任意铰链轴的标记点(Bergstrom 点位于 Porion 点前方 10mm,Frankfort 平面下方 7mm 处),通过匹配颜面部扫描数据和任意铰链轴的位置,完成虚拟𬌗架参数的设置。之后,我们在 exocad 软件中拟合颜面部扫描数据、上下颌骨三维重建数据和口内

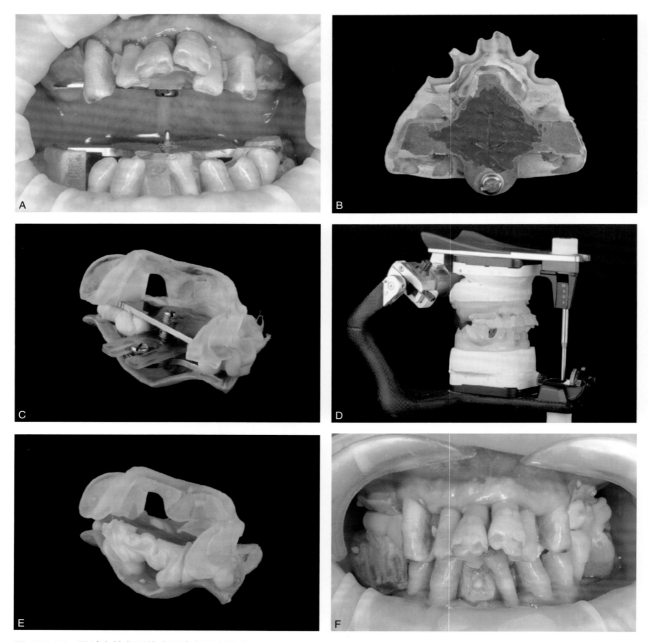

图 15-2-92　通过个性化哥特式弓确定正中关系

A. 口内就位哥特式弓,并嘱患者行功能运动;B. 金属板的箭头尖端指向牙尖交错位;C. 在牙尖交错位于上下颌基板间注入咬合硅橡胶固定;D. 上𬌗架;E. 使用三维打印材料替换哥特式弓中的金属材料;F. 口内复位后注入影像阻射材料。

扫描数据,以建立数字化虚拟患者的数据库。在数字化虚拟患者的模型上,可以进行种植体位点设计、截骨设计和临时修复体设计(图 15-2-93)。

　　基于虚拟患者的临时修复体设计确定目标修复体空间(图 15-2-94),通过目标修复体空间指导截骨量设计和种植体位点设计(图 15-2-95)。

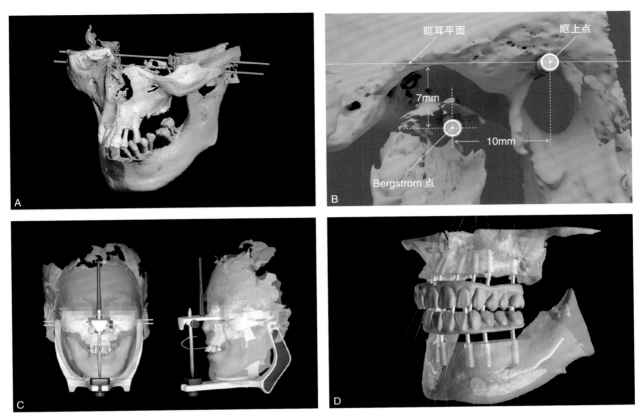

图 15-2-93 虚拟𬌗架参数的设置和数字化虚拟患者的建立

A. 利用 CBCT 数据重建上下颌三维图像；B. 利用双侧 Bergstrom 点设置铰链轴位置；C. 匹配面部扫描数据；D. 完成数字化虚拟患者的建立。

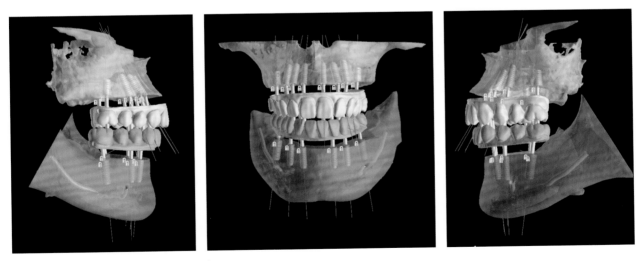

图 15-2-94 患者的目标修复体空间设计

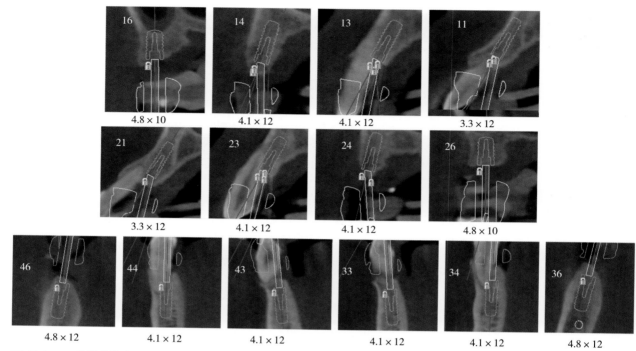

图 15-2-95 种植体位点设计（单位：mm）

　　为提高即刻修复体的精度，匹配临床实施步骤设计功能三合一的数字化堆积导板——集截骨导板、种植窝预备导板和即刻修复体于一体。三者之间通过锚定结构实现连接固位（图 15-2-96，图 15-2-97）。

　　种植手术实施前，在口外将数字化堆积导板就位于三维打印上下颌骨模型上，确保匹配度精确，稳定性良好（图 15-2-98）。

　　按照种植手术计划，首先拔除全口余留松动牙（图 15-2-99）。

　　口内就位固定钉定位导板，辅助堆积导板的定位（图 15-2-100）。

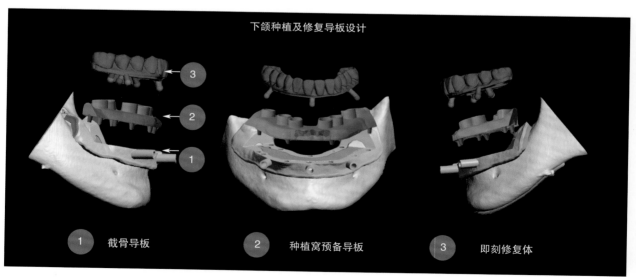

图 15-2-96 下颌数字化堆积导板设计

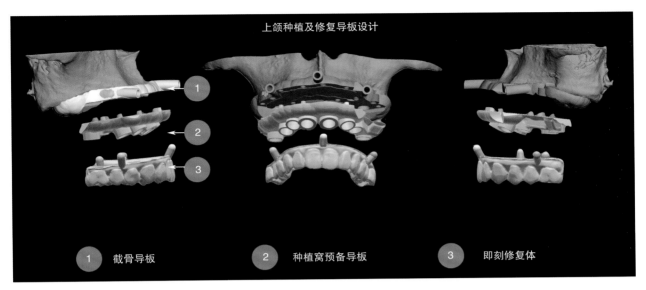

图 15-2-97 上颌数字化堆积导板设计

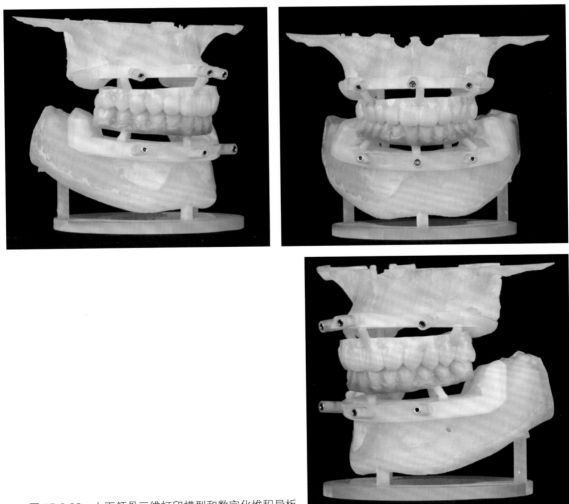

图 15-2-98 上下颌骨三维打印模型和数字化堆积导板

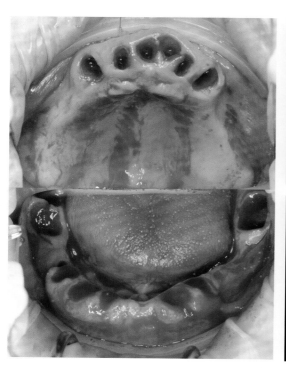
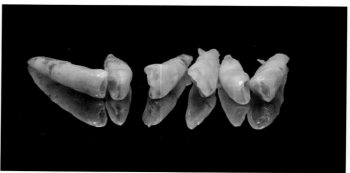
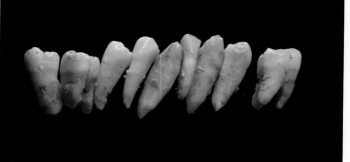

图 15-2-99 种植术中拔除余留牙

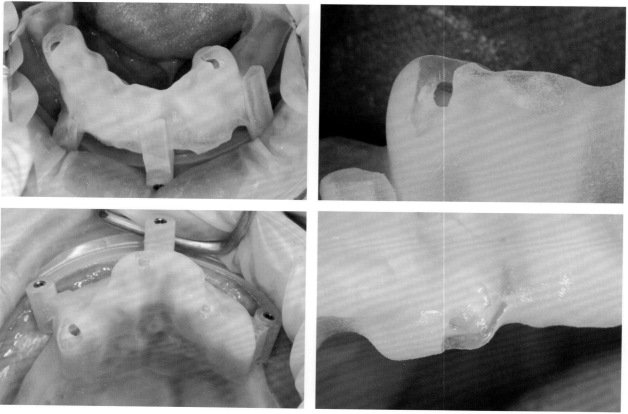

图 15-2-100 固位钉定位导板的就位

根据固位钉位置,在口内就位数字化堆积导板的第一层——截骨导板,就位、截骨(图 15-2-101)。

　　在截骨导板上锚定数字化堆积导板的第二层——种植窝预备导板,完成该患者的种植体即刻植入手术(图 15-2-102)。

　　在种植体上方就位国际口腔种植学会(International Team for Implantology,ITI)SAC 基台及临时基底。在临时基底上就位数字化堆积导板的第三层——即刻修复体(图 15-2-103)。

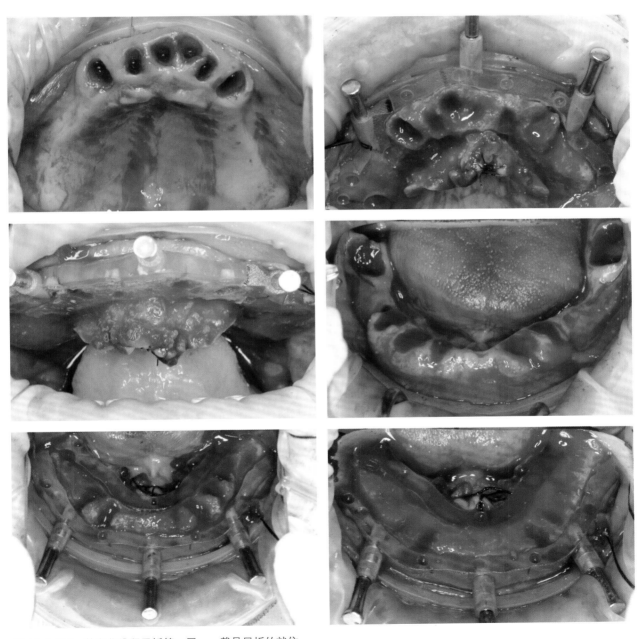

图 15-2-101　数字化堆积导板第一层——截骨导板的就位

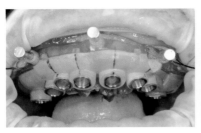
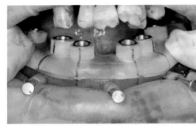
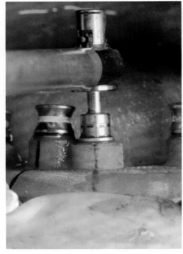
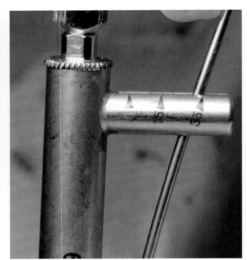

图 15-2-102 数字化堆积导板第二层——种植窝预备导板的就位

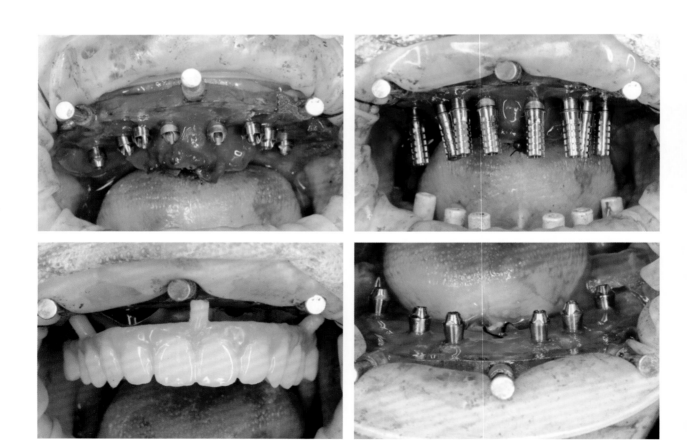

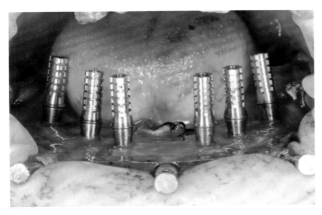
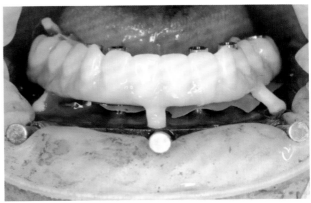

图 15-2-103　临时基底和即刻修复体的就位

　　光固化树脂封堵临时基底与即刻修复体之间的空隙,调磨临时基底后再就位,检查咬合。术后即刻修复功能检查见前伸及左右侧方运动时,咬合功能良好(图 15-2-104,图 15-2-105)。种植术后进行影像学检查,核查种植体位置,种植体均在理想的种植位点(图 15-2-106)。

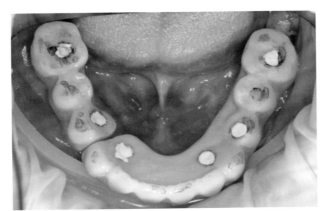
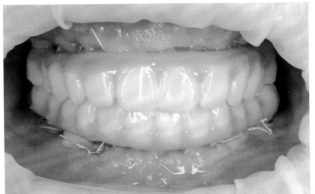

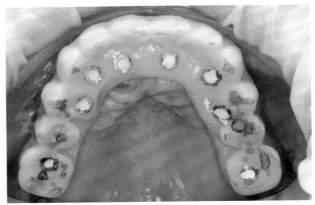

图 15-2-104　即刻修复体就位的口内照

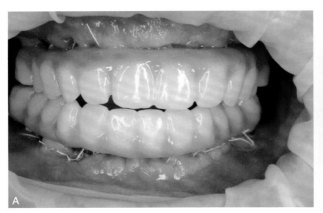

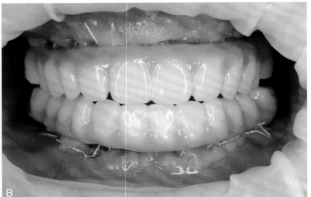

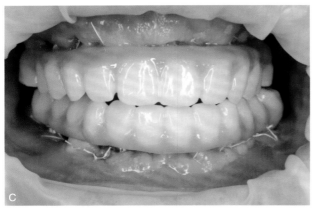

图 15-2-105 即刻修复体的咬合运动
A. 右侧方咬合；B. 前伸咬合；C. 左侧方咬合。

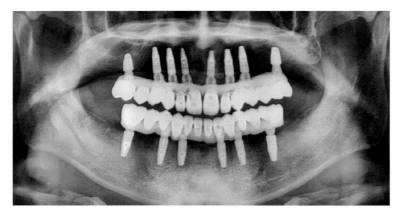

图 15-2-106 种植术后影像学检查

术后6个月，行口内扫描记录咬合面形态，根据口内扫描数据设计并三维打印过渡性聚甲基丙烯酸甲酯（polymethyl methacrylate，PMMA）临时修复体。取终印模前，根据术前种植体设计位点进行个性化种植转移杆夹板和个性化托盘的设计及三维打印（图15-2-107）。

　　制取终印模前，口内试戴个性化转移杆夹板，通过光固化树脂填补夹板与转移杆之间的空隙；试戴个性化托盘，确保其不阻碍转移杆穿出（图15-2-108）。

　　制取终印模，并灌注石膏模型（图15-2-109）。

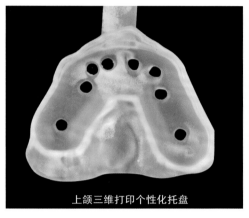

上颌三维打印个性化托盘

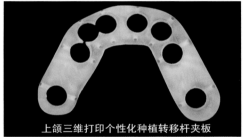

上颌三维打印个性化种植转移杆夹板

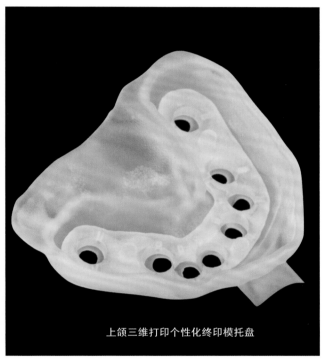

上颌三维打印个性化终印模托盘

图 15-2-107　三维打印个性化转移杆夹板和个性化托盘

固定印模柱
↓
固定个性化转移杆夹板
↓
试戴个性化托盘
↓
取全颌终印模

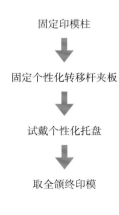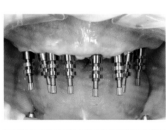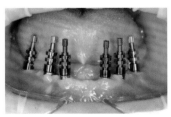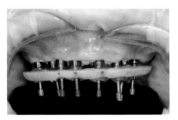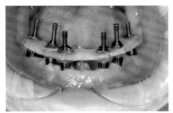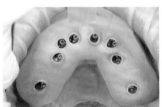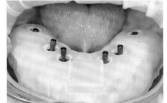

图 15-2-108　个性化转移杆夹板和托盘口内就位照

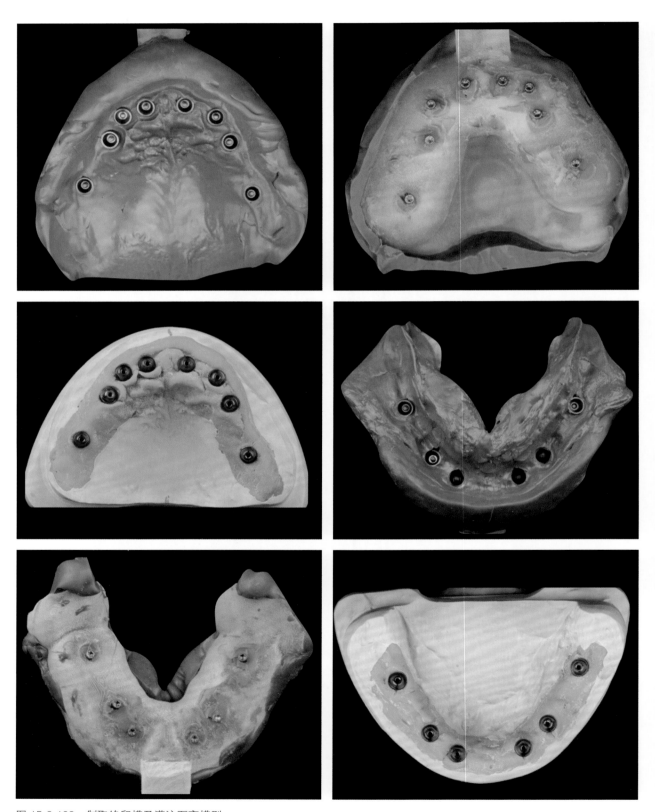

图 15-2-109　制取终印模及灌注石膏模型

在石膏模型上就位个性化转移杆夹板以确保种植体间的位置关系稳定,在口内再次核查个性化转移杆是否就位稳定(图 15-2-110)。

取模后试戴过渡性 PMMA 临时修复体。检查 PMMA 临时修复体,确保咬合关系稳定(图 15-2-111)。

配戴过渡性临时修复体后,患者面部比例正常,为中位笑线。患者对过渡性义齿的外形表示满意(图 15-2-112)。

配戴过渡性临时修复体 1 个月后,患者反映无不适,对过渡性义齿的美观及功能表示满意。因此,我们复制过渡性临时修复体的外形,并更换为最终修复体。综合考虑修复材料结合强度及美观两大因素,经医技患三方沟通后,最终选择钛金属支架 + 高透氧化锆修复体材料(图 15-2-113)。

上下颌戴入最终修复体,检查见修复体形态、颜色良好,咬合关系稳定(图 15-2-114)。

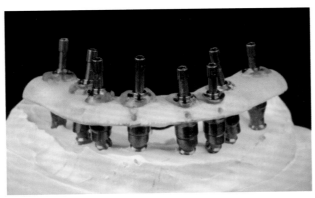
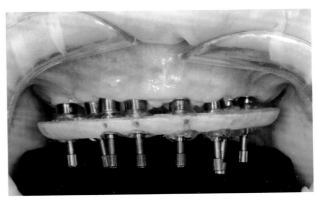
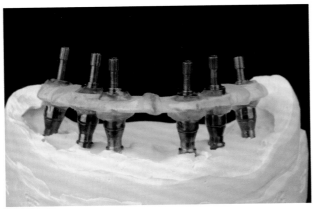
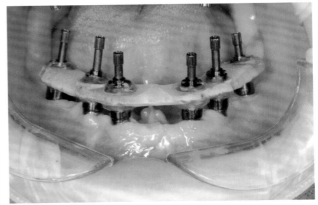

图 15-2-110　个性化转移杆夹板的模型就位和口内就位

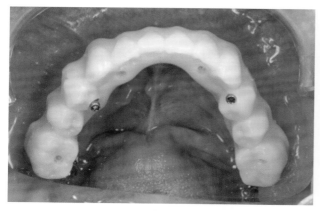

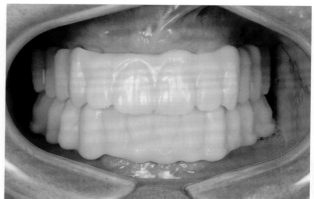

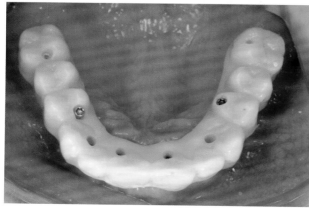

图 15-2-111　数字化 PMMA 切削临时修复体

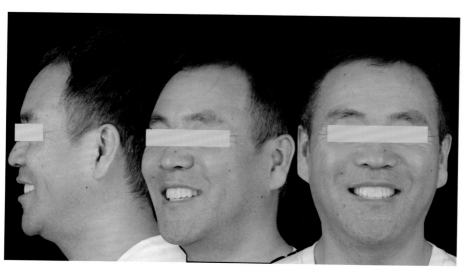

图 15-2-112　戴用过渡性临时修复体的面部照

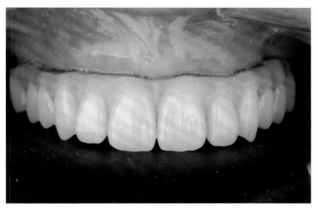 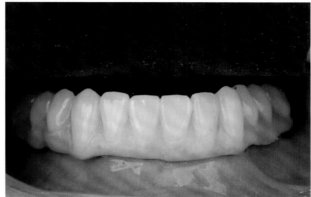

图 15-2-113 最终修复体

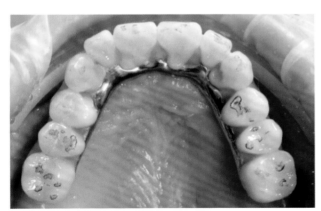 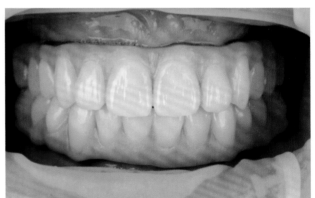

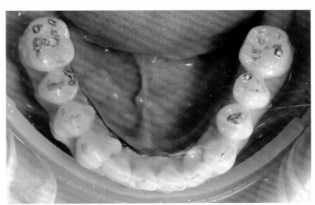

图 15-2-114 最终修复体的咬合关系

414 第五篇 目标修复体空间引导下的咬合重建及数字口腔显微修复案例

　　患者戴用最终修复体 6 个月后复诊（图 15-2-115，图 15-2-116），患者对修复体的形态及颜色均表示满意，并再一次填写心理评估表。结果显示，患者对修复体的满意程度较高，患者对修复的美观评估值为 9 分（图 15-2-117）。

　　修复治疗前后对比可见，修复体显著改善了患者的美观问题，患者开始展示自信笑容（图 15-2-118）。

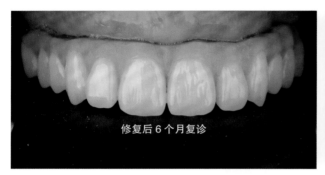

图 15-2-115　上颌最终修复体口内照

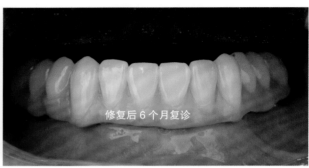

图 15-2-116　下颌最终修复体口内照

	从不0/极少1	偶尔2/有时3/经常4
患者对自身牙齿的满意程度(Dental self-confidence)		17
我为我的牙齿感到骄傲		2
微笑时我喜欢露出牙齿		3
当我看到镜中自己的牙齿时会感到开心		4
我的牙齿对别人是有吸引力的		2
我喜欢自己牙齿的外形		3
我觉得我牙齿的位置都长得挺好		4
牙齿对患者社交生活的影响(Social impact)		1
微笑时我会刻意控制嘴唇裂开的程度以减小牙齿的暴露程度	0	
我会为不熟悉的人对我的牙齿的看法感到忧虑	0	
我害怕别人对我的牙齿发表攻击性的言论	0	
因为牙齿的原因，我会避免一些社交接触	0	
有时我会用手捂住嘴来挡住牙齿	0	
有时我总觉得别人在盯着我的牙齿看	1	
对于我牙齿的评论很容易激怒我，哪怕只是玩笑	0	
我有时会为异性对我牙齿的看法感到忧虑	0	
牙齿对患者情绪的影响(Psychological impact)		1
我嫉妒别人的牙齿好看	0	
看到别人的牙齿我会感到一定程度上的紧张	1	
有时我会为自己牙齿的样子感到不开心	0	
我觉得我周围的人几乎牙齿都比我好看	0	
当我想到自己牙齿的样子的时候就会感到难受	0	
我希望我的牙齿漂亮一些	0	
患者对牙齿美观的忧虑程度(Esthetic concern)		0
我不喜欢镜子里面我的牙齿的样子	0	
我不喜欢照片里面我的牙齿的样子	0	
我不喜欢录像里面我的牙齿的样子	0	

美观评估：

0- 没有美观要求

10- 非常美观

我的美观评估值：9 分（在下列数字上打钩）

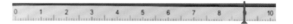

图 15-2-117　术后心理评估

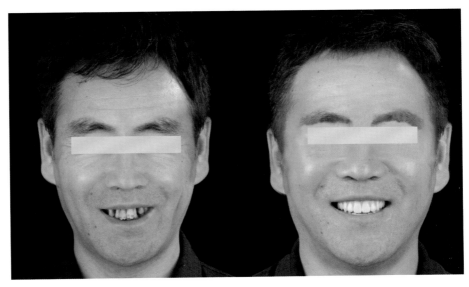

图 15-2-118　修复前后的面部照

第三节　调𬌗导板在咬合重建中的临床应用

　　临床中的部分咬合异常,常见于长期牙列缺损的患者。患者往往需要面临整体咬合曲线的调整,此类病例可归为咬合空间不足的咬合重建。此类咬合重建的关键,在于如何在治疗前分析咬合空间以确立合理的咬合曲线,如何将预设的空间设计精准地体现在口内预备操作中,如何完美地将术前设计复制到最终口内治疗效果上。针对不同牙位咬合空间的异常程度,术前设计还应包含调𬌗、𬌗贴面、全冠修复甚至截骨等不同牙位修复方式的选择。数字化技术可量化、可预期化的绝佳优势,可以极大程度上减少空间转移的误差。基于数字化技术的 TRS 导板作为数字化空间分析、设计、转移及引导的载体,一体化整合调𬌗、全冠修复等多种修复方式,实现了术前、术后空间设计的精确量化复制;对于咬合空间不足的咬合重建病例,是一种临床可方便实施、修复效果可期的治疗手段。本节主要介绍咬合空间不足的咬合重建的数字化治疗流程,结合基于 TRS 技术的调𬌗导板,重点解析 TRS 数字化临床路径及调𬌗导板的设计与制作。

一、咬合空间不足的数字化临床路径

　　咬合空间不足的数字化临床路径见图 15-3-1。

种植修复咬合空间不足数字化临床路径

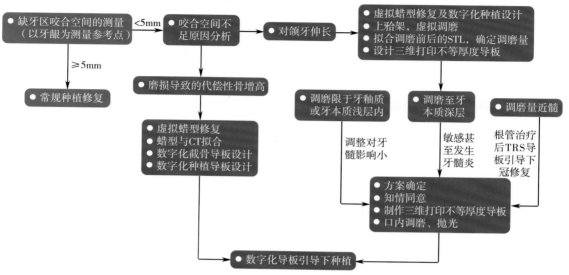

图 15-3-1　咬合空间不足的数字化临床路径

在开始数字化咬合设计之前,首先要回答的问题是何为咬合空间不足,其次是如何获得咬合空间的问题,最后是基于咬合空间应选择何种修复方式的问题。

1. 咬合空间评估　缺牙区咬合空间的测量以缺牙区牙龈到对颌牙中央窝作为测量参考点。若咬合空间大于等于 5mm,建议行常规种植修复。若咬合空间小于 5mm,则认为咬合空间不足,需通过截骨或调磨牙齿获得最小 5mm 的咬合空间。

2. 咬合空间不足原因分析　通过面弓转移上殆架计算并设置虚拟殆架参数,在虚拟殆架上完成虚拟蜡型修复,再将虚拟蜡型和 CBCT 拟合,计算缺牙区骨水平。若咬合空间不足与缺牙区骨量代偿性增高有关,则需要进行数字化截骨导板和数字化种植导板设计,以指导术中截骨和种植。若计算后发现咬合空间不足与对颌牙伸长有关,则行对颌虚拟蜡型设计,此时咬合重建不仅涉及缺牙区种植修复设计,也包含对颌牙的咬合曲线调整设计。

3. 咬合曲线调整的 TRS 设计　对颌牙咬合曲线调整的设计依据是进行目标修复体空间（target restorative space, TRS）量的分析。基于 Spee 曲线、对侧补偿曲线等进行虚拟蜡型的咬合曲线设计,与 CBCT 拟合,计算拟合偏移量,即可得到 TRS 调磨量。同时,评估牙体预备 TRS 量后距髓腔的距离,若小于 1mm,则 TRS 调磨量仅限于牙釉质或牙本质浅层内,考虑对牙髓影响较小;若大于 1mm,则考虑术后可能出现牙本质敏感症甚至牙髓炎的情况。建议在取得患者知情同意后行根管治疗,再根据实际牙体轴壁、厚度等情况,选择嵌体、高嵌体或全冠修复。计算后根据 TRS 调磨量和选择的修复方式,制作三维打印 TRS 导板。

二、典型临床病例的调𬌗导板设计

1. 口内照片分析咬合曲线　患者左侧下颌后牙缺失 3 年,口内左右侧咬合照显示双侧咬合曲线不对称,左侧缺牙区对颌牙明显伸长,左侧缺牙区修复空间不足,Spee 曲线异常(图 15-3-2)。根据上述咬合空间不足数字化临床路径,计算左侧上颌 TRS 调磨量,设计左侧上颌调𬌗导板。

2. 口外诊断模型分析咬合曲线　面弓转移上𬌗架(图 15-3-3),口外观察并测量双侧咬合曲线差异值,记录𬌗架前伸、侧方切导数值。在数字化虚拟𬌗架上设置所得𬌗架参数,通过口扫口内形态或仓扫口外诊断模型获得上下颌模型,以便后期拟合。

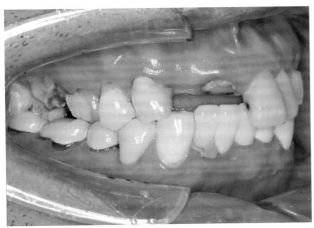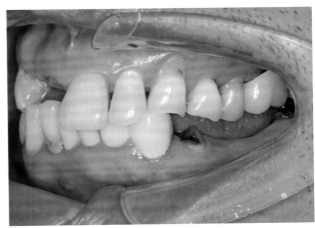

图 15-3-2　左侧下颌后牙缺失 3 年左右侧咬合照

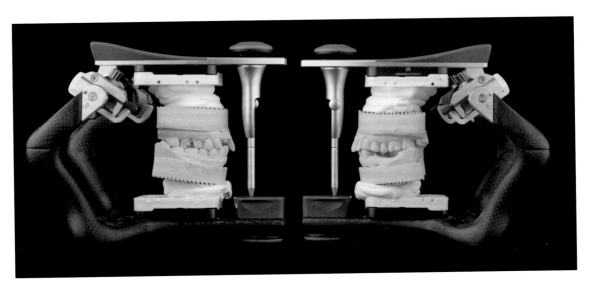

图 15-3-3　面弓转移上𬌗架

3. 制作下颌虚拟蜡型　根据右侧 Spee 曲线,同时参考虚拟𬌗架参数,在下颌模型数据上设计缺牙区修复体位置,保证左侧修复体位置不干扰上下颌自由运动,并以修复为导向设计下颌数字化种植导板。根据左侧下颌修复体设计位置,在虚拟𬌗架上模拟下颌运动,保证在无𬌗干扰的前提下设计上颌咬合曲线的理想位置,获得上颌目标修复体形态(图 15-3-4)。

　　4. 确定 TRS 调磨量　将目标修复体形态与上颌初始模型拟合,即可计算获得上颌 TRS 调磨量。精准计算的 TRS 调磨量可以指导不同修复方式的选择。如图 15-3-5 所示, 27 的 TRS 调磨量小于 1mm 且局限于近中颊尖, 25、26 的𬌗面 TRS 调磨量大于 1mm。综合考虑 25、26 根尖情况,选择 25、26 根管治疗后行全冠修复、27 行调𬌗导板引导下调磨近中颊尖的修复方式。

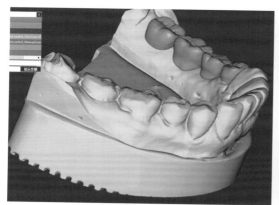
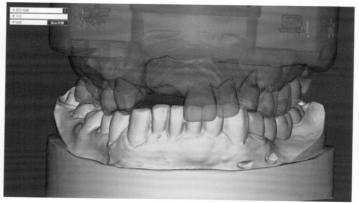
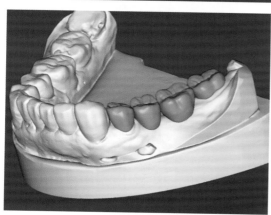

图 15-3-4　制作下颌虚拟蜡型

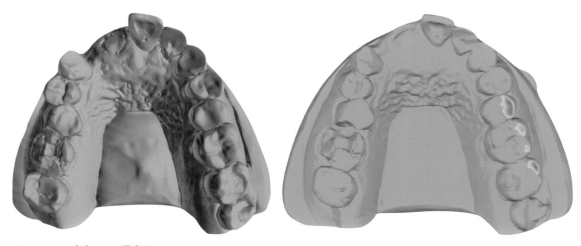

图 15-3-5　确定 TRS 调磨量

5. 设计调𬌗导板　基于 TRS 设计理论,结合经典定深沟预备法,选择在轴面轴嵴、𬌗面三角嵴及主发育沟部位预留 TRS 调𬌗导板引导沟的位置(图 15-3-6)。由于 27 的调𬌗部位局限于近中颊尖,TRS 调𬌗导板仅预留了近中颊尖两处不相连的引导沟位置。通过 TRS 导板不等厚度设计,控制导板厚度与 TRS 调磨量的相加值为 4mm,实现调𬌗与牙体预备导板一体化设计。临床使用时,只需要将 HX-6 定深刻度车针完全没入导板,使用经典定深沟预备法,即可在口内转移 TRS 调磨量。

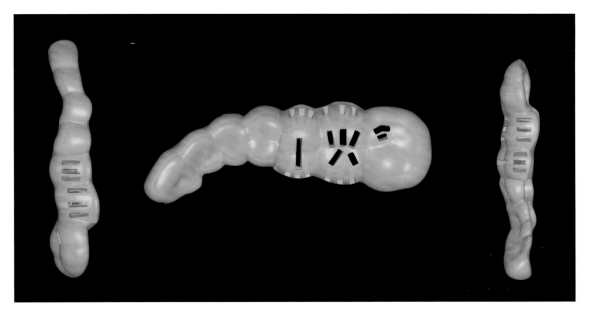

图 15-3-6　调𬌗导板的设计

第四节　小结与展望

目标修复体空间引导下的咬合重建临床流程，为咬合重建病例的处理方式提供了参考。咬合空间不足的数字化临床路径，可指导咬合空间不足的咬合重建临床流程。TRS 导板技术在咬合重建中起到了指导性的作用，为涉及多牙位的复杂咬合重建病例提供了定量牙体预备和精准空间转移的方法，为咬合重建效果可预期化提供了保障。

参考文献

1. DAWSON P E. Functional occlusion：from TMJ to smile design［M］. St Louis：Mosby，2015.

2. TARANTOLA G J. Clinical cases in restorative and reconstructive dentistry［M］. Hoboken：Wiley-Blackwell，2010.

3. 于海洋，李俊颖. 目标修复体空间的内涵、分析设计及临床转移实施［J］. 华西口腔医学杂志，2015，33（2）：111-114.

4. DAWSON P E. Evaluation，diagnosis and treatment of occlusal problems［M］. St Louis：Mosby，1974.

5. GERMANO F，GERMANO F，PIRO M，et al. Clinical protocol with digital CAD/CAM chairside workflow for the rehabilitation of severely worn dentition patients［J］. Oral Implantol（Rome），2017，10（3）：247-261.

6. ALHELAL A，BUKHARI S，KATTADIYIL M T，et al. Predictable prosthetic space maintenance during staged complete-mouth rehabilitation［J］. J Prosthet Dent，2018，119（1）：7-11.

7. BERETTA M，POLI P P，TANSELLA S，et al. Virtually guided alveolar ridge reduction combined with computer-aided implant placement for a bimaxillary implant-supported rehabilitation：a clinical report［J］. J Prosthet Dent，2018，120（2）：168-172.

8. 于海洋，赵雨薇，李俊颖，等. 基于牙体牙髓、牙周及功能健康的显微微创牙体预备［J］. 华西口腔医学杂志，2019，37（3）：229-235.

9. WASSELL R，NARU A，STEELE J，et al. Applied occlusion［M］. London：Quintessentials of Dental Practice，2012.

第十六章　目标修复体空间引导下的数字口腔显微修复案例

微创是在医学伦理下医师的不可逆操作所达成的内在约定,而精准诊疗则是达到微创的必要条件。因此,精准是微创的基础,而微创是精准的内在驱动。

在修复诊疗活动中,如果修复前不做空间分析,整个修复就无法做到微创和精准。在实施牙体预备、种植植入等两大修复不可逆操作时,不采用合适的手术引导方式,手术也无法做到微创和精准。从修复临床 - 制作 - 修复临床的序列间接修复流程看,没有空间的依次传递引导,无法做到精准,更无法做到全程数字化修复。

然而,学好 TRS 引导技术,做好 TRS 引导下的修复临床 - 制作 - 修复临床的序列工作,一定是口腔修复学从"当前经验类比模型"向"以数字为基础的精密逻辑模型"转化的重要途径。没有这些"数字引导"工作的积累,数字化修复将无从谈起。

为了便于大家学习掌握和实践体验,我们以当前可以选择的不同引导方式,由简入繁,展开本章的讨论。

第一节　参考诊断饰面表面引导下的数字口腔显微修复案例分析

修复前发现目标修复体空间为体外或混合空间时,可在分析设计阶段采用诊断饰面进行患者口内预告,此时诊断饰面的表面即是未来修复体空间的表面边界。因此在后续临床实施阶段,在诊断饰面表面引导下,就可以达到精准的修复效果。

参考诊断饰面表面引导下的上颌前牙牙冠延长术联合瓷贴面修复一例

患者,女性,20 岁。

主诉:中切牙出现间隙 6 个月。

现病史:患者右侧上颌中切牙 3 年前于外院诊断为畸形牙,拔除后行正畸治疗。现正畸治疗结束 6 个月,右侧上颌侧切牙双侧出现间隙,现来我科就诊,要求美观修复治疗。

既往史:患者自述有正畸治疗史,否认有牙周治疗史及其他口腔专科治疗史;否认有心血管疾病、糖尿病等系统病史;否认有过敏史。

全身情况及家族史:无特殊。

口内检查:患者口腔卫生状况一般,软垢(+),牙石(±);12 占据 11 位置,且近远中均出现间隙,咬合不稳定(图 16-1-1~ 图 16-1-3)。

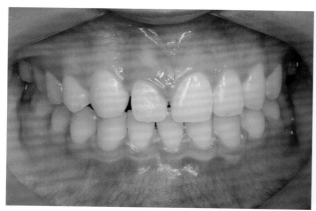

图 16-1-1　患者初诊口内照

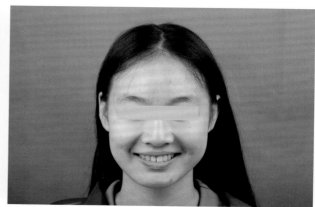

图 16-1-2　患者初诊面部照

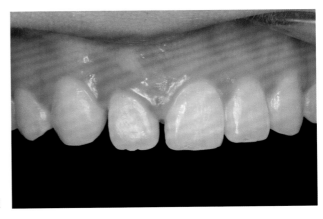

图 16-1-3　患者初诊口内上颌照

　　根据目标修复体空间引导下修复决策树,对这名患者依次进行心理评估及目标修复体空间评估,制订治疗方案。

　　1. 心理评估　根据患者主诉"中切牙出现间隙 6 个月",术前进行心理评估。主诉问题与修复直接相关。由于患者主诉涉及中切牙,该牙位的问题对患者社交生活的影响较大,结合患者属于青少年等情况,所以患者对牙齿美观的忧虑程度较高;患者对修复的美观期望值为 5 分,该患者为常规美学患者(图 16-1-4)。根据心理评估,排除心理因素,可进一步进行方案的设计。

	从不/极少	偶尔2/有时3/经常4
患者对自身牙齿的满意程度(Dental self-confidence)		
我为我的牙齿感到骄傲	0	
微笑时我喜欢露出牙齿	1	
当我看到镜中自己的牙齿时会感到开心	0	
我的牙齿对别人是有吸引力的	1	
我喜欢自己牙齿的外形	1	
我觉得我牙齿的位置都长得挺好	1	
牙齿对患者社交生活的影响(Social impact)		
微笑时我会刻意控制嘴唇裂开的程度以减小牙齿的暴露程度		2
我会为不熟悉的人对我的牙齿的看法感到忧虑		2
我害怕别人对我的牙齿发表攻击性的言论	1	
因为牙齿的原因,我会避免一些社交接触		2
有时我会用手捂住嘴来挡住牙齿		2
有时我总觉得别人在盯着我的牙齿看	1	
对于我牙齿的评论很容易激怒我,哪怕只是玩笑	1	
我有时会为异性对我牙齿的看法感到忧虑	1	
牙齿对患者情绪的影响(Psychological impact)		
我嫉妒别人的牙齿好看	1	
看到别人的牙齿我会感到一定程度上的紧张	1	
有时我会为自己牙齿的样子感到不开心	1	
我觉得我周围的人几乎牙齿都比我好看	1	
当我想到自己牙齿的样子的时候就会感到难受	1	
我希望我的牙齿漂亮一些		2
患者对牙齿美观的忧虑程度(Esthetic concern)		
我不喜欢镜子里面我的牙齿的样子		3
我不喜欢照片里面我的牙齿的样子		3
我不喜欢录像里面我的牙齿的样子		3

美观期望:

0- 没有美观要求

10- 非常美观

我的美观期望值:5 分(在下列数字上打钩)

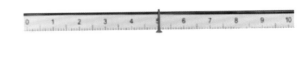

图 16-1-4　填写心理评估表,排除不良心理因素的影响

2. 数字美学分析设计与目标修复体空间评估

（1）数字美学分析设计：经美学及轮廓 DLD 线面关系分析（图 16-1-5），患者 12 占据 11 位置（11 缺失），12、21 比例不对称，12 近远中出现间隙，且龈缘曲线高点低于拟对侧同名牙 1.5mm。

（2）目标修复体空间评估：根据前一步的数字美学 DLD 轮廓分析设计，可得出目标修复牙位 11 为混合 TRS 类型，进一步制作医技患三方均认可的实体诊断蜡型，经形态调整后，在患者口内进行诊断饰面口内预告（mock-up）（图 16-1-6，图 16-1-7）。

3. 诊断并制订治疗方案

（1）诊断：根据口内及影像学检查，结合前述心理评估、数字美学分析设计与目标修复体空间评估后，作出该患者的诊断：11 缺失；12 占据 11 位置，12 近远中散在间隙。

（2）制订治疗方案：根据数字美学分析可知，该患者美学区同时存在 12 近远中散在间隙及牙龈曲线不调两个美学问题。为了同时解决这两个问题，医师在与患者密切沟通后，建议行 12 牙冠延长术联合二硅酸锂玻璃陶瓷贴面修复。

4. 12 牙冠延长术　根据数字美学分析设计，参考 21 龈缘曲线高度，术前可使用牙周探针辅助测量 12 龈缘位置（图 16-1-8）。

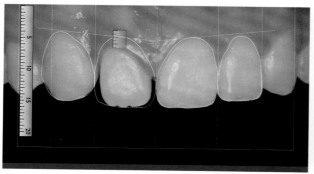

图 16-1-5　数字美学 DLD 分析设计

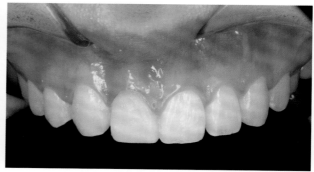

图 16-1-6　患者口内预告口内照

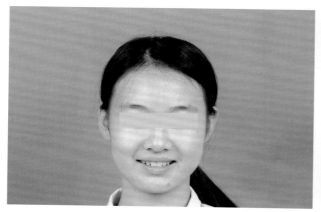

图 16-1-7　患者口内预告面部照

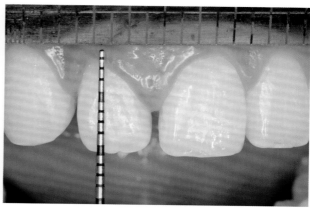

图 16-1-8　术前使用牙周探针辅助测量 12 龈缘位置

在显微镜视野下，行 12 沟内切口，翻开牙龈（图 16-1-9），暴露 12 唇面牙槽骨（图 16-1-10）。

在显微镜视野下，使用球钻去除 12 颈部牙槽骨至对侧同名牙相同高度，保证 12、21 釉牙骨质界高度一致（图 16-1-11），并使用牙周探针反复测量核对去除牙槽骨后的空间位置（图 16-1-12）。

当完成 12 既定牙槽骨去除后，严密缝合牙龈组织（图 16-1-13），并使用牙周塞治剂促进牙周组织的愈合（图 16-1-14）。

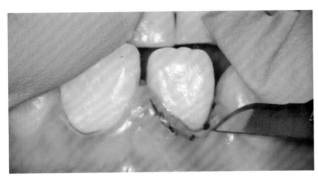

图 16-1-9　显微镜下行 12 沟内切口

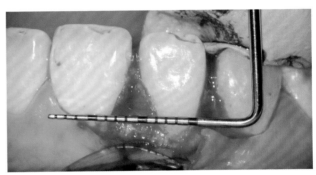

图 16-1-10　显微镜下暴露 12 唇面牙槽骨

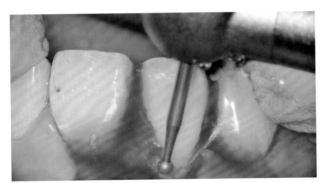

图 16-1-11　使用球钻去除 12 颈部牙槽骨至设计位置

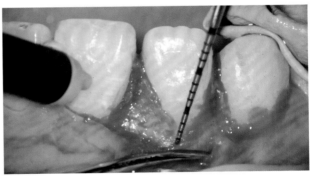

图 16-1-12　显微镜下使用牙周探针反复测量去骨后的空间位置

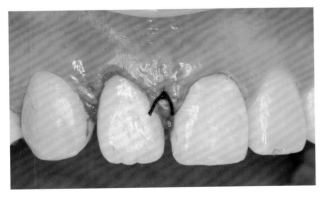

图 16-1-13　严密缝合牙龈组织

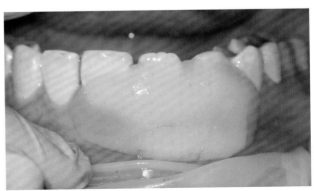

图 16-1-14　使用牙周塞治剂促进牙周组织的愈合

术后 1 周拆线复诊,检查牙龈组织恢复情况,可见 12 龈缘曲线高度与 21 基本一致(图 16-1-15)。

5. 参考诊断饰面行瓷贴面修复　待 12 牙龈形态与位置稳定后,使用 Vitapan 3D-Master 比色板进行口内比色(图 16-1-16),可辅助采用 Polar-eyes 偏光镜过滤牙釉质镜面反光(图 16-1-17),这样有助于得到更加精确的比色结果。

在比色后,再次口内就位诊断饰面,结合所选择的二硅酸锂玻璃陶瓷材料的空间要求,参考诊断饰面表面完成 12 贴面牙体预备(图 16-1-18~ 图 16-1-20)。

在显微镜下完成 12 牙体预备后,使用硅橡胶二步法制取精细印模,并使用诊断饰面制作 11 牙位临时贴面。患者 1 周后复诊,模型上就位 11 牙位修复体无误后(图 16-1-21),去除 11 牙位临时贴面,使用橡皮障隔湿目标牙并试戴修复体(图 16-1-22),预备体与瓷贴面修复体分别处理后(图 16-1-23,图 16-1-24),准备最终粘接(图 16-1-25~ 图 16-1-31)。

患者在修复完成 1 周后复诊,并再次填写心理评估表(图 16-1-32,图 16-1-33)。患者 1 年后复诊(图 16-1-34)及 5 年后复诊(图 16-1-35,图 16-1-36)情况,均保持长期稳定的美学效果。

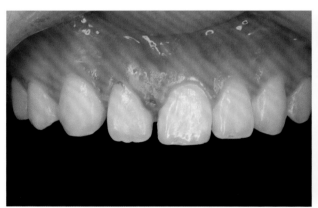

图 16-1-15　术后 1 周拆线

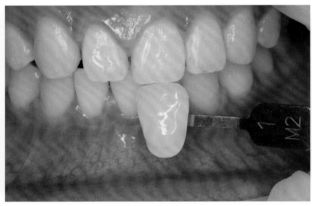

图 16-1-16　牙体预备前常规比色

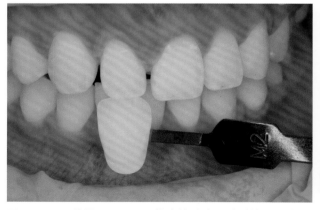

图 16-1-17　使用 Polar-eyes 偏光镜过滤牙釉质镜面反光后比色

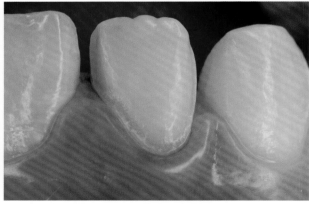

图 16-1-18　显微镜下完成 12 贴面预备

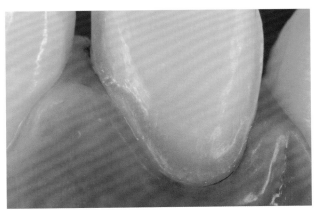

图 16-1-19　显微镜较高放大倍率下检查 12 预备体

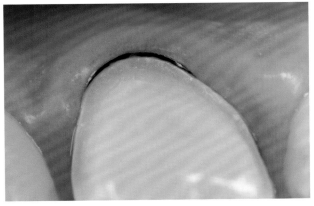

图 16-1-20　显微镜高放大倍率下的 12 贴面预备体肩台特写

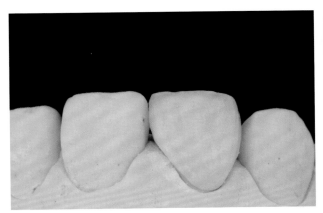

图 16-1-21　模型上就位 11 牙位修复体

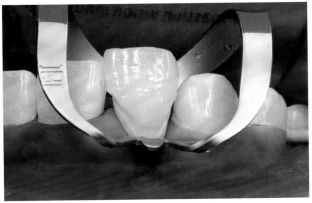

图 16-1-22　橡皮障隔湿 11 牙位并试戴修复体

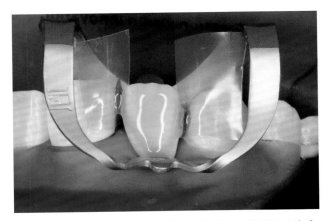

图 16-1-23　使用酸蚀 - 冲洗粘接系统处理预备体表面牙釉质

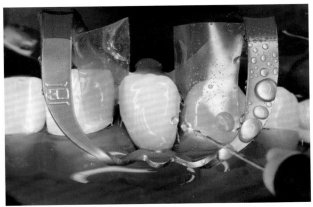

图 16-1-24　预备体牙釉质表面酸蚀后冲洗吹干

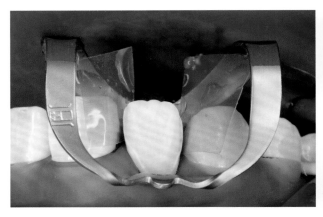

图 16-1-25 预备体牙釉质酸蚀后表面呈白雾状

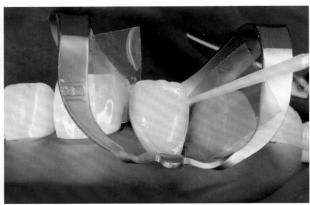

图 16-1-26 12 预备体表面涂布粘接剂

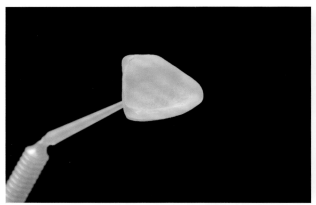

图 16-1-27 使用氢氟酸处理瓷贴面修复体内表面后冲洗吹干

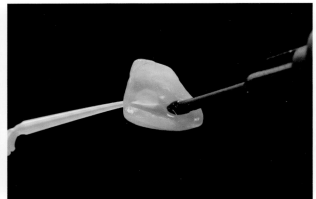

图 16-1-28 瓷贴面修复体内表面涂布粘接剂

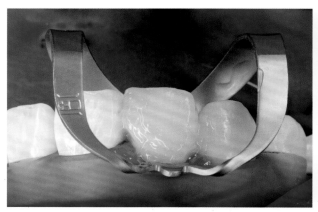

图 16-1-29 瓷贴面修复体粘接就位于 11 牙位后表面涂布阻氧剂

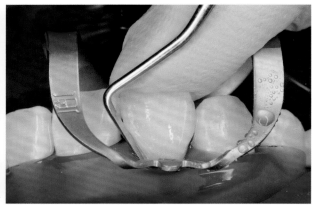

图 16-1-30 光固化 5 秒后使用手用器械去除多余粘接剂

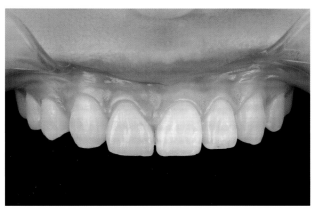

图 16-1-31 11 牙位瓷贴面完成最终粘接

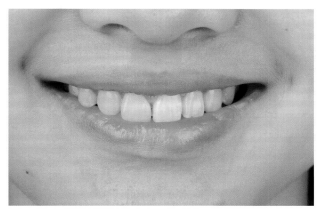

图 16-1-32 11 牙位修复 1 周后复诊

	从不0/极少1	偶尔2/有时3/经常4
患者对自身牙齿的满意程度(Dental self-confidence)		17
我为我的牙齿感到骄傲		3
微笑时我喜欢露出牙齿		3
当我看到镜中自己的牙齿时会感到开心		3
我的牙齿对别人是有吸引力的		2
我喜欢自己牙齿的外形		4
我觉得我牙齿的位置都长得挺好		2
牙齿对患者社交生活的影响(Social impact)		7
微笑时我会刻意控制嘴唇裂开的程度以减小牙齿的暴露程度	1	
我会为不熟悉的人对我的牙齿的看法感到忧虑	1	
我害怕别人对我的牙齿发表攻击性的言论	1	
因为牙齿的原因,我会避免一些社交接触	0	
有时我会用手捂住嘴来挡住牙齿		2
有时我总觉得别人在盯着我的牙齿看	1	
对于我牙齿的评论很容易激怒我,哪怕只是玩笑	0	
我有时会为异性对我牙齿的看法感到忧虑	1	
牙齿对患者情绪的影响(Psychological impact)		2
我嫉妒别人的牙齿好看	1	
看到别人的牙齿我会感到一定程度上的紧张	1	
有时我会为自己牙齿的样子感到不开心	0	
我觉得我周围的人几乎牙齿都比我好看	0	
当我想到自己牙齿的样子的时候就会感到难受	0	
我希望我的牙齿漂亮一些	0	
患者对牙齿美观的忧虑程度(Esthetic concern)		0
我不喜欢镜子里面我的牙齿的样子	0	
我不喜欢照片里面我的牙齿的样子	0	
我不喜欢录像里面我的牙齿的样子	0	

美观评估:

0- 没有美观要求

10- 非常美观

我的美观评估值:8 分 (在下列数字上打钩)

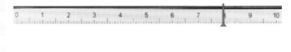

图 16-1-33 患者再次填写的术后心理评估表

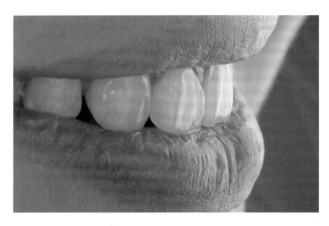

图 16-1-34　11 牙位修复 1 年后复诊

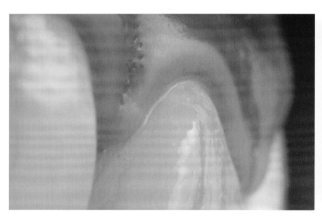

图 16-1-35　11 牙位修复 5 年后复诊

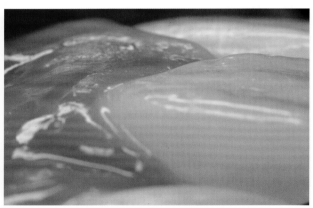

图 16-1-36　11 牙位修复 5 年后复诊的修复体边缘特写

第二节　硅橡胶导板引导下的数字口腔显微修复案例分析

硅橡胶导板引导下体外 TRS 的上颌前牙外伤后显微全瓷冠修复一例

患者,男性,27 岁。

主诉:左侧上颌前牙外伤 4 个月。

现病史:患者 4 个月前因外伤致左侧上颌前牙折裂,患者自述曾于外院行根管治疗及纤维桩修复治疗,现来我科就诊,要求冠修复。

既往史:患者自述有正畸治疗史,否认有牙周治疗史及其他口腔专科治疗史;否认有心血管疾病、糖尿病等系统病史;否认有过敏史。

全身情况及家族史:无特殊。

口内检查：21 树脂充填，冷诊（－），探诊（－），叩诊（－），无明显松动。口腔卫生状况不良，牙石（＋），色素（＋），牙龈红肿。咬合关系正常，开口度正常，无明显关节弹响等颞下颌关节疾病症状（图 16-2-1~ 图 16-2-3）。

　　影像学检查：X 线片示 21 根管内及牙冠处存在高密度影像，根尖周组织未见阴影（图 16-2-4）。

　　根据目标修复体空间引导下修复决策树，对这名患者依次进行心理评估及目标修复体空间评估，制订治疗方案。

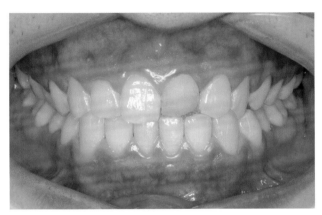

图 16-2-1　患者初诊口内照

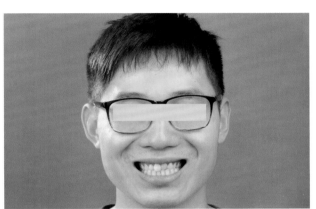

图 16-2-2　患者初诊面部照

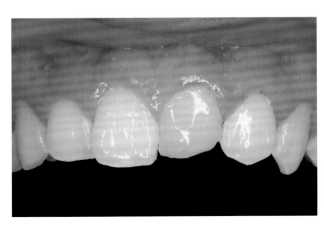

图 16-2-3　患者初诊口内上颌照

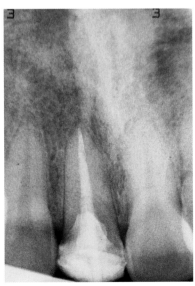

图 16-2-4　X 线片示 21 根管内及牙冠存在高密度影像

1. 心理评估　根据患者主诉"左侧上颌前牙外伤4个月",术前进行心理评估。主诉问题与修复直接相关。由于患者主诉涉及中切牙,该牙位的问题对患者社交生活的影响较大,结合患者属于青年等情况,所以患者对牙齿美观的忧虑程度较高;患者对修复的美观期望值为5分,该患者为常规美学患者(图16-2-5)。根据心理评估,排除心理因素,可进一步进行方案的设计。

　　2. 数字美学分析设计与目标修复体空间评估

　　(1)数字美学分析设计:经美学及轮廓DLD线面关系分析(图16-2-6,图16-2-7),现有21与11比例及形态不对称,且21颜色及质地与邻牙不协调。

	从不/极少	偶尔2/有时3/经常4
患者对自身牙齿的满意程度(Dental self-confidence)		
我为我的牙齿感到骄傲	0	
微笑时我喜欢露出牙齿	1	
当我看到镜中自己的牙齿时会感到开心	0	
我的牙齿对别人是有吸引力的	1	
我喜欢自己牙齿的外形	1	
我觉得我牙齿的位置都长得挺好	1	
牙齿对患者社交生活的影响(Social impact)		
微笑时我会刻意控制嘴唇裂开的程度以减小牙齿的暴露程度		2
我会为不熟悉的人对我的牙齿的看法感到忧虑		2
我害怕别人对我的牙齿发表攻击性的言论	1	
因为牙齿的原因,我会避免一些社交接触		2
有时我会用手捂住嘴来挡住牙齿		2
有时我总觉得别人在盯着我的牙齿看	1	
对于我牙齿的评论很容易激怒我,哪怕只是玩笑	1	
我有时会为异性对我牙齿的看法感到忧虑	1	
牙齿对患者情绪的影响(Psychological impact)		
我嫉妒别人的牙齿好看	1	
看到别人的牙齿我会感到一定程度上的紧张	1	
有时我会为自己牙齿的样子感到不开心	1	
我觉得我周围的人几乎牙齿都比我好看	1	
当我想到自己牙齿的样子的时候就会感到难受	1	
我希望我的牙齿漂亮一些		2
患者对牙齿美观的忧虑程度(Esthetic concern)		
我不喜欢镜子里面我的牙齿的样子		3
我不喜欢照片里面我的牙齿的样子		3
我不喜欢录像里面我的牙齿的样子		3

美观期望:

0- 没有美观要求

10- 非常美观

我的美观期望值:5分(在下列数字上打钩)

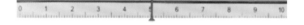

图 16-2-5　填写心理评估表,排除不良心理因素的影响

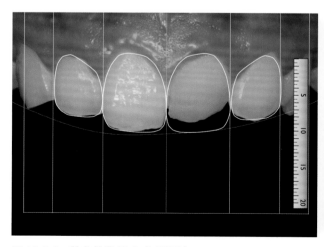

图 16-2-6　数字美学 DLD 分析设计

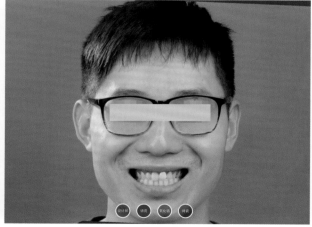

图 16-2-7　数字美学 DLD 虚拟预告

（2）目标修复体空间评估：根据前一步的数字美学 DLD 轮廓分析设计，可得出目标修复牙体 21 为体外 TRS 类型，进一步制作医技患三方均认可的实体诊断蜡型（图 16-2-8，图 16-2-9），经形态调整后，在患者口内进行诊断饰面口内预告（mock-up）（图 16-2-10）。

3. 诊断并制订治疗方案

（1）诊断：根据口内及影像学检查，结合前述心理评估、数字美学分析设计与目标修复体空间评估后，作出该患者诊断：21 牙体缺损，慢性牙龈炎。

（2）制订治疗方案：根据数字美学分析可知，该患者美学区同时存在 21 牙体缺损及牙色不协调两个美学问题。为了同时解决这两个问题，医师在与患者密切沟通后，建议患者在全口牙周洁治后，行 21 二硅酸锂玻璃陶瓷全冠修复。

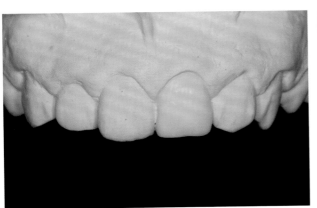

图 16-2-8 医技患三方均认可的实体诊断蜡型唇侧

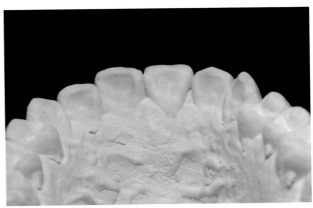

图 16-2-9 医技患三方均认可的实体诊断蜡型舌侧

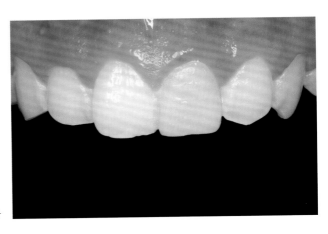

图 16-2-10 使用诊断饰面进行口内预告

4. 硅橡胶导板引导下行 21 全瓷冠修复 根据医技患三方均认可的诊断饰面口内预告形态,制作硅橡胶导板(图 16-2-11),术前常规比色(图 16-2-12),结合显微镜下视野,使用硅橡胶导板辅助引导 21 牙体预备的精准数量控制(图 16-2-13,图 16-2-14),使用硅橡胶二步法制取精准终印模(图 16-2-15,图 16-2-16),并使用硅橡胶导板翻制临时修复体(图 16-2-17)。

患者 1 周后复诊,模型上就位 21 修复体无误,去除 21 临时贴面后,试戴修复体(图 16-2-18)。预备体与瓷贴面修复体分别处理后(图 16-2-19~ 图 16-2-21),准备最终粘接(图 16-2-22)。

患者在修复完成 1 周后复诊(图 16-2-23)、1 年后复诊(图 16-2-24)及 4 年后复诊(图 16-2-25)情况,均保持长期稳定的美学效果。

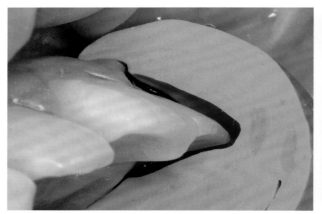

图 16-2-11 根据诊断饰面形态制作硅橡胶导板

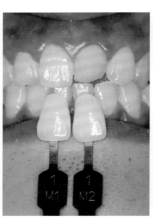

图 16-2-12 术前常规比色

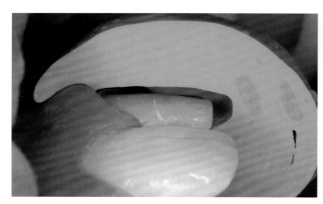

图 16-2-13 使用硅橡胶导板辅助 21 牙体预备

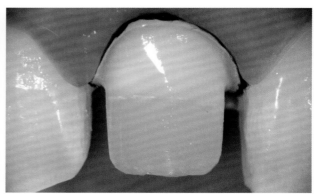

图 16-2-14 显微镜下完成 21 牙体预备

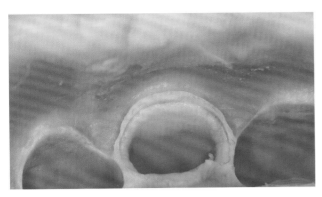

图 16-2-15　使用硅橡胶二步法制取精细终印模

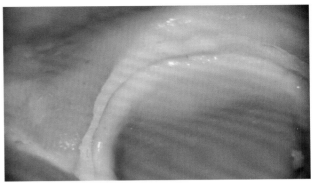

图 16-2-16　显微镜下检查终印模边缘质量

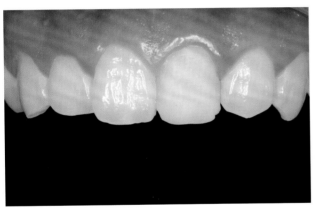

图 16-2-17　使用硅橡胶导板翻制 21 临时修复体

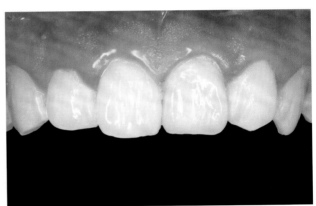

图 16-2-18　口内试戴 21 修复体

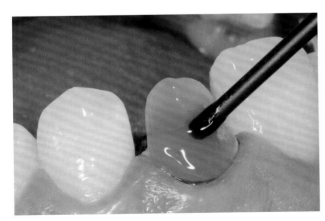

图 16-2-19　21 预备体表面处理

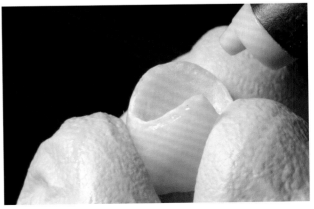

图 16-2-20　使用氢氟酸处理 21 瓷修复体内表面后,外观呈白雾状

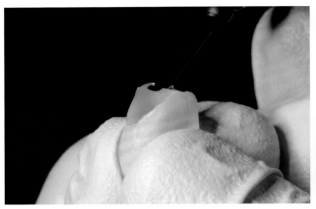

图 16-2-21 21 瓷修复体内表面涂布粘接剂

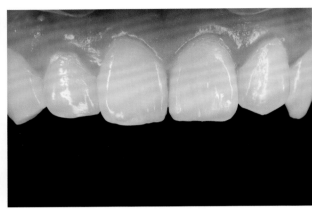

图 16-2-22 21 全瓷冠完成最终粘接

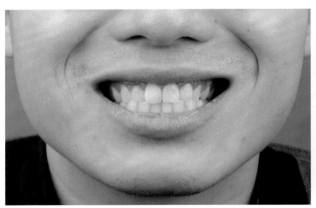

图 16-2-23 修复 1 周后复诊

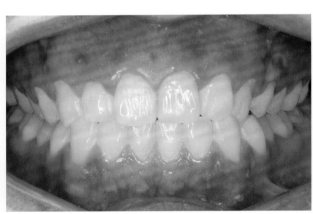

图 16-2-24 修复 1 年后复诊

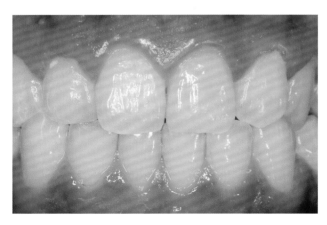

图 16-2-25 修复 4 年后复诊

第三节　透明牙科膜片 TRS 导板引导下的数字口腔显微修复案例分析

一、透明牙科膜片 TRS 导板引导下的上颌前牙外伤后数字显微瓷贴面修复一例

患者,女性,22 岁。

主诉:前牙外伤牙体缺损 6 个月。

现病史:患者 6 个月前右侧上颌中切牙因外伤致牙体缺损,未出现冷热刺激痛、自发痛等症状,现来我院要求治疗。

既往史:患者自述有正畸治疗史,否认有牙周治疗史及其他口腔专科治疗史;否认有心血管疾病、糖尿病等系统病史;否认有过敏史。

全身情况及家族史:无特殊。

口内检查:11 牙冠缺损至冠中上 1/3(图 16-3-1 ~ 图 16-3-3),冷诊(−),探诊(−),叩诊(−),无明显松动,未见露髓孔。牙周状况一般,牙石(+),色素(+),探诊出血(bleeding on probing,BOP)(−)。

牙髓电活力测验:11 的测量数值为 39,21 的测量数值为 28,12 的测量数值为 10。

影像学检查:X 线片示 11 牙冠缺损,根管内未见高密度充填影像,根尖周组织未见明显阴影(图 16-3-4)。

根据目标修复体空间引导下修复决策树,对这名患者依次进行心理评估及目标修复体空间评估,制订治疗方案。

1. 心理评估　根据患者主诉“前牙外伤牙体缺损 6 个月”,术前进行心理评估。主诉问题与修复直接相关。由于患者主诉涉及中切牙,该牙位的问题对患者社交生活的影响较大,结合患者为女性,且属于青年等情况,所以患者对牙齿美观的忧虑程度较高;患者对修复的美观期

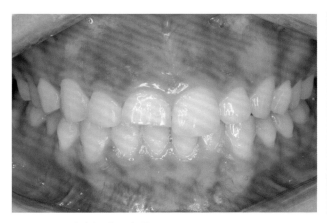

图 16-3-1　患者初诊口内照

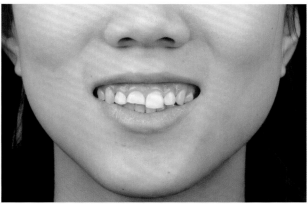

图 16-3-2　患者初诊面部微笑照

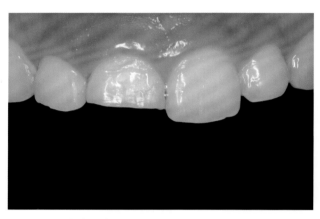

图 16-3-3 患者初诊口内照

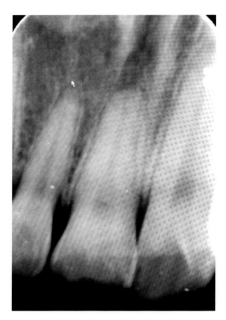

图 16-3-4 患者初诊 X 线片

望值为 8 分,该患者为常规美学患者(图 16-3-5)。根据心理评估,排除心理因素,可进一步进行方案的设计。

2. 数字美学分析设计与目标修复体空间评估

(1)数字美学分析设计:经美学及轮廓 DLD 线面关系分析(图 16-3-6),现有 11 因外伤致牙体缺损与 21 比例及形态不对称。

	从不/极少	偶尔2/有时3/经常4
患者对自身牙齿的满意程度(Dental self-confidence)		
我为我的牙齿感到骄傲	0	
微笑时我喜欢露出牙齿	1	
当我看到镜中自己的牙齿时会感到开心	0	
我的牙齿对别人是有吸引力的	1	
我喜欢自己牙齿的外形	1	
我觉得我牙齿的位置都长得挺好	1	
牙齿对患者社交生活的影响(Social impact)		
微笑时我会刻意控制嘴唇裂开的程度以减小牙齿的暴露程度		2
我会为不熟悉的人对我的牙齿的看法感到忧虑		2
我害怕别人对我的牙齿发击攻击性的言论	1	
因为牙齿的原因,我会避免一些社交接触		2
有时我会用手捂住嘴来挡住牙齿		2
有时我总觉得别人在盯着我的牙齿看	1	
对于我牙齿的评论很容易激怒我,哪怕只是玩笑	1	
我有时会为异性对我牙齿的看法感到忧虑	1	
牙齿对患者情绪的影响(Psychological impact)		
我嫉妒别人的牙齿好看	1	
看到别人的牙齿我会感到一定程度上的紧张	1	
有时我会为自己牙齿的样子感到不开心	1	
我觉得我周围的人几乎牙齿都比我好看	1	
当我想到自己牙齿的样子的时候就会感到难受	1	
我希望我的牙齿漂亮一些		2
患者对牙齿美观的忧虑程度(Esthetic concern)		
我不喜欢镜子里面我的牙齿的样子		3
我不喜欢照片里面的牙齿的样子		3
我不喜欢录像里面我的牙齿的样子		3

美观期望:
0-没有美观要求
10-非常美观
我的美观期望值:(在下列数字上打钩)

0 1 2 3 4 5 6 7 8 9 10

现状:6 分
期望:8 分

图 16-3-5 填写心理评估表,排除不良心理因素的影响

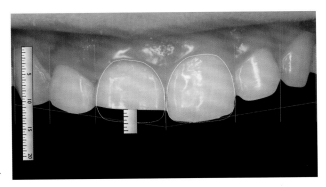

图 16-3-6　数字美学 DLD 分析设计

（2）目标修复体空间评估：根据前一步的数字美学 DLD 轮廓分析设计，可得出目标修复牙体 11 为体外 TRS 类型，进一步制作医技患三方均认可的实体诊断蜡型。

3. 诊断并制订治疗方案

（1）诊断：根据口内及影像学检查可知，患者 11 牙髓活力正常，结合前述心理评估、数字美学分析设计与目标修复体空间评估后，作出该患者诊断：11 牙体缺损，慢性牙龈炎。

（2）制订治疗方案：根据临床检查与数字美学分析可知，该患者美学区 11 外伤导致的牙冠缺损范围未超过冠中 1/2，同时未伴有咬合过紧等咬合问题。为了尽可能保存剩余牙体组织，并解决 11 牙体缺损的美学需求，医师在与患者密切沟通后，建议患者在全口牙周洁治后，行 11 二硅酸锂玻璃陶瓷贴面修复。

4. 透明牙科膜片 TRS 导板引导下行 11 瓷贴面修复

（1）透明牙科膜片 TRS 导板的制作与试戴：在美观诊断蜡型的基础上，用透明牙科膜片压制透明牙科膜片 TRS 导板（图 16-3-7，图 16-3-8），测量并记录透明牙科膜片 TRS 导板厚度（图 16-3-9）后，口内试戴导板（图 16-3-10）。

（2）目标牙牙体预备量与形的设计：11 采用二硅酸锂玻璃陶瓷切端对接贴面修复设计，结合生物学、美学和材料力学等因素的考量，11 牙体预备量和形的设计如下：

1）瓷层空间厚度：切端 2.5mm，唇面 0.3 ~ 0.5mm。

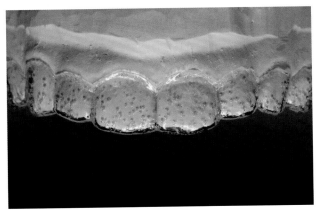

图 16-3-7　透明牙科膜片 TRS 导板唇面观

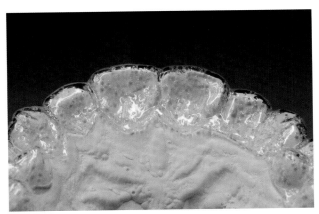

图 16-3-8　透明牙科膜片 TRS 导板腭面观

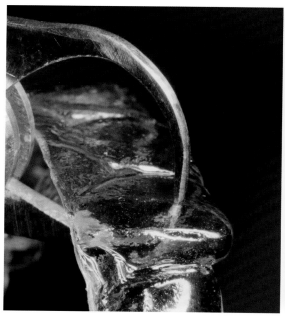
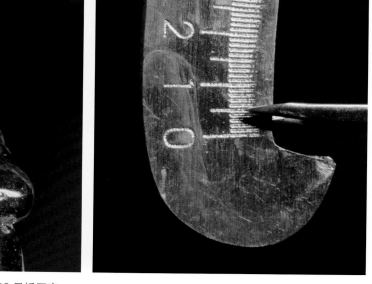

图 16-3-9　测量并记录透明牙科膜片 TRS 导板厚度

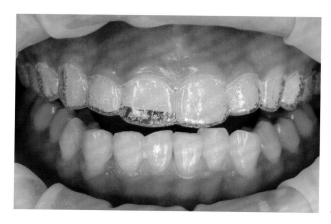

图 16-3-10　口内就位试戴透明牙科膜片 TRS 导板

2）预备体形态设计：切端对接、邻面保存接触点设计。

3）肩台设计：135° 0.3mm 的齐平龈缘肩台设计。

（3）透明牙科膜片 TRS 导板引导下行 11 牙体预备：术前常规比色，结合显微镜下视野与 HX-6 定深刻度车针套装，使用透明牙科膜片 TRS 导板辅助引导 11 牙体预备，精准数量控制（图 16-3-11 ~ 图 16-3-17），使用硅橡胶二步法制取精准终印模（图 16-3-18），并使用透明牙科膜片 TRS 导板翻制临时修复体（图 16-3-19）。

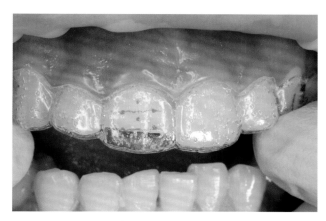

图 16-3-11　透明牙科膜片 TRS 导板目标牙位唇面标志定深位点

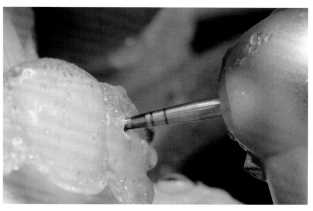

图 16-3-12　使用 HX-01 定深车针于 TRS 导板定深位点处进行定深预备,定深深度为 TRS 导板厚度与该位点修复材料设计厚度之和

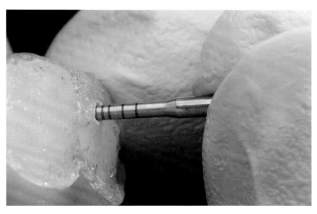

图 16-3-13　使用 HX-06 深度测量杆依次测量各定深位点的深度

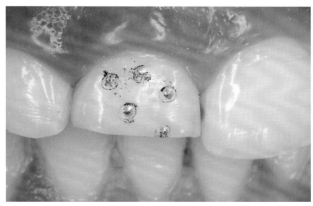

图 16-3-14　取下透明牙科膜片 TRS 导板后,使用铅笔在 11 唇面定深孔底标记

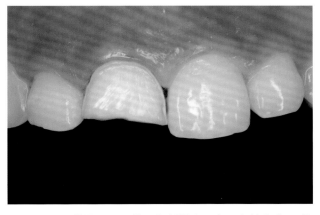

图 16-3-15　使用 HX-04 轴面切削抛光二合一车针完成 11 瓷贴面初步预备后

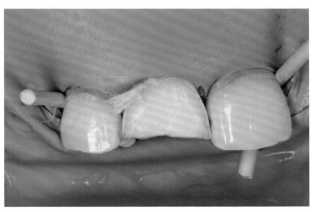

图 16-3-16　11 排龈后上橡皮障,暴露肩台部位

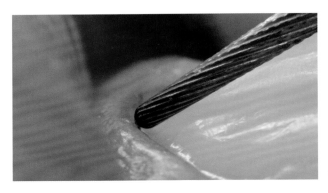

图 16-3-17　使用 HX-02 邻面切削抛光二合一车针完成 11 肩台预备

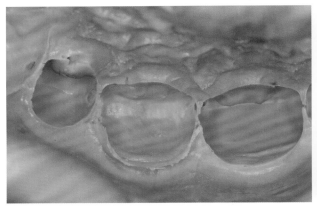

图 16-3-18　使用硅橡胶二步法制取精准终印模

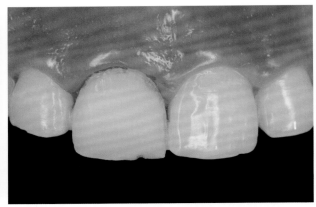

图 16-3-19　使用透明牙科膜片 TRS 导板翻制临时修复体

　　患者 1 周后复诊,模型上就位 11 修复体无误,去除 11 临时贴面后试戴修复体(图 16-3-20),橡皮障隔湿目标牙体(图 16-3-21),预备体与瓷贴面修复体分别处理后(图 16-3-22 ~ 图 16-3-24),准备最终粘接(图 16-3-25)。

　　患者在修复完成 1 周后复诊(图 16-3-26)、3 年后复诊(图 16-3-27)情况,均保持长期稳定的美学效果。

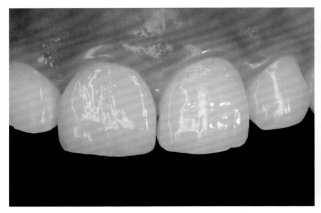

图 16-3-20　去除 11 临时贴面后试戴修复体

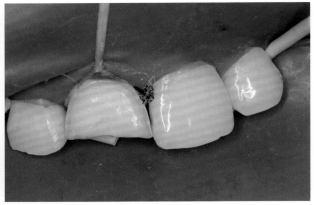

图 16-3-21　橡皮障隔湿目标牙体

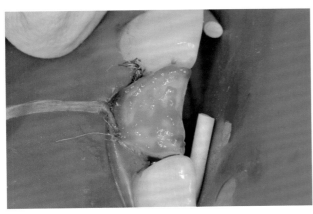

图 16-3-22 使用酸蚀 - 冲洗粘接系统处理预备体表面牙釉质

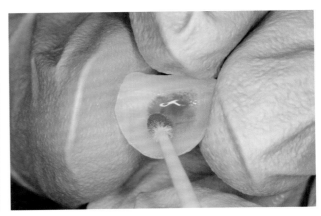

图 16-3-23 使用氢氟酸处理瓷贴面内表面

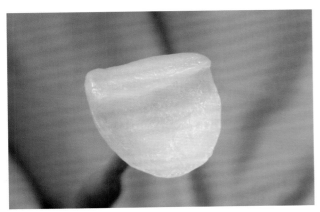

图 16-3-24 酸蚀、冲洗、吹干后瓷贴面内表面呈白雾状

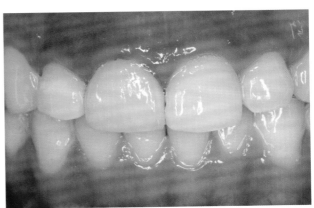

图 16-3-25 完成 11 修复体最终粘接

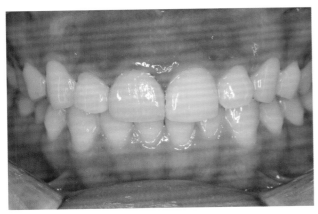

图 16-3-26 11 修复 1 周后复诊

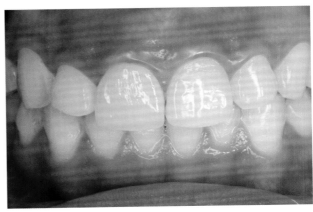

图 16-3-27 11 修复 3 年后复诊

二、透明牙科膜片 TRS 导板引导下行上颌前牙伸长伴扭转瓷嵌体修复一例

患者，女性，30 岁。

主诉：上颌前牙扭转且伸长 20 年。

现病史：患者 20 年前因前牙扭转行正畸治疗，后出现复发现象，自述不愿行二次正畸治疗，希望通过修复治疗改善上颌前牙扭转和伸长的问题。

既往史：患者自述无高血压、心脏病、糖尿病、免疫系统疾病等系统性疾病；无艾滋病、梅毒、乙肝等传染病史；无住院史、用药史及过敏史；心理及精神状态尚可；曾于 20 年前行正畸治疗，无牙体牙髓治疗史、牙周治疗史、外科治疗史及颞下颌关节疾病史。

全身情况及家族史：无特殊。

口内检查：口内牙龈颜色粉红，质地正常，BOP（－）；上下颌牙列中线不齐，后牙存在广泛接触，前牙深覆𬌗、深覆盖，磨牙为中性关系，息止𬌗间隙正常。11—22 切端伸长并向近中扭转，冷诊（－），探诊（－），叩诊（－），无明显松动（图 16-3-28 ~ 图 16-3-30）。

影像学检查：X 线片示 12—22 根管内未见高密度充填影，牙周组织正常，根尖周组织未见明显异常（图 16-3-31，图 16-3-32）。

根据目标修复体空间引导下修复决策树，对这名患者依次进行心理评估及目标修复体空间评估，制订治疗方案。

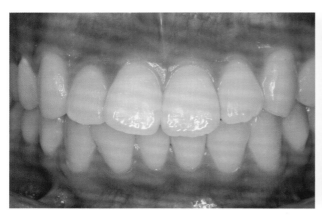

图 16-3-28　患者初诊口内照

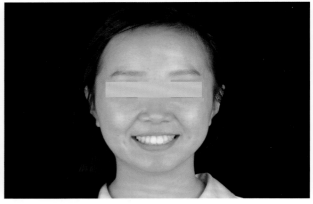

图 16-3-29　患者初诊面部微笑照

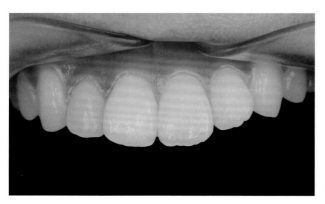

图 16-3-30　患者初诊口内上颌照

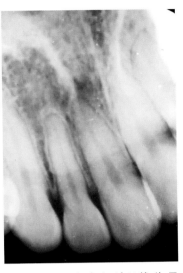

图 16-3-31 患者初诊 X 线片示 11、12 牙体与根尖周组织无异常

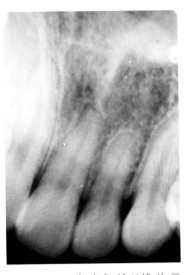

图 16-3-32 患者初诊 X 线片示 21、22 牙体与根尖周组织无异常

1. 心理评估 根据患者主诉"上颌前牙扭转且伸长 20 年",术前行心理评估。主诉问题与修复直接相关。由于患者主诉涉及中切牙,该牙位的问题对患者社交生活的影响较大,结合患者为女性,且属于青年等情况,所以患者对牙齿美观的忧虑程度较高;患者对修复的美观期望值为 8 分,该患者为常规美学患者(图 16-3-33)。根据心理评估,排除心理因素,可进一步进行方案的设计。

	从不/极少	偶尔2/有时3/经常4
患者对自身牙齿的满意程度(Dental self-confidence)		
我为我的牙齿感到骄傲	0	
微笑时我喜欢露出牙齿	1	
当我看到镜中自己的牙齿时会感到开心	0	
我的牙齿对别人是有吸引力的	1	
我喜欢自己牙齿的外形	1	
我觉得我牙齿的位置都长得挺好	1	
牙齿对患者社交生活的影响(Social impact)		
微笑时我会刻意控制嘴唇裂开的程度以减小牙齿的暴露程度		2
我会为不熟悉的人对我的牙齿的看法感到忧虑		2
我害怕别人对我的牙齿发表攻击性的言论	1	
因为牙齿的原因,我会避免一些社交接触		2
有时我会用手捂住嘴来挡住牙齿		2
有时我总觉得别人在盯着我的牙齿看	1	
对于我牙齿的评论很容易激怒我,哪怕只是玩笑	1	
我有时会为异性对我牙齿的看法感到忧虑	1	
牙齿对患者情绪的影响(Psychological impact)		
我嫉妒别人的牙齿好看	1	
看到别人的牙齿我会感到一定程度上的紧张	1	
有时我会为自己牙齿的样子感到不开心	1	
我觉得我周围的人几乎牙齿都比我好看	1	
当我想到自己牙齿的样子的时候就会感到难受	1	
我希望我的牙齿漂亮一些		2
患者对牙齿美观的忧虑程度(Esthetic concern)		
我不喜欢镜子里面我的牙齿的样子		3
我不喜欢照片里面我的牙齿的样子		3
我不喜欢录像里面我的牙齿的样子		3

美观期望:

0-没有美观要求

10-非常美观

我的美观期望值:8 分(在下列数字上打钩)

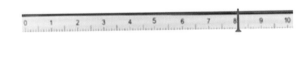

图 16-3-33 填写心理评估表,排除不良心理因素的影响

2. 数字美学分析设计与目标修复体空间评估

（1）数字美学分析设计：经美学及轮廓 DLD 线面关系分析，上颌前牙唇面线面关系分析示 11、21 宽高比为 75%，12、22 宽高比为 63%，略低于符合美学设计的 80% 这一标准（图 16-3-34）。上颌前牙腭面线面关系分析示 11、21 近中扭转，22 切端形态与 12 不对称（图 16-3-35）。根据上述美学问题，结合美学分析设计原则，对上颌前牙美学区行数字美学 DLD 分析设计（图 16-3-36），并将设计形态与颜面部美学信息进行拟合（图 16-3-37），最终获得美学虚拟预告。

（2）目标修复体空间评估：根据前一步的数字美学 DLD 轮廓分析设计，可得出目标修复牙体 11、21 为混合 TRS 类型，进一步制作医技患三方均认可的实体诊断蜡型（图 16-3-38 ~图 16-3-40）。

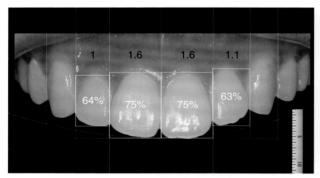

图 16-3-34 数字美学分析现有上颌前牙唇面线面关系

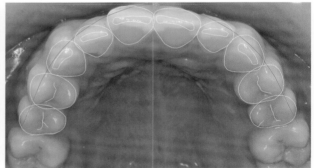

图 16-3-35 数字美学分析现有上颌前牙腭面线面关系

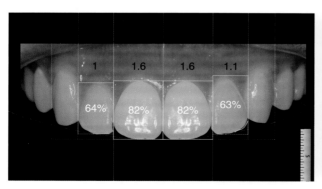

图 16-3-36 数字美学 DLD 分析设计后上颌前牙唇面线面关系

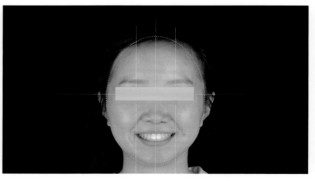

图 16-3-37 数字美学 DLD 分析设计后拟合颜面部美学信息

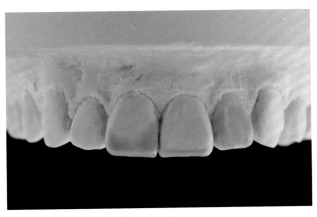

图 16-3-38　实体诊断蜡型唇面观

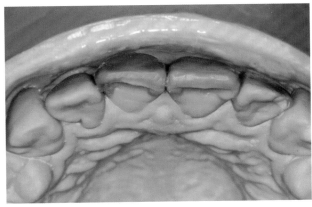

图 16-3-39　实体诊断蜡型切端观

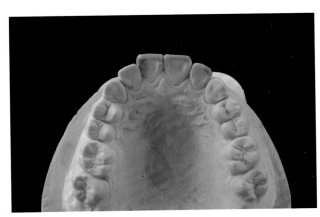

图 16-3-40　实体诊断蜡型腭面观

3. 诊断并制订治疗方案

（1）诊断：根据口内及影像学检查可知，患者 11—22 牙体及根尖周组织无异常，结合心理评估、数字美学分析设计与目标修复体空间评估后，作出该患者诊断：11、21 轻度伸长伴扭转。

（2）制订治疗方案：根据临床检查与数字美学分析可知，该患者美学区存在 11、21 轻度伸长伴近中扭转，22 切端形态与对侧同名牙不对称的形态问题。由于患者不接受正畸治疗，从精准微创的角度出发，医师在与患者密切沟通后，建议行 11、22 唇面长石质玻璃陶瓷嵌体修复，21 行切端微调磨术。

4. 透明牙科膜片 TRS 导板引导下行 11、22 瓷嵌体修复

（1）透明牙科膜片 TRS 导板的制作与试戴：在美观诊断蜡型的基础上，用透明牙科膜片压制透明牙科膜片 TRS 导板（图 16-3-41），根据选用的长石质陶瓷嵌体的最小材料厚度要求为 0.5～0.7mm，对 11、22 数字美学设计进行虚拟定深孔位点深度设计（图 16-3-42），使用车针预先对应磨除 11—22 切端超出 TRS 导板空间的部位（图 16-3-43，图 16-3-44），测量并记录透明牙科膜片 TRS 导板厚度后，口内试戴导板并做定深孔位点定位（图 16-3-45）。

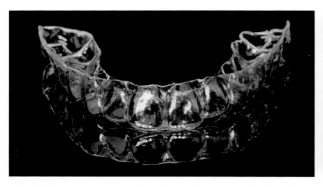

图 16-3-41 在美观蜡型基础上压制透明牙科膜片 TRS 导板

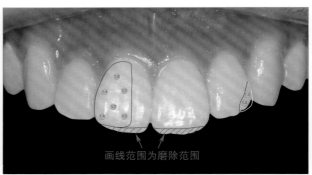

图 16-3-42 根据数字美学设计对 11、22 进行虚拟定深孔位点深度设计（含导板厚度）（单位：mm）

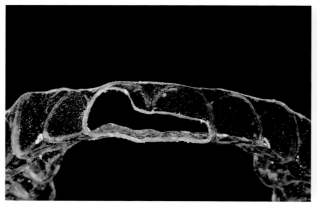

图 16-3-43 使用车针预先对应磨除 11、21 切端超出 TRS 导板空间的部位

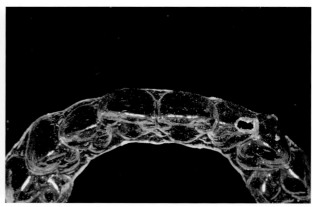

图 16-3-44 使用车针预先对应磨除 22 切端超出 TRS 导板空间的部位

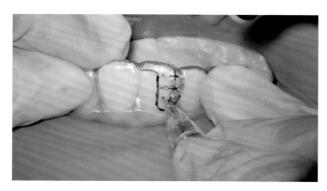

图 16-3-45 口内试戴透明牙科膜片 TRS 导板并行定深孔位点定位

（2）透明牙科膜片 TRS 导板引导下的显微定深孔精准牙体预备：牙体预备前常规比色（图 16-3-46），使用 Polar-eyes 偏光镜过滤牙釉质镜面反光（图 16-3-47）以辅助比色。显微镜下使用 HX-01 定深车针预备 11—22 唇面及切端设计区域定深孔（图 16-3-48 ~ 图 16-3-50），使用 HX-06 深度测量杆实测实量定深孔深度（图 16-3-51），深度测量无误后使用铅笔将定深孔底涂黑标记（图 16-3-52）。

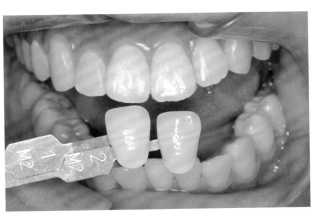

图 16-3-46 牙体预备前常规比色

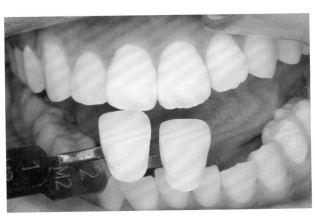

图 16-3-47 使用 Polar-eyes 偏光镜过滤牙釉质镜面反光后比色

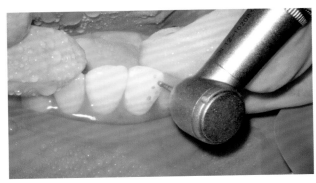

图 16-3-48 显微镜下使用 HX-01 定深车针预备 11 唇面设计区域定深孔

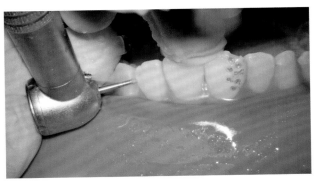

图 16-3-49 显微镜下使用 HX-01 定深车针预备 22 唇面设计区域定深孔

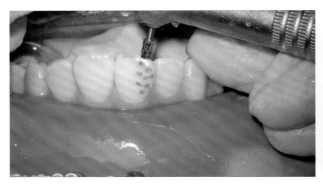

图 16-3-50　显微镜下使用 HX-01 定深车针预备 11、22 唇面切端设计区域定深孔

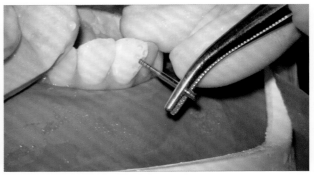

图 16-3-51　显微镜下使用 HX-06 深度测量杆实测实量定深孔深度

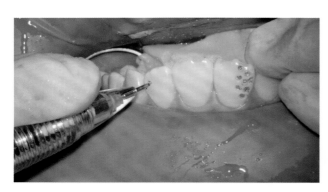

图 16-3-52　显微镜下使用铅笔将定深孔底涂黑标记

　　显微镜下排龈（图 16-3-53），使用 HX-04 轴面切削抛光二合一车针预备 11、22 唇面至定深孔底标记消失（图 16-3-54），使用 HX-02 邻面切削抛光二合一车针预备 11、22 肩台（图 16-3-55），显微镜高放大倍率下使用手用牙釉质凿精修 11、22 肩台（图 16-3-56），之后使用橡皮轮抛光预备体（图 16-3-57），完成 11、22 牙体预备（图 16-3-58，图 16-3-59），使用硅橡胶二步法制取精细印模（图 16-3-60）。

　　患者 1 周后复诊，模型上就位 11、22 修复体无误，去除 11、22 临时嵌体后试戴修复体（图 16-3-61），橡皮障隔湿目标牙体（图 16-3-62），预备体与瓷贴面修复体分别处理后（图 16-3-63 ~ 图 16-3-68），完成修复体的最终粘接（图 16-3-69），并使用橡皮尖抛光修复体边缘（图 16-3-70）。

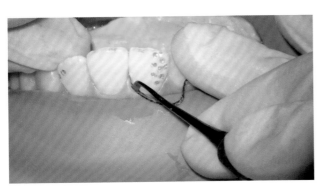

图 16-3-53 显微镜下排龈

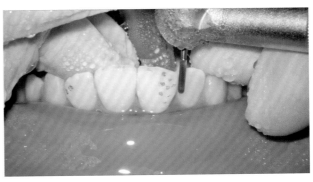

图 16-3-54 显微镜下使用 HX-04 轴面切削抛光二合一车针预备 11、22 唇面至定深孔底标记消失

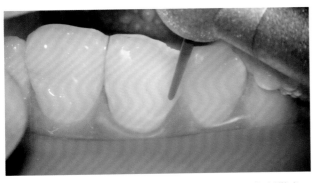

图 16-3-55 显微镜高放大倍率下使用 HX-02 邻面切削抛光二合一车针预备 11、22 肩台

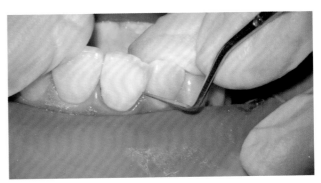

图 16-3-56 显微镜高放大倍率下使用手用牙釉质凿精修 11、22 肩台

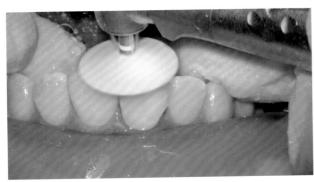

图 16-3-57 使用橡皮轮抛光预备体

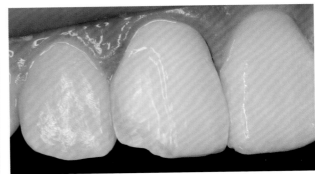

图 16-3-58 11 完成牙体预备

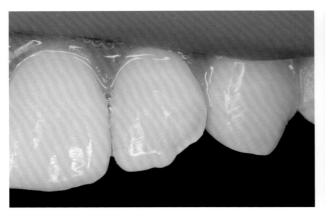

图 16-3-59 22 完成牙体预备

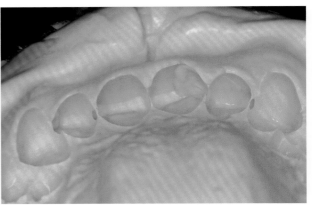

图 16-3-60 使用硅橡胶二步法制取精细印模

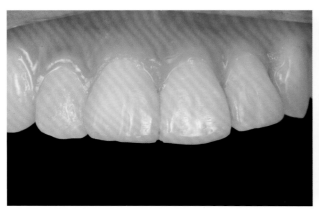

图 16-3-61 口内试戴 11、22 修复体

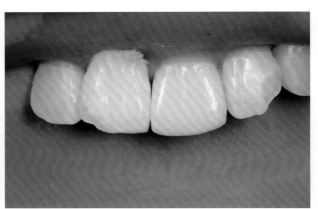

图 16-3-62 橡皮障隔湿目标牙体

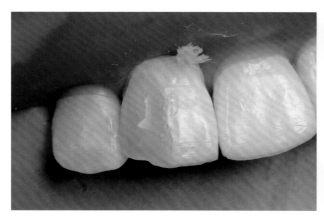

图 16-3-63 使用酸蚀 - 冲洗粘接系统处理 11 唇面修复区域

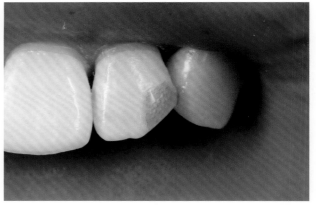

图 16-3-64 使用酸蚀 - 冲洗粘接系统处理 22 唇面修复区域

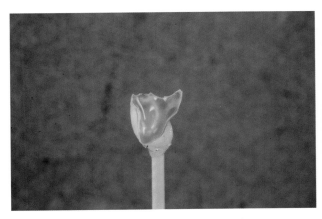

图 16-3-65　使用氢氟酸处理 11、22 瓷嵌体内表面

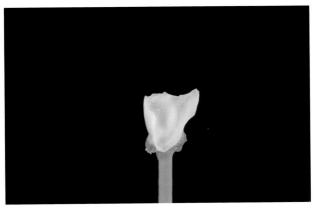

图 16-3-66　瓷嵌体修复体冲洗吹干后内表面呈白雾状

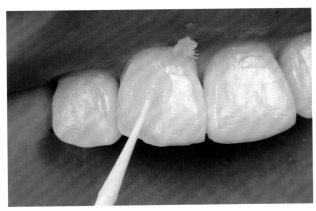

图 16-3-67　11 预备体表面涂布树脂粘接剂

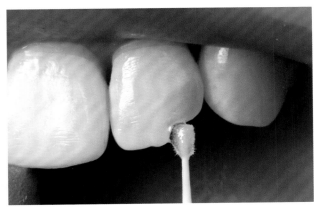

图 16-3-68　22 预备体表面涂布树脂粘接剂

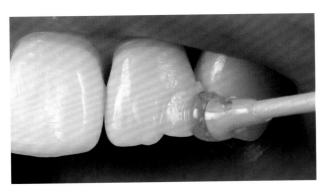

图 16-3-69　完成修复体的最终粘接

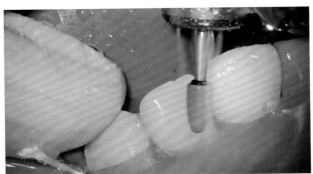

图 16-3-70　使用橡皮尖抛光修复体边缘

患者修复完成 1 周后复诊（图 16-3-71）、1 年后复诊（图 16-3-72）及 3 年后复诊（图 16-3-73）情况，均保持长期稳定的美学效果。

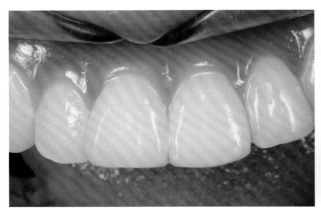

图 16-3-71 修复 1 周后复诊

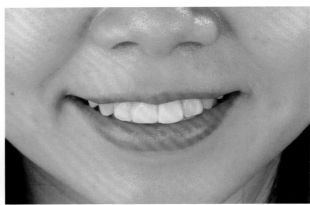

图 16-3-72 修复 1 年后复诊

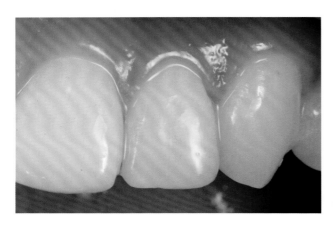

图 16-3-73 修复 3 年后复诊

三、透明牙科膜片 TRS 导板引导下行上颌前牙缺损的瓷嵌体修复一例

患者，女性，30 岁。

主诉：上颌前牙外伤牙体缺损 10 余年。

现病史：患者 10 余年前因外伤致上颌中切牙缺损，自述未经相应治疗，无明显疼痛。现来我科就诊，要求修复。

既往史：患者自述无高血压、心脏病、糖尿病、免疫系统疾病等系统性疾病；无艾滋病、梅毒、乙肝等传染病史；无住院史、用药史及过敏史；心理及精神状态尚可；无牙体牙髓治疗史、牙周治疗史、外科治疗史及颞下颌关节疾病史。

全身情况及家族史：无特殊。

口内检查：口内牙龈颜色粉红，质地正常，BOP（－）；上下颌牙列中线对齐，后牙存在广泛接触，前牙深覆殆、深覆盖，磨牙为中性关系，息止殆间隙正常。11 近中切角、21 近中切角缺损，冷诊（－），探诊（－），叩诊（－），无明显松动（图 16-3-74 ~ 图 16-3-76）。

影像学检查：X 线片示 11、21 根管内未见高密度充填影，牙周组织正常，根尖周组织未见明显异常（图 16-3-77）。

根据目标修复体空间引导下修复决策树，对这名患者依次进行心理评估及目标修复体空间评估，制订治疗方案。

1. 心理评估　根据患者主诉"上颌前牙外伤牙体缺损 10 余年"，术前行心理评估。主诉问题与修复直接相关。由于患者主诉涉及中切牙，该牙位的问题对患者社交生活的影响较大，结合患者为女性，且属于青年等情况，所以患者对牙齿美观的忧虑程度较高；其对修复的美观期望值为 9 分，该患者为常规美学患者。

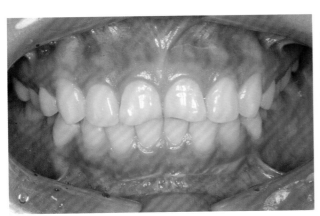

图 16-3-74　患者初诊口内照

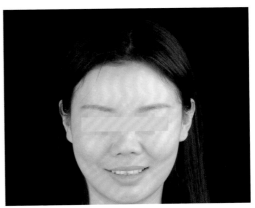

图 16-3-75　患者初诊面部照

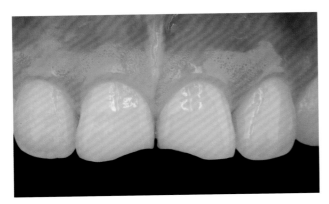

图 16-3-76　患者初诊口内上颌照

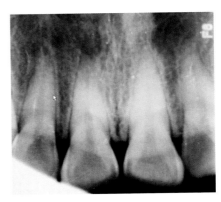

图 16-3-77　患者初诊 X 线片示 11、21 牙体与根尖周组织无异常

2. 数字美学分析设计与目标修复体空间评估

（1）数字美学分析设计：经美学及轮廓 DLD 线面关系分析，初诊口内线面关系示 11、21 宽高比为 96%，远高于符合美学设计的 80% 这一标准（图 16-3-78）。由于需要改变上颌中切牙切端长度以满足正常宽高比，且切端长度与发音及咬合等功能运动关系密切，故需要在术前对患者进行语音分析（图 16-3-79）与咬合分析（图 16-3-80，图 16-3-81）。

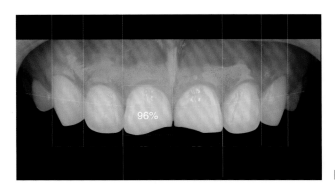

图 16-3-78　数字美学 DLD 分析初诊口内线面关系

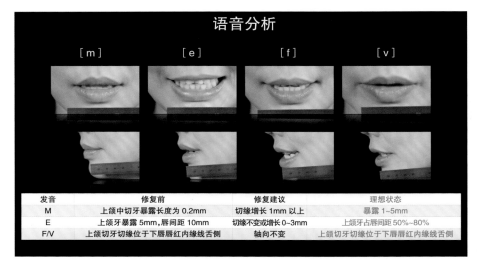

发音	修复前	修复建议	理想状态
M	上颌中切牙暴露长度为 0.2mm	切缘增长 1mm 以上	暴露 1~5mm
E	上颌牙暴露 5mm，唇间距 10mm	切缘不变或增长 0~3mm	上颌牙占唇间距 50%~80%
F/V	上颌切牙切缘位于下唇唇红内缘线舌侧	轴向不变	上颌切牙切缘位于下唇唇红内缘线舌侧

图 16-3-79　患者初诊语音分析结果

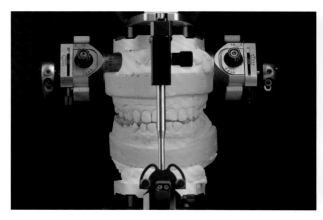

图 16-3-80　患者初诊模型上𬌗架，行正中咬合分析

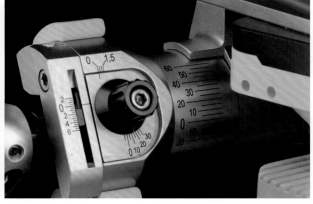

图 16-3-81　患者初诊模型上𬌗架，行前伸与侧方咬合分析

根据上述美学问题,结合美学、发音及咬合功能分析设计原则,对上颌前牙美学区行数字美学 DLD 分析设计(图 16-3-82,图 16-3-83),并将设计形态与颜面部美学信息进行拟合(图 16-3-84),最终获得美学虚拟预告。

　　(2)目标修复体空间评估:根据前一步的数字美学 DLD 轮廓分析设计,可得出目标修复牙体 11、21 为体外 TRS 类型,进一步制作医技患三方均认可的实体诊断蜡型(图 16-3-85),并在殆架上再次进行咬合分析后(图 16-3-86 ~ 图 16-3-88),行口内预告(图 16-3-89)。

　　3. 诊断并制订治疗方案

　　(1)诊断:根据口内及影像学检查可知,患者 11、21 牙体及根尖周组织无异常,结合前述心理评估、数字美学分析设计与目标修复体空间评估后,作出该患者诊断:11、21 牙体缺损。

　　(2)制订治疗方案:根据临床检查与数字美学分析可知,该患者美学区存在 11 近中切角、21 近中切角缺损,以及双侧中切牙切端过短等形态问题。该患者牙体缺损的固定修复方案如下:

　　1)11、21 全瓷冠修复:此修复方式固位最佳,但存在牙体预备量较大的缺点,适合体内或混合 TRS 修复类型设计。

　　2)11、21 瓷贴面修复:此修复方式牙体预备量较小,通过全牙釉质面粘接可获得较好的固位力,适合体外或混合 TRS 修复类型设计。

　　3)11、21 切端瓷嵌体修复:此修复方式牙体预备量极小,通过全牙釉质面粘接仍可获得较好的固位力,适合体外 TRS 修复类型设计。

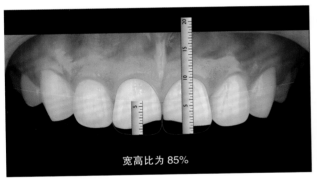

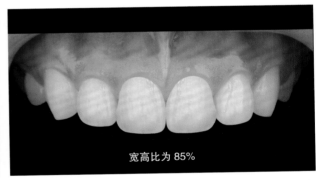

图 16-3-82　数字美学 DLD 分析设计后上颌前牙唇面线面关系　　图 16-3-83　数字美学 DLD 分析设计后 11、12 的虚拟修复预告

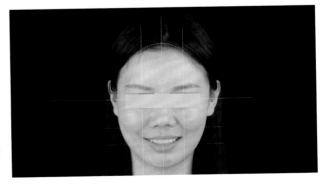

图 16-3-84　数字美学 DLD 分析设计后拟合颜面部美学信息

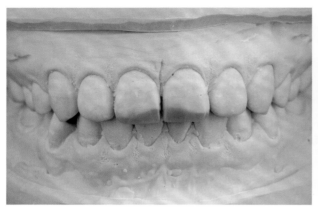

图 16-3-85 制作医技患三方均认可的实体诊断蜡型

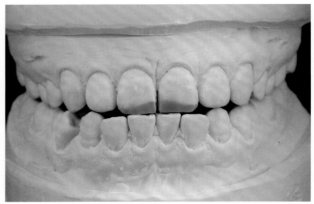

图 16-3-86 实体诊断蜡型上𬌗架后,行前伸咬合分析

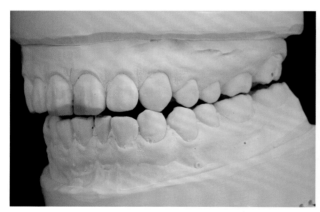

图 16-3-87 实体诊断蜡型上𬌗架后,行左侧侧方咬合分析

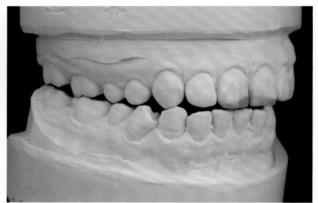

图 16-3-88 实体诊断蜡型上𬌗架后,行右侧侧方咬合分析

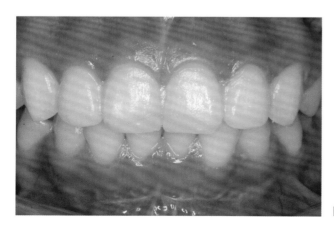

图 16-3-89 口内预告

从精准微创的角度出发,医师在与患者密切沟通后,建议行 11、21 唇面长石质玻璃陶瓷嵌体修复。

　　4. 透明牙科膜片 TRS 导板引导下行 11、21 瓷嵌体修复

　　(1) 透明牙科膜片 TRS 导板的制作与试戴:在前述美观诊断蜡型的基础上,用透明牙科膜片压制透明牙科膜片 TRS 导板(图 16-3-90),根据选用的长石质陶瓷嵌体的最小材料厚度要求为 0.5 ~ 0.7mm,在模型上就位后,对 TRS 导板 11、21 牙位需要预备区域行定深孔位点深度测量(图 16-3-91),测量并记录透明牙科膜片 TRS 导板的厚度后,口内试戴 TRS 导板并做定深孔位点定位测量(图 16-3-92)。

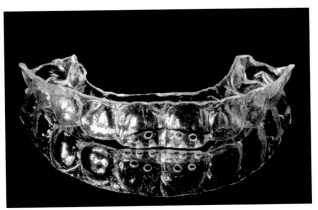

图 16-3-90　用透明牙科膜片压制透明牙科膜片 TRS 导板

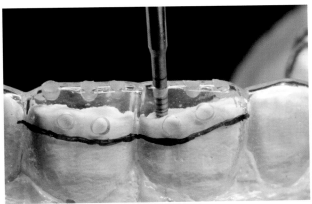

图 16-3-91　TRS 导板在模型上就位后,对预备区域行定深孔位点深度测量

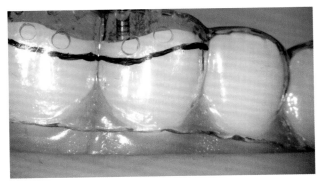

图 16-3-92　口内试戴 TRS 导板并做定深孔位点深度测量

（2）透明牙科膜片 TRS 导板引导下的显微定深孔精准牙体预备：牙体预备前常规比色（图 16-3-93），使用 Polar-eyes 偏光镜过滤牙釉质镜面反光（图 16-3-94）以辅助比色。显微镜下使用 HX-01 定深车针预备 11、21 唇面及切端设计区域定深孔（图 16-3-95，图 16-3-96），使用 HX-06 深度测量杆实测实量定深孔深度（图 16-3-97，图 16-3-98），深度测量无误后，使用铅笔将定深孔底涂黑标记（图 16-3-99）。

显微镜下使用 HX-02 邻面切削抛光二合一车针预备 11、21 唇面定深孔区域至孔底标记消失（图 16-3-100），使用 HX-02 邻面切削抛光二合一车针预备 11、21 浅凹型肩台（图 16-3-101），显微镜高放大倍率下使用手用牙釉质凿精修 11、21 肩台（图 16-3-102），之后使用橡皮尖抛光预备体（图 16-3-103），完成 11、21 牙体预备（图 16-3-104，图 16-3-105），使用硅橡胶二步法制取精细印模后，戴入临时修复体（图 16-3-106）。

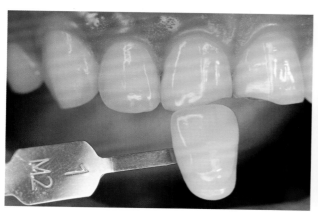

图 16-3-93　牙体预备前常规比色

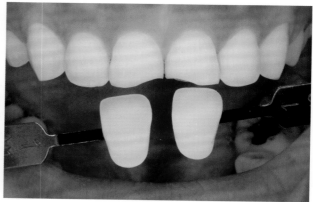

图 16-3-94　使用 Polar-eyes 偏光镜过滤牙釉质镜面反光以辅助比色

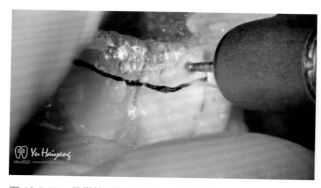

图 16-3-95　显微镜下使用 HX-01 定深车针预备 11 唇面定深孔

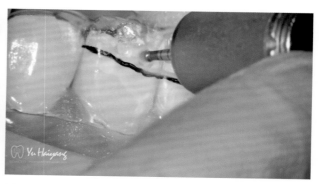

图 16-3-96　显微镜下使用 HX-01 定深车针预备 21 唇面定深孔

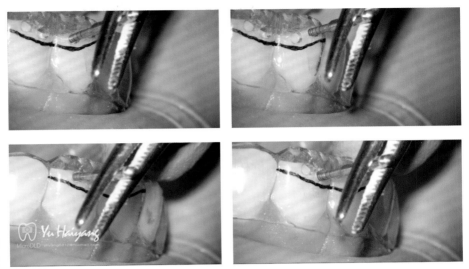

图 16-3-97　显微镜下使用 HX-06 深度测量杆实测实量定深孔深度

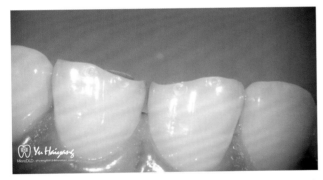

图 16-3-98　显微镜下取下 TRS 导板后的 11、21 唇面定深孔形态

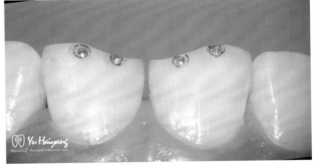

图 16-3-99　深度测量无误后,使用铅笔将定深孔底涂黑标记

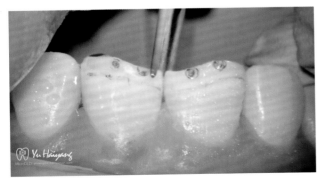

图 16-3-100　显微镜下使用 HX-02 邻面切削抛光二合一车针预备 11、21 唇面定深孔区域,至孔底标记消失

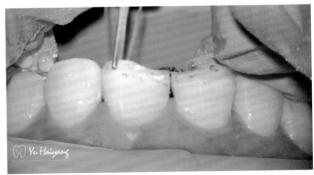

图 16-3-101　显微镜下使用 HX-02 邻面切削抛光二合一车针预备 11、21 浅凹型肩台

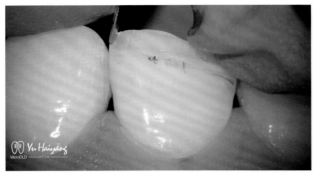

图 16-3-102   显微镜高放大倍率下,使用牙釉质凿精修 11、21 肩台

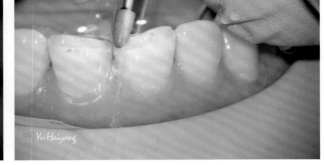

图 16-3-103   显微镜下使用橡皮尖抛光 11、21 预备体

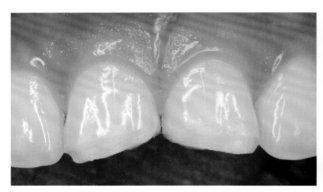

图 16-3-104   完成 11、21 预备后唇面观

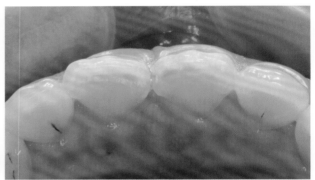

图 16-3-105   完成 11、21 预备后切端观

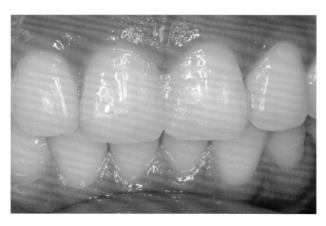

图 16-3-106   口内粘接临时修复体

患者 1 周后复诊,模型上就位 11、21 长石质玻璃陶瓷嵌体最终修复体无误(图 16-3-107,图 16-3-108),去除 11、21 临时嵌体后试戴修复体(图 16-3-109),橡皮障隔湿目标牙体(图 16-3-110),预备体粘接区域表面喷砂(图 16-3-111),预备体与瓷贴面修复体分别处理后(图 16-3-112～图 16-3-114),完成修复体最终粘接(图 16-3-115～图 16-3-123),并使用橡皮尖抛光修复体边缘(图 16-3-124)。

　　患者修复完成 1 周后复诊(图 16-3-125,图 16-3-126)、1 年后复诊(图 16-3-127)及 3 年后复诊(图 16-3-128)情况,均保持长期稳定的美学效果。

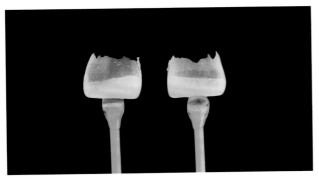

图 16-3-107　11、21 长石质玻璃陶瓷嵌体修复体

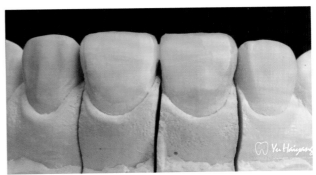

图 16-3-108　模型上就位 11、21 最终修复体

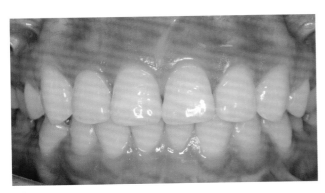

图 16-3-109　口内试戴 11、21 最终修复体

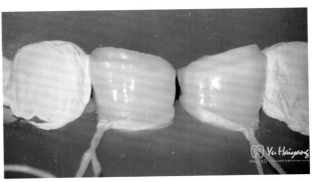

图 16-3-110　橡皮障隔湿 11、21 预备体

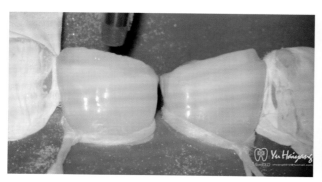

图 16-3-111　预备体粘接区域表面喷砂

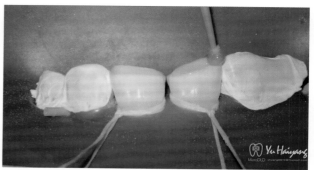

图 16-3-112　酸蚀 - 冲洗粘接系统处理预备体粘接区域

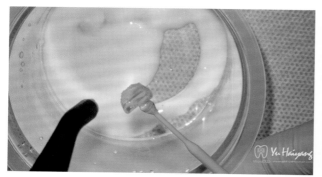

图 16-3-113　显微镜下氢氟酸处理 11、21 长石质玻璃陶瓷修复体内表面

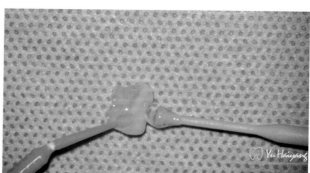

图 16-3-114　显微镜下磷酸处理 11、21 长石质玻璃陶瓷修复体内表面

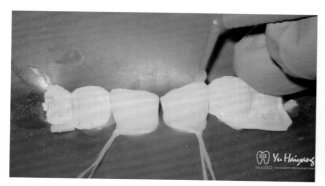

图 16-3-115　显微镜黄色滤镜下 11、21 粘接区域涂布树脂粘接剂

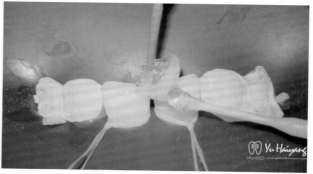

图 16-3-116　显微镜黄色滤镜下 11、21 修复体内表面涂布树脂粘接剂

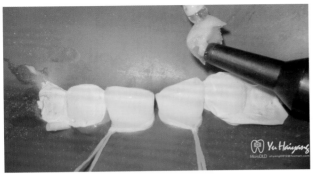

图 16-3-117　显微镜黄色滤镜下 11、21 修复体内表面涂布树脂水门汀

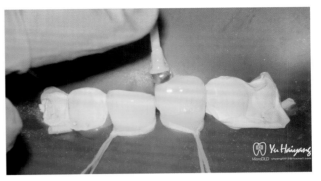

图 16-3-118　显微镜黄色滤镜下就位 11 长石质玻璃陶瓷嵌体

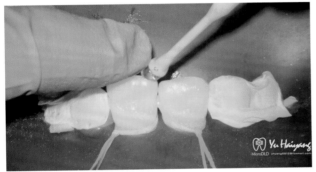

图 16-3-119　显微镜黄色滤镜下就位 21 长石质玻璃陶瓷嵌体

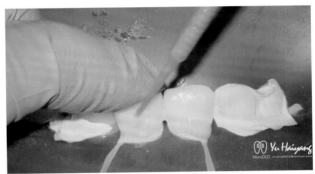

图 16-3-120　显微镜黄色滤镜下使用小毛刷去除多余树脂水门汀

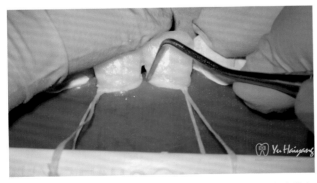

图 16-3-121　光固化 5 秒后,显微镜下使用牙釉质凿去除修复体边缘多余树脂水门汀

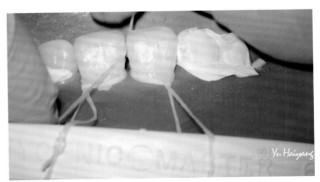

图 16-3-122　使用牙线去除 11、21 邻面多余树脂水门汀

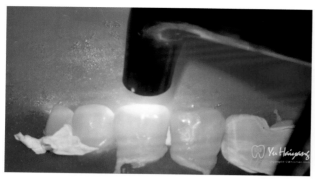

图 16-3-123　使用光固化灯完成修复体最终粘接

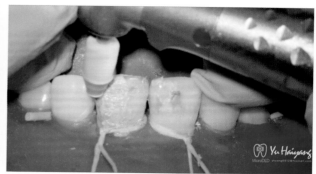

图 16-3-124　显微镜下使用橡皮尖抛光修复体边缘

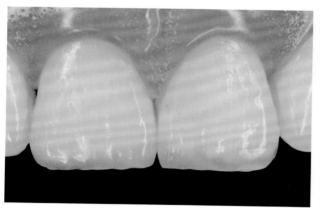

图 16-3-125　修复 1 周后复诊唇面观

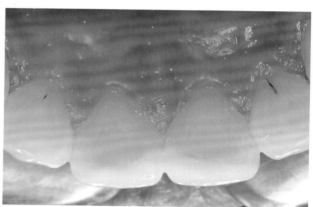

图 16-3-126　修复 1 周后复诊切端观

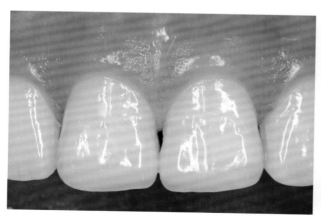

图 16-3-127　修复 1 年后复诊

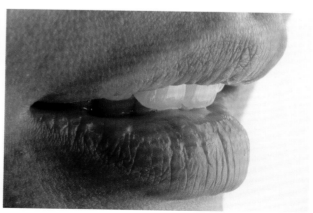

图 16-3-128　修复 3 年后复诊

四、透明牙科膜片TRS导板引导的上下颌美学区四环素牙瓷贴面修复一例

患者,女性,40岁,舞台演员。

主诉:上下颌牙色异常30余年。

现病史:患者自述自幼上下颌牙色异常,3年前因下颌前牙自发痛于外院行根管治疗,现因牙齿美观问题来我科就诊,要求微创修复治疗。

既往史:患者自述无高血压、心脏病、糖尿病、免疫系统疾病等系统性疾病;无艾滋病、梅毒、乙肝等传染病史;无住院史、用药史及过敏史;心理及精神状态尚可;曾于外院行牙体牙髓治疗,无牙周治疗史、外科治疗史及颞下颌关节疾病史。

全身情况及家族史:无特殊。

口内检查:口腔卫生状况差,牙石(+),色素(+),BOP(+)。上下颌牙呈灰白色,11比色结果为A4。41舌侧充填物,探诊(-),冷诊(-),叩诊(-),无明显松动;25殆面见银汞合金充填物,16、26、36、46殆面树脂充填,充填物边缘未见微渗漏(图16-3-129~图16-3-135)。

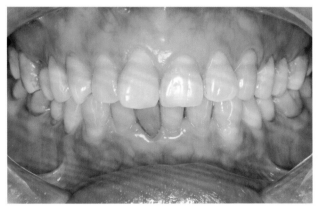

图16-3-129 患者初诊口内照

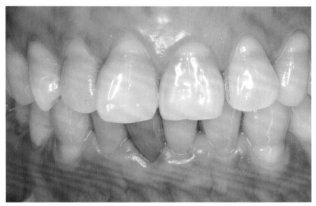

图16-3-130 患者初诊美学区口内照示牙色异常

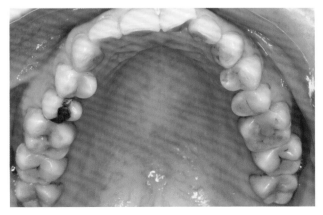

图16-3-131 患者初诊口内上颌殆面照

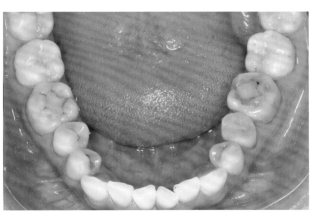

图16-3-132 患者初诊口内下颌殆面照

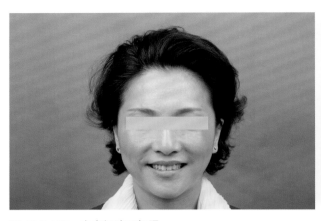

图 16-3-133　患者初诊面部照

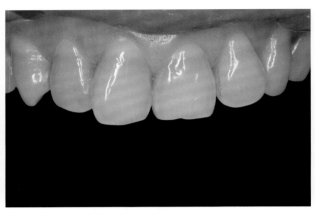

图 16-3-134　患者初诊口内上颌照

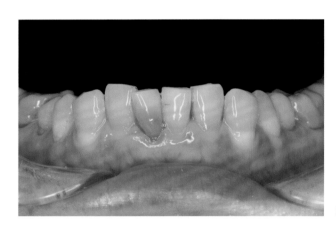

图 16-3-135　患者初诊口内下颌照

　　根据目标修复体空间引导下修复决策树,对这名患者依次进行心理评估及目标修复体空间评估,制订治疗方案。

　　1. 心理评估　根据患者主诉"上下颌牙色异常 30 余年",术前行心理评估。主诉问题与修复直接相关。由于患者主诉涉及全美学区牙位,且该患者的职业为演员,对美学区牙位颜色及形态要求较高,患者口内现状对工作生活的影响较大,所以患者对牙齿美观的忧虑程度较高;患者修复前自评分为 4 分,对修复的美观期望值为 8 分,该患者为高难美学患者。

　　2. 数字美学分析设计与目标修复体空间评估

　　(1)数字美学分析设计:经美学及轮廓 DLD 线面关系分析初诊口内线面关系及现有美学问题(图 16-3-136)。患者上下颌牙色异常,牙冠牙釉质呈灰白色云雾状;上颌前牙美学区牙龈曲线不调,11 牙龈退缩明显,牙冠中度扭转;15 内倾;22 轻度扭转,与对侧同名牙形态不对称;41 牙冠变色明显等。

　　根据线面法则,结合唇面照及腭面照进行美学线面关系分析设计,利用唇面照分析前牙宽度比、宽高比、切缘曲线及龈缘曲线等,利用腭面照分析前牙排列位置及扭转情况(图 16-3-137)。

　　(2)目标修复体空间评估:根据前一步的数字美学 DLD 轮廓分析设计可得出,在目标修复牙体 15—25、35—45 中,11—22 为混合 TRS 分类,其余修复牙体为体内 TRS 分类。根据美学分析设计的结果,进一步制作医技患三方均认可的诊断蜡型(图 16-3-138)。

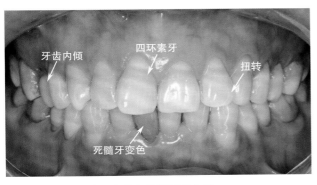

图 16-3-136　患者口内数字美学问题分析

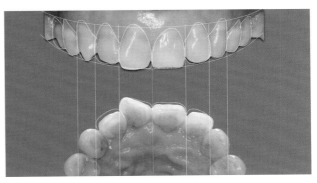

图 16-3-137　结合唇面照及腭面照,行数字美学线面关系分析设计

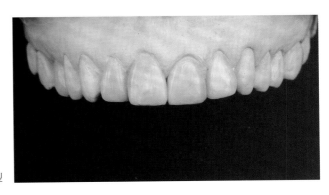

图 16-3-138　根据美学分析设计结果制作诊断蜡型

3. 诊断并制订治疗方案

(1)诊断:根据口内检查可知,患者美学区牙体及根尖周组织无异常。结合患者既往史、前述心理评估、数字美学分析设计与目标修复体空间评估后,作出该患者主要诊断:上下颌四环素牙。

(2)制订治疗方案:根据临床检查与数字美学分析可知,该患者美学区存在上下颌牙色异常、11 与 22 轻度扭转等颜色与形态问题,该患者牙体缺损的固定修复方案如下:

1)15—25、35—45 全瓷冠修复:此修复方式固位性与遮色能力最佳,但存在牙体预备量较大的缺点,适合体内或混合 TRS 修复类型设计。

2)15—25、35—45 瓷贴面修复:此修复方式牙体预备量较小,通过全牙釉质面粘接可获得较好的固位力,适合体外、体内或混合 TRS 修复类型设计。

由于患者对微创修复的强烈主观愿望,以及患者的舞台演员职业对修复后牙色的客观要求,所以从精准微创的角度出发,医师在与患者密切沟通后,建议行 15—25、35—45 唇面二硅酸锂玻璃陶瓷贴面修复,修复体选择双层瓷结构,基底瓷选用 HO 遮色瓷材料。

4. 透明牙科膜片 TRS 导板引导下行 15—25、35—45 瓷贴面修复

(1)透明牙科膜片 TRS 导板的制作与试戴:在前述美观诊断蜡型的基础上,用透明牙科膜片压制透明牙科膜片 TRS 导板(图 16-3-139),测量并记录透明牙科膜片 TRS 导板厚度(图 16-3-140),口内试戴透明牙科膜片 TRS 导板并标记定深孔位点(图 16-3-141)。

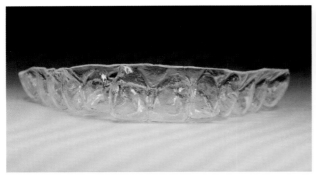

图 16-3-139 根据诊断蜡型制作透明牙科膜片 TRS 导板

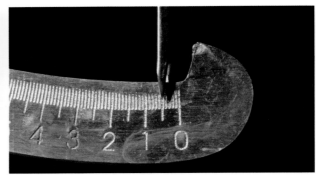

图 16-3-140 使用卡尺精准测量透明牙科膜片 TRS 导板厚度

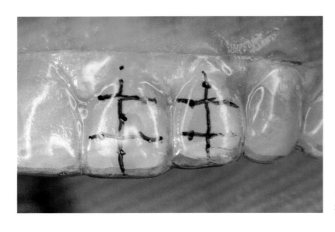

图 16-3-141 口内试戴透明牙科膜片 TRS 导板并标记定深孔位点

（2）透明牙科膜片 TRS 导板引导下的显微定深孔精准牙体预备：牙体预备前常规比色（图 16-3-142）。显微镜下使用 HX-01 定深车针预备 15—25、35—45 唇面及切端设计区域定深孔（图 16-3-143），使用 HX-06 深度测量杆实测实量定深孔深度（图 16-3-144），深度测量无误后使用铅笔将定深孔底涂黑标记（图 16-3-145，图 16-3-146）。

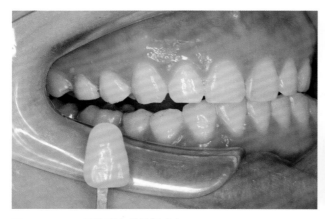

图 16-3-142 牙体预备前常规比色

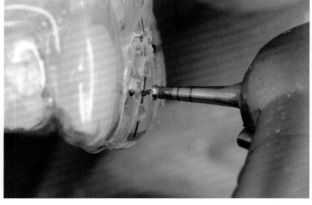

图 16-3-143 显微镜下结合透明 TRS 导板使用 HX-01 定深车针预备唇面定深孔

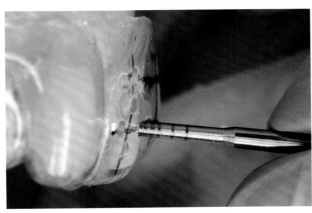

图 16-3-144　显微镜下使用 HX-06 深度测量杆实测实量定深孔深度

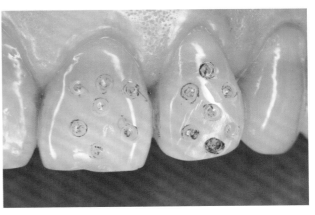

图 16-3-145　使用铅笔将 21、22 定深孔底涂黑标记

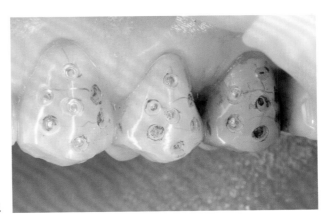

图 16-3-146　使用铅笔将 23—25 定深孔底涂黑标记

　　取下透明牙科膜片 TRS 导板后,显微镜下使用 HX-03 切端切削抛光二合一车针预备 15—25、35—45 切端至设计深度(图 16-3-147)。使用 HX-04 轴面切削抛光二合一车针预备 15—25、35—45 唇面定深孔区域至孔底标记消失(图 16-3-148),显微镜下排龈(图 16-3-149),使用 HX-02 邻面切削抛光二合一车针预备 15—25、35—45 约 0.3mm 宽的浅凹型肩台(图 16-3-150),显微镜高放大倍率下使用手用牙釉质凿精修 15—25、35—45 肩台(图 16-3-151),之后使用橡皮尖抛光预备体(图 16-3-152),完成 15—25、35—45 瓷贴面牙体预备(图 16-3-153 ~ 图 16-3-156)。使用 Polar-eyes 偏振光滤镜拍摄预备体,辅助牙本质比色(图 16-3-157,图 16-3-158)。使用硅橡胶二步法制取精细印模后,戴入临时修复体(图 16-3-159,图 16-3-160)。

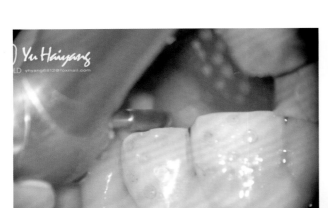

图 16-3-147 显微镜下使用 HX-03 切端切削抛光二合一车针预备 15—25、35—45 切端至设计深度

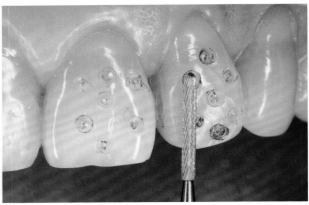

图 16-3-148 显微镜下使用 HX-04 轴面切削抛光二合一车针预备 15—25、35—45 唇面至定深孔底标记消失

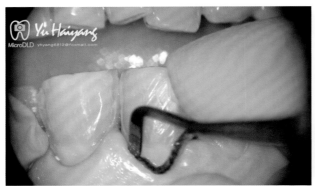

图 16-3-149 显微镜下排龈

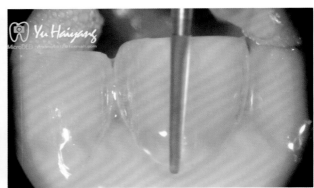

图 16-3-150 显微镜下使用 HX-02 邻面切削抛光二合一车针预备 15—25、35—45 浅凹型肩台

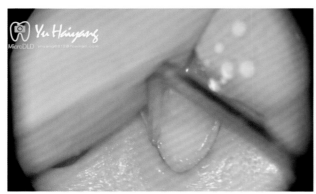

图 16-3-151 显微镜高放大倍率下使用牙釉质凿精修 15—25、35—45 浅凹型肩台

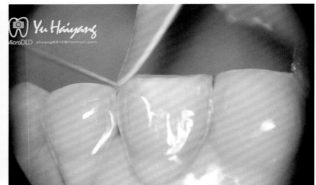

图 16-3-152 显微镜下使用橡皮尖抛光 15—25、35—45 预备体

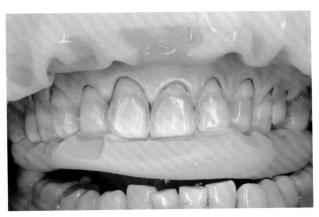

图 16-3-153 完成 15—25 瓷贴面牙体预备

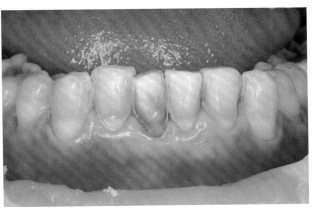

图 16-3-154 完成 35—45 瓷贴面牙体预备

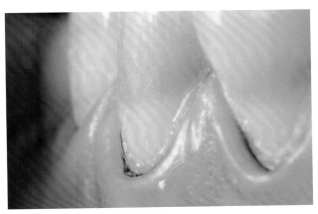

图 16-3-155 显微镜下下颌前牙预备体肩台特写

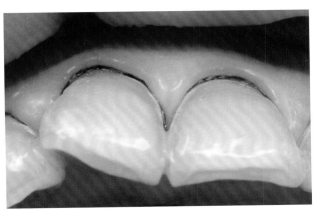

图 16-3-156 显微镜下上颌前牙预备体肩台特写

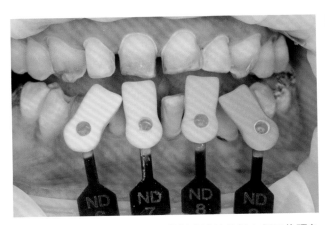

图 16-3-157 使用 Polar-eyes 偏振光滤镜拍摄上颌牙体预备
后牙本质比色

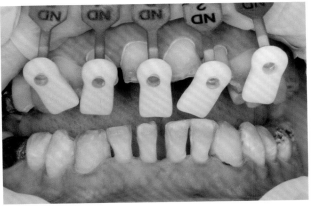

图 16-3-158 使用 Polar-eyes 偏振光滤镜拍摄下颌牙体预备
后牙本质比色

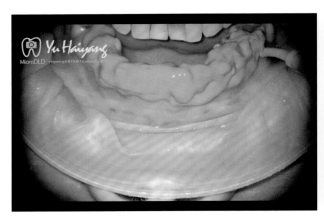

图 16-3-159 显微镜下使用硅橡胶二步法制取终印模

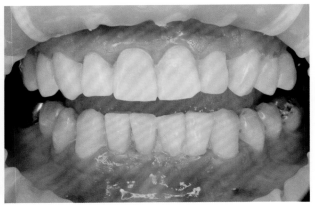

图 16-3-160 使用透明牙科膜片 TRS 导板制作临时修复体并戴入口内

患者 1 周后复诊,模型上就位 15—25、35—45 二硅酸锂玻璃陶瓷贴面最终修复体(图 16-3-161 ~ 图 16-3-163),并模拟功能运动(图 16-3-164 ~ 图 16-3-166)。去除临时修复体后,口内试戴最终修复体(图 16-3-167)。

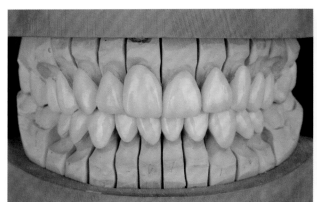

图 16-3-161 模型上就位 15—25、35—45 修复体

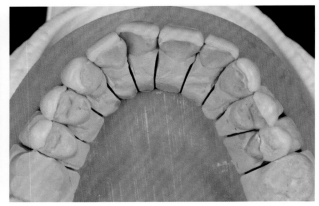

图 16-3-162 模型上就位 15—25 修复体𬌗面观

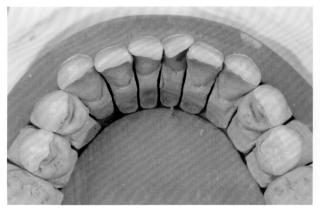

图 16-3-163 模型上就位 35—45 修复体𬌗面观

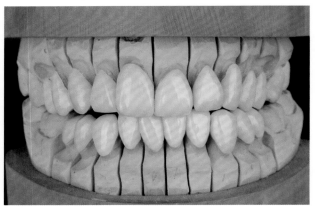

图 16-3-164 𬌗架上模拟前伸咬合运动

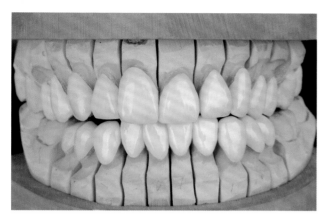

图 16-3-165　𬌗架上模拟左侧侧方咬合运动

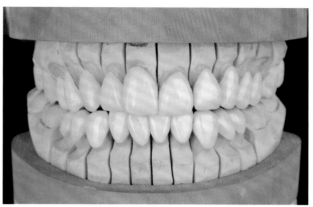

图 16-3-166　𬌗架上模拟右侧侧方咬合运动

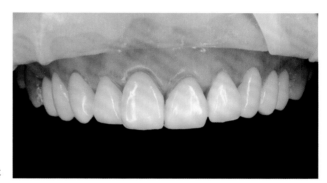

图 16-3-167　口内试戴修复体

　　橡皮障隔湿目标牙体（图 16-3-168，图 16-3-169），使用橡皮障夹辅助暴露待处理预备体肩台（图 16-3-170）。预备体粘接区域表面喷砂（图 16-3-171），预备体与瓷贴面修复体分别处理后（图 16-3-172 ~ 图 16-3-177），完成修复体的最终粘接（图 16-3-178 ~ 图 16-3-182），并使用橡皮尖抛光修复体边缘（图 16-3-183）。

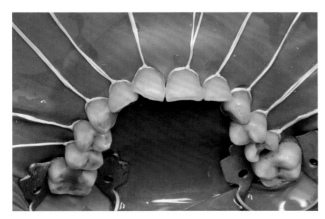

图 16-3-168　橡皮障隔湿 15—25 预备体

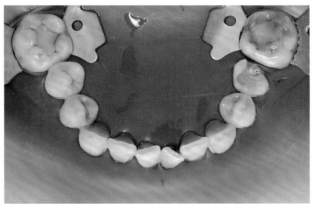

图 16-3-169　橡皮障隔湿 35—45 预备体

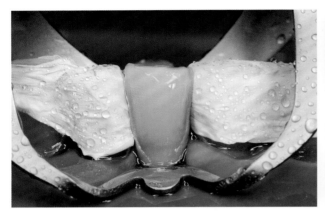

图 16-3-170 使用橡皮障夹辅助暴露预备体颈部肩台

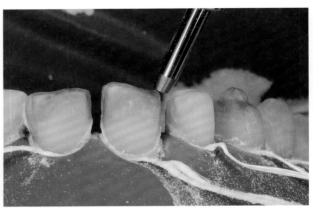

图 16-3-171 预备体表面喷砂处理

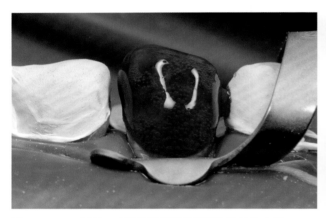

图 16-3-172 酸蚀 - 冲洗粘接系统处理预备体粘接表面

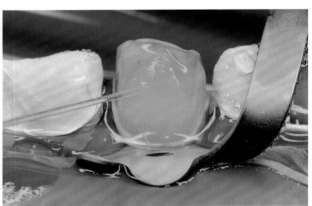

图 16-3-173 预备体粘接表面酸蚀后冲洗

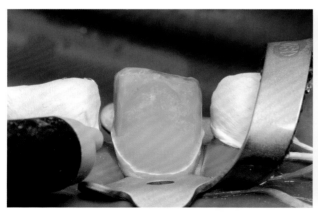

图 16-3-174 吹干预备体表面后外观呈白雾状

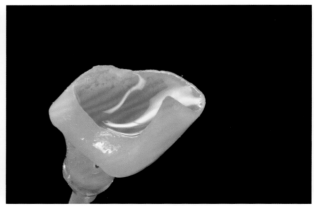

图 16-3-175 使用氢氟酸处理修复体内表面

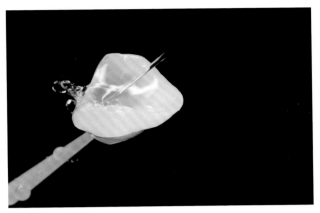

图 16-3-176　修复体内表面酸蚀后冲洗

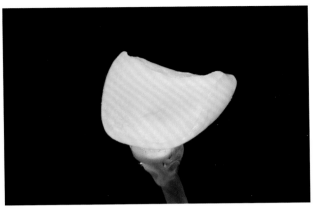

图 16-3-177　吹干修复体内表面后外观呈白雾状

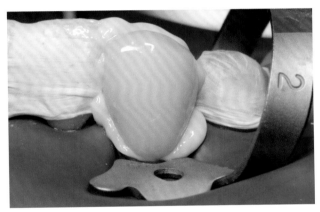

图 16-3-178　显微镜下就位粘接修复体

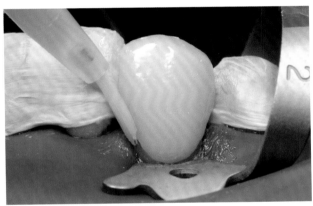

图 16-3-179　显微镜下使用毛刷去除多余粘接剂

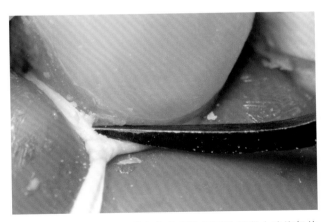

图 16-3-180　显微镜高放大倍率下使用牙釉质凿去除修复体
边缘多余粘接剂

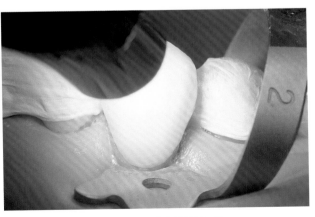

图 16-3-181　使用光固化灯固化树脂粘接剂

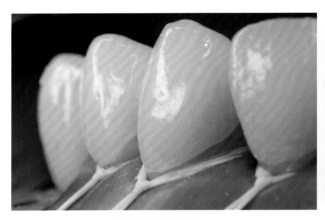

图 16-3-182   完成修复体的最终粘接

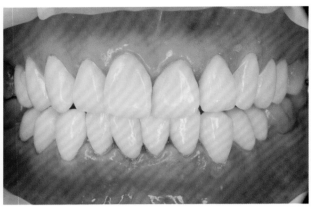

图 16-3-183   修复体完成粘接后口内照

　　患者修复完成 1 周后复诊（图 16-3-184 ~ 图 16-3-186）、1 年后复诊（图 16-3-187，图 16-3-188）及 4 年后复诊（图 16-3-189）情况，均保持长期稳定的美学效果。

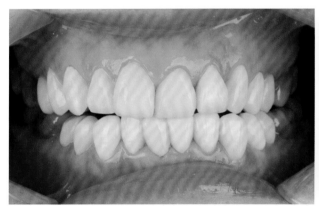

图 16-3-184   修复 1 周后复诊口内正面照

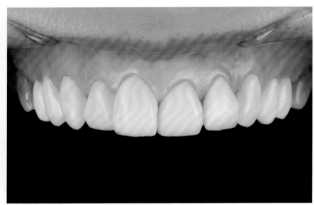

图 16-3-185   修复 1 周后复诊口内上颌照

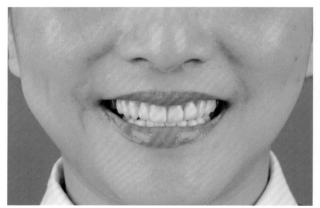

图 16-3-186   修复 1 周后复诊面部照

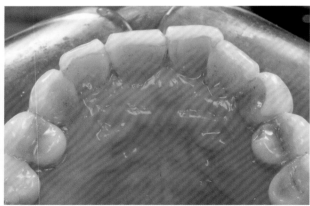

图 16-3-187   修复 1 年后复诊口内上颌𬌗面照

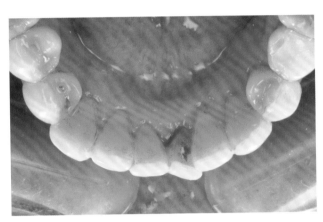

图 16-3-188　修复 1 年后复诊口内下颌𬌗面照

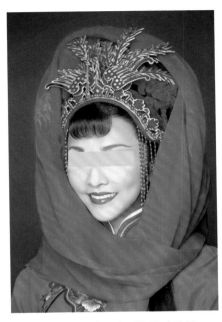

图 16-3-189　修复 4 年后复诊戏装照

第四节　三维打印等厚度 TRS 导板引导下的数字口腔显微修复案例分析

三维打印等厚度 TRS 导板引导的上下颌美学区外源性重度酸蚀症伴大面积龋坏数字化全瓷修复一例

患者,男性,22 岁。

主诉:前牙变色 3 年多。

现病史:患者 3 年前上下颌前牙出现颜色改变,自述喜饮碳酸饮料,未出现冷热痛、刺激痛、自发痛等症状,现至我院要求治疗。

既往史:患者自述无高血压、心脏病、糖尿病、免疫系统疾病等系统性疾病;无艾滋病、梅毒、乙肝等传染病史;无住院史、用药史及过敏史;心理及精神状态尚可;无牙体牙髓治疗史,无牙周治疗史、外科治疗史及颞下颌关节疾病史。

全身情况及家族史:无特殊。

口内检查:全口牙唇颊面可见牙釉质质量差,冠中 1/3 至龈 1/3 均可见颜色改变。12—22 唇面牙釉质大面积缺损,牙釉质表面粗糙,切端未见异常,软垢(++),探诊(+),叩诊(−),无明显松动。13、14、23、24、34—44唇面牙釉质轻中度范围缺损,牙釉质表面较粗糙,切端/𬌗面未见异常,软垢(++),探诊(-),叩诊(-),无明显松动。牙周状况差,牙龈红肿糜烂明显,BOP(+),软垢(++),牙石(+)(图16-4-1~图16-4-5)。

影像学检查:X线片示15—25、35—45牙体无明显异常,牙周膜及根尖周组织未见明显阴影(图16-4-6)。

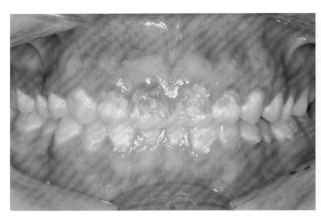

图16-4-1　患者初诊口内正面照

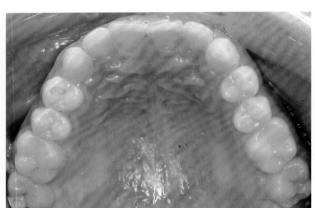

图16-4-2　患者初诊口内上颌𬌗面照

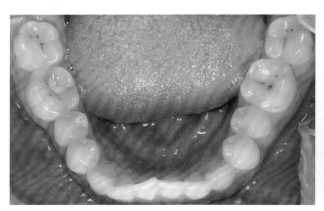

图16-4-3　患者初诊口内下颌𬌗面照

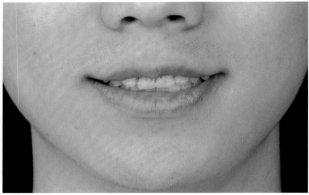

图16-4-4　患者初诊面部照

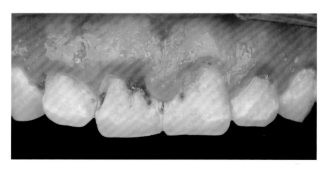

图16-4-5　患者初诊口内上颌照

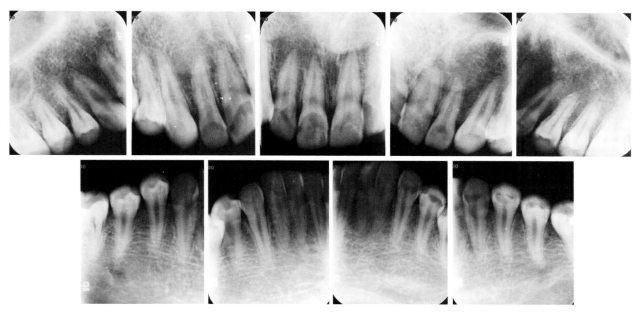

图 16-4-6　患者初诊 X 线片

　　根据目标修复体空间引导下修复决策树,对这名患者依次进行心理评估及目标修复体空间评估,制订治疗方案。

　　1. 心理评估　根据患者主诉"上下颌牙色异常 3 年多",术前行心理评估。主诉问题与修复直接相关。由于患者主诉涉及全美学区牙位,该患者自述喜好饮用碳酸饮料,且为年轻男性,所以患者对牙齿美观的忧虑程度较高;患者修复前自评分为 5 分,对修复的美观期望值为 9 分,该患者为高难美学患者。

　　2. 数字美学分析设计与目标修复体空间评估

　　(1)数字美学分析设计:经美学及轮廓 DLD 线面关系分析初诊口内线面关系及现有美学问题(图 16-4-7),患者存在上下颌美学区牙冠唇面颜色异常,14—24、34—44 冠中 1/3 至龈 1/3 均可见颜色改变;牙釉质表面粗糙,颈部牙釉质不连续,美学区牙龈红肿等牙冠和牙龈颜色与质地等美学问题。

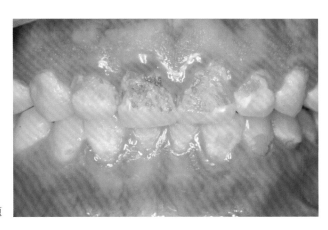

图 16-4-7　现有美学问题

由于患者初诊时牙周组织情况较差,牙面软垢及牙石明显,牙龈明显红肿糜烂,这将干扰数字美学线面分析设计,所以首先应行全口牙周洁治术(图16-4-8,图16-4-9)。

　　患者经牙周治疗后2周,检查见牙周组织糜烂情况有所好转,但因牙颈部牙釉质表面粗糙,导致牙颈部易粘附堆积菌斑与软垢。待患者牙龈组织稳定后,根据线面法则,使用数字化口内扫描与数字化颜面部扫描方式采集口内及颌面部美学信息,并与三维重建后的CBCT颌骨信息进行虚拟美学信息拟合(图16-4-10~图16-4-14)。

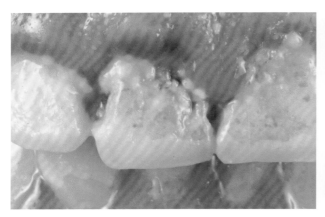

图16-4-8　全口牙周洁治术后的上颌前牙区

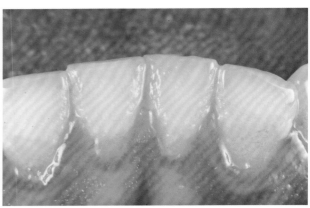

图16-4-9　全口牙周洁治术后的下颌前牙区

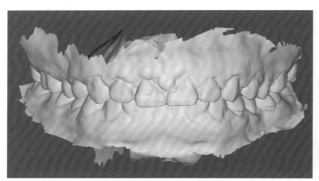

图16-4-10　数字化口内扫描采集患者口内数字化印模

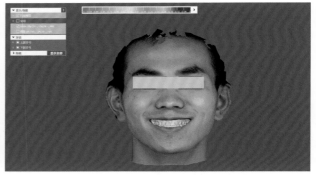

图16-4-11　数字化三维颜面部扫描采集患者面部美学信息

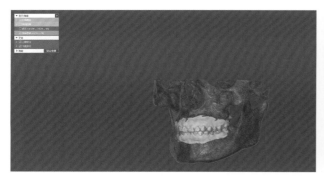

图16-4-12　使用专业软件拟合患者CBCT三维颌骨信息与数字化口内扫描信息

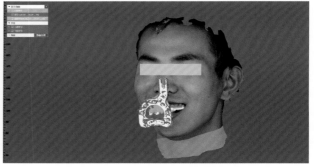

图16-4-13　利用殆叉辅助患者数字化颜面部扫描与口内扫描信息的拟合

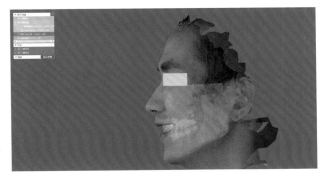

图 16-4-14　使用专业软件将三维颌骨位置、数字化口内扫描及颜面部扫描信息拟合

（2）目标修复体空间评估：根据前一步的数字虚拟美学信息拟合进行虚拟三维美学预告设计（图 16-4-15，图 16-4-16），可得出目标修复牙位 14—24、34—44 为混合 TRS 分类。根据美学分析设计的结果，进一步制作医技患三方均认可的虚拟诊断蜡型及美学预告（图 16-4-17）。

3. 诊断并制订治疗方案

（1）诊断：根据口内及影像学检查可知，患者牙体及根尖周组织无异常，结合患者喜饮碳酸饮料等既往史、前述心理评估、数字美学分析设计与目标修复体空间评估后，作出该患者诊断：上下颌外源性重度酸蚀症伴中重度龋坏，慢性牙龈炎。

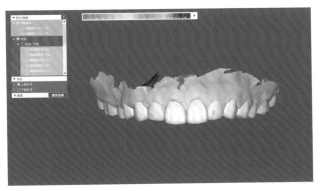

图 16-4-15　使用专业软件在拟合后的虚拟模型上设计数字化上颌美学区蜡型

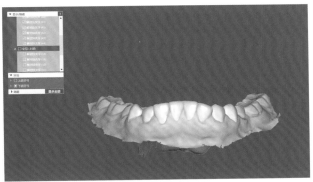

图 16-4-16　使用专业软件在拟合后的虚拟模型上设计数字化下颌美学区蜡型

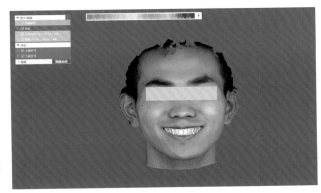

图 16-4-17　将设计的数字化蜡型与患者面部数字信息拟合后形成虚拟美学预告

（2）制订治疗方案：根据前述临床检查与数字美学分析可知，该患者美学区存在上下颌牙色异常，12—22唇面牙釉质大面积缺损等颜色与形态问题。该患者牙体缺损的固定修复方案如下：

1）全口牙周洁治术后，行14—24、34—44二硅酸锂玻璃陶瓷全冠修复。此修复方式固位性与遮色能力最佳，但存在牙体预备量较大的缺点，适合体内或混合TRS修复类型设计。

2）全口牙周洁治术后，行12—22二硅酸锂玻璃陶瓷全冠修复，13、14、23、24二硅酸锂玻璃陶瓷贴面修复，34—44树脂直接修复。患者13、14、23、24及34—44唇面牙釉质缺损面积较小，牙体剩余牙釉质可以满足瓷贴面与树脂粘接修复固位要求，且此修复方式牙体预备量较小，通过全牙釉质面粘接可获得较好的固位力，适合体外、体内或混合TRS修复类型设计。

由于患者对微创修复的强烈主观愿望，从精准微创的角度出发，医师在与患者密切沟通后，建议采用方案二：全口牙周洁治术后，行12—22二硅酸锂玻璃陶瓷全冠修复，13、14、23、24二硅酸锂玻璃陶瓷贴面修复，34—44树脂直接修复。

4. 34—44树脂直接修复　橡皮障隔湿下颌修复区域牙体（图16-4-18），显微镜下去除34—44唇面龋坏组织（图16-4-19），完成34-44树脂直接修复（图16-4-20）。根据下颌树脂直接修复后的比色信息，指导上颌间接修复体的制作（图16-4-21）。

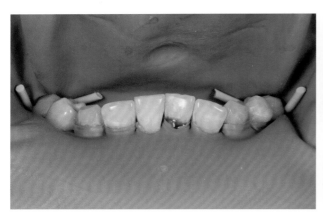

图16-4-18　橡皮障隔湿下颌修复区域牙体

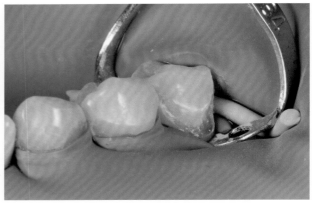

图16-4-19　显微镜下微创去除34—44唇面龋坏组织

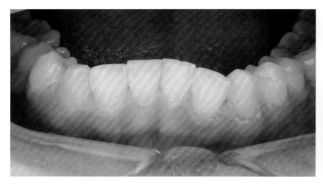

图16-4-20　完成34—44树脂直接修复

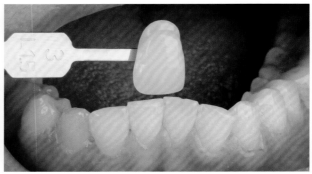

图16-4-21　34—44树脂直接修复后比色

5. 三维打印等厚度 TRS 导板引导下行 13、14、23、24 瓷贴面与 12—22 全瓷冠修复

（1）三维打印等厚度 TRS 导板的制作与试戴：在前述美观诊断蜡型的基础上，设计三维打印等厚度（厚度为 1.4mm）TRS 导板（图 16-4-22），使用虚拟设计软件逐一测量并记录 14—24 的三维打印等厚度 TRS 导板各定深孔位点的虚拟蜡型厚度（图 16-4-23），结合方案选择的二硅酸锂玻璃陶瓷全冠及瓷贴面修复体的最小材料厚度，计算各定深孔位点所需的预备深度（图 16-4-24）。使用三维打印设备完成上颌三维打印等厚度 TRS 导板的制作，并在口内试戴（图 16-4-25，图 16-4-26）。

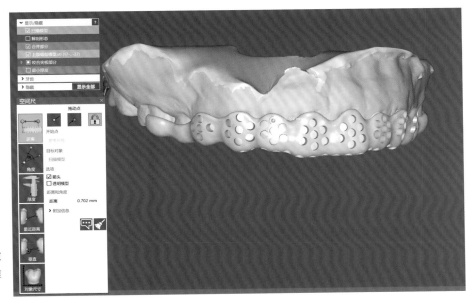

图 16-4-22 根据虚拟美学预告设计三维打印等厚度 TRS 导板

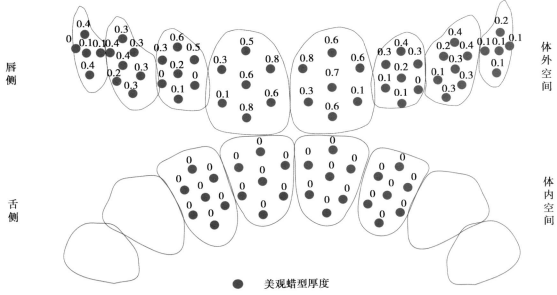

图 16-4-23 逐一测量并记录三维打印等厚度 TRS 导板各定深孔位点的虚拟蜡型厚度（单位：mm）

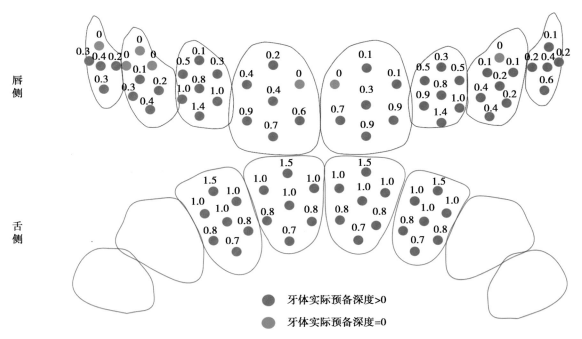

图 16-4-24　结合方案选择修复体最小材料厚度,计算各定深孔位点所需预备深度(单位:mm)

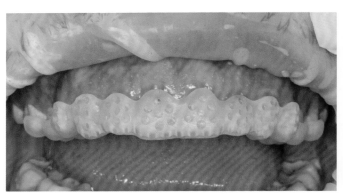

图 16-4-25　口内试戴上颌三维打印等厚度 TRS 导板唇面观

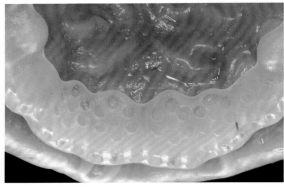

图 16-4-26　口内试戴上颌三维打印等厚度 TRS 导板腭面观

　　（2）三维打印等厚度 TRS 导板引导下的显微定深孔精准牙体预备:显微镜下使用 HX-01 定深车针预备 14—24 唇 / 颊面及切端设计区域定深孔(图 16-4-27,图 16-4-28),使用 HX-06 深度测量杆实测实量定深孔深度(图 16-4-29),深度测量无误后使用铅笔将定深孔底涂黑标记(图 16-4-30,图 16-4-31)。

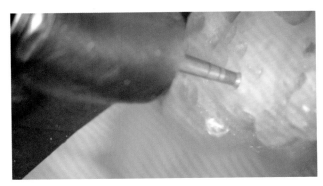

图 16-4-27 显微镜下使用 HX-01 定深车针预备唇 / 颊面定深孔

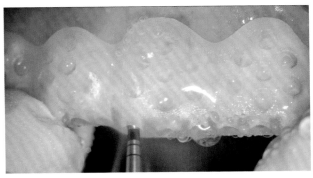

图 16-4-28 显微镜下使用 HX-01 定深车针预备切端定深孔

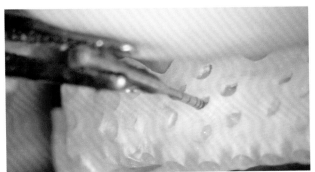

图 16-4-29 使用 HX-06 深度测量杆实测实量定深孔深度

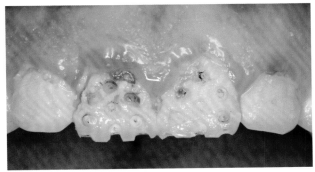

图 16-4-30 使用铅笔将 11、21 唇面及切端定深孔底涂黑标记

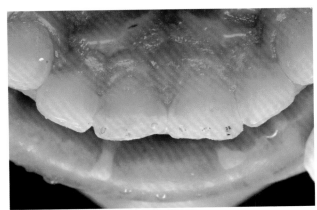

图 16-4-31 使用铅笔将 11、21 腭面及切端定深孔底涂黑标记

取下三维打印等厚度 TRS 导板后，显微镜下使用 HX-03 切端切削抛光二合一车针预备 12—22 切端至设计深度（图 16-4-32）。然后使用 HX-04 轴面切削抛光二合一车针预备 14—24 唇 / 颊面定深孔区域至孔底标记消失（图 16-4-33），并在显微镜高放大倍率下使用手用器械去除 12—22 唇面龋坏，镜下可见 11 牙冠颈部龈下龋坏明显（图 16-4-34）。显微镜下排龈后，使用 HX-02 邻面切削抛光二合一车针预备 14—24 约 0.3mm 宽的浅凹型肩台（图 16-4-35），显微镜高放大倍率下使用手用牙釉质凿精修 14—24 肩台（图 16-4-36）。橡皮障隔湿上颌预备体（图 16-4-37），使用流体树脂充填 14—24 唇 / 颊面洞形（图 16-4-38，图 16-4-39），完成初步牙体预备（图 16-4-40，图 16-4-41），根据三维打印等厚度导板制作第一副临时修复体，并戴入口内。

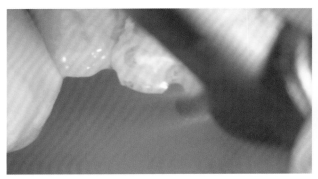

图 16-4-32　显微镜下使用 HX-03 切端切削抛光二合一车针预备切端至设计深度

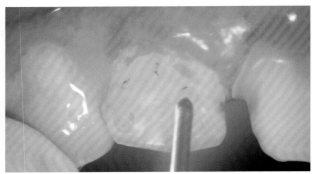

图 16-4-33　显微镜下使用 HX-04 轴面切削抛光二合一车针预备唇面定深孔区域

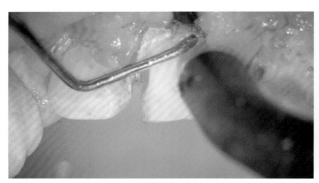

图 16-4-34　显微镜高放大倍率下使用手用器械去除 11 颈部龈下龋坏组织

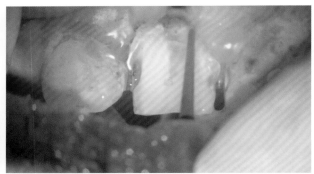

图 16-4-35　显微镜高放大倍率下，使用 HX-02 邻面切削抛光二合一车针预备约 0.3mm 宽浅凹型肩台

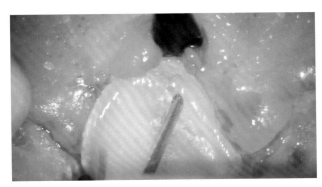

图 16-4-36　显微镜高放大倍率下使用牙釉质凿精修肩台

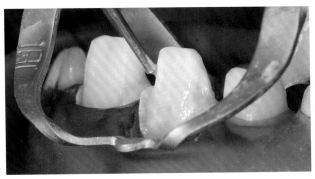

图 16-4-37　橡皮障隔湿上颌预备体,并暴露颈部肩台

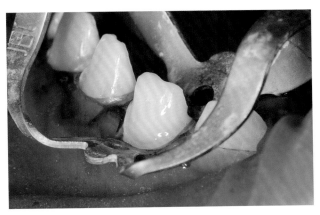

图 16-4-38　显微镜下使用树脂粘接剂处理预备体去龋后洞形

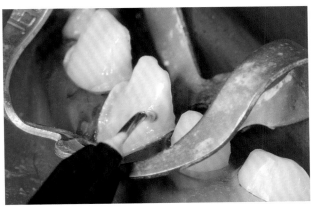

图 16-4-39　显微镜下使用流体树脂充填预备体去龋后洞形

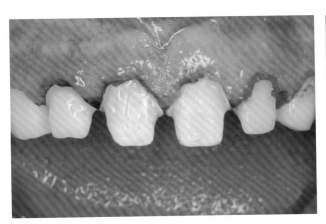

图 16-4-40　完成初步牙体预备后唇面观

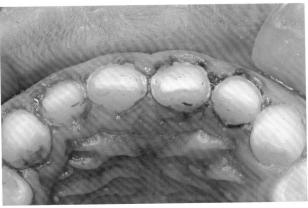

图 16-4-41　完成初步牙体预备后腭面观

患者在初步牙体预备 1 个月后复诊,检查见牙龈组织恢复情况较佳(图 16-4-42)。去除第一副临时修复体后,显微镜下 14—24 排龈(图 16-4-43)。显微镜高放大倍率下,使用 HX-02邻面切削抛光二合一车针精细预备 14—24 约 0.3mm 的浅凹型肩台(图 16-4-44),使用橡皮尖抛光预备体(图 16-4-45),完成 14—24 最终牙体预备(图 16-4-46,图 16-4-47)。使用硅橡胶二步法制取终印模(图 16-4-48),根据三维打印等厚度 TRS 导板完成第二副临时修复体的制作。

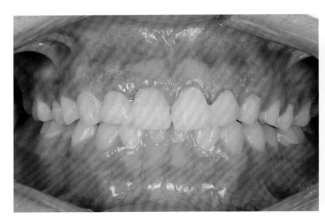

图 16-4-42　初步牙体预备 1 个月后复诊,牙龈组织恢复情况较佳　图 16-4-43　显微镜下排龈

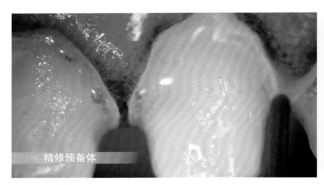

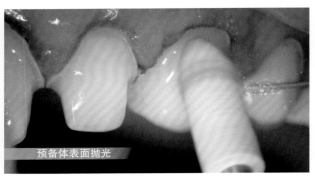

图 16-4-44　显微镜高放大倍率下,使用 HX-02 邻面切削抛光　图 16-4-45　显微镜下使用橡皮尖抛光预备体
二合一车针精细预备约 0.3mm 浅凹型肩台

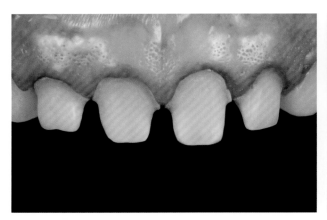

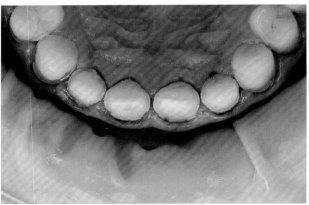

图 16-4-46　完成最终牙体预备后唇面观　图 16-4-47　完成最终牙体预备后腭面观

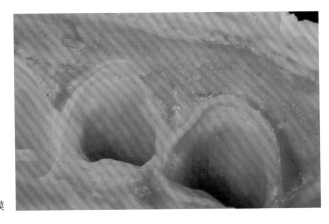

图 16-4-48 使用硅橡胶二步法制取终印模

　　患者 1 周后复诊,模型上就位 14—24 二硅酸锂玻璃陶瓷最终修复体(图 16-4-49,图 16-4-50)。去除临时修复体后排龈,口内试戴最终修复体(图 16-4-51,图 16-4-52)。橡皮障隔湿目标牙体(图 16-4-53),预备体粘接区域表面喷砂处理(图 16-4-54)。预备体与瓷贴面修复体分别处理后(图 16-4-55 ~ 图 16-4-59),完成修复体的最终粘接(图 16-4-60)。

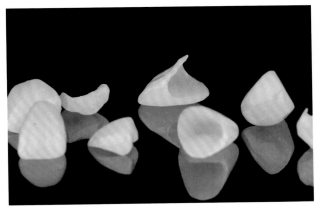

图 16-4-49 最终修复体

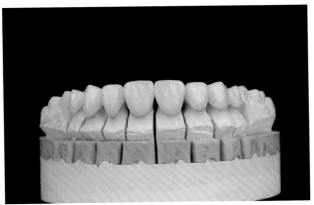

图 16-4-50 模型上就位最终修复体

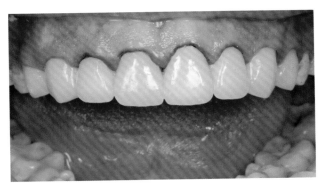

图 16-4-51 口内试戴最终修复体唇面观

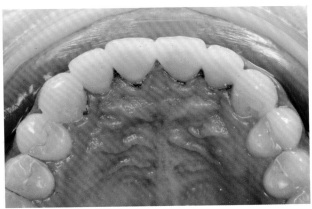

图 16-4-52 口内试戴最终修复体腭面观

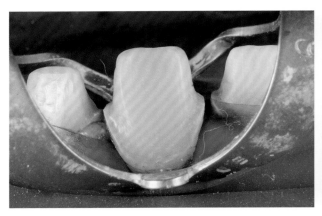

图 16-4-53 橡皮障隔湿目标牙体

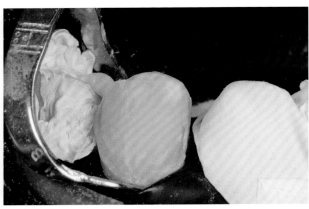

图 16-4-54 预备体粘接区域表面喷砂

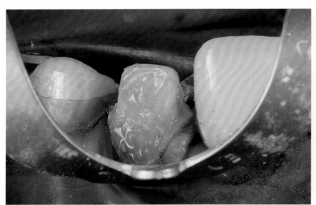

图 16-4-55 使用酸蚀-冲洗粘接系统处理预备体表面

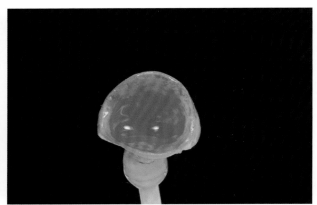

图 16-4-56 使用氢氟酸处理修复体内表面

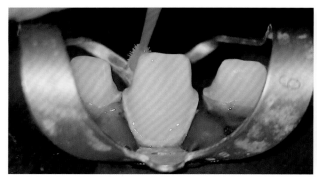

图 16-4-57 显微镜黄色滤镜下,在预备体表面涂布树脂粘接剂

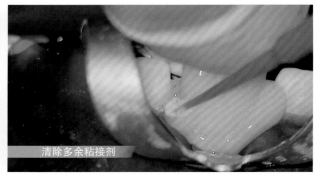

清除多余粘接剂

图 16-4-58 修复体就位后,使用小毛刷去除多余树脂水门汀

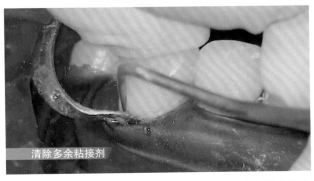

图 16-4-59　初步光固化后,使用牙釉质凿去除修复体边缘多余粘接剂

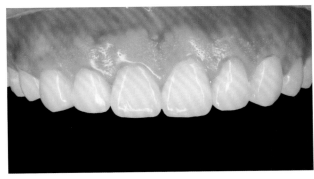

图 16-4-60　完成最终修复

　　患者修复完成 1 周后复诊(图 16-4-61,图 16-4-62)、1 年后复诊(图 16-4-63,图 16-4-64),牙龈软组织健康,均保持长期稳定的美学效果。

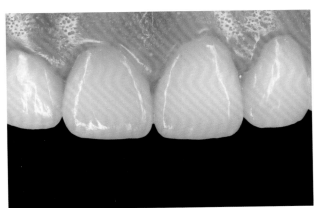

图 16-4-61　修复 1 周后复诊口内上颌前牙唇面照

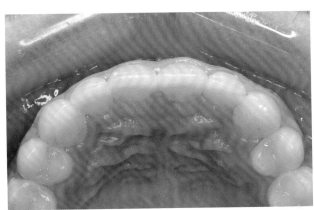

图 16-4-62　修复 1 周后复诊口内上颌腭面照

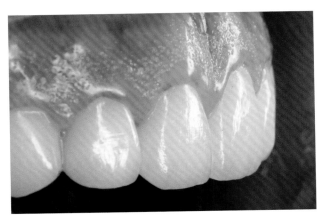

图 16-4-63　修复 1 年后复诊口内修复体边缘与牙龈组织特写

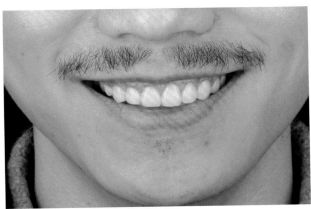

图 16-4-64　修复 1 年后复诊面部微笑照

第五节　三维打印不等厚度 TRS 导板引导下的数字口腔显微修复案例分析

一、三维打印不等厚度 TRS 导板引导下的上颌前牙扭转数字化全瓷冠修复一例

患者,男性,28 岁。

主诉:上颌前牙扭转 20 余年。

现病史:患者 20 年前上颌前牙出现扭转,自述 5 年前曾于外院行根管治疗,未出现冷热痛、刺激痛、自发痛等症状,现至我院要求治疗。

既往史:患者自述无高血压、心脏病、糖尿病、免疫系统疾病等系统性疾病;无艾滋病、梅毒、乙肝等传染病史;无住院史、用药史及过敏史;心理及精神状态尚可;有牙体牙髓治疗史,无牙周治疗史、外科治疗史及颞下颌关节疾病史。

全身情况及家族史:无特殊。

口内检查:口腔卫生状况差,牙石(+),色素(+),BOP(+)。21 拥挤扭转较明显,牙冠唇面可见牙色树脂充填物,边缘变色,探诊(-),冷诊(-),叩诊(-),无明显松动(图 16-5-1~图 16-5-4)。

影像学检查:X 线片示 21 根管内见高密度充填影,根管充填尚可。21 牙冠未见高密度冠修复影像,牙周组织正常,根尖周组织未见明显异常(图 16-5-5)。

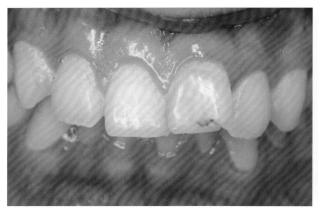

图 16-5-1　患者初诊口内正面照

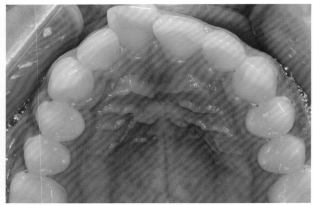

图 16-5-2　患者初诊口内上颌腭面照

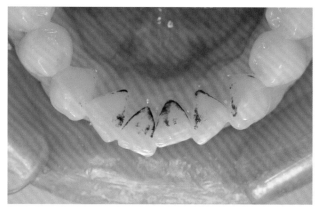

图 16-5-3 患者初诊口内下颌舌面照

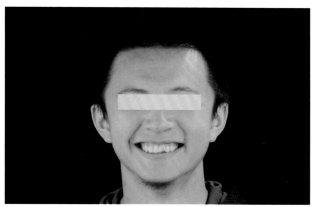

图 16-5-4 患者初诊面部照

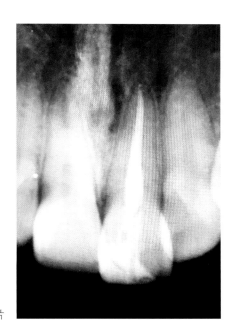

图 16-5-5 患者初诊上颌前牙 X 线片

　　根据目标修复体空间引导下修复决策树,对这名患者依次进行心理评估及目标修复体空间评估,制订治疗方案。

　　1. 心理评估　根据患者主诉"上颌前牙扭转 20 余年",术前行心理评估。主诉问题与修复直接相关。由于患者主诉涉及中切牙,该牙位的问题对患者社交生活的影响较大,结合患者为青年男性等情况,所以患者对牙齿美观的忧虑程度较高;患者对修复的美观期望值为 7 分,该患者为高难美学患者。

　　2. 数字美学分析设计与目标修复体空间评估

　　（1）数字美学分析设计:使用数字化口内扫描设备制取患者初诊数字化模型（图 16-5-6~图 16-5-8）。经美学及轮廓 DLD 线面关系分析初诊口内线面关系,患者存在 21 牙冠轮廓与 11 不对称、切端长度不足及唇面树脂充填物边缘变色等形态与颜色美学问题（图 16-5-9）;上颌前牙切向线面关系分析显示,21 唇向错位明显伴拥挤（图 16-5-10）。

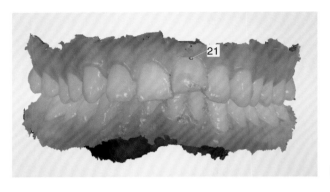

图 16-5-6 患者初诊数字化模型正面观

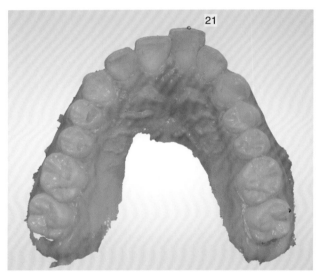

图 16-5-7 患者初诊数字化模型上颌𬌗面观

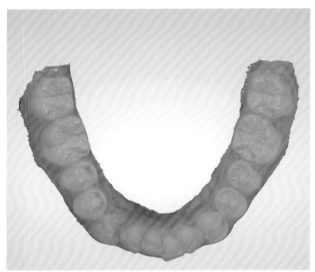

图 16-5-8 患者初诊数字化模型下颌𬌗面观

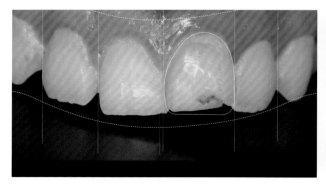

图 16-5-9 数字化 DLD 美学分析设计唇面观

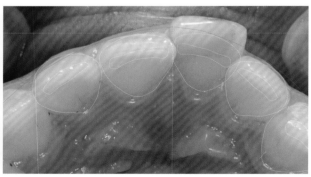

图 16-5-10 数字化 DLD 美学分析设计切端观

（2）目标修复体空间评估：根据前一步的数字美学DLD轮廓分析设计，可得出目标修复牙体21为混合TRS分类，其余修复牙体为体内TRS分类。根据美学分析设计的结果，结合初诊数字化口内扫描数据，进一步制作医技患三方均认可的虚拟诊断蜡型（图16-5-11）。

3. 诊断并制订治疗方案

（1）诊断：根据口内及影像学检查可知，患者美学区牙体及根尖周组织无异常，结合患者既往史、前述心理评估、数字美学分析设计与目标修复体空间评估后，作出该患者诊断：21唇向错位伴拥挤。

（2）制订治疗方案：根据前述临床检查与数字美学分析可知，该患者美学区存在21牙色异常、唇向错位伴拥挤等颜色与形态问题。鉴于患者21根管治疗已完善，其牙体缺损的固定修复方案如下：

1）21全瓷冠修复：此修复方式固位性、遮色能力最佳，同时可适当调整21唇向错位伴拥挤等形态问题，但存在牙体预备量较大的缺点，适合体内或混合TRS修复类型设计。

2）21瓷贴面修复：此修复方式牙体预备量较小，通过全牙釉质面粘接可获得较好的固位力，但遮色能力较弱，无法调整21唇向错位伴拥挤等形态问题，适合体外、体内或混合TRS修复类型设计。

3）正畸治疗：此方式无须牙体预备，对21唇向错位伴拥挤调整能力最佳，但鉴于患者年龄与依从性，正畸治疗所需时间较长，治疗效果不确定。

由于患者年龄与依从性等客观原因，以及其对微创修复的强烈主观愿望，从精准微创的角度出发，医师在与患者密切沟通后，选择行21高透氧化锆全瓷冠修复。

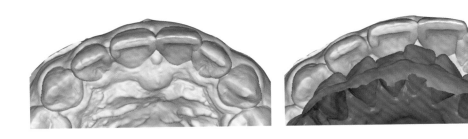
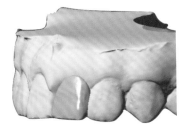
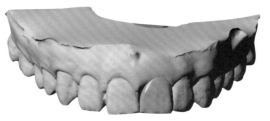
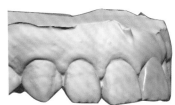

图16-5-11　根据美学分析设计结果制作医技患三方均认可的虚拟诊断蜡型

4. 三维打印不等厚度 TRS 导板引导下行 21 高透氧化锆全瓷冠修复

（1）结合所选材料最小厚度，行 21 虚拟牙体预备：在前述虚拟美观诊断蜡型的基础上，结合所选择的高透氧化锆全瓷冠修复体最小材料厚度，使用专业软件行 21 虚拟牙体预备（图 16-5-12，图 16-5-13）。

（2）虚拟设计并制作三维打印不等厚度 TRS 导板：在 21 虚拟牙体预备基础上设计三维打印不等厚度 TRS 导板（图 16-5-14），定深孔位点设计深度为当 HX-01 定深车针完全没入导板时，即达到预设预备深度。使用三维打印设备制作三维打印不等厚度 TRS 导板与口内模型（图 16-5-15~图 16-5-17），三维打印口内模型上试戴不等厚度 TRS 导板（图 16-5-18，图 16-5-19），口内试戴不等厚度 TRS 导板无误（图 16-5-20）。

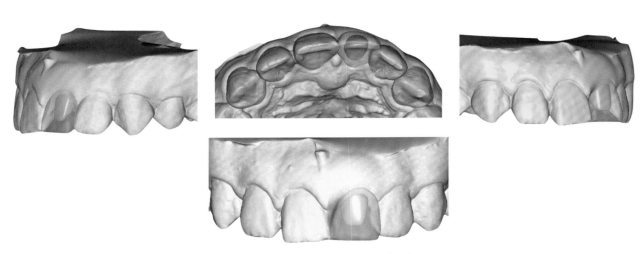

图 16-5-12 结合虚拟美观蜡型与最小材料厚度，使用专业软件行 21 虚拟牙体预备

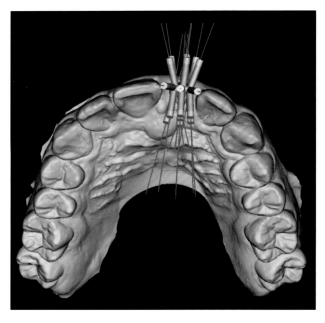

图 16-5-13 使用专业软件行 21 虚拟定深孔预备

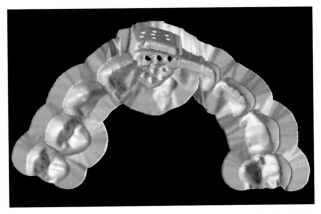

图 16-5-14　在 21 虚拟牙体预备基础上设计三维打印不等厚度 TRS 导板

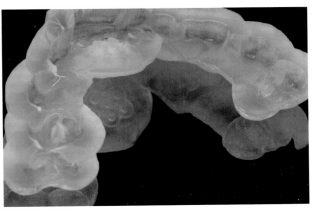

图 16-5-15　使用三维打印设备制作三维打印不等厚度 TRS 导板

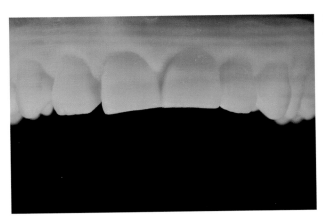

图 16-5-16　三维打印口内模型唇面观

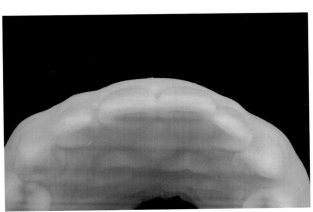

图 16-5-17　三维打印口内模型腭面观

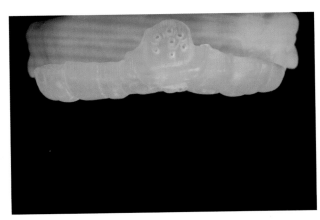

图 16-5-18　三维打印口内模型上试戴不等厚度 TRS 导板唇面观

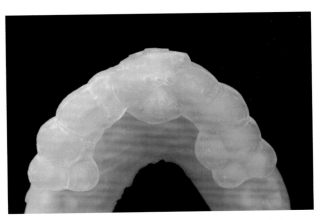

图 16-5-19　三维打印口内模型上试戴不等厚度 TRS 导板切端观

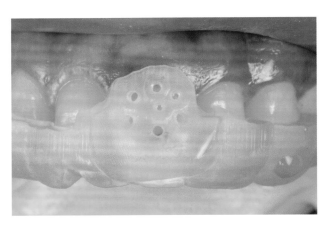

图 16-5-20　口内试戴三维打印不等厚度 TRS 导板

（3）三维打印不等厚度 TRS 导板引导下的显微定深孔精准牙体预备：牙体预备前常规比色。显微镜下使用 HX-01 定深车针预备 21 唇面及切端设计区域定深孔（图 16-5-21，图 16-5-22），根据虚拟导板设计，当 HX-01 定深车针完全没入三维打印不等厚度导板时，即达到预设深度。使用 HX-06 深度测量杆实测实量各定深孔深度（图 16-5-23）无误后，使用铅笔将定深孔洞底涂黑标记（图 16-5-24）。

排龈后，显微镜下使用 HX-04 轴面切削抛光二合一车针、HX-02 邻面切削抛光二合一车针分别完成 21 全冠预备体轴面、肩台的预备（图 16-5-25~ 图 16-5-29）。牙体预备完成后，使用数字化口内扫描设备在初诊数字化口内模型的基础上，删除 21 区域软硬组织信息，再次扫描 21 预备体以获取数字化终印模（图 16-5-30，图 16-5-31），并进行虚拟咬合与预备体倒凹分析（图 16-5-32）。

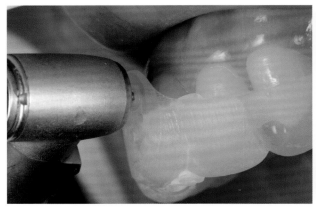

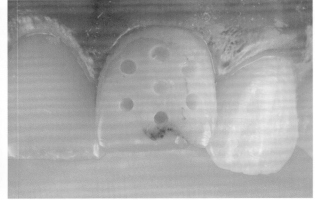

图 16-5-21　显微镜下结合不等厚度 TRS 导板，使用 HX-01 定深车针预备 21 唇面及切端定深孔

图 16-5-22　显微镜下完成 21 唇面定深孔预备

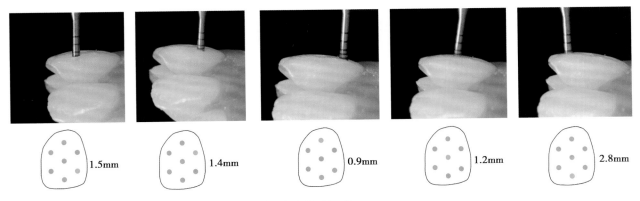

图 16-5-23　显微镜下使用 HX-06 深度测量杆实测实量各定深孔深度

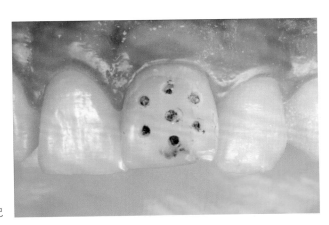

图 16-5-24　显微镜下使用铅笔将定深孔底涂黑标记

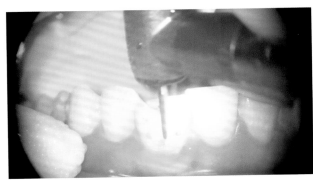

图 16-5-25　显微镜下使用 HX-04 轴面切削抛光二合一车针完成 21 唇面预备

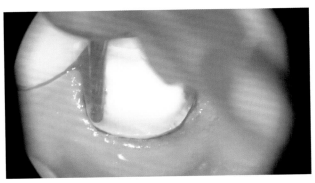

图 16-5-26　显微镜下使用 HX-02 邻面切削抛光二合一车针完成 21 唇面 0.3mm 的浅凹型肩台预备

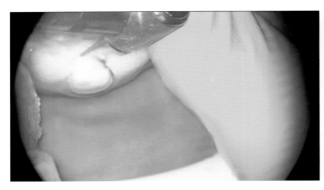

图 16-5-27　显微镜下使用 HX-02 邻面切削抛光二合一车针完成 21 舌面 0.3mm 的浅凹型肩台预备

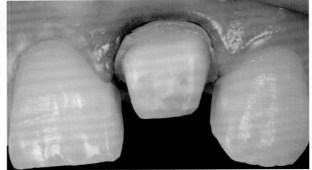

图 16-5-28　21 高透氧化锆全瓷冠预备体唇面观

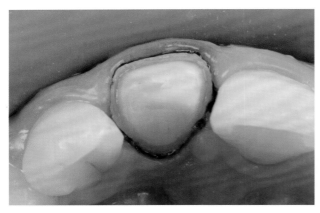

图 16-5-29　21 高透氧化锆全瓷冠预备体切端观

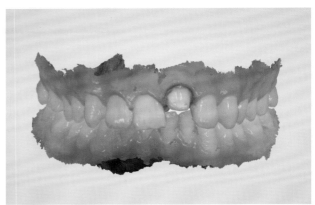

图 16-5-30　数字化终印模唇面观

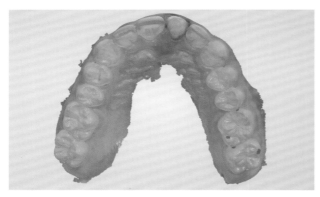

图 16-5-31　数字化终印模上颌𬌗面观

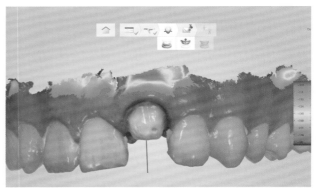

图 16-5-32　数字化终印模虚拟咬合与预备体倒凹分析

（4）三维打印不等厚度 TRS 导板引导下的最终修复体虚拟设计与制作：将数字化口内扫描终印模导入修复体虚拟设计专业软件（图 16-5-33），并将前述虚拟蜡型数据与之拟合（图 16-5-34），从而指导最终修复体的设计与制作（图 16-5-35~图 16-5-37）。

患者 1 周后复诊，去除临时修复体后排龈，口内试戴修复体（图 16-5-38）。橡皮障隔湿目标牙体，预备体与瓷贴面修复体分别处理后（图 16-5-39~图 16-5-45），完成修复体的最终粘接（图 16-5-46）。

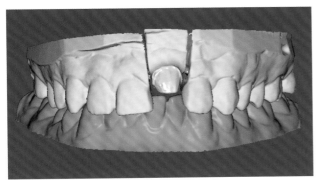

图 16-5-33　将数字化口内扫描终印模导入修复体虚拟设计专业软件

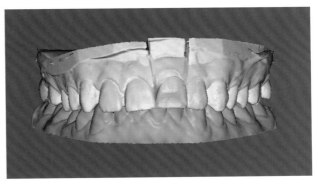

图 16-5-34　将虚拟蜡型数据与数字化终印模拟合

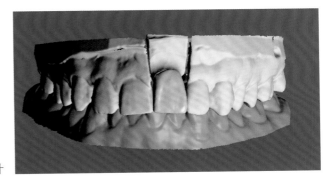

图 16-5-35　完成最终修复体的虚拟设计

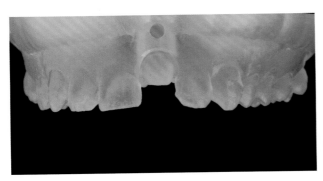

图 16-5-36　三维打印 21 可卸代型

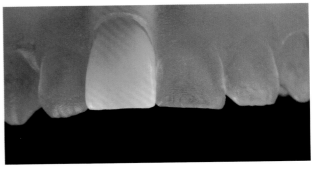

图 16-5-37　完成 21 高透氧化锆全瓷冠修复体的制作

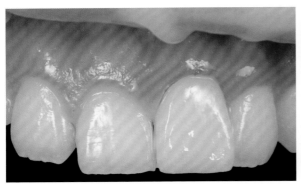

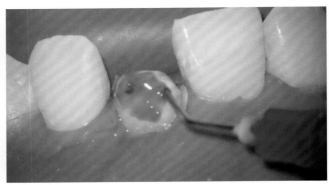

图 16-5-38　排龈后口内试戴 21 高透氧化锆全瓷冠修复体　　图 16-5-39　显微镜下使用酸蚀 - 冲洗粘接系统处理 21 预备体

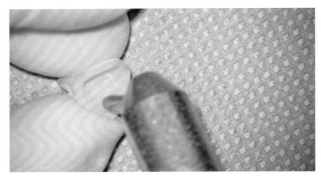

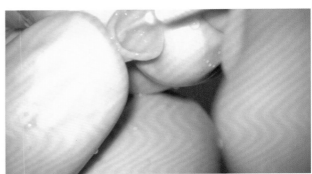

图 16-5-40　21 高透氧化锆全瓷冠内表面喷砂处理　　　图 16-5-41　21 高透氧化锆全瓷冠内表面涂布氧化锆专用预
　　　　　　　　　　　　　　　　　　　　　　　　　　　　　　　处理剂

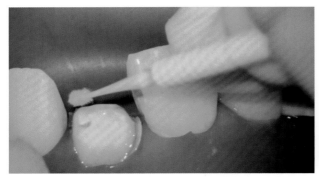

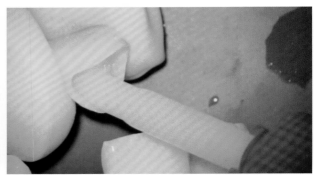

图 16-5-42　显微镜黄色滤镜下, 在 21 预备体表面涂布树脂粘　　图 16-5-43　显微镜黄色滤镜下, 在 21 高透氧化锆全瓷冠内表
接剂　　　　　　　　　　　　　　　　　　　　　　　　　　　　　面注入树脂水门汀

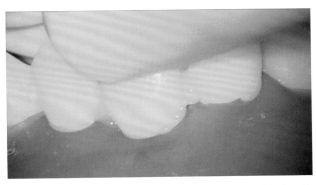

图 16-5-44　显微镜黄色滤镜下就位 21 高透氧化锆全瓷冠修复体

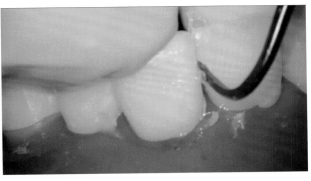

图 16-5-45　初步光固化后,显微镜下使用牙釉质凿去除多余粘接剂

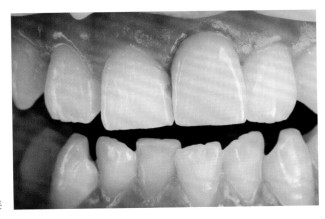

图 16-5-46　完成 21 高透氧化锆全瓷冠的最终粘接

　　患者修复完成 1 周后复诊(图 16-5-47,图 16-5-48)、1 年后复诊(图 16-5-49),牙龈软组织健康,均保持长期稳定的美学效果。

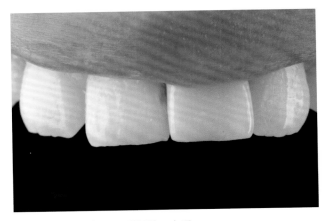

图 16-5-47　修复 1 周后复诊口内照

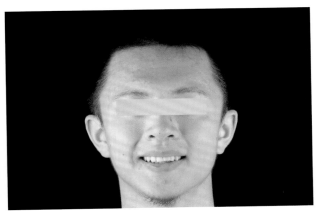

图 16-5-48　修复 1 周后复诊面部照

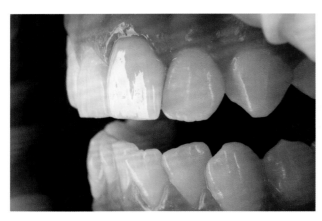

图 16-5-49　修复 1 年后复诊口内修复体与牙龈组织特写

二、三维打印不等厚度 TRS 导板引导下的上颌前牙氟牙症数字化瓷贴面修复一例

患者,女性,33 岁。

主诉:上颌前牙不美观 10 余年。

现病史:患者 20 年前牙齿表面出现白斑和褐色条纹,未行诊治,现来我院要求治疗。

既往史:患者自述长期居住在高氟地区,自述无高血压、心脏病、糖尿病、免疫系统疾病等系统性疾病;无艾滋病、梅毒、乙肝等传染病史;无住院史、用药史及过敏史;心理及精神状态尚可;无牙体牙髓治疗史,无牙周治疗史、外科治疗史及颞下颌关节疾病史。

全身情况及家族史:无特殊。

口内检查:53 滞留,13 缺失,全口牙列表面呈白垩色斑块,11、21 唇面及切端缺损,探诊(-),冷诊(-),叩诊(-),无明显松动;口腔卫生状况良好,牙石(-),色素(-),BOP(-)(图 16-5-50~ 图 16-5-52)。

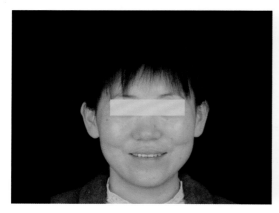

图 16-5-50　患者初诊面部照

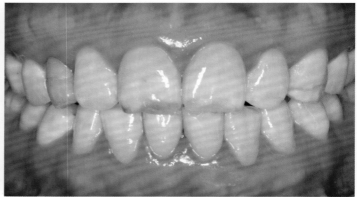

图 16-5-51　患者初诊口内正面照

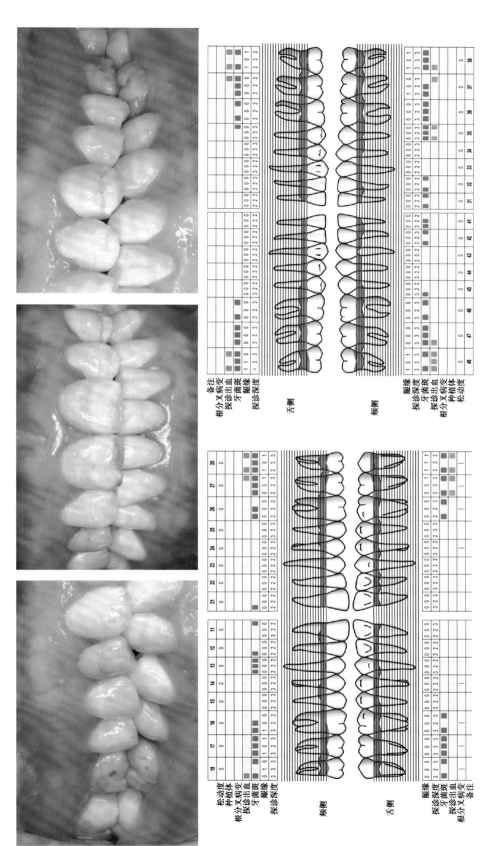

图 16-5-52 患者初诊口内检查

根据目标修复体空间引导下修复决策树,对这名患者依次进行心理评估及目标修复体空间评估,制订治疗方案。

　　1. 心理评估　根据患者主诉"上颌前牙不美观10余年",术前行心理评估。主诉问题与修复直接相关。由于患者主诉涉及上颌前牙,该牙位的问题对患者社交生活的影响较大,结合患者为青年女性等情况,所以患者对牙齿美观的忧虑程度较高;患者对修复的美观期望值为8分,该患者为高难美学患者。

　　2. 诊断并制订治疗方案

　　(1)诊断:根据口内检查可知,患者美学区牙体及根尖周组织无异常,结合患者既往史、前述心理评估、数字美学分析设计与目标修复体空间评估后,作出该患者诊断:53滞留,13缺失,中度氟牙症。

　　(2)制订治疗方案:根据前述临床检查与数字美学分析可知,该患者美学区存在牙色异常等颜色问题,该患者牙体缺损的固定修复方案如下:

　　1)53即刻拔除即刻种植即刻修复,13行固定式种植义齿全冠修复治疗。

　　2)12—23可以选择的方案有三种。

　　方案一:全瓷冠修复。此修复方式固位性、遮色能力最佳,但存在牙体预备量较大的缺点,适合体内或混合TRS修复类型设计。

　　方案二:瓷贴面修复。此修复方式牙体预备量较小,通过全牙釉质面粘接可获得较好的固位力,但遮色能力较弱。

　　方案三:树脂修复治疗。此修复方式无须牙体预备,但鉴于患者为中度氟牙症,树脂修复的治疗效果不确定。

　　根据患者氟牙症分级,以及其对微创修复的强烈主观愿望,从精准微创的角度出发,医师在与患者密切沟通后,建议患者选择方案二:行12—23瓷贴面修复。

　　3. 数字美学分析设计与目标修复体空间评估　经美学及轮廓DLD线面关系分析初诊口内线面关系,上颌中切牙存在切端长度不足及唇面变色等形态与颜色美学问题(图16-5-53)。使用数字化颜面部扫描及口内扫描设备制取患者初诊数字化模型,根据前一步的数字美学DLD轮廓分析设计,结合初诊数字化口内扫描数据,进一步制作医技患三方均认可的虚拟诊断蜡型(图16-5-54)。

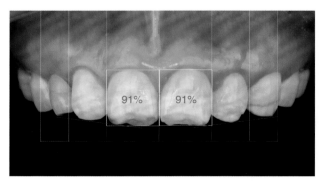

图 16-5-53　数字化 DLD 美学分析设计唇面观

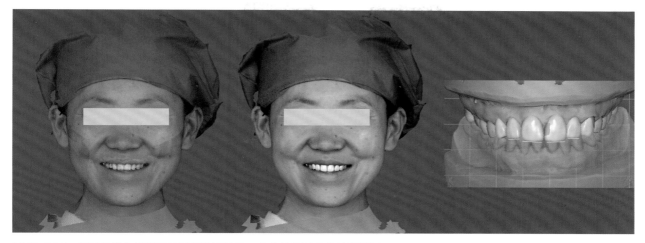

图 16-5-54　根据美学分析设计结果制作医技患三方均认可的虚拟诊断蜡型

4. 三维打印 TRS 导板引导下行 13 种植修复及 12—23 瓷贴面修复

（1）设计数字化种植手术导板：将前述虚拟美观诊断蜡型与影像学 CBCT 数据拟合，在蜡型引导下虚拟设计 13 种植体位置。根据种植体位置，设计上颌数字化种植导板（图 16-5-55）。

（2）虚拟设计并制作三维打印不等厚度 TRS 导板：在虚拟美观诊断蜡型的基础上，结合所选择的玻璃陶瓷贴面修复体的最小材料厚度，使用专业软件行 12—23 虚拟牙体预备（图 16-5-56）。在虚拟牙体预备基础上，设计虚拟钻针及虚拟导环（图 16-5-57）。为避免重叠，将导环分为两组，分别设计两副三维打印不等厚度 TRS 导板，并使用三维打印设备制作（图 16-5-58）。

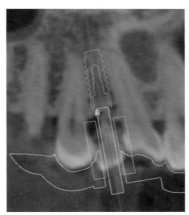
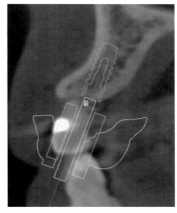

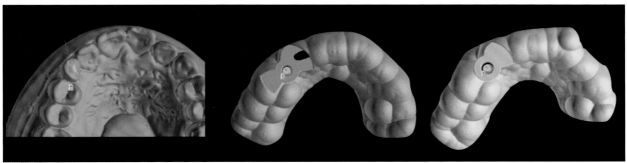

图 16-5-55　设计 13 种植体及种植手术导板

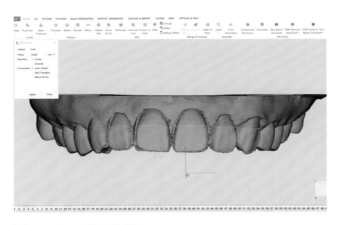
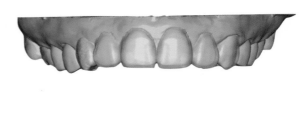

图 16-5-56　虚拟牙体预备

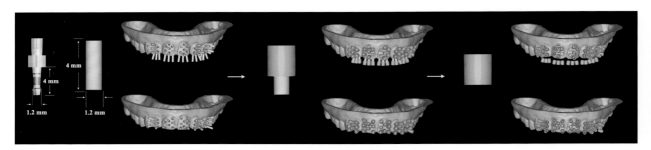

图 16-5-57　设计虚拟钻针及虚拟导环

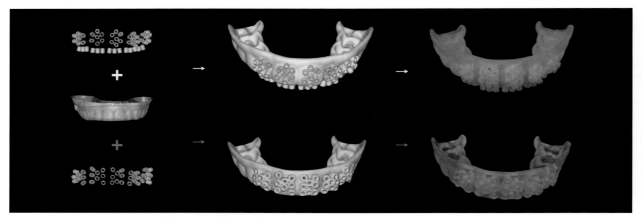

图 16-5-58　设计并打印不等厚度 TRS 导板

（3）三维打印 TRS 导板引导下的即刻拔除即刻种植即刻修复手术：术前准备工作完成后，使用微创拔牙起重机设备拔除 53，口内戴入上颌数字化种植 TRS 导板。导板就位后，检查是否密合，确认无误后进行种植窝洞的预备。由于拔牙窝的存在，无法进行定点与半钻预备，所以直接进行全钻预备（图 16-5-59）。

预备后对窝洞的三维轴向进行实测实量，核查与术前设计是否一致，确认无误后植入植体，术后拍摄 CBCT，检验术后位置是否与术前设计一致（图 16-5-60）。调磨 53，并将其与临时基底粘接，制作 13 牙位的固定式种植义齿临时修复体并戴入口内（图 16-5-61）。术后 6 个月，进行上部修复及其他上颌前牙的瓷贴面修复。

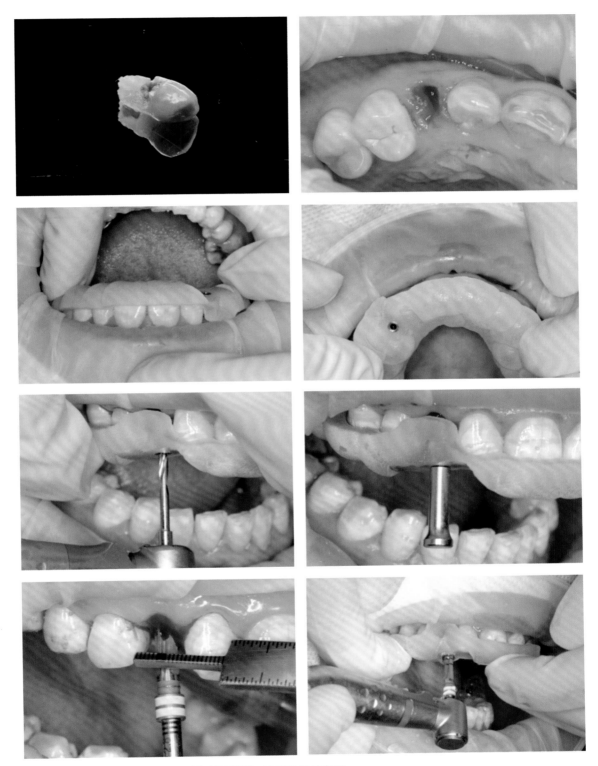

图 16-5-59　微创拔除 53，TRS 导板引导下预备 13 牙位种植窝洞

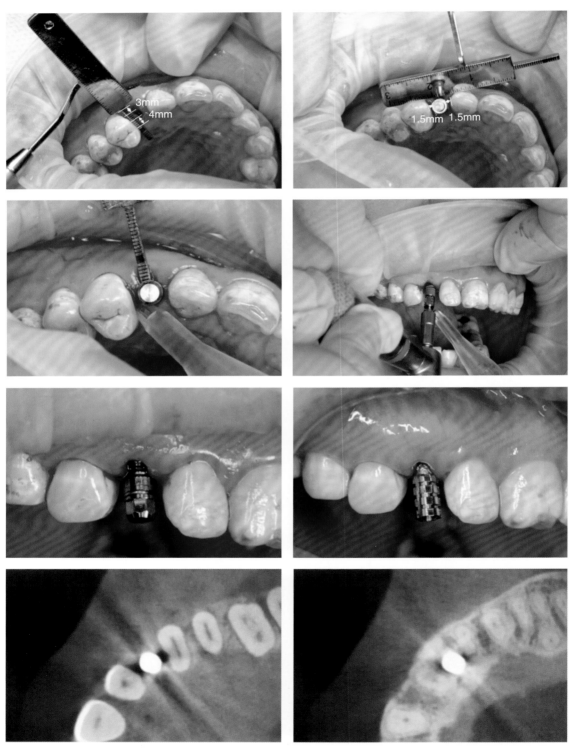

图 16-5-60   实测实量核查后植入种植体

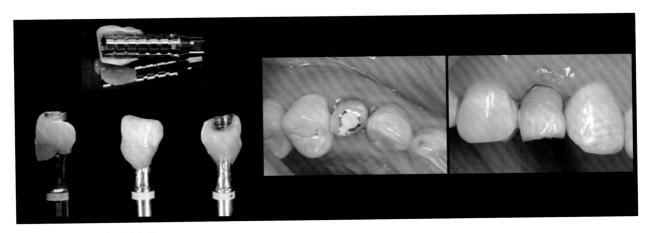

图 16-5-61　戴入临时修复体

　　（4）三维打印不等厚度 TRS 导板引导下的显微定深孔精准牙体预备：牙体预备前常规比色。口内试戴两副三维打印不等厚度 TRS 导板（图 16-5-62，图 16-5-63）。就位稳定后，显微镜下使用 HX-01 定深车针预备 12—23 唇面及切端设计区域定深孔（图 16-5-64），根据虚拟导板设计，当 HX-01 定深车针完全没入三维打印不等厚度导板时达到预设深度。使用铅笔将定深孔洞底涂黑标记（图 16-5-65）。

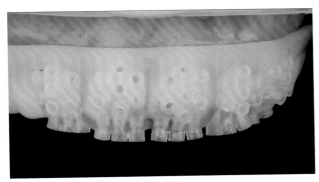

图 16-5-62　口内试戴第一副三维打印不等厚度 TRS 导板

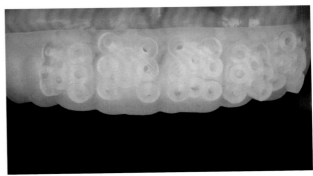

图 16-5-63　口内试戴第二副三维打印不等厚度 TRS 导板

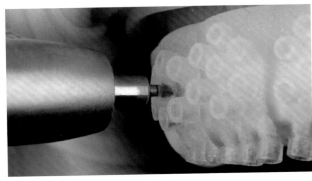

图 16-5-64　显微镜下结合不等厚度 TRS 导板，使用 HX-01 定深车针预备 21 唇面及切端定深孔

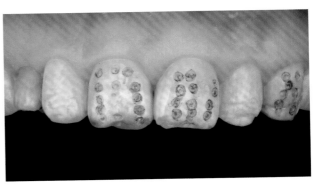

图 16-5-65　显微镜下使用铅笔将定深孔底涂黑标记

　　排龈后,显微镜下使用HX-04轴面切削抛光二合一车针、HX-02邻面切削抛光二合一车针分别完成12—23预备体轴面及肩台的预备(图16-5-66)。牙体预备后,使用数字化口内扫描设备获取数字化终印模,将数字化口内扫描终印模导入修复体虚拟设计专业软件设计最终修复体,再将最终修复体设计导入椅旁切削机,制作最终修复体(图16-5-67)。口内试戴修复体,检查边缘密合性,待患者对修复体颜色及形态满意后,按照贴面粘接标准流程完成修复体的最终粘接(图16-5-68)。

　　修复完成1周后复诊时(图16-5-69,图16-5-70),牙体牙周均保持健康,并维持长期稳定的美学效果。

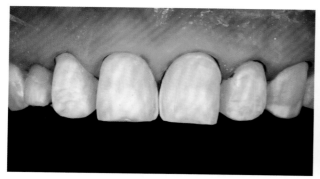

图16-5-66　显微镜下12—23瓷贴面牙体预备唇面观

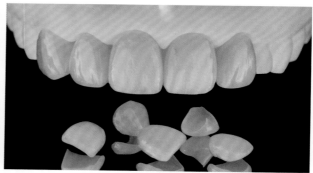

图16-5-67　最终修复体

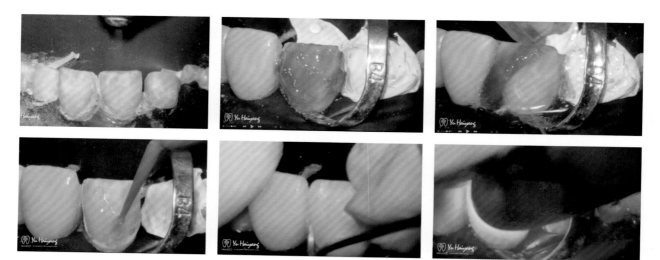

图16-5-68　显微镜下完成12—23瓷贴面的粘接

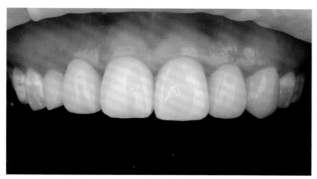

图 16-5-69　修复 1 周后复诊口内照

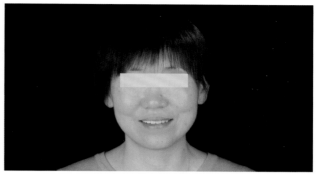

图 16-5-70　修复 1 周后复诊面部照

三、三维打印不等厚度 TRS 导板引导下的预成牙冠即刻戴牙一例

患者,女性,36 岁。

主诉:上颌前牙前突 3 年多。

现病史:患者 3 年多前因自觉前牙前突,于我院行牙体牙髓治疗。1 年前于我院牙周科行牙周基础治疗。现因前牙前突影响美观和咀嚼,随于我科就诊,要求治疗。

既往史:患者自述无高血压、心脏病、糖尿病、免疫系统疾病等系统性疾病;无艾滋病、梅毒、乙肝等传染病史;无住院史、用药史及过敏史;心理及精神状态尚可;有牙周治疗史、拔牙史,45 有树脂修复史;无颞下颌关节疾病史。

全身情况及家族史:无特殊。

口内检查:上颌前牙唇倾,下颌前牙拥挤。前牙深覆𬌗、深覆盖。全口牙列探诊(−),冷诊(−),叩诊(−),无明显松动。45 见树脂修复体,边缘密合性好。口腔卫生状况良好,牙石(−),色素(−),BOP(−)(图 16-5-71~ 图 16-5-73)。

影像学检查:全口牙位曲面体层片示 11、21 根尖周组织未见明显异常,全口牙列牙槽骨吸收(图 16-5-74)。

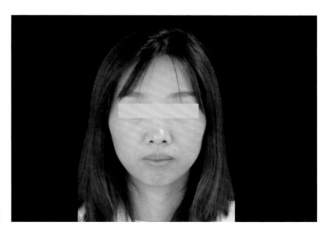

图 16-5-71　患者初诊面部照

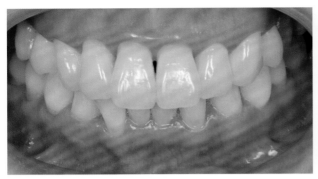

图 16-5-72　患者初诊口内正面照

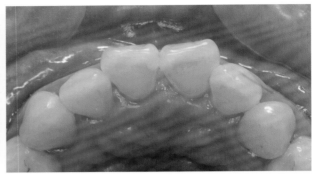

图 16-5-73　患者初诊口内上颌前牙腭面照

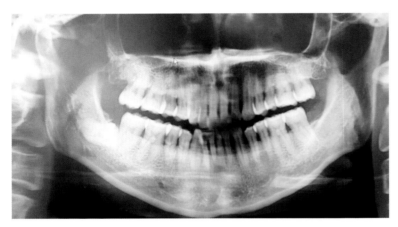

图 16-5-74　患者初诊全口牙位曲面体层片

　　根据目标修复体空间引导下修复决策树,对这名患者依次进行心理评估及目标修复体空间评估,制订治疗方案。

　　1. 心理评估　根据患者主诉"上颌前牙前突 3 年多",术前行心理评估。主诉问题与修复直接相关。由于患者主诉涉及中切牙,该牙位的问题对患者社交生活的影响较大,结合患者为中青年女性等情况,所以患者对牙齿美观的忧虑程度较高;患者对修复的美观期望值为 7 分,该患者为高难美学患者。

　　2. 数字美学分析与目标修复体空间评估

　　数字美学分析:经美学及轮廓 DLD 线面关系分析初诊口内线面关系,患者存在 11、21 前突的形态美学问题(图 16-5-75,图 16-5-76)。根据前一步的数字美学 DLD 轮廓分析,可得出目标修复牙体 11、21 为混合 TRS 分类。根据美学分析设计的结果,结合初诊数字化口内扫描数据,进一步制作医技患三方均认可的虚拟诊断蜡型(图 16-5-77)。

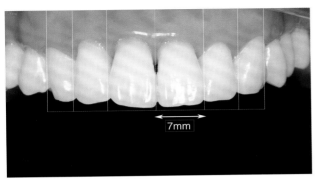

图 16-5-75　数字化 DLD 美学分析设计唇面观

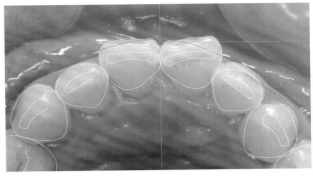

图 16-5-76　数字化 DLD 美学分析设计切端观

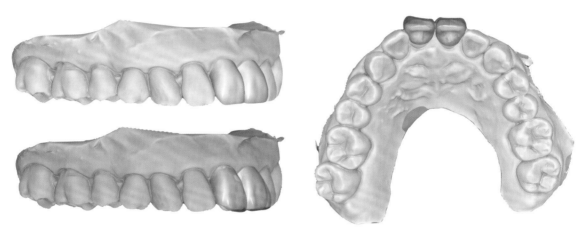

图 16-5-77　根据美学分析设计结果制作医技患三方均认可的虚拟诊断蜡型

3. 诊断并制订治疗方案

（1）诊断：根据口内及影像学检查可知，患者美学区牙体及根尖周组织无异常，结合患者既往史、前述心理评估、数字美学分析设计与目标修复体空间评估后，作出该患者诊断：11、21唇倾，慢性牙周炎。

（2）制订治疗方案：根据前述临床检查与数字美学分析可知，该患者美学区存在 11、21 唇倾的形态问题。该患者牙体缺损的固定修复方案如下：

1）11、21 全瓷冠修复：此修复方式固位性好，改形能力最佳，但存在牙体预备量较大的缺点，适合体内或混合 TRS 修复类型设计。

2）21 瓷贴面修复：此修复方式牙体预备量较小，但改形能力弱，无法调整 11、21 唇倾的形态问题，适合体外、体内或混合 TRS 修复类型设计。

3）正畸治疗：此方式无须牙体预备，11、21 唇倾的调整能力最佳，但鉴于患者年龄与牙周问题，正畸治疗所需时间较长，治疗效果不确定。

医师在与患者密切沟通后，选择行 11、21 高透氧化锆全瓷冠修复。

4. 三维打印不等厚度 TRS 导板引导下行 11、21 高透氧化锆全瓷冠修复

（1）结合所选材料最小厚度，行 11、21 虚拟牙体预备：使用数字化口内扫描设备，制取患者初诊数字化模型和排龈后的初诊排龈模型（图 16-5-78，图 16-5-79）。

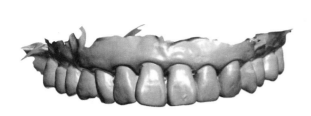

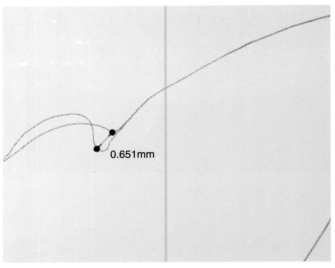

图 16-5-78 初诊数字化模型

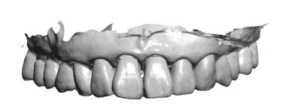

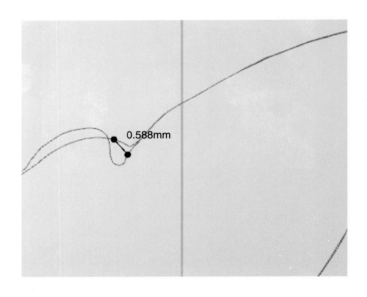

图 16-5-79 初诊排龈模型

在前述虚拟美观诊断蜡型的基础上,结合所选择的高透氧化锆全瓷冠修复体最小材料厚度,使用专业软件行 11、21 虚拟牙体预备(图 16-5-80)。

(2)虚拟设计并制作三维打印不等厚度 TRS 导板:在 11、21 虚拟牙体预备基础上设计三维打印不等厚度 TRS 导板,包括定深孔预备导板(图 16-5-81)、邻面切端预备导板(图 16-5-82)和肩台预备导板(图 16-5-83)。定深孔覆盖整个唇面及腭面。使用三维打印设备制作三维打印不等厚度 TRS 导板(图 16-5-84)。

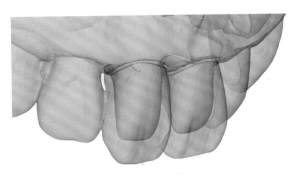
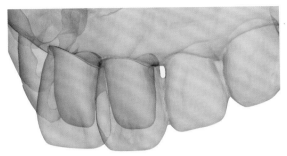

虚拟预备体与排龈模型　　　　　　　虚拟预备体与非排龈模型

图 16-5-80　结合虚拟美观诊断蜡型与最小材料厚度,使用专业软件行 11、21 虚拟牙体预备

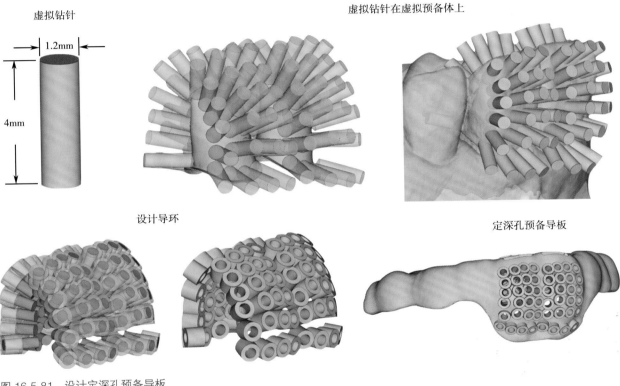

图 16-5-81　设计定深孔预备导板

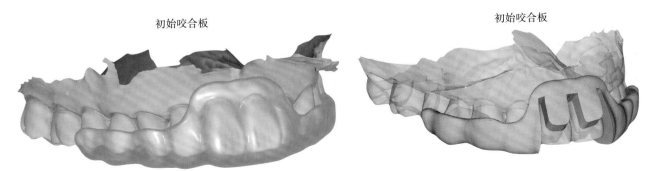

图 16-5-82　设计邻面切端预备导板

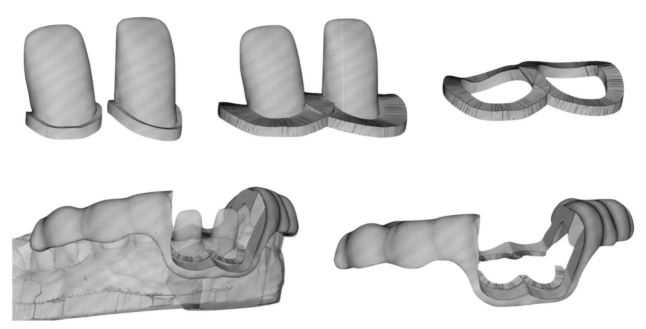

图 16-5-83　设计肩台预备导板

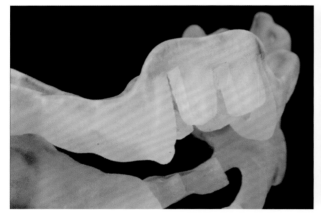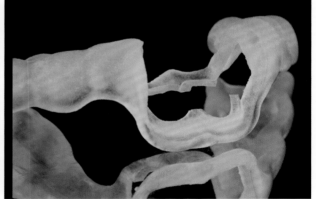

图 16-5-84　使用三维打印设备制作三维打印不等厚度 TRS 导板

（3）在虚拟预备体上设计预成的最终修复体：利用虚拟预备体制作虚拟代型（图 16-5-85），在虚拟代型上设计最终修复体，在牙体预备前制作最终修复体（图 16-5-86）。

（4）三维打印不等厚度 TRS 导板引导下的显微定深孔精准牙体预备：首先戴入邻面切端预备导板，显微镜下使用 HX-03 切端切削抛光二合一车针、HX-02 邻面切削抛光二合一车针分别完成切端及邻面的预备（图 16-5-87）。然后取下邻面切端预备导板，戴入定深孔预备导板，使用 HX-01 定深车针预备 11、21 唇面及腭面设计区域定深孔，取下定深孔预备导板，用铅笔描记定深孔底部（图 16-5-88）。排龈后，戴入肩台预备导板，显微镜下使用 HX-02 邻面切削抛光二合一车针完成肩台的预备（图 16-5-89）。完成 11、21 全冠的预备后，试戴预成的最终修复体，检查边缘密合性，待患者对修复体颜色及形态满意后，按照贴面粘接标准流程完成修复体的最终粘接（图 16-5-90，图 16-5-91）。

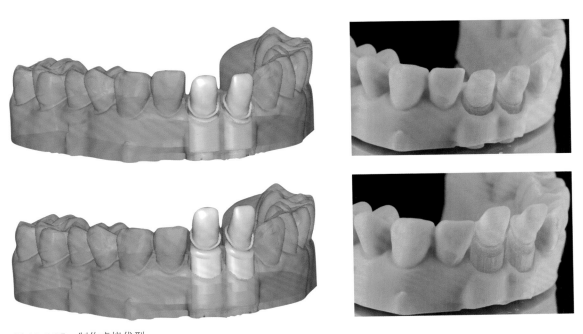

图 16-5-85　制作虚拟代型

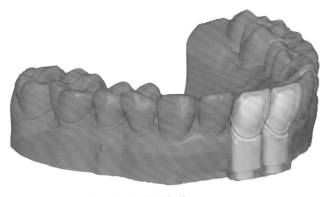

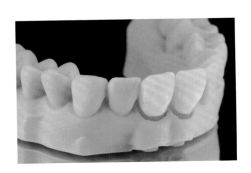

图 16-5-86　设计预成的最终修复体

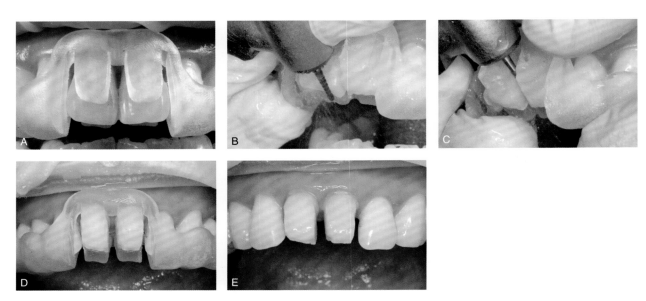

图 16-5-87 显微镜下完成 11、21 邻面及切端预备

A. 导板试戴；B. 切端预备；C. 邻面预备；D. 邻面及切端预备后；E. 取下邻面切端预备导板。

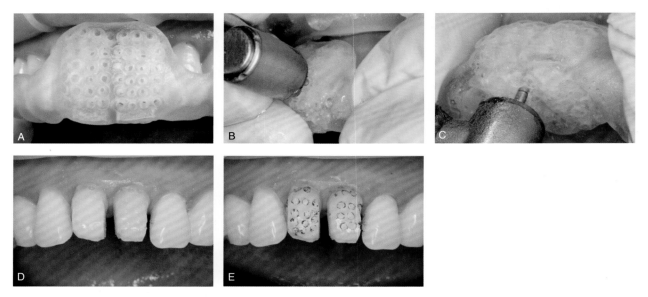

图 16-5-88 显微镜下完成 11、21 定深孔预备

A. 导板试戴；B. 唇侧定深孔制备；C. 腭侧定深孔制备；D. 定深孔制备后；E. 铅笔描记定深孔底部。

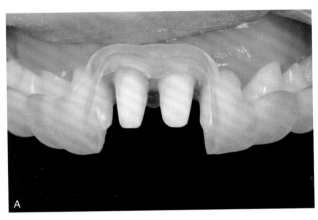

图 16-5-89　11、21 肩台预备
A. 导板试戴；B. 肩台预备。

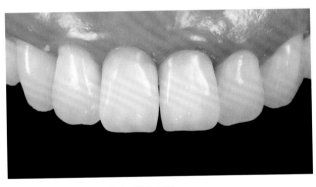

图 16-5-90　11、21 修复后正面照

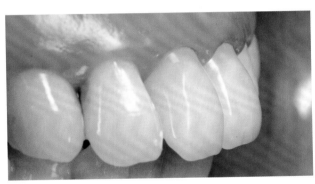

图 16-5-91　11、21 修复后口内 45°侧面观

第六节　数字化种植联合牙体预备二合一 TRS 导板引导下的数字口腔显微修复案例分析

数字化种植联合牙体预备二合一 TRS 导板引导下的数字口腔显微修复一例

患者，女性，32 岁。

主诉：上颌前牙不美观 4 年，松动 1 年。

现病史：患者 4 年前发现上颌前牙间隙增宽，1 年前因外伤致上颌前牙松动。曾进行牙周治疗 2 年,现牙周状态稳定。

　　既往史:患者自述无高血压、心脏病、糖尿病、免疫系统疾病等系统性疾病;无艾滋病、梅毒、乙肝等传染病史;无住院史、用药史及过敏史;心理及精神状态尚可;曾于外院行牙体牙髓治疗、牙周治疗,无外科治疗史及颞下颌关节疾病史。

　　全身情况及家族史:无特殊。

　　口内检查:11 与 21 间见明显间隙,11、21 探诊(－),冷诊(－),叩诊(－),松动Ⅱ～Ⅲ度;11 与 12、21 与 22 存在间隙,但小于中切牙之间的间隙,12、22 无松动;口腔卫生状况较差,牙石(＋),色素(＋),BOP(＋);前牙深覆𬌗、深覆盖(图 16-6-1～图 16-6-4)。

　　影像学检查:CBCT 示 11、21 唇倾明显,冠根比失调,牙周膜增宽。根管内未见高密度充填影像,根尖周组织未见明显阴影(图 16-6-5,图 16-6-6)。

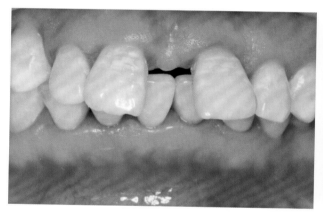

图 16-6-1　患者初诊口内正面照

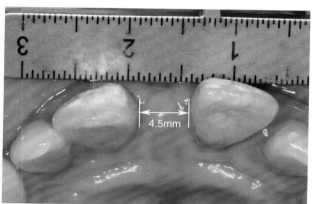

图 16-6-2　患者初诊口内 11、21 切端实测间隙达 4.5mm

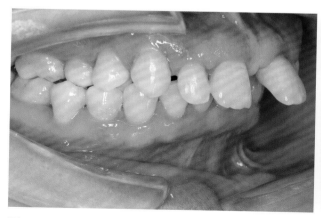

图 16-6-3　患者初诊口内 45° 侧面观示前牙深覆𬌗、深覆盖

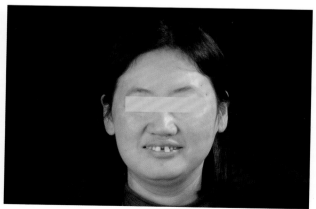

图 16-6-4　患者初诊面部照

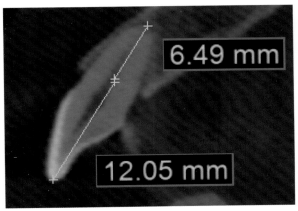

图 16-6-5　CBCT 示 11 唇倾明显,冠根比失调

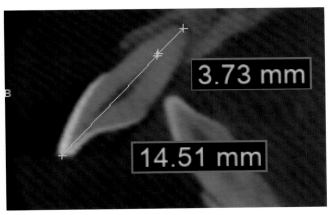

图 16-6-6　CBCT 示 21 唇倾明显,冠根比失调,牙周膜增宽

根据目标修复体空间引导下修复决策树,对这名患者依次进行心理评估及目标修复体空间评估,制订治疗方案。

1. 心理评估　根据患者主诉"上颌前牙不美观 4 年,松动 1 年",术前行心理评估。主诉问题与修复直接相关。由于患者主诉涉及全美学区牙位,且该患者为年轻女性等情况,所以患者对牙齿美观的忧虑程度较高;患者修复前自评分为 3 分,对修复的美观期望值为 9 分,该患者为高难美学患者。

2. 数字美学分析设计与目标修复体空间评估

(1)数字美学分析设计:经美学及轮廓 DLD 线面关系分析初诊口内线面关系及现有美学问题(图 16-6-7),患者存在上颌前牙美学区双侧中切牙间隙过大、冠根比失调、龈缘曲线失调及重度深覆𬌗、深覆盖等牙冠形态与功能等美学问题。

(2)目标修复体空间评估:利用术前实测实量数据与口内、面部数字化影像资料进行数字DLD 线面分析,模拟 12—22 理想牙冠形态与位置关系(图 16-6-8)。

3. 诊断并制订治疗方案

(1)诊断:根据口内及影像学检查可知,患者上颌美学区前牙冠根比失调,牙齿松动,出现牙周膜增宽影像,结合患者既往史、前述心理评估、数字美学分析设计与目标修复体空间评估后,作出该患者诊断:上颌前牙散在间隙伴重度深覆𬌗、深覆盖。

(2)制订治疗方案:根据前述临床检查与数字美学分析可知,该患者存在上颌前牙美学区双侧中切牙间隙过大、冠根比失调、龈缘曲线失调,以及重度深覆𬌗、深覆盖等牙冠形态与功能等美学问题。该患者牙体缺损的固定修复方案如下:

1)31—33、41、42 根管治疗后行全瓷冠修复,12、22 行全瓷冠修复,11、21 即刻种植修复。该修复方式可有效增加上下颌前牙区目标修复空间,并有效改善现有覆𬌗、覆盖及开唇露齿等美学与功能问题,但此方案所需时间及经济成本较高。

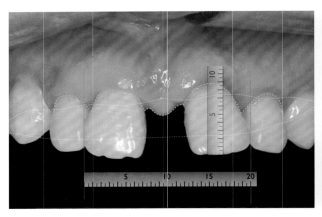

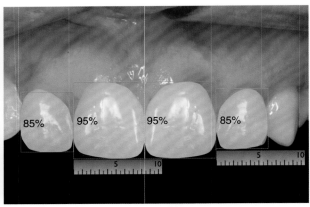

图 16-6-7 数字美学 DLD 分析初诊口内美学问题

图 16-6-8 数字 DLD 美学设计模拟 12—22 理想牙冠形态与位置关系

2）31—33、41、42 根管治疗后行全瓷冠修复，12、22 行全瓷冠修复，11、21 拔除后行可摘局部义齿修复。该修复方式可有效增加上下颌前牙区目标修复空间，时间及经济成本较低，但11、21 拔除后行可摘局部义齿修复无法有效改善患者的美观及前牙功能等问题。

由于患者年龄与依从性等客观原因，以及其对微创修复的强烈主观愿望，从精准微创的角度出发，医师在与患者密切沟通后，选择方案一：31—33、41、42 根管治疗后行全瓷冠修复，12、22 行全瓷冠修复，11、21 即刻种植修复，瓷材料选择高透氧化锆陶瓷。

4. 种植术前口内术区、模型及影像实测分析与数字化种植联合牙体预备二合一 TRS 导板设计

（1）种植术前口内术区实测分析：首先对术区进行开口度分析，检查见患者前牙开口度为 40mm（图 16-6-9），可支持术中采用种植导板引导技术。接下来进行"三对照"，即口内 - 模型 -CBCT 间数值的测量与对照（图 16-6-10~ 图 16-6-14）。

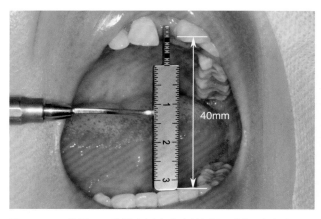

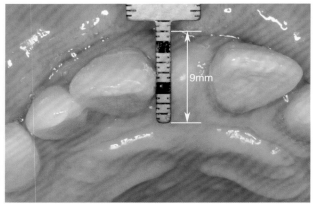

图 16-6-9 使用 HX 种植实测套装中的测量尺测量患者术区开口度为 40mm

图 16-6-10 使用 HX 种植实测套装中的测量尺测量口内术区颊舌向距离为 9mm

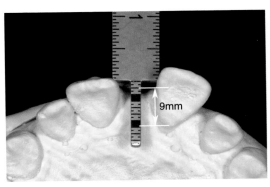

图 16-6-11　使用 HX 种植实测套装中的测量尺测量模型颊舌向距离宽度为 9mm，与口内同一起止测量位点实测数据一致

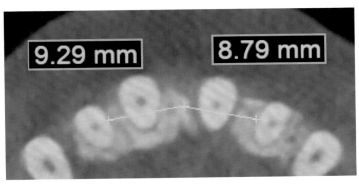

图 16-6-12　实测 CBCT 冠状面术区近远中向距离

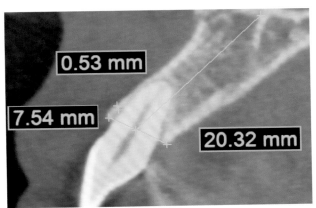

图 16-6-13　实测 CBCT 矢状面 11 牙槽嵴顶颊舌向距离为 7.54mm

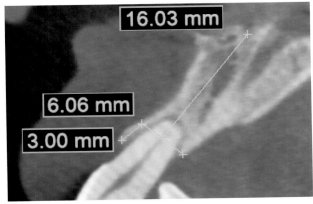

图 16-6-14　实测 CBCT 矢状面 21 牙槽嵴顶颊舌向距离为 6.06mm

（2）上下颌美学区美观诊断蜡型设计与制作：根据前述虚拟美学分析设计，制作医技患三方均满意的美观诊断蜡型（图 16-6-15），并上𬌗架模拟功能运动（图 16-6-16）。

（3）上颌数字化种植联合牙体预备二合一 TRS 导板的设计与制作：由于本病例上颌前牙区属于连续即刻种植修复，每个种植体的位置均会影响其上修复体的位置，所以种植体的位点十分重要。再加上 11、21 为即刻种植，拔牙窝对种植窝洞的影响较大，所以本病例选择种植外科导板引导下进行植入。同时，12 与 22 需要在定深孔引导下进行牙体预备，为了节省时间与成本，我们创造性地将牙体预备三维打印 TRS 导板与种植外科导板结合为数字化种植联合牙体预备二合一 TRS 导板（图 16-6-17~ 图 16-6-21）。

为了降低即刻修复体戴入口内的误差，减少即刻修复体对相邻修复体的影响，我们同样制作了戴牙就位导板，保证即刻修复体的位置与术前设计一致（图 16-6-22~ 图 16-6-24）。

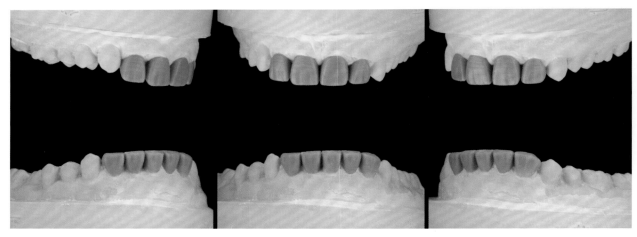

图 16-6-15 美观诊断蜡型

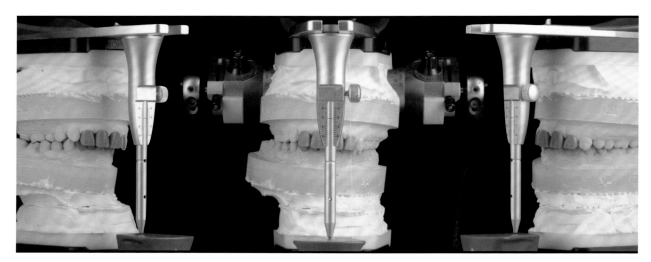

图 16-6-16 美观诊断蜡型上𬌗架模拟功能运动

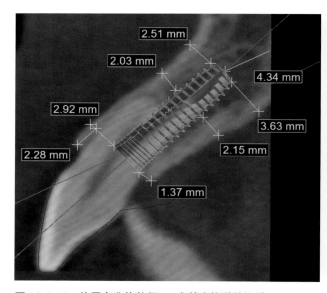

图 16-6-17 使用专业软件行 11 术前虚拟种植设计

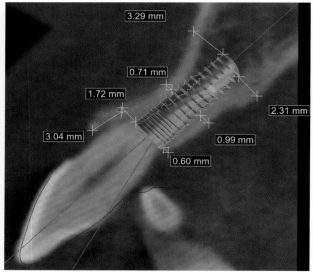

图 16-6-18 使用专业软件行 21 术前虚拟种植设计

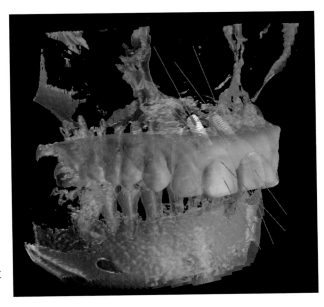

图 16-6-19　使用专业软件拟合美观诊断蜡型与口内 CBCT 数据,完成 11、21 虚拟种植设计

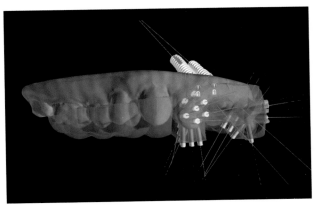

图 16-6-20　使用专业软件虚拟设计上颌数字化种植联合牙体预备二合一 TRS 导板

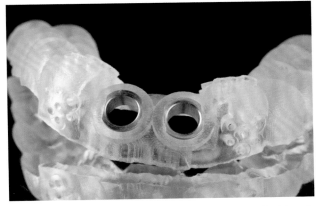

图 16-6-21　使用三维打印设备制作上颌数字化种植联合牙体预备二合一 TRS 导板

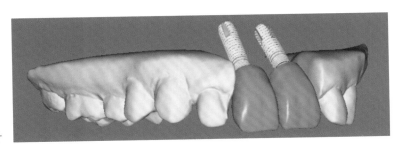

图 16-6-22　11、21 虚拟种植体上部修复体设计

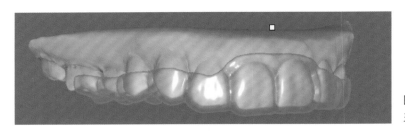

图 16-6-23　根据 12—22 上部虚拟牙冠形态设计数字化戴牙导板

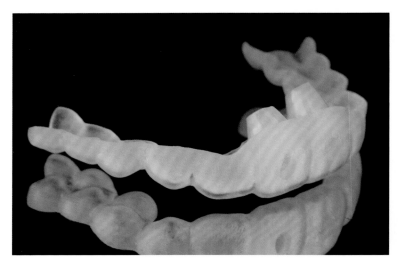

图 16-6-24　使用三维打印设备制作数字化戴牙导板及 11、21 临时修复体

（4）下颌三维打印不等厚度 TRS 导板的设计与制作：根据前述医技患三方均满意的下颌美观诊断蜡型设计并制作下颌三维打印不等厚度 TRS 导板，并根据所选高透氧化锆全瓷冠的最小材料厚度设计各定深孔位点预备深度（图 16-6-25，图 16-6-26）。

5. 三维打印不等厚度 TRS 导板引导下完成 31—33、41、42 高透氧化锆全瓷冠修复　口内戴入下颌三维打印不等厚度 TRS 导板，显微镜下使用 HX-01 定深车针完成各定深位点定深孔的预备，使用 HX-06 深度测量杆实测各位点预备深度（图 16-6-27）。实测结果无误后，显微镜下使用 HX-04 轴面切削抛光二合一车针、HX-02 邻面切削抛光二合一车针分别完成 31—33、41、42 的全冠预备（图 16-6-28，图 16-6-29）。1 周后复诊，完成 31—33、41、42 氧化锆全瓷冠修复体的最终粘接（图 16-6-30，图 16-6-31）。

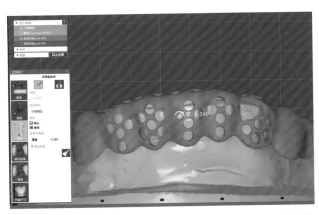

图 16-6-25 虚拟设计下颌三维打印不等厚度 TRS 导板（单位：mm）

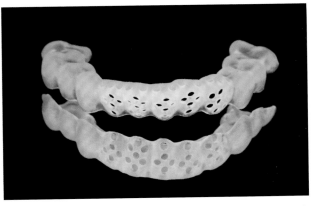

图 16-6-26 使用三维打印设备制作下颌三维打印不等厚度 TRS 导板

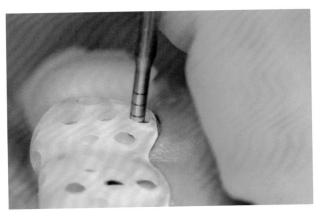

图 16-6-27 使用 HX-06 深度测量杆实测各定深位点预备深度

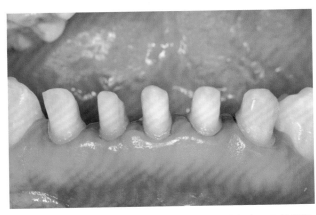

图 16-6-28 完成 31—33、41、42 高透氧化锆全瓷冠牙体预备

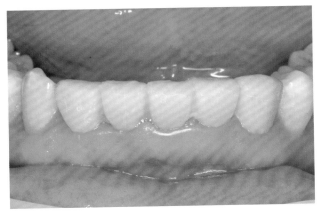

图 16-6-29 口内戴入 31—33、41、42 临时修复体

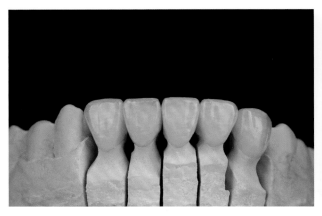

图 16-6-30　31—33、41、42 高透氧化锆全瓷冠修复体

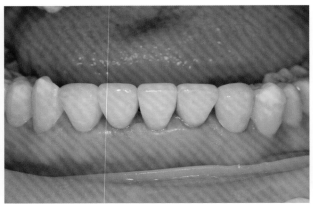

图 16-6-31　完成 31—33、41、42 高透氧化锆全瓷冠修复

6. 上颌数字化种植联合牙体预备二合一 TRS 导板引导下的上颌种植联合固定修复　术前准备工作完成后,采用微创拔牙起重机设备拔除 11 与 21(图 16-6-32~ 图 16-6-34)。

上颌前牙区放置橡皮障隔离 11、21 拔牙窝,口内戴入上颌数字化种植联合牙体预备二合一 TRS 导板,确认就位后进行 12 与 22 的定深孔预备(图 16-6-35~ 图 16-6-38)。

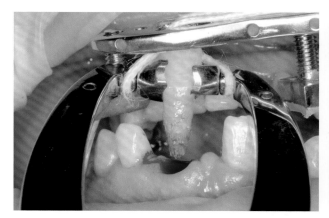

图 16-6-32　采用微创拔牙起重机拔除 21

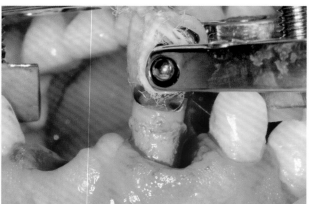

图 16-6-33　采用微创拔牙起重机拔除 11

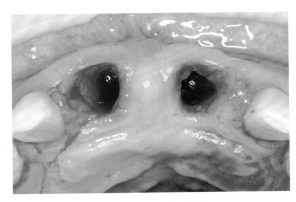

图 16-6-34　微创拔除 11、21 后切端观

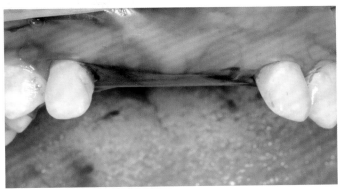

图 16-6-35　上颌前牙区放置橡皮障隔离 11、21 拔牙窝

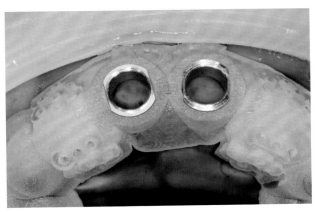

图 16-6-36　口内戴入上颌数字化种植联合牙体预备二合一 TRS 导板

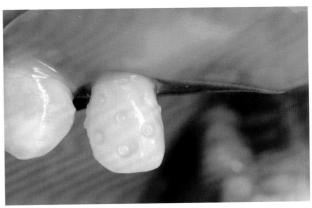

图 16-6-37　显微镜下使用 HX-01 定深车针完成 12、22 定深孔预备

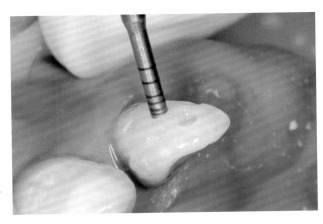

图 16-6-38　显微镜下使用 HX-06 深度测量杆实测 12、22 各定深孔位点深度

　　定深孔制备完成后,移除橡皮障,行 11 与 21 即刻种植术。上颌数字化种植联合牙体预备二合一 TRS 导板就位后,检查是否密合,确认无误后进行种植窝洞的预备。由于拔牙窝的存在,无法进行定点与半钻预备,因此直接进行全钻预备。预备后对窝洞的三维轴向进行实测实量,核查与术前设计是否一致(图 16-6-39~ 图 16-6-46)。

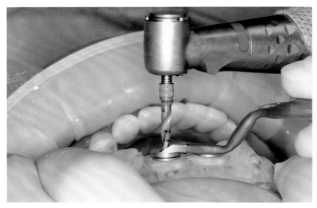

图 16-6-39　上颌数字化种植联合牙体预备二合一 TRS 导板引导下预备 11、21 牙位种植窝洞

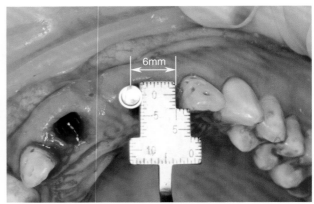

图 16-6-40　全钻预备后实测实量 21 牙位全钻远中骨平面距离为 6mm

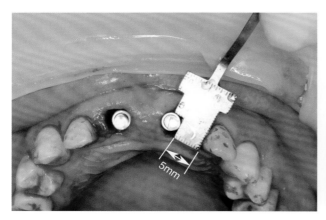

图 16-6-41　全钻预备后实测实量 21 牙位全钻远中外形高点距离为 5mm

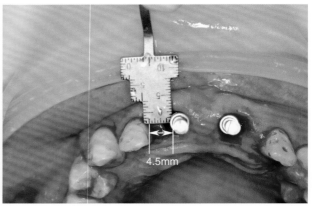

图 16-6-42　全钻预备后实测实量 11 牙位全钻远中骨平面距离为 4.5mm

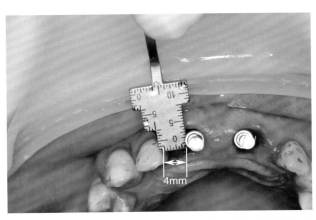

图 16-6-43　全钻预备后实测实量 11 牙位全钻远中外形高点平面距离为 4mm

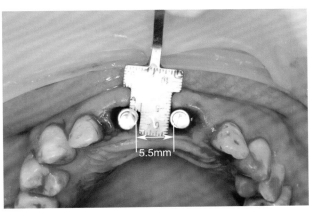

图 16-6-44　全钻预备后实测实量 11 与 21 全钻间骨平面距离为 5.5mm

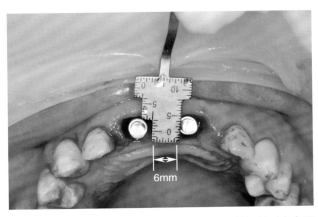

图 16-6-45　全钻预备后实测实量 11 与 21 全钻间外形高点平面距离为 6mm

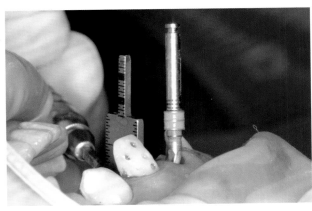

图 16-6-46　用测量尺核查颊舌轴向

　　将钻针插入预备好的种植窝洞中,可见钻针中心位于金属套环中心,轴向无偏移(图 16-6-47)。最后植入 11、21 种植体,同时实测实量,进行最后的确认(图 16-6-48~ 图 16-6-54)。

　　术后拍摄 CBCT,检验术后位置与术前设计是否一致(图 16-6-55,图 16-6-56)。

　　显微镜下使用 HX-04 轴面切削抛光二合一车针、HX-02 邻面切削抛光二合一车针完成 12、22 高透氧化锆全瓷冠的牙体预备(图 16-6-57),并采用上颌数字化种植联合牙体预备二合一 TRS 导板制作并戴入临时修复体(图 16-6-58)。

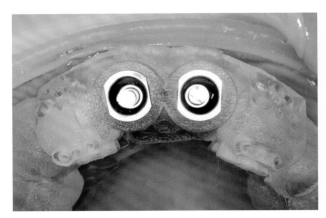

图 16-6-47 11、21 植入位点轴向测量结果无偏移

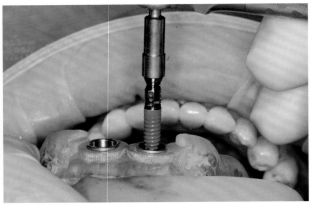

图 16-6-48 11、21 牙位植入种植体

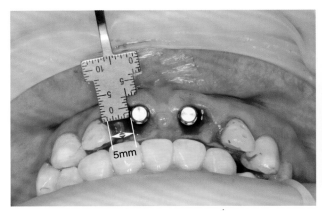

图 16-6-49 种植体植入后实测 11 植体远中骨平面距离为 5mm

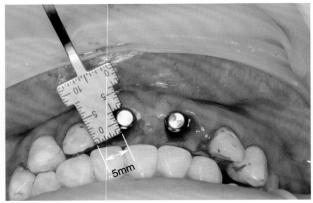

图 16-6-50 种植体植入后实测 11 植体远中外形高点平面距离为 5mm

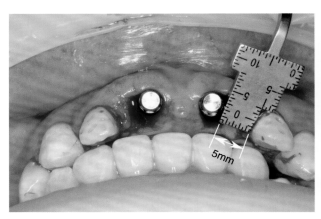

图 16-6-51 种植体植入后实测 21 植体远中骨平面距离为 5mm

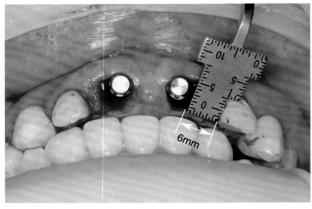

图 16-6-52 种植体植入后实测 21 植体远中外形高点平面距离为 6mm

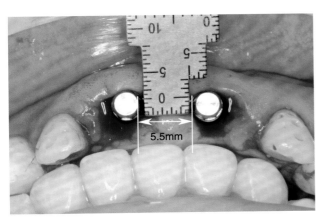

图 16-6-53　种植体植入后实测实量 11 与 21 植体间骨面距离为 5.5mm

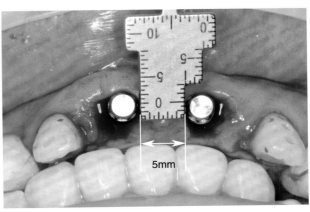

图 16-6-54　种植体植入后实测实量 11 与 21 植体间外形高点平面距离为 5mm

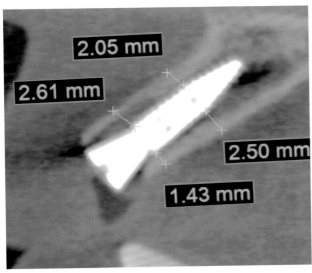

图 16-6-55　牙种植术后 CBCT 示 11 种植体三维位置与设计一致

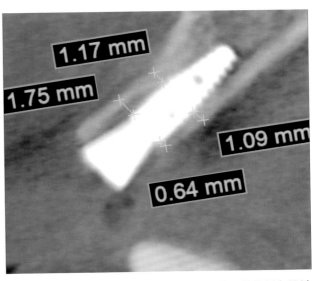

图 16-6-56　牙种植术后 CBCT 示 21 种植体三维位置与设计一致

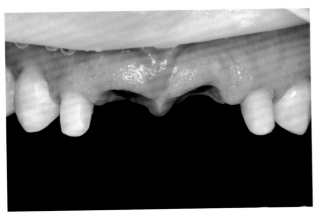

图 16-6-57　显微镜下完成 12、22 高透氧化锆全瓷冠的牙体预备

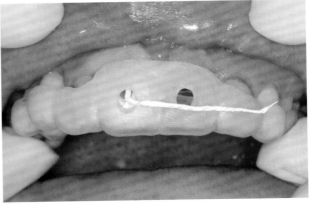

图 16-6-58　采用上颌数字化种植联合牙体预备二合一 TRS 导板制作并戴入临时修复体

患者术后 6 个月进行二期修复。首先进行 11 与 21 穿龈高度的测量，以便制作个性化基台（图 16-6-59，图 16-6-60），口内戴入个性化基台（图 16-6-61）。由于 11、21 个性化基台螺丝孔开口于唇面，故采用唇面螺丝孔瓷嵌体修复的方式封闭唇面螺丝孔，从而保证较高的美学效果。最后，将唇面螺丝孔瓷嵌体粘接于个性化基台上，完成 11、21 最终修复（图 16-6-62~图 16-6-64）。

　　患者修复完成 1 周后复诊（图 16-6-65）、3 个月后复诊（图 16-6-66）、1 年后复诊（图 16-6-67）及 3 年后复诊（图 16-6-68），牙龈软组织健康，保持长期稳定的美学效果。

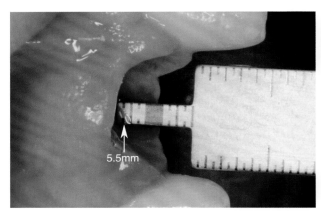

图 16-6-59　使用 HX 种植实测套装中的测量尺实测 11 穿龈高度为 5mm

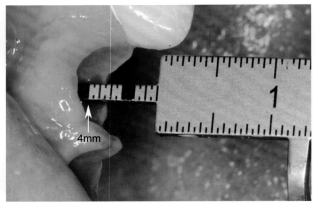

图 16-6-60　使用 HX 种植实测套装中的测量尺实测 21 穿龈高度为 4mm

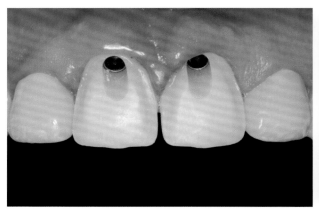

图 16-6-61　口内试戴 11、21 个性化基台

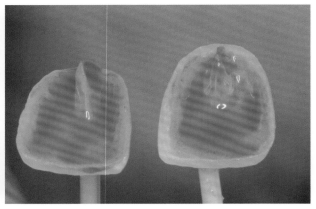

图 16-6-62　氢氟酸处理 11、21 唇面螺丝孔瓷嵌体内表面

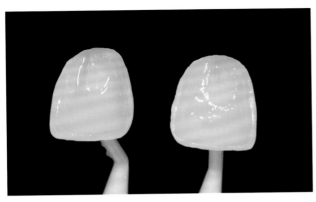

图 16-6-63　11、21 唇面螺丝孔瓷嵌体内表面涂布树脂粘接剂

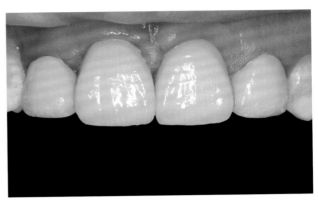

图 16-6-64　完成 12—22 修复后的即刻效果

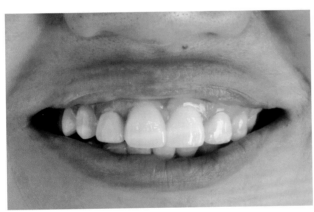

图 16-6-65　12—22 修复 1 周后复诊

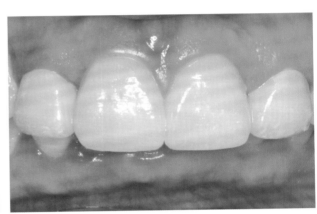

图 16-6-66　12—22 修复 3 个月后复诊

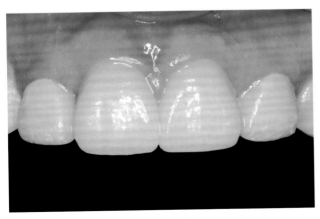

图 16-6-67　12—22 修复 1 年后复诊

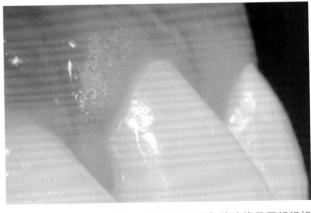

图 16-6-68　12—22 修复 3 年后复诊,修复体边缘及牙龈组织特写

第七节 小结与展望

本章的案例分析我们讨论了如何采用不同引导方式来提高预备精度,如何更好地实施保存牙体组织及保护牙周健康的临床实用方案。其中既有大家熟知的半定量目测的硅橡胶指示导板法,也有新型的三维打印高精度 TRS 导板法,医师在临床实战中可根据需要选用。不同引导方式的按需选择加上显微镜的助力,可以实现精准的牙体预备。值得大家注意的是,当对完成面的牙釉质量有更高的保存要求时, TRS 导板法肯定是牙体预备的最好选择。

附表 常用关键词

HX-6 定深刻度车针（HX-6 depth indication scale bur suit）　　　117, 127

A

安全距离（safe space）　　　108

B

崩瓷（porcelain cracking/cleft）　　　260

鼻腭神经阻滞麻醉（block anesthesia of nasopalatine nerve）　　　76

壁挂式显微镜（wall mounted microscope）　　　37

边缘适应性（marginal adaptation）　　　204

边缘线色素沉着（margin pigmentation）　　　263

表面处理（surface treatment）　　　230

表面粗化处理（surface roughening）　　　229

表面麻醉（superficial anesthesia）　　　77

C

操作显微镜（operating microscope）　　　34

常规美学（conventional aesthetics）　　　112, 160

车针尖端引导（bur tip guiding approach）　　　129

瓷贴面（porcelain veneer）　　　158

瓷折断（porcelain fracture and exfoliation）　　　261

D

倒凹（undercut）　　　110, 195

定深孔（depth controlling hole）   18, 68, 127

E

腭前神经阻滞麻醉（block anesthesia of anterior palatine nerve）   76

F

放大倍率（magnification ratio）   7

分析设计阶段（analysis and design stage）   26

风险评估（risk assessment）   346

复合树脂（composite resin）   191

G

高嵌体（onlay）   192, 193

弓法（bow technique）   98

固位形（retention form）   109

光束分裂器（light spectrum splitter, LSS）   42

光学放大系统（optical amplification system）   38

光学显微镜（light microscope）   3

光源照明系统（lighting system）   38, 42

过渡性义齿（transitional removable denture）   356

H

混合层（hybrid layer）   224

𬌗贴面（veneer-lay）   193

J

即刻牙本质封闭（immediate dentin sealing, IDS）   226

计算机辅助设计（computer aided design, CAD）   123

技师专用显微镜（technician's microscope）   34

继发龋（secondary caries）   263

间接盖髓（indirect pulp capping）   193

教学显微镜（teaching microscope）   34

精准修复（precision restoration） 14, 20

鸠尾固位（dovetail retention） 195

就位道（wearing path） 110, 199

聚合度（total occlusal convergence, TOC） 110

K

抗力形（resistance form） 109

可变光阑（variable diaphragm） 46

口颌系统（stomatognathic system） 345

口内数字化扫描系统（intraoral digital scanning system） 134

口腔变焦显微镜（dental microscope of zoom lens） 36

口腔定焦显微镜（dental microscope of fixed focal length） 36

口腔数字化技术（dental digital technology） 2

口腔维护（oral health maintenance） 259

口腔显微镜（oral microscope） 34

口外数字化扫描系统（extraoral digital scanning system） 134

眶下神经阻滞麻醉（block anesthesia of infraorbital nerve） 75

L

立体光固化成型（stereolithography, SLA） 123

临床实施阶段（clinical stage） 26

落地式显微镜（floor mounted microscope） 37

M

美学因素（esthetic factor） 109

磨牙症（bruxism） 190

目标修复体空间（target restorative space, TRS） 8, 14, 65

P

劈障法（spit dam technique） 96, 98

Q

齐焦（parfocalization） 50

齐龈边缘（gingival level margin） 112

嵌体（inlay） 190,192

嵌体冠（overlay） 192,193

切牙神经阻滞麻醉（block anesthesia of incisive nerve） 76

倾摆功能（pendulum function） 39

屈光度调节（diopter control） 40

R

人体工程学（ergonomics） 7

熔融沉积成型（fused deposition modeling，FDM） 123

S

三维打印技术（three-dimensional printing，3DP） 123

三向空间（three-direction space） 333

上颌神经阻滞麻醉（block anesthesia of maxillary nerve） 76

上牙槽后神经阻滞麻醉（block anesthesia of posterior superior alveolar nerve） 76

上牙槽前神经阻滞麻醉（block anesthesia of anterior superior alveolar nerve） 75

上牙槽中神经阻滞麻醉（block anesthesia of middle superior alveolar nerve） 75

生物力学因素（biomechanical factor） 109

生物学因素（biological factor） 108

剩余牙本质厚度（residual dentin thickness，RDT） 4

实际放大倍率（actual magnification ratio，AMR） 41

视觉尺度（levels of visual） 2,65

手术显微镜（surgical microscope） 34

舒适化口腔医疗（comfortable oral medicine） 73

舒适化治疗（comfortable treatment） 73

术区隔离（operational area isolation） 93

树脂突（resin tag） 222

数字化口腔修复（digital dental prosthetics） 2

数字化修复（digital restoration） 　　14

数字化印模（digital impression） 　　133，138

数字线面设计（digital line-plane design，DLD） 　　19

数字影像系统（digital image system，DIS） 　　38，42

酸蚀（etching） 　　224

酸蚀 - 冲洗粘接系统（etch-and-rinse adhesive system） 　　222，224

T

疼痛管理（pain management） 　　73

瞳距（pupil distance） 　　48

头戴式放大镜（head mounted loupe） 　　7

透明牙科膜片 TRS 导板（transparent diaphragm TRS guide plate） 　　24

W

完成线（finish line） 　　128

微创美容牙科（minimally invasive cosmetic dentistry，MICD） 　　8

微观牙科学（microdentistry） 　　4

微渗漏（microleakage） 　　88，263

无基釉（unsupported enamel） 　　196

X

下牙槽神经阻滞麻醉（block anesthesia of inferior alveolar nerve） 　　76

纤维桩（fiber post） 　　196

显微操作（micromanipulation） 　　73

显微定深孔精准牙体预备法（micro deep-hole precise tooth preparation method） 　　8

显微视野（microscope-assisted vision） 　　44，53

显微修复（micro-prosthetics） 　　73

显微修复治疗（microscope-assisted restoration therapy） 　　53，93

显微牙釉质凿（enamel chisel） 　　47

显微粘接（micro adhesion） 　　219

橡皮布优先法（rubber first technique） 　　98

橡皮障（rubber dam） 　　93，96

橡皮障夹优先法（clamp first technique） 98

心理评估（psychological assessment） 271，346

悬吊式显微镜（suspension type microscope） 37

选择性激光熔覆（selective laser melting，SLM） 123

选择性酸蚀（selective etching） 225

Y

牙本质敏感症（dentinal hypersensitivity，DH） 191

牙本质粘接剂（dentin bonding agent，DBA） 226

牙尖交错位（intercuspal position，ICP） 192

牙科操作显微镜（dental operating microscope，DOM） 34

牙髓失活（pulp inactivation） 263

牙髓牙本质复合体（dental pulp-dentin complex） 226

牙体预备（tooth preparation） 2，14

牙体预备量（volume of tooth preparation） 2，8

牙体预备指示导板（tooth preparation guide plate） 120

延时牙本质封闭（delayed dentin sealing，DDS） 226

咬合重建（occlusal reconstruction） 345

以修复为导向的种植技术（prosthetically guided implantology） 122

翼法（wing technique） 97

龈壁提升（cervical margin relocation，CMR） 96，195

龈上边缘（supragingival margin） 112

龈下边缘（subgingival margin） 113

隐裂牙（cracked tooth） 196

Z

增材制造（additive manufacturing） 123

粘固（cement） 204

粘接剂（bonding adhesive） 196

粘接失败（adhesive failure/the failure of bonding） 262

诊断模型（diagnosis model） 348

正中关系（centric relation） 348

止动环（stop ring）　124

转鼓倍率因子（drum magnification factor, DMR）　41

桌面台式显微镜（desk type microscope）　37

自酸蚀粘接系统（self-etch adhesive system）　222,224

最大推荐剂量（maximum recommended doses, MRD）　78

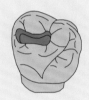